RÉPERTOIRE

DES

ÉTUDES MÉDICALES

EXPOSÉ ANALYTIQUE ET COMPLET

DE TOUTES LES MATIÈRES DE L'ENSEIGNEMENT OFFICIEL

ET DES COURS PARTICULIERS

Ouvrage destiné aux Élèves des facultés et des Écoles secondaires, aux Docteurs en médecine et en chirurgie, aux Officiers de santé, aux Sages-Femmes, aux Vétérinaires, aux Pharmaciens, aux Jurisconsultes, aux Avocats et aux gens du monde qui désirent acquérir des notions exactes sur l'une des parties des sciences médicales

PAR UNE SOCIÉTÉ DE MÉDECINS, CHIRURGIENS, CHIMISTES, ETC.

SOUS LA DIRECTION DE

M. E. BAZIN

MÉDECIN DE L'HOPITAL SAINT-LOUIS.

15 volumes in-8°, avec gravures dans le texte, et ornés de planches.

ANATOMIE DESCRIPTIVE.
PAR M. J. ROLLET,

Membre de la Société anatomique, interne des hôpitaux.

ET

M. GUÉBIN (DE VANNES),

Docteur en médecine, ex-aide d'anatomie près la faculté de Paris.

TOME I.

7ᵉ LIVRAISON.

PARIS

AU BUREAU DU RÉPERTOIRE DES ÉTUDES MÉDICALES,
29, rue de Grenelle Saint-Honoré;
BLOSSE, LIBRAIRE, 7, COUR DU COMMERCE.

BRUXELLES
LIBRAIRIE ENCYCLOPÉDIQUE DE PERICHON.
1848.

Livraisons sous presse :

PATHOLOGIE EXTERNE. — Pustule maligne, anthrax, plaies et accidents des plaies; par MM. DUMOULIN et THIBAUT.

PATHOLOGIE INTERNE. — Des pestes, des pseudo-exanthèmes, des phlegmasies; par MM. BAZIN, BEAUGRAND et JODIN.

OBSTÉTRIQUE. — Par M. DUPLAY.

MALADIES MENTALES. — Par le docteur FALRET, médecin de la Salpêtrière.

MÉDECINE LÉGALE. — Par le docteur CASTELNAU.

ANATOMIE.

—

INTRODUCTION.

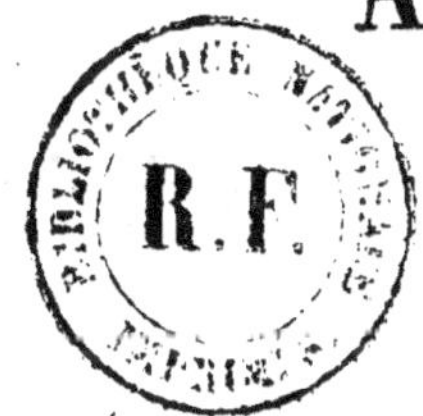

L'anatomie est une science qui a pour objet la conformation extérieure et la structure des êtres vivants.

Il y a une anatomie des végétaux et une anatomie des animaux.

Celle-ci, quand elle a pour objet la série animale, prend le nom d'*anatomie comparée*.

Quand elle n'embrasse qu'une seule espèce, c'est l'anatomie spéciale, appelée, suivant l'espèce, *anatomie de l'homme, anatomie du cheval*, etc.

L'anatomie des organes sains est l'*anatomie physiologique*.

Celle des organes malades est l'*anatomie pathologique*.

Tantôt l'anatomiste ne décrit que la superficie du corps et le relief extérieur des parties profondes; il fait l'*anatomie des formes*.

Tantôt il isole les organes, en étudie la conformation, les rapports et toutes celles de leurs qualités qu'on peut observer sans diviser leur tissu; il fait l'*anatomie descriptive*.

S'il porte son scalpel dans le sein même des organes, s'il recherche, à l'œil nu, à la loupe ou au microscope, les rapports qu'affectent leurs éléments, il fait l'*anatomie de structure*.

On donne le nom d'*anatomie générale* à celle qui a pour objet l'étude des parties qui se ressemblent dans des organes différents.

L'*embryologie* comprend toutes les modifications que subit l'œuf jusqu'au développement parfait des organes.

Enfin, l'anatomie appliquée à la chirurgie est appelée indifféremment *anatomie des régions, anatomie chirurgicale* ou *topographique*, science neuve qui a taillé dans le corps humain des régions où les rapports de contiguité des organes sont étudiés d'une manière aussi précise que féconde en applications.

Telle est l'anatomie dans son ensemble.

Parmi les faits nombreux qui composent cette science, les uns sont définitivement acquis, et ont reçu de nombreuses applications à la physiologie et à la pathologie ; ils fixeront particulièrement notre attention.

Les autres, démontrables seulement par un instrument difficile à manier et encore peu familier à la masse des anatomistes, n'ont pas, pour le moment, acquis toute la certitude qu'ils auront plus tard ; nous voulons parler des données fournies par l'application du microscope à l'anatomie. L'œil, cet organe de la lumière, dit Ernest Burdach, est aussi l'organe des apparences et des illusions, illusions d'autant plus faciles qu'on l'arme d'un instrument plus fort.

Toutefois, malgré l'obscurité qui règne encore sur l'anatomie microscopique, elle aura sa place légitime dans un ouvrage qui a pour but de résumer l'état actuel de la science.

Nous allons successivement étudier l'anatomie générale, l'anatomie descriptive, avec quelques détails de structure et d'anatomie comparée, puis l'anatomie chirurgicale. Nous terminerons par l'embryologie, qui est une transition naturelle de l'anatomie à la physiologie.

ANATOMIE GÉNÉRALE.

CHAPITRE PREMIER.

CONSIDÉRATIONS GÉNÉRALES.

SECTION PREMIÈRE.

OBJET. — HISTORIQUE. — CLASSIFICATIONS.

D'après Henle, la science qui s'occupe de rechercher les parties similaires dans les organes différents, de les comparer ensemble et de leur assigner les caractères qui leur conviennent, porte le nom d'*anatomie générale* ou d'*histologie*.

Les parties similaires, dans des organes différents, sont celles qui se répètent dans plusieurs organes avec les mêmes caractères, les mêmes manières d'être. Tels sont : le tissu cellulaire, les vaisseaux, les nerfs qui se retrouvent dans presque tous les organes avec des propriétés presque identiques ; les muqueuses dans les voies respiratoires, digestives, génito-urinaires ; les synoviales dans les articulations ; les muscles dans les différentes régions, etc., etc.

Pour Bichat, l'anatomie générale était la science des éléments de l'organisme. Les parties que nous appelons *similaires*, il les regardait comme des tissus simples qui, par leur combinaison quatre à quatre, six à six, huit à huit, etc., etc., formaient la trame de tous les organes. Mais les recherches d'anatomie fine, et particulièrement l'application du microscope à l'étude des tissus, ont démontré qu'il n'en est rien.

Il n'y a d'élémentaire dans l'organisme que la *cellule*, et l'anatomie générale, définie à la manière de Bichat, ne serait qu'un assemblage encore informe de recherches microscopiques. — C'est pour ne pas déplacer cette science du point de vue philosophique où l'a élevée cet illustre anatomiste, que nous avons substitué à sa définition celle qui figure au commencement de ce chapitre.

Fallope (1675) écrivit le premier sur l'anatomie des tissus ; mais, fondées sur des apparences grossières, ses descriptions ne gagneraient pas à être rappelées. Il les divise, par exemple, d'après leur origine, en tissus qui procèdent du sang et en tissus qui tirent leur source de la semence, d'après leur forme en tissus froids, chauds, secs et humides.

Haller et son école (1750) reconnaissaient trois tissus principaux : la

fibre musculeuse, la fibre nerveuse et la fibre celluleuse, qui, diversement associées, formaient tous les organes.

Ces recherches peu importantes et quelques observations éparses sur
la structure intime de certains organes, notamment sur la répartition
des vaisseaux dans leur parenchyme, c'était toute l'anatomie générale
quand Bichat vint la vivifier et lui donner ces grandes proportions
qu'elle a de nos jours.

Voici la liste des tissus dont il a assigné les caractères différentiels et
les qualités propres.

**A. Tissus partout présents, offrant à toute partie organisée une base commune
et uniforme, au nombre de sept.**

1° Le cellulaire;	5° Le veineux;
2° Le nerveux de la vie animale;	6° Celui des exhalants;
3° Le nerveux de la vie organique;	7° Celui des absorbants et de leurs
4° L'artériel;	glandes.

**B. Tissus placés dans certains appareils déterminés, étrangers au reste de l'économie,
au nombre de quatorze.**

1° L'osseux;	8° Le muqueux;
2° Le médullaire;	9° Le séreux;
3° Le cartilagineux;	10° Le synovial;
4° Le fibreux;	11° Le glanduleux;
5° Le fibro-cartilagineux;	12° Le dermoïde;
6° Le musculaire de la vie animale;	13° L'épidermoïde;
7° Le musculaire de la vie organique;	14° Le pileux.

Suivant lui, ces vingt-un tissus sont les parties élémentaires de l'a-
natomie comme l'oxygène, le soufre, le carbone, etc., sont les corps
simples de la chimie. Il en fait autant de matières différentes douées de
forces particulières qui président à la formation et à l'action des organes.
Il décrit chaque tissu d'après ses caractères physiques, ses propriétés
vitales et ses métamorphoses maladives.

Les matériaux nécessaires pour remplir ce cadre lui furent fournis
presque uniquement par ses propres recherches, ses vivisections, ses
ouvertures de cadavres, ses décompositions de tissus à l'aide du scalpel,
de la macération et des réactifs chimiques.

Nous nous sommes déjà expliqué sur la prétendue simplicité des tissus
de Bichat; nous y reviendrons dans le cours de cet ouvrage.

Les propriétés qu'il leur attribue n'ont pas toujours été bien déduites
de ses nombreuses expériences; nous les discuterons en faisant la physiologie.

Quant à leur texture, le microscope pouvait seul lui donner, sur elle,
ces notions précises qu'il était réservé aux modernes d'acquérir.

La classification de Bichat a été remaniée bien des fois depuis cinquante ans qu'elle a paru. Je ne fais que citer des noms. Walter, en

1804; Chaussier, Dupuytren, H. Cloquet (1815); Lenhosseck (1816); Meyer (1819); Rudolphi (1821); J. Cloquet, Heussinger, Béclard, Meckel; MM. de Blainville, Gerdy, etc., ont distribué les tissus chacun à sa manière.

Le but qu'ils ont presque tous poursuivi est celui que Bichat se proposait avant eux, à savoir la détermination des éléments de l'organisme : c'est assez dire comment ils l'ont atteint.

La classification de M. Gerdy est la plus récente ; elle nous donnera le terme des modifications qui ont été faites successivement à celle de Bichat.

Cet anatomiste reconnaît deux ordres de tissus : les tissus simples, qu'on ne peut anatomiquement décomposer en plusieurs éléments (abstraction faite des vaisseaux, nerfs et tissu cellulaire), les tissus composés qui résultent de l'association de plusieurs tissus simples.

1° Les tissus simples sont généraux ou spéciaux, suivant qu'ils sont plus ou moins répandus dans l'économie.

A. Tissus simples généraux au nombre de sept ; ils comprennent :

1° L'albugineux.
Le tissu cellulaire sous-cutané, inter-musculaire, celui des membranes, des vaisseaux, des conduits excréteurs, des muqueuses, l'interstitiel des organes.
Les séreuses splanchniques, les synoviales.
La membrane interne des veines, des artères, des lymphatiques.
Le tissu adipeux.
Les ligaments, aponévroses, tendons.
Le tissu des ligaments jaunes, des artères (membrane moyenne).
Le derme.

2° Le cartilagineux.
Le tissu cartilagineux épiphysaire.
L'inter-osseux du crâne et de la face.
Le chondral.
Celui des paupières, du nez, de la trachée, etc.
Celui des articulations, des coulisses tendineuses.

3° Le ligamento-cartilagineux.
Le tissu fibro-cartilagineux arthrodial, diarthrodial { mobile. adhérent.

4° L'osseux.
Le tissu osseux, compacte, spongieux, spécial des dents.

5° Le nerveux.
Le nerveux { blanc gris jaunâtre } des centres, des nerfs.

6° Le musculeux.
Le musculeux des muscles, des viscères, de l'utérus.

7° L'épidermeux.
L'épiderme, les poils, les ongles.

B. Tissus simples spéciaux au nombre de dix-neuf :

1° Le tissu du dartos.
2° De l'utérus et du ligament rond.
3° Des ovaires.
4° Des testicules.
5° De la prostate.

6° Du thymus.
7° Des capsules surrénales.
8° Des reins.
9° Du foie.
10° Des glandes salivaires.

11° De la glande lacrymale.	16° De la choroïde.
12° De la rate.	17° De l'hyaloïde et de la membrane de l'humeur aqueuse.
13° Du corps thyroïde.	
14° De la cornée.	18° Du cristallin.
15° De l'iris.	19° De l'émail des dents.

2° Les tissus composés ne sont autre chose que les organes. Ils appartiennent à l'anatomie descriptive.

Mais pendant que les anatomistes remaniaient avec le scalpel des tissus sur lesquels Bichat avait épuisé ce moyen d'investigation, les micrographes suivaient une route plus féconde.

Quand MM. Raspail et Dutrochet eurent découvert la *cellule* organique, quand Brown et Schleiden eurent trouvé le *noyau*, et Schwann poursuivi la transformation de la cellule et du noyau, tous les anciens tissus élémentaires disparurent pour faire place aux cellules diversement modifiées. L'illustre auteur de la théorie cellulaire les classa ainsi qu'il suit :

1° Cellules indépendantes isolées.	Corpuscules de la lymphe, du sang, du mucus, du pus.
2° Cellules indépendantes réunies en tissu.	Épiderme, productions cornées, pigment noir, cristallin.
3° Cellules dont les parois seules sont confondues.	Cartilages, os, dents.
4° Cellules dont les parois et les cavités sont confondues.	Muscles, nerfs, vaisseaux capillaires.
5° Cellules fibreuses.	Tissu cellulaire, tendineux, élastique.

Pour nous qui voulons aller au-delà de l'étude microscopique des tissus et conserver à l'anatomie générale les proportions que lui a données Bichat, nous avons dû, tout en rejetant sa définition, conserver au moins le fond de sa classification.

Les tissus qu'il regardait comme élémentaires ne sont pour la plupart que des parties similaires, que nous appellerons *systèmes*, afin de ne rien préjuger sur leur nature.

Nous ne dirons rien de ceux qu'il a décrits, sans les avoir observés comme les exhalants.

Nous en étudierons d'autres qu'il a passés sous silence, comme le tissu élastique, le tissu cellulaire contractile, etc.

Enfin, nous rapprocherons ceux qu'il a étudiés séparément et qui demandent à être réunis.

En procédant ainsi, il ne nous restera plus à étudier que sept systèmes généraux que nous énumérons ici, nous réservant d'indiquer leurs subdivisions à l'occasion de chacun d'eux.

1° Système cellulaire.	5° Système cartilagineux.
2° Système vasculaire.	6° Système musculaire.
3° Système nerveux.	7° Système tégumentaire.
4° Système osseux.	

Nous ne parlerons ni du sang, ni de la lymphe, ni des produits de sécrétion, qui sont du ressort du physiologiste, et qui, néanmoins, ont une large place dans quelques anatomies générales modernes, particulièrement celle de Henle.

SECTION II.

CHIMIE ORGANIQUE DES TISSUS.

Nous réunissons ici tout ce que la chimie nous apprend sur le compte des tissus. Leur texture ne sera indiquée qu'autant qu'il le faudra pour faciliter l'intelligence des considérations chimiques.

On peut les diviser en

A. Tissus à base albuminoïde.
- 1° Le cerveau, la moëlle et les nerfs.
- 2° Les muscles.
- 3° Les glandes.
- 4° Les membranes muqueuses.

B. Tissus à base colloïde.
- 1° Le tissu cellulaire.
- 2° Le tissu contractile du dartos.
- 3° Le tissu des membranes séreuses.
- 4° Le tissu fibreux.
- 5° La peau.
- 6° Les cartilages.
- 7° Les os.
- 8° Les dents.
- 9° Le tissu élastique.

C. Tissus à base cornée.
- 1° L'épiderme.
- 2° Les poils.
- 3° Les ongles.

1° Tissus à base albuminoïde.

Ces tissus ont pour base l'albumine et la fibrine. Soumis à l'ébullition ils subissent peu de changements, il n'y a que le tissu cellulaire entrant dans leur composition qui se dissolve et se réduise en colle. Leur dissolution acide est précipitée par le cyanure de potassium et de fer.

A. *Nerfs, cerveau, moelle.* — Les parties constituantes des tissus nerveux sont de l'albumine et de la graisse.

Les nerfs résultent d'un assemblage de cylindres; ces cylindres sont des *tubes* contenant une substance qu'on appelle *moelle* nerveuse; l'axe du cylindre est parcouru par un *filament* solide et grêle : la moelle qui remplit l'intervalle compris entre la partie interne du tube nerveux et le filament central est une matière grasse et liquide qui se coagule par le refroidissement.

Le filament central et le tube extérieur entre lesquels se trouve la moelle nerveuse sont de nature albumineuse.

Or, on sait que les graisses sont au nombre des isolateurs de l'électricité. Il est probable que celle qui entoure le filament nerveux central joue à son égard un rôle analogue.

Les matériaux constituants du cerveau sont aussi de l'albumine et de la graisse. Quand, après avoir broyé le cerveau, on le traite par l'alcool ou l'éther bouillant, on obtient pour résidu des débris de vaisseaux sanguins et de l'albumine.

La graisse cérébrale se compose, suivant M. Frémy :

1° D'une matière blanche (acide cérébrique).

2° D'un acide gras, jaune (acide oléo-phosphorique).

3° D'acides gras en petite quantité.

4° De cholestérine, d'oléine, de margarine...

L'albumine entre dans la composition du cerveau dans la proportion de 7/100. (Vauquelin.)

La moelle, le cervelet, les ganglions nerveux n'ont jamais été l'objet d'analyses bien faites.

B. *Muscles.* — Les muscles sont composés de faisceaux de fibres : les faisceaux primitifs de fibres sont réunis en faisceaux plus gros par du tissu cellulaire, et ceux-ci le sont à leur tour en d'autres plus volumineux encore.

Le tissu cellulaire inter-fibrillaire se résout en gélatine par la coction, la chair proprement dite durcit sans éprouver aucune altération.

La fibre musculaire est essentiellement de la fibrine.

Voici une analyse de la chair musculaire du bœuf faite par Berzélius.

Fibres charnues, vaisseaux, nerfs......... 15.8	}	
Tissu cellulaire réduit en colle par la coction. 1.9	}	17.70
Albumine soluble et fibrine.....................		2.20
Extrait alcoolique avec sels........		1.80
Extrait aqueux avec sels.........		1.05
Phosphate de chaux...........................		0.08
Eau. Perte...................................		77.17
		———
		100.00

C. *Glandes.* — La substance propre des glandes, aussi bien de celles qui sécrètent que de celles qui n'ont pas de conduit excréteur, consiste en un corps albumineux.

Si on réduit en bouillie la substance du foie de bœuf et qu'on y ajoute de l'eau, le liquide lactescent se coagule par la chaleur. Il est donc albumineux.

De plus, l'huile essentielle de térébenthine enlève une huile grasse au caillot. Cette huile grasse est en très-grande proportion dans le foie de la morue et de la raie. On sait que la thérapeutique s'en est emparée.

La même composition, albumine et graisse, se retrouve dans les autres glandes.

D. *Membranes muqueuses.* — Elles se composent d'un lacis de fibres sur lequel est étendue une couche d'épithélium et d'un grand nombre de follicules épars.

Sous le point de vue chimique, elles paraissent différer essentiellement de la peau; car elles ne donnent pas de gélatine à la coction. Leur base appartient aux matières albumineuses, autant du moins qu'on peut en juger sur des expériences incomplètes.

2° Tissus à base colloïde.

Ces tissus ont pour base soit la gélatine soit la chondrine.

Ils donnent de la colle par l'ébullition; leur dissolution acide n'est pas précipitée par le cyanure de potassium et de fer.

A. *Tissu cellulaire.* — Ce tissu se résout complètement en gélatine par l'ébullition.

B. *Tissu contractile du dartos.* — La coction le réduit entièrement en gélatine; mais sa dissolution acide est précipitée par le cyanure ferrico-potassique, ce qui annonce une différence entre le tissu contractile et le tissu cellulaire ordinaire qui ont tous deux une structure presque identique.

C. *Tissu des membranes séreuses.* — Il se comporte chimiquement comme le tissu cellulaire.

D. *Tissu fibreux.* — Trois heures d'ébullition suffisent pour que ce tissu se résolve presque tout entier en gélatine.

E. *Peau.* — Il faut pour qu'elle donne de la gélatine par la coction qu'on ait continué longtemps l'ébullition, pendant vingt ou trente heures. On sait que la gélatine forme avec le tannin un précipité dur, imputrescible. Dans l'opération du tannage des cuirs il se fait entre le tannin et la peau une réaction analogue.

F. *Cartilages.* — Les cartilages costaux, ceux du larynx et de la trachée, du nez et de la trompe d'Eustache, les cartilages des os avant l'ossification et les cartilages articulaires sont formés d'une substance translucide, fibreuse, dans laquelle sont épars des corpuscules microscopiques, véritables cellules à noyau. Les cartilages de cette classe donnent par la coction une quantité considérable de chondrine.

Les cartilages de l'oreille externe, l'épiglotte, les cartilages de Santorini ont un aspect spongieux, celluleux. La substance inter-cellulaire manifestement fibreuse est moins abondante chez eux que dans les cartilages de la première catégorie. Ils ne donnent qu'une quantité extrêmement faible de chondrine après plusieurs jours d'ébullition.

Dans les cartilages inter-vertébraux, inter-articulaires du genou, de la mâchoire, des symphyses, les cellules sont rares, les fibres dominent et se distinguent déjà sur la coupe. Comme les précédents, ces cartilages donnent un peu de chondrine après une ébullition prolongée.

La couche moyenne de la cornée transparente est formée de faisceaux entrecroisés de fibres claires. Elle se résout entièrement en chondrine. C'est donc un cartilage transparent.

Outre la chondrine les cartilages contiennent beaucoup de sels : des carbonates, des sulfates et des phosphates de soude, des carbonates et des phosphates de chaux et de magnésie , et de plus les deux tiers de leur poids d'eau.

G. *Os.* — Les cartilages des os avant l'ossification ont la même structure que les cartilages permanents. Pendant l'ossification on distingue au milieu de leur tissu des canalicules et des corpuscules osseux. A cette époque l'ébullition les résout en chondrine.

Dès qu'ils sont ossifiés, c'est en gélatine qu'ils se résolvent ; ainsi la partie animale de l'os est de la chondrine avant l'ossification et de la gélatine après.

Les os affectés de ramollissement sont plus riches en graisse que les os sains , mais ils contiennent la même proportion de colle.

Voici le tableau d'une analyse faite par Berzelius sur des os d'homme.

Cartilage complètement soluble dans l'eau. . .	32.17
Vaisseaux.	1,13
Phosphate basique de chaux.	51.04
Carbonate de chaux.	11.30
Chlorure de calcium.	2.00
Phosphate de magnésie..	1.16
Soude.	1.20
	100.00

H. *Dents.* — Les dents de l'homme ont pour base un cartilage qui se résout en gélatine par la coction. Voici une analyse du tissu dentaire empruntée encore à Berzelius.

	Émail.	Ivoire.
Matière animale..	».»	28.0
Phosphate de chaux..	88.5	64.3
Carbonate de chaux..	8.0	5.2
Phosphate de magnésie.	1.5	1.0
Chlorure de sodium , soude.	»,»	1.4
Ammoniaque , matière animale , eau. .	2.0	»,»
	100.0	100.0

I. *Tissu élastique.* — Tissu jaunâtre à fibres inégales s'anastomosant entre elles ce que l'on n'observe dans aucun autre tissu. Il forme la tunique moyenne des artères, les ligaments jaunes, les ligaments du larynx, les fibres élastiques de la trachée. Il ne donne que très-difficilement un peu de colle par l'ébullition. Cette colle se rapproche beaucoup de la chondrine à laquelle elle ne ressemble cependant pas complètement.

3° Tissus à base cornée.

La matière cornée est loin d'être bien définie au point de vue de l'analyse chimique. On suppose avec quelque vraisemblance que c'est une modification de l'albumine , mais on ne sait rien de précis à cet égard.

A. *Épiderme, épithélium.* — Ce tissu est uniquement formé de cellules indépendantes, de différentes formes et disposées dans un certain ordre.

Il est très-hygrométrique, constamment imprégné et recouvert de graisse. Il ne se putréfie pas, fond au feu, brûle avec une flamme claire et se convertit dans la marmite de Papin en une matière comme muqueuse. Il précipite par la cyanure ferrico-potassique.

En voici l'analyse faite par John.

Matière cornée..................	94.0
Substance gélatiniforme..........	4.5
Graisse......................	1.5
Sels, acides, oxydes............	1.0
	100.0

B. *Ongles.* — Leur tissu ne se distingue de celui de l'épiderme que parce qu'il est plus dur et plus cassant. Cette double propriété dépend, suivant Lauth, d'une certaine quantité de phosphate de chaux qu'il contient.

C. *Poils.* — Les poils sont formés de deux substances, l'une corticale, l'autre médullaire. La première est fibreuse, l'autre au contraire est granuleuse. L'analyse chimique n'a pas porté sur chacune d'elles isolément.

Comme l'épiderme, les poils sont très-hygrométriques, recouverts d'un enduit graisseux, imputrescibles, etc. Lorsqu'on les fait bouillir dans la marmite de Papin, on reconnaît qu'ils sont formés d'une graisse rougeâtre qui surnage et d'une matière muqueuse analogue à celle de l'épiderme, qui va au fond du vase.

Ainsi, l'albumine, la fibrine, la gélatine, la chondrine, la matière cornée, telles sont les bases de tous les tissus. En y ajoutant de la graisse, quelques sels et de l'eau, on a toute leur composition chimique.

Mais l'analyse ne révèle aucune différence bien tranchée entre ces bases, et si nous admettons, ce qui est vraisemblable, que la matière cornée ne soit autre chose que de l'albumine un peu modifiée, on verra par le tableau qui suit que toutes sont composées des mêmes éléments dans presque les mêmes proportions.

Analyse élémentaire de

	Carbone.	Hydrogène.	Azote.	Oxygène.	
L'albumine...	53.9	7.0	15.7	23.4	
La fibrine...	52.8	7.0	16.5	23.7	
La chondrine..	50.5	6.6	14.5	28.4	100.0
La gélatine...	50.5	6.0	18.0	25.5	

Rien n'est donc plus simple, plus uniforme que la matière dont se sert la nature pour construire tant d'organes différents.

Maintenant nous allons la montrer à l'œuvre, et l'unité des moyens que nous lui verrons déployer pour faire subir à cette matière brute ses nombreuses métamorphoses ne sera pas moins digne de notre admiration.

SECTION III.

ORIGINE ET FORMATION DES TISSUS.

Dans la plupart des tissus on rencontre, pendant la vie entière ou à une certaine époque de leur développement, des corpuscules microscopiques d'une forme particulière, qu'on désigne sous le nom de *cellules élémentaires* ou *cellules à noyau.*

Ce sont des vésicules qui consistent en une membrane délicate emprisonnant un contenu liquide, quelquefois un peu grenu.

Dans leur paroi se trouve un corps plus petit et de couleur plus foncée, qu'on appelle *noyau de la cellule* ou *cytoblaste.*

Ce corps présente en général une ou deux taches, rarement plus, qui sont presque régulièrement arrondies et qu'on nomme *nucléoles* ou *corpuscules* du noyau.

La cellule proprement dite affecte des formes très-variées.

Au contraire son noyau a une forme à peu près constante : il est arrondi ou ovale, d'un diamètre de 0,002 à 0,004 ligne, la plupart du temps un peu aplati, incolore ou d'un jaune rougeâtre, lisse, finement granulé ou comme framboisé ; il paraît quelquefois formé lui-même d'une enveloppe membraneuse et d'un liquide enfermé. L'acide acétique qui dissout la cellule ne le dissout point ; ce qui établit d'une manière positive son indépendance.

Les nucléoles ne diffèrent pas chimiquement du noyau. On ne peut anéantir les noyaux sans anéantir en même temps les nucléoles. C'est pourquoi on ne sait pas si les nucléoles sont des taches, des lacunes, des vésicules ou des globules dans l'intérieur ou dans la paroi du noyau.

Les cellules élémentaires sont l'origine de tous les tissus, soit qu'on les retrouve dans leur texture avec les caractères que nous venons d'indiquer, soit qu'elles y aient subi diverses modifications.

Elles prennent naissance et se développent dans trois circonstances.

Dans l'œuf humain, immédiatement après la fécondation ; dans la nutrition de l'organisme une fois produit, et dans les formations pathologiques organisées.

Elles se développent au milieu d'un liquide que l'on a comparé ingénieusement aux eaux-mères où se font les cristallisations minérales. Il est bien entendu qu'en rapprochant un phénomène vital d'un phénomène tout physique, on a voulu mettre en évidence leur analogie apparente, sans prétendre les assimiler l'un à l'autre. Ce liquide, qui est appelé *cytoblastème* ou *blastème*, a une composition différente dans chacune de ces trois conditions.

L'œuf humain, le type de tous les liquides plastiques, est composé surtout d'albumine ; il est vrai que suivant Mulder l'albumine de l'œuf se rapproche beaucoup de la fibrine.

Au contraire, le plasma du sang, qui, transsudé à travers les parois des vaisseaux, sert de blastème à toutes les formations qui se succèdent dans le travail de la nutrition, est un liquide fibrino-albumineux, sans qu'il soit possible de déterminer si la fibrine est ici la seule substance plastique, ou si l'albumine contribue pour sa part au développement.

Dans les formations pathologiques organisées, le blastème est toujours un liquide fibrineux. L'albumine seule ou mêlée à la caséine, à la graisse ou aux matières extractives, ne leur donne jamais naissance.

1° Évolution des cellules.

D'après Schwann, l'évolution cellulaire se fait de la manière suivante :

Au milieu du cytoblastème il se forme primitivement un nucléole ; autour de lui se dépose une couche de substance granuleuse, qui n'est pas d'abord bien limitée à l'extérieur, bien distincte du cytoblastème. Comme il s'accumule toujours de nouvelles molécules entre les molécules déjà existantes de cette couche, à une distance déterminée du nucléole, la couche se limite en dehors et compose une masse qui n'est autre chose que le noyau terminé par des surfaces plus ou moins nettes.

Quand il se forme primitivement plusieurs nucléoles, les couches qui se déposent autour de deux nucléoles voisins se confondent ensemble pour former un seul noyau à plusieurs nucléoles.

La formation de la cellule autour du noyau s'opère de la même manière que la formation du noyau autour du nucléole. Sur la surface extérieure du noyau se dépose une couche de substance qui d'abord n'offre pas de limites bien tranchées à l'extérieur, mais en acquiert peu à peu par les progrès continuels du dépôt. Nous avons vu que quelquefois deux nucléoles se trouvaient englobés par un seul noyau ; il peut se faire aussi que deux noyaux soient enveloppés à la fois par la substance qui se transforme en cellule pour former une cellule à plusieurs noyaux. Quand la couche déposée est épaisse, sa portion extérieure se consolide peu à peu en membrane, ou du moins devient plus compacte que sa portion intérieure. Cette membrane une fois solide se distend peu à peu, elle s'éloigne du noyau, et l'espace compris entre elle et celui-ci s'emplit de liquide.

Dans ces dernières années la théorie de Schwann a subi des attaques diverses, ou du moins a été modifiée par Arnold, Henle, Vogt, Reichert, Vogel, etc.

En ce qui concerne d'abord les rapports du nucléole et du noyau, il est démontré maintenant que le premier ne préexiste pas toujours au second et n'est pas son centre de formation obligé.

Henle regarde comme les premiers et les plus généraux éléments morphologiques des tissus animaux des granulations de 0,001 à 0,002 ligne, parfaitement délimitées dans le blastème et ressemblant à des globules de graisse.

Tantôt à la périphérie d'une granulation s'applique la substance qui va former le noyau. Ces faits sont en harmonie avec la théorie de Schwann. Mais d'autres fois deux ou quatre de ces granulations, ou même davantage, se confondent ensemble pour produire à elles seules un noyau.

Quelquefois même elles se réunissent en un plus grand nombre encore et deviennent sur-le-champ une cellule dans laquelle le noyau ne se développe jamais ou n'apparaît que plus tard. Henle désigne ces granulations sous le nom de *granulations élémentaires*.

En ce qui concerne les rapports du noyau et de la cellule, la loi générale posée par M. Schwann souffre aussi quelques exceptions.

Quelquefois il est impossible de distinguer dans une cellule la membrane d'enveloppe et le liquide contenu : celui-ci manque.

D'autres fois la paroi celluleuse existe non seulement sans liquide, mais encore sans cavité intérieure.

D'autres fois cette paroi elle-même est remplacée autour du noyau par un dépôt vague, sans contour extérieur bien arrêté. Il y a pour ainsi dire un noyau sans cellule.

Il peut se faire aussi que des productions cellulaires prennent naissance sans noyau antérieur.

Et enfin, quand une cellule renfermait plusieurs noyaux, on a pu voir un noyau préexister à la cellule et l'autre se développer sur la cellule déjà existante.

Toutes ces exceptions ont été observées par Vogel sur les corpuscules du pus, par H. Nasse, Meyer, Henle, sur d'autres parties.

2° Composition chimique des cellules.

A. *Granulations élémentaires*. — D'après Henle, les granulations élémentaires sont composées d'une membrane enveloppante de nature albuminoïde et d'une gouttelette de graisse enveloppée. L'acide acétique dissout l'enveloppe, l'éther dissout la graisse intérieure.

B. *Noyaux*. — Les noyaux sont aussi de nature albuminoïde. Nous savons que l'acide acétique ne les dissout pas. On se sert de ce réactif pour faire disparaître les cellules et rendre les noyaux sensibles lorsqu'ils sont masqués par elles.

L'action prolongée d'une solution de borax, d'ammoniaque ou de potasse caustique dissout à la fois les cellules et les noyaux ; il reste quelques globules de graisse que l'éther fait disparaître.

C. *Cellules*. — La paroi des cellules est encore une combinaison de protéine. Elle est quelquefois dissoute et toujours rendue transparente par l'acide acétique. La même chose arrive avec le borax, l'ammoniaque, la potasse.

Les jeunes cellules ont en général une paroi homogène. Plus tard cette paroi devient trouble et se couvre d'une masse grenue, de nature graisseuse et soluble dans l'éther.

Le contenu des cellules est communément liquide, il échappe à la vue, et l'on n'admet son existence que d'après ce seul fait que la cellule s'affaisse sur elle-même quand on la fait éclater en la comprimant. Ce contenu est une dissolution peu concentrée de substances solubles dans l'eau, comme le prouve la manière dont il se comporte pendant l'endosmose. En effet, plonge-t-on une cellule dans de l'eau pure, elle se renfle jusqu'à crever, son liquide attirant celui du dehors par endosmose. Au contraire, dans les solutions concentrées elle s'affaisse sur elle-même, car elle perd son liquide par exosmose.

Les cellules contiennent parfois de la graisse liquide, sous forme de gouttes, qu'on aperçoit au microscope en raison de leur réfrangibilité, différente de celle du liquide environnant. Le contenu des cellules est assez souvent grenu. Ses granulations sont, en général, incolores; mais parfois on les trouve colorées en rouge, en brun, en noir. Elles sont formées tantôt par de la graisse, que l'éther dissout, tantôt par des sels calcaires solubles dans les acides; elles sont colorées par du pigment noir et par la matière colorante jaune de la bile. Les cellules adipeuses renferment quelquefois des groupes de cristaux de margarine.

3° Multiplication des cellules.

1° *Cellules simples*. — Dans les tissus épidermoïdes, à la surface des plaies qui se cicatrisent et où l'observation des cellules se fait avec la plus grande netteté, on les voit se développer isolément et croître ensuite chacune de son côté. Il n'y a pas là de multiplication.

2° *Cellules multiples*. — Dans les autres tissus cette indépendance n'existe pas. Les cellules anciennes sont pour les nouvelles des cellules-mères; de chaque cellule-mère on voit se développer un plus ou moins grand nombre de jeunes cellules. Cette multiplication cellulaire a lieu de plusieurs manières.

A. *Par génération exogène*. — Les cellules nouvelles se forment à l'extérieur de la cellule-mère et en sont pour ainsi dire des excroissances. Ce mode de développement n'a pas été observé dans les tissus animaux.

B. *Par génération endogène*. — De nouvelles cellules naissent du contenu d'une cellule-mère et dans son intérieur; le contenu de la cellule-mère est le blastème de celles qu'elle produit. Ce mode de génération a été observé par M. de Quatrefages sur l'embryon du Linnée et du planorbe, par Reichert sur l'œuf des grenouilles et du poulet, par Bischoff sur l'œuf de la chienne, par Müller dans le carcinôme, etc...

C. *Par génération surculaire*. — Il s'opère encore chez les végétaux une multiplication des cellules par surculation ou par cloisonnement. Dans une cavité cellulaire on voit s'élever des cloisons transversales et longitudinales, qui la divisent en cavités secondaires, lesquelles forment autant de cellules nouvelles. Le sillonnement du jaune est la seule opération analogue que l'on ait observée chez les animaux. Encore ne regarde-t-on plus le jaune comme une cellule simple. Un premier sillon le divise d'abord en deux moitiés, dont chacune est divisée en deux autres moitiés par un second sillon, et ainsi de suite jusqu'à ce qu'il soit converti en une sphère moriforme.

4° Métamorphoses des cellules.

Les métamorphoses que subissent les cellules dans le cours de leur développement, jusqu'à leur conversion en tissus, sont un des points les plus intéressants de leur histoire.

1° *Cellules indépendantes.*—Dans les sucs nourriciers, le pigment, la graisse et l'épiderme, les cellules, comme nous l'avons déjà dit, restent isolées. Leurs métamorphoses sont extrêmement simples.

La plupart des jeunes cellules sont dissoutes dans l'acide acétique. Parmi les adultes il s'en trouve beaucoup que cet acide attaque difficilement, ou sur lesquelles il n'exerce aucune action.

Quelquefois leur contenu, d'abord grenu, devient limpide et clair ; dans d'autres cas, celui-ci, d'abord limpide, se trouble ou dépose des corpuscules particuliers, comme les corpuscules pigmentaires dans les cellules des parties colorées du corps, les animalcules spermatiques dans les cellules du testicule. C'est à une modification opérée par les cellules sur leur contenu qu'est due la coloration graduelle des globules sanguins, le dépôt de la graisse dans les cellules adipeuses. De l'air vient quelquefois, par l'effet de la dessiccation, remplacer le contenu de la cellule ; par exemple, dans les plumes des oiseaux.

Les cellules élémentaires s'étendent, ou dans tous les sens ou dans quelques-unes de leurs dimensions seulement. Développées en tous sens, elles peuvent atteindre un volume considérable. Quelques cellules adipeuses acquièrent un diamètre de 0,04 à 0,05 ligne, quand celui-ci ne dépassait pas 0,004 ligne à leur origine. Le développement partiel donne lieu aux formes les plus diverses, dont les plus générales sont la forme plate et la forme prismatique. Dans le premier cas, la cellule s'est étendue en longeur et en largeur, sa hauteur s'est rapetissée. Dans le second, elle s'est étendue en hauteur et s'est rétrécie en largeur et en longueur.

A la première forme appartiennent les cellules de l'épithélium pavimenteux, du pigment granuleux, des globules du sang, etc. A la seconde celles de l'épithélium de transition, des épithélium cylindrique et vibratile.

Une métamorphose particulière de certaines cellules consiste en ce qu'elles envoient, ou d'un seul côté ou vers plusieurs côtés à la fois, des prolongements qui ressemblent à de petits poils ou à de petites épines, ou qui même s'étendent en très longues fibres. Tels sont les cils de l'épithélium vibratile, les épines des plexus choroïdes, etc.

Le noyau disparaît souvent dans les cellules isolées ; quelquefois il persiste, et dans ces cas il occupe une place déterminée. Ainsi, dans les cellules pigmentaires de la choroïde on le trouve au milieu de leur face antérieure.

Les cellules isolées, outre les changements qui précèdent, éprouvent un épaississement de leurs parois. Il est dû à un dépôt stratifié de substance plastique sur la face interne de leur membrane enveloppante. Ce dépôt les fait paraître striées, lorsqu'on les examine au microscope, et à mesure qu'il s'accroît il fait disparaître peu à peu leur cavité et les transforme en plaques solides, semblables à celles qui constituent les couches supérieures de l'épiderme. Supposons maintenant que ce dépôt ne se fasse pas sur tous les points de la face interne de la cellule, que la première stratification laisse libre un petit espace circulaire, qu'une seconde offre une interruption semblable au même point, qu'il en soit de même des suivantes, on aura, en partant du centre de la cellule, un petit canal qui viendra se terminer en cul-de-sac à sa circonférence. Ces canaux se rencontrent dans beaucoup d'espèces de cellules végétales, notamment dans celles des bois de conifères, de la moelle du sureau. On les appelle canaux poreux ou ponctués. Henle pense qu'ils existent aussi dans quelques cellules animales. Il les a observés dans les cellules de l'épiglotte de l'homme et de quelques autres cartilages.

Enfin, après avoir subi tous ces changements, les cellules arrivent à leur dernier terme, la destruction soit totale soit partielle.

La destruction totale est manifeste dans le sang. Les cellules de la lymphe, par une série de métamorphoses, passent à l'état de corpuscules sanguins ; c'est alors que leur noyau se résorbe ; puis la cellule s'amincit, devient de plus en plus ténue et finit par se dissoudre en totalité pour laisser son contenu transsuder à travers les parois vasculaires.

La destruction partielle a pour effet de mettre l'intérieur des cellules en libre communication, soit avec la surface du corps, soit avec d'autres cellules, soit avec des espaces inter-cellulaires ; ce phénomène connu sous le nom de déhiscence n'a été bien étudié que sur les végétaux.

2° *Cellules confondues.*— Il nous reste à parler d'une série de métamorphoses qui ont toutes ceci de commun, que les cellules perdent leur indépendance par la fusion de leurs parois adossées, et quelquefois par la fusion de leurs cavités, quand les parois confondues se déchirent.

Les tissus qui doivent leur origine aux cellules unies de cette manière prennent différents aspects, suivant la forme et la disposition des cellules, suivant aussi qu'avant la fusion les cellules avaient ou non leurs parois et leurs cavités distinctes.

Premier cas. — *Les parties élémentaires qui se confondent sont des cellules avec une paroi et une cavité distinctes.* — On comprend qu'ici la fusion puisse s'opérer ou bien entre les parois seulement ou bien entre les parois et les cavités.

A. *Les parois seules se confondent.* — C'est d'après ce principe que se développent les vrais cartilages, les os, le cément des dents, etc.

Les vrais cartilages renferment dans une base homogène des cavités arrondies dont les unes sont revêtues d'une membrane, dont les autres ne consistent qu'en de simples vides. Les premières sont des cellules indépendantes, les secondes sont des cellules dont les parois sont confondues avec la substance inter-cellulaire.

J'ai dit plus haut que c'était dans les cartilages que Henle avait découvert des cellules à canaux poreux; on ne les observe pas avant l'ossification, mais après, rien n'est plus facile que de les apercevoir. Suivant Henle, les corpuscules osseux sont des cavités de cellules remplies par des cristallisations calcaires; or, les tubes très-déliés qui partent de ces cellules pleines pour se ramifier dans l'intérieur de l'os ne sont autre chose que les canaux poreux de celles-ci.

B. *Les parois et les cavités se confondent.* — a. Supposons une série de cellules disposées les unes à la suite des autres sur une même ligne : leurs parois adossées se confondent d'abord, et, de cette manière, chacune d'elles est séparée des autres par une cloison transversale; bientôt les cloisons se déchirent, et de la fusion des cavités résulte un seul tube continu.

C'est suivant ce principe que se forment les glandes en cul-de-sac de l'estomac, les canalicules des reins et des testicules, et peut-être aussi les poils, les fibres nerveuses et musculaires, etc., etc.

b. Supposons ces cellules disposées suivant plusieurs lignes entre-croisées : si leurs parois adossées se déchirent, il en résultera une foule de tubes anastomosés et divergents. C'est ainsi que se forment les réseaux capillaires.

c. Supposons enfin ces cellules groupées de manière à représenter une grappe de raisin : la fusion des parois et des cavités nous donnera pour résultat une cavité commune au centre et à la circonférence une foule de petits culs-de-sac ouverts dans la cavité centrale. C'est probablement ainsi que se forment les lobules des glandes acineuses.

Second cas. — *Les parties élémentaires qui se confondent sont des plaques solides sans distinction de paroi et de cavité.* — Ces parties élémentaires ont-elles d'abord été des cellules avec une paroi et une cavité distinctes, ou bien ont-elles subi un arrêt de développement au moment où une cellule allait se former autour de leur noyau? C'est une question qui n'est pas résolue. Ici encore la fusion peut s'opérer de deux manières.

a. Des plaques étendues en manière de membranes et ne constituant qu'une seule couche sont disposées les unes à côté des autres, de sorte qu'après la fusion elles forment une membrane continue ayant la limpidité de l'eau. Les noyaux disparaissent fréquemment; alors la couche membraneuse est tout à fait dépourvue de structure et se présente avec cet aspect hyalin qui caractérise la capsule cristalline, la membrane de Demours, la membrane Vitelline, etc...

b. Les plaques se disposent en long à la suite les unes des autres et forment des fibres plus ou moins plates. Les fibres ainsi produites ont une largeur de 0,002 à 0,003 ligne et une épaisseur à peine appréciable. Les fibres de cette espèce existent dans la cornée transparente, dans le tissu cellulaire, dans la capsule cristalline, dans la tunique musculeuse des vaisseaux et des viscères, dans la substance corticale des poils, etc... Quelquefois on trouve ces fibres déjà si ténues, subdivisées en fibrilles plus petites : on explique cette subdivision par la résorption de la substance inter-fibrillaire.

Métamorphoses du noyau.

Il n'est pas rare que le contenu du noyau subisse, comme celui de la cellule, une transformation chimique. On voit apparaître surtout dans celui des cellules cartilagineuses des gouttelettes d'huile isolées qui plus tard se réunissent.

Suivant Schleiden et Schwann le noyau a terminé son rôle quand la cellule est devenue complète, et la règle est qu'il disparaît à cette époque.

Telle n'est pas l'opinion de Henle, qui pense, au contraire, que sa persistance est la règle. Il l'a même vu se transformer en fibres, qu'il a nommées fibres du noyau, par opposition aux précédentes, qu'il appelle fibres de cellules.

Presque toutes les fibres de noyau sont insolubles dans l'acide acétique, qui dissout au contraire les fibres de cellules. On trouve du reste dans leur mode de développement, dans leur forme et leurs contours, des caractères différentiels qui permettent de les distinguer facilement.

Le noyau qui va se convertir en fibres devient d'abord ovale, puis il s'allonge et forme une strie mince qui repose sur les cellules correspondantes ; cette strie est tantôt droite, tantôt courbée en demi-cercle ou en spirale.

Henle rapporte à deux types le mode de développement des fibres de noyau.

a. Dans le premier, les noyaux sont placés sur les bords des fibres de cellules : tantôt ils sont placés du même côté, les uns au-dessus des autres ; et, à mesure qu'ils s'allongent pour former des fibres, ils se ramassent en faisceaux qui marchent parallèlement aux fibres de cellules ; tantôt ils sont placés de chaque côté du faisceau cellulaire et alternativement à différentes hauteurs : à mesure qu'ils s'allongent, ils s'avancent à la rencontre les uns des autres, de manière à former autour de ces faisceaux plusieurs tours de spirale. Les fibres de noyau parallèles s'observent dans une foule de tissus, et particulièrement dans le tissu cellulaire et le tissu dentaire. Les fibres de noyau en spirales sont en grand nombre dans le tissu cellulaire. On ne les a pas observées ailleurs.

b. Dans le second les noyaux occupent la surface même des fibres de cellule. Les fibres auxquelles ils donnent naissance se font remarquer par leur tendance à émettre des branches latérales et à se réunir au moyen de ces branches en un réseau qui couvre le faisceau cellulaire. On les observe parfaitement dans les tuniques des vaisseaux et la membrane musculaire des intestins.

Conduits inter-cellulaires.

On nomme conduits inter-cellulaires des vides circonscrits de tous côtés par les parois des cellules adossées. Ces vides sont remplis d'air ou de liquide ; ils sont dus à l'écartement des cellules ou à la résorption de la substance inter-cellulaire dont nous allons parler bientôt. Dans les végétaux, les conduits inter-cellulaires forment un système de tubes ramifiés dans tout l'organisme et servant à la respiration. Chez les animaux ces conduits n'ont pas moins d'importance : les chambres de l'œil, les canaux ouverts au dehors, les conduits excréteurs des glandes, enfin le système vasculaire, ne sont autre chose que ces conduits.

Substance inter-cellulaire.

Il y a des tissus dans lesquels les cellules et les fibres sont serrées les unes contre les autres, de sorte qu'au premier aperçu on n'y découvre aucune trace de substance unissante ; elle y existe néanmoins, mais à un degré moindre que dans quelques autres où les cellules et les fibres sont très-écartées.

Au point de vue chimique cette substance se comporte presque toujours comme les cellules auxquelles elle sert de support ; toutefois, elle est plus facilement attaquée que celle-ci par les dissolvants.

Lorsqu'on l'examine au microscope elle se présente sous les formes suivantes. :

a. Limpide, hyaline dans les vrais cartilages, l'épithélium à cylindres et partout où elle existe en petite quantité.

b. Grenue dans le tissu cellulaire et les tuyaux de plume.

c. Fibreuse dans les cartilages. La fibre inter-cellulaire est plus grêle, plus foncée, plus ramifiée dans les fibro-cartilages que dans les cartilages vrais.

Cette substance est distincte des cellules. Quand celles-ci ont pris naissance dans le cytoblastème et s'y sont développées, ce qui reste de cette matière compose la substance inter-cellulaire.

Telle est la théorie cellulaire, édifice laborieusement construit par les micrographes allemands, et que des recherches ultérieures pourraient bien ébranler.

CHAPITRE II.

SYSTÈME CELLULAIRE.

SECTION PREMIÈRE.

DESCRIPTION GÉNÉRALE.

Aujourd'hui, on désigne sous le nom de tissu cellulaire celui qui, tantôt lâche, remplit les vides qui existent entre des tissus d'une importance physiologique plus grande, tantôt condensé en membranes ou en faisceaux, enveloppe les organes ou sert au jeu des muscles et des articulations.

Aussi, dans le système cellulaire, nous comprendrons non-seulement le tissu que Bichat a décrit sous cette dénomination, mais encore son système fibreux, aponévroses, tendons, membranes fibreuses d'enveloppe, etc., son système séreux et son système synovial. L'anatomie de texture justifie cette innovation, que nous empruntons à l'ouvrage de Henle.

ARTICLE PREMIER.

Tissu cellulaire lâche ou amorphe.

Pour le décrire avec méthode, il faut l'étudier comme l'a fait Bichat, soit relativement aux organes qu'il entoure ou au sein desquels il se distribue, soit indépendamment de ces organes et comme un tissu partout continu.

A. **TISSU CELLULAIRE LACHE, PÉRIPHÉRIQUE.** — La conformation différente des organes établit deux modifications très-distinctes dans les rapports du tissu cellulaire qui leur est extérieur. Tantôt il ne leur est contigu que par une de leurs surfaces, tantôt il les enveloppe en entier.

a. *Tissu cellulaire sous-cutané.*— La peau offre partout où on l'examine une couche celluleuse subjacente dont la quantité et la densité varient dans les divers endroits du corps.

Sur la plus grande partie de la ligne médiane, ce tissu paraît plus serré et plus adhérent à la peau que sur les côtés. On peut s'en convaincre en disséquant le milieu du nez, des lèvres, du sternum, de l'abdomen, de la nuque, du dos, etc. De cette adhérence résulte une sorte d'isolement des deux grandes moitiés du tissu cellulaire sous-cutané, isolement que l'on rend sensible en produisant un emphysème artificiel.

Dans les autres régions du corps, il varie beaucoup de texture. La densité de cette texture est remarquable au crâne où la peau se sépare difficilement des aponévroses et des muscles subjacents. A la face, ce tissu offre une très-grande laxité sur tous les points, le nez et les lèvres exceptés. Au tronc, cette laxité est encore très-manifeste et accommodée à l'étendue des mouvements qu'exécutent les muscles de cette région ; aux membres, le tissu cellulaire sous-cutané est plus dense dans le sens de l'extension que dans celui de la flexion. Sa densité est remarquable et toute spéciale à la paume des mains et à la plante des pieds; il forme dans ces régions des faisceaux comme fibreux qui vont de la peau à l'aponévrose et emprisonnent des vésicules adipeuses, véritables coussins élastiques accommodés aux pressions que subissent souvent ces parties.

b. *Tissu cellulaire sous-muqueux.*— Les membranes muqueuses ont avec le tissu cellulaire les mêmes rapports que la peau dont elles sont la continuation, mais la texture de ce tissu est plus serrée sous les muqueuses que sous la peau ; aussi l'emphysème artificiel n'y est pas praticable, et les œdèmes sous-muqueux sont beaucoup moins fréquents que les œdèmes sous-cutanés. Sous la conjonctive, sous les replis glosso-épiglottiques et arythéno-épiglottiques et sous la muqueuse de la partie inférieure du rectum, ce tissu a une laxité exceptionnelle.

c. *Tissu cellulaire sous-séreux.*— Nous aurons à revenir sur les rapports des membranes séreuses et du tissu cellulaire. Notons seulement avec Bichat qu'autour de leur feuillet viscéral cette couche cellulaire est très-abondante et se prête aux changements divers qu'éprouvent les organes à la dilatation, au resserrement, quelquefois à une véritable locomotion, comme celle de l'estomac dans le travail de la digestion.

d. *Tissu cellulaire extérieur aux artères.* — Outre la membrane externe qui entoure leur tunique élastique, les artères sont enveloppées d'une couche celluleuse qui, pour les gros troncs, occupe l'espace qui les sépare de leurs gaînes fibreuses, et, pour les petites branches, se confond avec le tissu cellulaire sous-cutané et inter-musculaire. Cette couche est toujours comprise dans les ligatures qu'on applique médiatement sur les artères.

e. *Tissu cellulaire extérieur aux veines.* — Il ressemble en tous points à celui qui entoure les artères.

f. *Tissu cellulaire extérieur aux conduits excréteurs .* — Tous les conduits excréteurs, salivaires, urinaires, déférents, etc., sont entourés d'une gaîne celluleuse plus dense et plus serrée que celle des artères et des veines et qu'on peut enlever sous forme de cylindre creux.

Excepté les organes dont nous venons de parler, toutes les parties du corps sont enveloppées de tous côtés d'une couche celluleuse qui leur forme une atmosphère particulière servant à la fois à les isoler des organes voisins et à les mettre en communication médiate avec tous les points de l'économie.

Cette couche est en rapport avec les mouvements divers que ces organes exécutent, et on la voit d'autant plus abondante que ces mouvements sont plus étendus; le tissu cellulaire et les membranes séreuses sont en effet les deux grands moyens que s'est ménagés la nature autour des organes qui se meuvent pour favoriser cette action. Cependant l'immobilité n'exclut pas une atmosphère celluleuse abondante, il suffit de citer celle des reins.

B. TISSU CELLULAIRE LACHE, INTERSTITIEL. — Après avoir enveloppé les organes, le tissu cellulaire pénètre dans leur intérieur et forme un de leurs éléments principaux. L'estomac, les intestins, la vessie, tous les organes creux ont une couche de ce tissu entre chacune de leurs membranes. Dans les poumons, le foie, etc., il accompagne les divisions des bronches, des conduits hépatiques, des vaisseaux, des nerfs, en un mot de toutes leurs parties constituantes. Dans les muscles et les nerfs, il isole les faisceaux, les fascicules, les fibres elles-mêmes. Mais on a pu voir par les détails d'anatomie microscopique qui précèdent, et l'on verra mieux encore par ceux qui suivront que le tissu cellulaire, à mesure qu'il s'avance plus profondément dans les organes, devient de plus en plus ténu et disparaît complètement avant d'arriver à leurs derniers éléments.

Maintenant faisons abstraction des organes pour étudier la continuité de ce tissu dans les différentes régions du corps.

1° *Tissu cellulaire crânien.* — L'intérieur du crâne contient fort peu de tissu cellulaire. On le voit sous l'arachnoïde former un réseau très-lâche qui est baigné par le liquide céphalo-rachidien. Ses communications avec l'extérieur du crâne sont très multipliées : 1° en devant, il pénètre dans l'orbite par le trou optique et la fente sphénoïdale, dans les narines par les trous de la lame criblée ; 2° en bas, les trous nombreux de la base du crâne le font communiquer avec la fosse zygomatique, les parties latérales du pharynx, etc. ; 3° en haut et en arrière il se continue avec le tissu cellulaire crânien extérieur par les trous nombreux des sutures, des veines émissaires, etc. Celui-ci est en libre communication avec le tissu facial.

2° *Tissu cellulaire facial.* — Il est très-abondant sur tous les points, principalement dans les orbites, dans l'excavation des joues; tous les environs de la langue en sont garnis ; les fosses nasales seules et leurs sinus n'en présentent qu'une petite quantité. Les communications principales avec le cou se font par sa portion sous-cutanée, par celui qui accompagne les vaisseaux et par celui qui remplit les intervalles des muscles insérés à la base de la langue.

3° *Tissu cellulaire vertébral.* — L'intérieur du canal vertébral contient peu de tissu cellulaire. Il y en a une petite quantité sous l'arachnoïde et plus en dehors entre la dure-mère et les os. Celui-ci communique librement avec le tissu cellulaire vertébral extérieur. A l'extérieur les muscles très-serrés les uns contre les autres n'en admettent entre eux qu'une faible proportion. Au contraire, ce tissu abonde en avant soit au cou le long des carotides, de la trachée et de l'œsophage, soit à la poitrine et dans l'abdomen le long de l'aorte, des veines caves, etc.

4° *Tissu cellulaire cervical.* — C'est surtout sur les parties latérales que ce tissu est remarquable par son abondance; l'espace compris entre le sterno-mastoïdien et le trapèze en est rempli. Il communique avec celui de la poitrine par l'ouverture supérieure de cette cavité et avec les membres supérieurs, au-dessus et au-dessous de la clavicule.

5° *Tissu cellulaire pectoral.* — L'intervalle des deux médiastins en est abondamment pourvu. La partie de la poitrine occupée par les poumons en contient beaucoup moins que celle qui est traversée par les gros vaisseaux. Il communique avec le tissu cellulaire abdominal par les ouvertures aortique et œsophagienne du diaphragme et par l'espace triangulaire que laissent entre elles les fibres qui viennent s'insérer à l'appendice xyphoïde.

Enfin les communications cellulaires de la poitrine ont lieu de l'intérieur à l'extérieur par les intervalles des muscles intercostaux.

6° *Tissu cellulaire abdominal.* — Il est très-répandu en arrière du péritoine et dans les endroits parcourus par de nombreux vaisseaux, comme la scissure du foie, le mésentère. Il communique largement avec celui du bassin, puis avec celui des membres inférieurs par les canaux inguinal et crural.

7° *Tissu cellulaire pelvien.* — Il abonde autour de la vessie, du rectum, de l'utérus. Il communique avec celui des membres inférieurs par l'arcade du pubis et par l'échancrure ischiatique le long des vaisseaux et des nerfs qui la traversent. A l'extérieur du bassin il abonde dans les fosses ischio-rectales, dans les bourses chez l'homme, dans les grandes lèvres chez la femme.

8° *Tissu cellulaire des membres.* — Il va en décroissant de la partie supérieure à l'inférieure. On le trouve en grande quantité dans le creux de l'aiselle et le pli de l'aîne, au pli du coude et au creux poplité. Nous avons vu sa disposition spéciale à la plante des pieds et à la paume des mains.

Avant de faire la structure du tissu cellulaire, nous décrirons la seconde forme sous laquelle il apparaît dans les différentes parties du corps.

ARTICLE II.

Tissu cellulaire condensé ou revêtu d'une forme.

A. FORME SÉREUSE. — **1°** *Bourses séreuses.* — La forme la plus simple que puisse revêtir le tissu cellulaire condensé est celle qu'on observe dans les bourses séreuses.

Nous décrirons successivement les bourses séreuses *sous-cutanées* et les bourses séreuses *musculaires*.

a. *Bourses séreuses sous-cutanées.* — Dans certains points du corps la peau correspond à des parties dures par l'intermédiaire d'un tissu cellulaire lâche qui lui permet de glisser sur elles. Quand les glissements se répètent sous l'influence de pressions ou de frottements habituels, ils ont pour effet d'augmenter dans ces points la laxité du tissu cellulaire sous-cutané et d'y développer à la fin des cavités à parois lisses, polies, éminemment glissantes, qu'on appelle indifféremment *bourses muqueuses*, *bourses synoviales*, *bourses séreuses sous-cutanées*.

Les bourses séreuses sous-cutanées ont été décrites pour la première fois par Fourcroy dans des Mémoires lus à l'Académie des Sciences; leur étude a été complétée par Béclard, Schreger et les anatomistes modernes, MM. Brodie, Blandin, Velpeau, Lenoir, Padieu, etc. Elles forment un système aussi varié que les individus; on conçoit en effet, d'après leur mode de formation, qu'on puisse les créer pour ainsi dire à volonté et les multiplier à l'infini.

Il suffit, par exemple, de s'accouder habituellement pour avoir une de ces bourses séreuses derrière l'olécrâne.

Quelques-unes appartiennent presque exclusivement à certaines professions : les menuisiers en ont une au-devant du sternum, les tailleurs sur les malléoles externes, les chiffonniers et les soldats sur l'acromion, les couvreurs, les parqueteurs et les personnes qui par piété se mettent souvent ou se tiennent longtemps à genou en ont une au devant de la rotule.

Certains états pathologiques sont la condition d'existence de quelques autres, de celles, par exemple, qui siégent sur les gibbosités, sur les saillies des pieds-bots, sur le moignon des amputés.

Il serait donc impossible de faire le tableau des bourses séreuses sous-cutanées qu'on observe sur chaque individu; on ne peut qu'énumérer les régions où on les a rencontrées sur la masse des sujets qui ont servi à ces recherches.

Nous empruntons le relevé qui suit à la thèse de M. Padieu.

Bourses séreuses sous-cutanées observées par

	Sur	Par
Tête et cou.	L'angle de la mâchoire inférieure..............	Béclard.
	Le bord inférieur de la symphyse du menton....	Velpeau.
	L'angle du cartilage thyroïde.	Béclard.
	L'apophyse épineuse de la septième vertèbre cervicale.....................................	Béclard.
Tronc.	Le devant du sternum......................	Velpeau.
	La face externe du muscle grand dorsal.........	Bérard.
	La région lombaire........................	Cruveilhier.
	Les côtés de l'épine.......................	Velpeau.
	Le sommet des gibbosités...................	Brodie.
Membre supérieur.	L'acromion.	Béclard.
	L'épitrochlée............................	Béclard.
	L'épicondyle............................	Velpeau.
	L'olécrâne..............................	Camper.
	La partie postérieure du cubitus..............	Padieu.
	L'apophyse styloïde du radius................	Bourgery.
	L'apophyse styloïde du cubitus.	Bourgery.
	La face dorsale des articulations métacarpo-phalangiennes...............................	Velpeau.
	La face dorsale des articulations phalangiennes..	Béclard.
	La face palmaire des articulations métacarpo-phalangiennes.............................	Béclard.

	L'épine iliaque antéro-supérieure...............	Bourgery.
	Le grand trochanter.........	Béclard.
	L'ischion.........................	Velpeau.
	L'angle supérieur de la rotule.................	Padieu.
	La moitié inférieure de la rotule...............	Camper.
	Chaque tubérosité condylienne du fémur.........	Velpeau.
	La tubérosité du tibia.......................	Velpeau.
Membre	La malléole interne........................	Velpeau.
inférieur.	La malléole externe........................	Velpeau.
	Le calcanéum............................	Lenoir.
	La face dorsale du scaphoïde.................	Velpeau.
	La face plantaire du scaphoïde...............	Velpeau.
	L'articulation tarso-métatarsienne.............	Brodie.
	La face dorsale des articulations des orteils......	Béclard.
	La tête des premier et cinquième métatarsiens....	Lenoir.
	La saillie des pieds-bots.....................	Brodie.
	Le moignon des amputés.....................	Béclard.

Les bourses séreuses sous-cutanées sont assez régulièrement arrondies, plus ou moins volumineuses, suivant les régions. Leur cavité contient habituellement un liquide sur lequel nous reviendrons.

Leurs parois sont plus ou moins épaisses, suivant leur ancienneté et la cause qui les a développées. Leur face externe se confond quelquefois avec le tissu cellulaire voisin; leur face interne est lisse, polie et toujours humide.

Quelquefois l'insufflation les résout en tissu cellulaire amorphe, et on arrive toujours à ce résultat par la macération.

b. *Bourses séreuses musculaires.* — Le glissement de la peau sur les parties subjacentes n'est pas un phénomène général comme celui des muscles et de leurs tendons dans les gaines fibreuses qui les brident; ce glissement est indispensable au jeu régulier des forces musculaires.

Dans quelques régions comme au tronc, où l'action des muscles est très-limitée, le tissu cellulaire amorph edonne à leurs mouvements toute la liberté nécessaire.

Mais au voisinage des grandes articulations, où leur glissement a plus d'étendue, la nature déploie autour d'eux les mêmes bourses séreuses que sous les points mobiles de la peau.

Ces deux dispositions extrêmes ont des intermédiaires: c'est ainsi qu'à la cuisse, entre le tendon du droit antérieur et celui du triceps, au bras, entre le biceps et le brachial antérieur, le tissu cellulaire est lâche, lamelleux, et s'éloigne autant du tissu cellulaire normal qu'il se rapproche des bourses séreuses.

Le système des bourses séreuses musculaires a été décrit par Fourcroy, Sœmmering, Bichat, MM. Blandin, Velpeau, etc., etc. On les rencontre autour des muscles, au voisinage de leurs tendons, et autour de ceux-ci près de leurs insertions. Elles existent constamment : 1° là où un tendon se réfléchit à angle sur un os comme autour de ceux du grand péronier latéral, du petit péronier, de l'obturateur interne, du grand oblique de l'œil, etc.; 2° là où un tendon glisse sur une surface osseuse sans se réfléchir comme à l'extrémité du tendon d'Achille, sous celui du grand fessier, des psoas et iliaque réunis, etc. : 3° là où un tendon glisse dans une capsule fibreuse comme dans ceux de tous les fléchisseurs, etc. Leur étendue est toujours proportionnée à celle du tendon autour desquels elles se déploient.

Elles représentent des sacs sans ouverture, des cavités membraneuses fermées de toutes parts, dont la surface interne, lisse, humide, est en contact avec elle-même, et dont la surface externe se déploie :

1° D'un côté, sur les tendons avec lesquels elle est plus ou moins intimement unie ; on la détache facilement de ceux de l'obturateur interne, du psoas, etc ; elle est confondue avec ceux des fléchisseurs.

2° D'un autre côté, elle tapisse communément le périoste qui, en cet endroit, se pénètre de gélatine et forme un fibro-cartilage ; quelquefois c'est sur une capsule fibreuse qu'elle se réfléchit après avoir tapissé le tendon : telles sont les bourses séreuses qui avoisinent l'articulation scapulo-humérale. Souvent elle remonte après avoir tapissé le tendon jusque sur les fibres charnues comme à l'obturateur interne.

3° En se réfléchissant du tendon sur le périoste ou sur une capsule fibreuse, elle est en rapport le plus souvent avec du tissu cellulaire lâche ; mais dans les coulisses des fléchisseurs, elle s'étale sur leurs gaînes fibreuses.

Les bourses séreuses, en faisant adhérer les tendons avec leurs gaînes, s'opposent dans une certaine mesure à leur rétraction lorsqu'ils ont été coupés soit accidentellement, soit dans les ténotomies ou les désarticulations.

Les formes très-variées que peut offrir le sac sans ouverture des bourses séreuses peuvent se réduire à deux modifications générales : 1° les unes offrent des poches arrondies, des espèces de vésicules : telles sont celles du sus-épineux, des psoas et iliaque, de l'obturateur interne, etc. Toutes ces membranes sont remarquables en ce qu'elles n'enveloppent jamais le tendon en totalité, mais seulement d'un côté ; en ce qu'elles ne sont jamais entourées de gaînes fibreuses ; 2° les autres, appartenant surtout aux fléchisseurs, forment une espèce de sac cylindrique qui tapisse le canal fibreux et fibro-catilagineux dans lequel glisse le tendon ; puis elles se réfléchissent autour de celui-ci et l'enveloppent en totalité. Ces bourses séreuses représentent donc deux canaux, un pour la gaîne, une autre pour le tendon, aux extrémités supérieures et inférieures desquels se trouvent deux culs-de-sac qui les réunissent et complètent le sac sans ouverture. On trouve fréquemment ici des replis intérieurs allant d'un canal à l'autre. Lorsqu'elles enveloppent plusieurs tendons réunis, elles se divisent à une de leurs extrémités en autant de digitations qui les accompagnent isolément lorsqu'ils se séparent.

Nous venons de voir qu'on peut se représenter ces bourses séreuses comme des canaux emboîtés l'un dans l'autre. Le tendon et son canal remplissent exactement le canal extérieur. Aussi, quand il se retracte dans sa gaîne, son mode d'action est analogue à celui d'un piston dans un corps de pompe ; il fait le vide au-dessous de lui et peut aspirer les liquides, s'il est plongé au moment de la rétraction.

Les bourses séreuses musculaires communiquent quelquefois avec celles qui tapissent les articulations : celles du psoas, de la longue portion du biceps, du poplité, s'ouvrent fréquemment dans les articulations coxo-fémorale, scapulo-humérale, fémoro-tibiale. D'autres fois elles font hernie à travers les faisceaux fibreux de leurs gaînes : c'est ainsi que se développent une foule de kystes, qui ne sont d'abord que des diverticulum de la séreuse musculaire, et qui deviennent indépendants par l'oblitération graduelle de leur canal de communication.

2° *Membranes séreuses.* — Le tissu cellulaire apparaît, dans beaucoup d'endroits, sous forme de *membranes séreuses.* L'organisation compliquée de ces membranes est un motif que nous alléguerons plus tard pour nous justifier de les avoir séparées des *bourses séreuses.* On les divise en *séreuses articulaires* et *séreuses viscérales.*

a. *Membranes séreuses articulaires.*—Les membranes séreuses articulaires ou synoviales sont étalées sur les différentes parties qui composent les articulations. Elles favorisent le glissement des surfaces articulaires, les unes sur les autres, et sont la condition obligée de leur mobilité.

Aussi, quand il se fait une articulation nouvelle comme entre les deux fragments d'une fracture non consolidée, ou bien entre une tête osseuse déplacée de sa cavité naturelle et le point du squelette avec lequel elle se met en rapport, le tissu cellulaire se développe en membrane séreuse autour des surfaces articulaires. La même chose a lieu quand une articulation fixe devient accidentellement mobile, comme la symphyse du pubis et les articulations sacro-iliaques pendant la grossesse. Le tissu cellulaire inter-articulaire s'abreuve de liquides et se transforme à la fin en véritable synoviale.

La manière dont Bichat les a décrites n'est pas la plus vraie, mais c'est la plus simple ; nous l'adopterons, à la condition de relever ses erreurs un peu plus loin.

On doit concevoir toute membrane séreuse articulaire comme une poche non ouverte, déployée sur les organes de l'articulation, sur les cartilages diarthrodiaux, sur les fibro-cartilages inter-articulaires, sur la surface interne des ligaments latéraux et capsulaires, sur la totalité des ligaments inter-articulaires, lorsqu'ils existent, sur les paquets adipeux de quelques articulations. C'est d'elle que les divers organes reçoivent l'aspect luisant qui les caractérise dans ces cavités et qu'ils n'ont point ailleurs. Toutes les parties qu'elle embrasse sont hors de la cavité articulaire, quoique saillantes dans cette cavité.

Les synoviales les plus simples sont des sacs à parois minces, disposés entre deux surfaces articulaires qui les débordent. On les observe à cet état de simplicité entre les disques inter-vertébraux et au milieu de la symphyse pubienne chez les femmes enceintes.

Le plus souvent, elles recouvrent non seulement les cartilages diarthrodiaux, mais encore les ligaments disposés en faisceaux ou en capsules autour des articulations.

Plus compliquées, on les voit, après avoir tapissé les cartilages et les ligaments, se prolonger sur les muscles voisins. C'est ainsi que la synoviale du genou forme un cul-de-sac qui s'étale en haut sur les fibres musculaires du triceps.

Plus compliquées encore, après s'être déployées sur les organes précédents, elles enveloppent les ligaments, les fibro-cartilages, les paquets adipeux qui traversent l'articulation, ou font saillie dans sa cavité, comme à l'épaule, à la hanche, au genou, à la mâchoire supérieure.

Quelquefois on rencontre deux synoviales dans une seule articulation. Ainsi, le fibro-cartilage de l'articulation temporo-maxillaire se divise en deux cavités, dont l'une est située entre le condyle et le fibro-cartilage ; l'autre entre le fibro-cartilage et la cavité glénoïde. Chacune a sa synoviale propre. Il est vrai que le fibro-cartilage est quelquefois percé à son centre d'un orifice qui les fait communiquer; mais cette disposition n'est pas constante. Le cul-de-sac qui prolonge, sous le triceps, le synoviale du genou, est quelquefois indépendant et nous donne un nouvel exemple de synoviale biloculaire.

D'autres fois les synoviales de deux articulations voisines communiquent ensemble : par exemple, celles des articulations huméro-cubitale et radio-cubitale. Celles des articulations radio-carpienne et pisi-pyramidale, etc.

Enfin, cette communication peut avoir lieu entre les synoviales de plusieurs petites articulations et celle d'une grande articulation voisine, les premières n'étant que des digitations de la seconde. Je citerai les synoviales des articulations des os du carpe entre eux, véritables culs-de-sac de la synoviale de l'articulation des deux rangées entre elles. Il en est de même au tarse.

Toutes ces dispositions sont exceptionnelles, et en thèse générale il y a autant de synoviales indépendantes que d'articulations.

b. *Membranes séreuses viscérales.* — La physiologie n'a pas dit son dernier mot sur les mouvements de la moelle, du cerveau, du poumon, etc., dans les cavités qui renferment ces organes. Aussi nous n'affirmerons pas que les séreuses viscérales servent aux mouvements des organes qu'elles enveloppent, comme les synoviales aux mouvements articulaires.

Ces membranes sont l'arachnoïde, les plèvres, le péricarde, le péritoine et la tunique vaginale, qui est une dépendance de celui-ci.

Comme les séreuses articulaires, elles représentent des poches membraneuses, closes de toutes parts, ayant une surface interne libre, partout contiguë à elle-même, et une surface externe adhérente aux organes voisins : la première, remarquable par son poli qu'elle communique aux parties qu'elle recouvre ; la seconde, variable dans ses connexions. Celle-ci, en effet, est en rapport, tantôt avec du tissu cellulaire lâche, comme autour du cerveau, de la moelle, du poumon, du cœur, des parois thoraciques et abdominales ; tantôt, au contraire, avec des membranes fibreuses, comme la dure-mère, le feuillet fibreux du péricarde, la tunique albuginée, etc...

Ce qu'il me reste à dire pour compléter leur histoire est applicable aussi aux séreuses articulaires.

Les bourses séreuses, comme je l'ai dit, se résolvent entièrement en tissu cellulaire lâche, soit par l'insufflation, soit par la macération. Il n'en est pas de même des membranes séreuses ; elles sont formées de deux feuillets distincts. L'externe est du tissu cellulaire, mais l'interne est une couche d'épithélium.

On appelle épithélium un tissu formé de cellules élémentaires, indépendantes et disposées en manière de membrane. Celui qui entre dans la composition des membranes séreuses est nommé par Henle épithélium pavimenteux.

Les cellules de cet épithélium répètent en général les contours du noyau ; elles sont plates ou arrondies, et réunies en couche à la manière des pavés. Elles sont lisses et brillantes, ce sont elles qui donnent aux cavités séreuses l'aspect comme vernissé qui les caractérise. Quelquefois plusieurs couches se superposent et peuvent acquérir une épaisseur de 0,006 à 0,008 ligne.

Le feuillet épithélial se déploie sur tous les points où nous avons suivi les séreuses, quand nous les avons décrites. Le microscope nous le montre aussi bien sur les cartilages, les fibro-cartilages, les tissus fibreux, que sur les autres organes des articulations et des cavités viscérales.

Le feuillet externe n'est pas aussi uniforme ; il manque sur les cartilages diarthrodiaux, et s'il est vrai que partout ailleurs la couche épithéliale soit doublée d'une couche cellulaire, celle-ci est plus ou moins condensée et affecte tantôt la laxité du tissu cellulaire amorphe, tantôt la densité du tissu fibreux, tantôt cet état intermédiaire que nous avons vu caractériser les bourses séreuses.

1° La couche épithéliale est doublée d'un feuillet séreux partout où elle n'est en rapport qu'avec le tissu cellulaire lâche. C'est ainsi qu'autour du cerveau, de la moelle, du poumon, de l'intestin, des parois thoraciques et abdominales, des intervalles qui règnent entre les tissus fibreux des articulations, etc., au-dessous de l'épithélium on trouve une couche cellulaire qui a la densité des bourses séreuses, et au-dessous de celle-ci du tissu cellulaire lâche.

2° Elle est doublée d'un tissu cellulaire lâche dans presque tous les points où elle est en rapport avec des organes fibreux. C'est ainsi qu'au niveau des ligamens, des capsules fibreuses articulaires et de quelques membranes fibreuses viscérales, on trouve, entre l'épithélium et l'organe fibreux, une couche de tissu cellulaire lâche.

3° Mais cette dernière disposition n'est pas constante ; on l'observe généralement dans le bas âge. Chez les adultes et chez les vieillards la couche cellulaire disparaît graduellement, et le feuillet épithélial finit par se mettre en rapport immédiat avec l'organe fibreux.

La description des membranes séreuses, telle que nous l'avons faite d'après Bichat, n'est donc applicable qu'à un de leurs éléments, à savoir leur feuillet épithélial. Ce qui précède fait connaître suffisamment la disposition de leur couche externe.

B. FORME FIBREUSE. — Le tissu cellulaire, lorsqu'il est très-condensé, prend le nom de tissu fibreux. Tout organe fibreux semble avoir pour base des fibres blanches et peu élastiques, ou jaunes et très-élastiques, plus ou moins contractiles, dures, très-résistantes ; tantôt juxtaposées et parallèlement assemblées comme dans les tendons, les ligaments ; tantôt entrecroisées en divers sens, comme dans les membranes, les capsules, les gaînes fibreuses, etc. Entre les fibres il y a toujours du tissu cellulaire lâche en quantité variable.

Le tissu cellulaire, quand il revêt la forme fibreuse, tantôt s'étale en membranes et tantôt se ramasse en faisceaux.

1° *Membranes fibreuses*. — Aux membranes fibreuses re rattachent les membranes fibreuses viscérales, les capsules fibreuses articulaires, les aponévroses et les gaînes fibreuses des tendons.

a. *Membranes viscérales*. — Elles comprennent le périoste, la dure-mère, l'albuginée, les membranes propres du rein, de la rate, celles de la prostate et des corps caverneux chez l'homme, des ovaires et du clitoris chez la femme, la sclérotique, le péricarde, etc. Il faut y ajouter le derme des membranes tégumentaires, que nous étudierons d'une manière spéciale.

La dure-mère, tant cérébrale que rachidienne, et la capsule fibreuse du péricarde diffèrent essentiellement des autres, en ce que leur face interne n'est pas unie avec le parenchyme de l'organe qu'elles recouvrent ; tendues lâchement sur lui, elles en sont séparées par une membrane séreuse. Les enveloppes fibreuses des autres viscères ont une de leurs faces intimement liée à l'organe enveloppé ; de cette face partent des prolongements qui pénètrent dans son parenchyme, et s'y entrecroisent en différents sens, forment pour ainsi dire le canevas, la charpente, autour de laquelle s'arrangent et se soutiennent les autres éléments de l'organe, qui, d'après cela, semble avoir pour moule son enveloppe fibreuse.

Toutes n'offrent pas au même degré ces prolongements viscéraux ; je citerai la sclérotique, qui n'envoie dans la choroïde que quelques filaments grêles, faciles à détruire.

La surface des membranes fibreuses opposée à celle qui correspond à leur organe est jointe aux parties voisines, tantôt d'une manière lâche, comme l'enveloppe caverneuse, tantôt par des liens serrés, comme la dure-mère.

Ces membranes ont en général une texture très-serrée, une épaisseur remarquable : elles ne sont formées que d'un seul feuillet. La dure-mère semble faire exception à cette règle par les plis qu'elle forme; mais excepté à l'endroit des sinus, il est impossible d'y trouver deux lames distinctes.

b. *Capsules articulaires.* — Les articulations scapulo-humérale et iléo-fémorale sont presque exclusivement pourvues de capsules fibreuses : ailleurs il n'y a que des ligaments. Ces capsules forment une espèce de sac cylindrique, ouvert par les deux extrémités, attaché par la circonférence de ses ouvertures autour des surfaces articulaires supérieure et inférieure, entrelacée dans cette insertion avec le périoste. Beaucoup de tissu cellulaire entoure, en dehors, ces capsules, que des fibres tendineuses, des tendons même provenant des muscles voisins, fortifient singulièrement. La face interne est tapissée par une membrane synoviale.

Elles sont d'autant plus lâches que l'articulation exécute des mouvements plus étendus; les muscles qui s'implantent, par leurs tendons, sur ces membranes, sont destinés à empêcher leur laxité pendant les grands mouvements.

c. *Aponévroses.* — Les aponévroses sont des espèces de toiles fibreuses plus ou moins larges, entrant toujours dans le système locomoteur, et disposées de manière que tantôt elles servent d'enveloppe à diverses parties, tantôt elles fournissent aux muscles des points d'insertion.

a. *Aponévroses d'enveloppe.* — M. Gerdy a fait voir que chaque muscle a son aponévrose d'enveloppe plus ou moins apparente, plus ou moins résistante suivant les régions, l'âge et la force de l'individu.

Aucun muscle ne s'insère sur le squelette; tous vont s'attacher à des membranes fibreuses comme le périoste, la sclérotique, la capsule fibreuse de l'articulation scapulo-humérale, etc. Ces membranes leur envoient des prolongements qui, d'une part vont se mettre bout à bout avec les fibres musculaires et former leurs aponévrose d'insertion, de l'autre vont s'étaler à leur surface et constituer leurs aponévroses d'enveloppe.

Les aponévroses d'insertion et les aponévroses d'enveloppe sont d'abord confondues; elles ne se séparent qu'au niveau des fibres musculaires. — Là chaque aponévrose d'enveloppe se divise en deux feuillets, l'un pour la face superficielle, l'autre pour la face profonde du muscle; sur les bords du muscle, ces deux feuillets s'accolent face à face, puis s'en éloignent en lui formant de chaque côté une *aponévrose latérale*, une aile membraneuse si l'on peut s'exprimer ainsi.

Mais ces aponévroses ne sont pas indépendantes les unes des autres, comme les muscles qu'elles revêtent. Au contraire, elles se confondent toutes de manière à former un seul étui divisé en autant de compartiments qu'il renferme d'organes.

On peut se figurer ainsi cette fusion :

On sait que tous les muscles sont, les uns à l'égard des autres, ou superposés ou placés sur le même plan. Les premiers se touchent par leurs faces, les seconds par leurs bords. La fusion des aponévroses se faisant dans le sens de leur contiguité, il en résulte : que de deux muscles superposés celui qui est au-dessus confond le feuillet aponévrotique qui tapisse sa face profonde avec le feuillet qui tapisse la face superficielle de celui qui est au-dessous ; que de deux muscles contigus sur le même plan, l'un confond son *aponévrose latérale* droite avec l'*aponévrose latérale* gauche de l'autre pour former une seule aponévrose *intermédiaire* à tous deux.

La fusion latérale est la plus intéressante à étudier :

1° quand deux muscles placés sur le même plan sont séparés par un paquet de vaisseaux et de nerfs, ou bien les deux feuillets de leur *aponévrose intermédiaire* s'écartent pour leur former une gaîne complète, ou bien ils restent accolés et ne forment qu'une des parois de cete gaîne que complétera l'aponévrose d'un autre plan.

2° Quand deux muscles placés sur le même plan sont séparés par une cavité profonde comme le creux de l'aisselle, le creux poplité, etc., leur aponévrose intermédiaire passe sur la cavité à la manière d'un pont.

3° Cette fusion des aponévroses latérales entre tous les muscles d'une même couche compose pour chaque couche une aponévrose à *enveloppe générale* qui mérite d'être étudiée avec soin, surtout à la superficie des membres.

Là, ces aponévroses se moulent pour ainsi dire sur la forme des parties subjacentes : elles s'opposent au déplacement des muscles. Leur épaisseur varie ; en général plus les muscles qu'elles recouvrent sont nombreux plus leur épaisseur est grande, il suffit pour s'en convaincre de comparer le fascia-lata, l'aponévrose brachiale et l'anti-brachiale.

En dehors elles répondent aux téguments, en dedans à la couche musculaire superficielle ; elles ont presque toujours un ou deux muscles particuliers destinés à leur imprimer un degré de tension ou de relâchement proportionné à l'état du membre. Cette disposition est remarquable dans l'insertion : 1° des grands dorsal et pectoral à l'aponévrose brachiale ; 2° du biceps à l'anti-brachiale ; 3° du palmaire grêle à l'aponévrose palmaire ; 4° du grand fessier, du fascia-lata à l'aponévrose de ce nom ; 5° des demi-tendineux, demi-membraneux et biceps à la tibiale, etc.

Les aponévroses à enveloppe générale des couches superficielles de quelques autres régions ont aussi leurs muscles tenseurs. Je citerai : 1° le droit antérieur et le pyramidal pour l'aponévrose lombo-abdominale ; 2° les auriculaires, les frontaux et occipitaux pour l'épicrânienne ; 3° le peaucier pour la superficielle du cou, etc.

Les aponévroses à enveloppe générale des couches profondes offrent beaucoup moins d'intérêt. Je les passe sous silence.

b'. *Aponévroses d'insertion.*— Les aponévroses d'insertion sont tantôt à surfaces plus ou moins larges, comme dans les attaches du triceps crural, du droit antérieur, des jumeaux, etc.; tantôt à fibres isolées les unes des autres et donnant attache par chacune de ces fibres à une fibre charnue comme à l'insertion supérieure de l'iliaque, du jambier antérieur etc.; tantôt enfin en forme d'arcades ; et alors, en même temps qu'elles offrent aux muscles des points d'insertion, elles laissent passer au-dessous d'elles des vaisseaux comme au diaphragme, au soléaire, etc.

d. *Gaînes fibreuses.* — Les gaînes fibreuses sont destinées à assujétir les tendons à leur passage sur les os, dans les endroits de leur réflexion, partout en général où par la contraction musculaire ils pourraient éprouver une déviation et par là ne transmettre qu'avec difficulté aux os le mouvement qu'ils reçoivent des muscles. On peut les diviser en deux espèces : les unes retiennent les tendons accolés de plusieurs muscles comme celles du poignet, du coude-pied, d'autres sont destinées à un seul tendon isolé ou à deux seulement comme celles des doigts.

a'. *Gaînes fibreuses générales.*—Ces sortes de gaînes présentent deux variétés. Dans les unes, comme à la partie antérieure du poignet, tous les tendons se trouvent contigus. Dans les autres, comme à la partie postérieure du poignet, sous la gaîne genérale se trouvent de petites cloisons fibreuses qui isolent les tendons les uns des autres. On leur donne encore le nom de ligaments annulaires.

b'. *Gaînes fibreuses partielles.*— Elles sont de deux sortes : les unes parcourent un trajet assez long; telles sont celles des fléchisseurs du pied et de la main, qui correspondent à toute la face concave des phalanges. Les autres ne forment que des espèces d'anneaux où se réfléchit un tendon comme au grand oblique de l'œil.

Toutes en général parcourent un demi-cercle et font un demi-canal que le périoste complète en arrière. Celles des fléchisseurs sont renforcées par l'épanouissement des tendons à leur extrémité.

Aux membres les extenseurs en sont dépourvus. Bichat explique ce fait par l'insertion des inter-osseux et des lombricaux, sur chaque côté des tendons extenseurs ; les muscles, en tirant les tendons en sens opposé dans les grands mouvements, les retiennent en place et suppléent aux gaînes fibreuses.

2° *Faisceaux fibreux.* — Les faisceaux fibreux comprennent : les tendons, les ligaments et les disques ligamenteux.

a. *Tendons.* — Ce sont des espèces de cordes fibreuses intermédiaires aux muscles et aux os, transmettant aux seconds le mouvement des premiers et jouant, dans cette fonction, un rôle absolument passif.

Communément situés aux extrémités du faisceau charnu, ils en occupent quelquefois le milieu, comme on le voit au digastrique ; c'est presque toujours à l'extrémité la plus mobile qu'ils se rencontrent, l'autre extrémité ayant des aponévroses pour insertions.

Les tendons affectent le plus souvent une forme arrondie, rarement plate comme aux extenseurs de la jambe, de l'avant-bras, etc. Ils sont simples ou bifurqués.

Ces parties sont composées de faisceaux parallèles, très-serrés les uns contre les autres, et séparés par des couches minces d'un tissu cellulaire lâche. Quand il sera question des muscles, nous parlerons de leur jonction avec les tendons et les aponévroses d'insertion.

b. *Ligaments.* — Ils se rencontrent dans presque toutes les articulations, où ils affermissent les rapports des têtes osseuses articulaires : quelques-uns cependant sont étrangers aux articulations, comme celui qui est tendu entre les apophyses coracoïde et acromion. Ils ont la plus grande analogie avec les tendons ; le ligament rond de l'articulation coxo-fémorale a jusqu'à la configuration extérieure de ces organes.

Les ligaments latéraux dans les ginglymes sont toujours placés plus près du sens de l'extension que de la flexion.

Ces ligaments et ceux qui maintiennent en rapport des parties osseuses non articulaires ou immobiles, sont en contact, par leurs deux surfaces, avec le tissu cellulaire lâche ; les ligaments qui limitent ou traversent les cavités articulaires ont celle de leurs faces qui regarde l'excavation tapissée d'une membrane séreuse.

c. *Disques ligamenteux.* — Ce sont les plus solides de tous les organes formés de tissu cellulaire ; on pourrait, sous le rapport de l'apparence extérieure, les rapprocher des cartilages articulaires dont ils diffèrent essentiellement par leurs éléments microscopiques. Ils sont du reste plus mous que les cartilages, plus flexibles. plus élastiques et éminemment propres à éviter la pression de deux surfaces articulaires l'une sur l'autre. Ces disques existent dans l'articulation de la mâchoire supérieure (fibro-cartilage inter-articulaire), dans l'articulation du genou (cartilages semi-lunaires), etc. Ils sont revêtus par la membrane synoviale. Les rebords cartilagineux des cavités glénoïde et cotyloïde, les prétendus fibro-cartilages des gaînes des tendons se rangent pour la structure dans la catégorie des disques ligamenteux.

SECTION II.

STRUCTURE DU SYSTÈME CELLULAIRE.

Déjà il a été parlé de la chimie organique du système cellulaire ; nous avons montré qu'au point de vue de l'analyse chimique le tissu cellulaire amorphe, les bourses et les membranes séreuses, les membranes fibreuses et les faisceaux fibreux se ressemblaient complètement : on arrive à la même conclusion par l'inspection microscopique ; les derniers éléments des faisceaux fibreux, des membranes fibreuses, des bourses séreuses, etc., sont les mêmes que ceux du tissu cellulaire ; il n'y a de différence de structure qu'entre le *tissu cellulaire blanc anélastique* et le *tissu cellulaire jaune élastique.*

A. *Tissu cellulaire blanc anélastique.* — Ses éléments sont des filaments longs, très-déliés, mous et hyalins, de grosseur à peu près la même partout, et dont le diamètre varie de 0,0003 à 0,0008 ligne. Leurs contours sont lisses, nets et clairs. Quand on presse et qu'on étend ces filaments, ils sont droits, autrement l'élasticité dont ils sont doués à un faible degré leur fait décrire des ondulations molles, souvent fort régulières. Ce sont ces ondulations qui donnent à toutes les parties formées de tissu cellulaire cette apparence de stries transversales ou cet aspect rubané si remarquable dans les tendons. Ces filaments sont rarement isolés : presque toujours on les trouve disposés en faisceaux et réunis par une substance ferme et amorphe.

Les faisceaux primitifs sont aplatis, d'épaisseur très-diverse et se réunissent à leur tour pour en produire d'autres plus gros ou s'étaler en membranes ; à cet effet, tantôt ils s'appliquent parallèlement les uns aux autres, tantôt ils se croisent suivant les directions les plus variées. Leur largeur varie de 0,003 à 0,006 ligne. Ils sont dépourvus d'enveloppe spéciale. Les fibrilles qui les composent peuvent aisément être détachées les unes des autres, et se séparent d'elles-mêmes quand on courbe fortement un faisceau ; mais, dans quelques endroits, elles sont retenues par des filaments plats, homogènes, à contours obscurs, qui forment autour des faisceaux tantôt des spirales, tantôt des anneaux. Il arrive quelquefois que ces mêmes filaments réunissent en faisceaux secondaires deux ou plusieurs faisceaux primitifs. Dans d'autres endroits, où les fibrilles n'ont pas autour d'elles des fils spiroïdes ou circulaires, ce sont des filaments interstitiels, irréguliers, obscurs, qui cimentent leur union en faisceaux. Enfin, sur d'autres points, les faisceaux sont entourés de corpuscules ovales, ou de granulations obscures, allongées, semi-lunaires, serpentiformes, etc. D'après Henle, ces corpuscules seraient des noyaux, et les fibres spirales, circulaires, interstitielles des fibres de noyaux : il n'y aurait ainsi autour des faisceaux que des cytoblastes métamorphosés à différents degrés.

L'essai par l'acide acétique est favorable à cette manière de voir : les filaments, réunis en faisceaux, se gonflent et deviennent transparents au contact de cet acide et se comportent par conséquent comme les fibres de cellules. Cet acide est au contraire sans action sur les granulations et les fibres répandues autour des faisceaux.

Sérosité cellulaire. — Le tissu cellulaire est abreuvé d'un liquide qui n'est autre chose que le plasma du sang dont se nourrissent et s'imbibent toutes les substances organiques. Ce liquide abonde dans le tissu cellulaire, parce qu'il est lâche, abondamment pourvu de vaisseaux, et que la sérosité du sang n'éprouve aucun obstacle à s'y amonceler quand elle a transsudé à travers les parois vasculaires. De là vient que dans les hydropisies générales le tissu cellulaire des paupières et du scrotum en raison de sa laxité, celui du pourtour des malléoles à cause du poids de la colonne sanguine que supportent ses vaisseaux, sont les premiers à devenir œdémateux. Une assez grande masse de liquide se trouve constamment dans le tissu cellulaire sous-arachnoïdien. Son exhalation est probablement favorisée par le vide qui existe dans la cavité cérébro-rachidienne, vide qu'il a pour usage de remplir.

Au contraire, les tendons et les ligaments, les aponévroses, etc., qui ont une texture serrée et qui renferment peu de vaisseaux sanguins, sont beaucoup moins enclins à l'infiltration que le tissu cellulaire lâche. Les capsules fibreuses se pénètrent encore plus rarement de liquide en raison de la facilité qu'elles trouvent à le déverser dans les cavités qu'elles circonscrivent.

Autrefois, on admettait que les membranes séreuses viscérales étaient remplies durant la vie par de la vapeur séreuse qui, condensée après la mort, devenait cette faible quantité de liquide qu'on y rencontre dans les cadavres. Les objections que J. Davy, Muller et Weber ont élevées contre cette hypothèse ne permettent plus de la soutenir.

Il est douteux que l'arachnoïde contienne du liquide. La plèvre, le péricarde, le péritoine en renferment un peu. Ici encore il est produit par une transsudation de la sérosité du sang à travers les vaisseaux. Ce liquide a la même composition que la sérosité cellulaire et le liquide céphalo-rachidien.

La sérosité des bourses séreuses et des membranes séreuses articulaires est épaisse et visqueuse; on l'appelle synovie. L'analyse chimique n'a pas trouvé qu'elle différât sensiblement de la sérosité ordinaire, et, en général, tous ces liquides ont la plus grande analogie de composition avec le plasma du sang.

Cellules adipeuses. — Le tissu cellulaire lâche emprisonne dans ses mailles des vésicules adipeuses en nombre variable suivant les régions. Leur ensemble forme le tissu adipeux; très-abondantes sous la peau, autour des surfaces séreuses, des organes à grands mouvements, elles manquent à la verge, au prépuce, au scrotum, etc. Sous les surfaces muqueuses, autour des artères, etc., ces vésicules forment tantôt des couches plus ou moins épaisses, comme sous la peau, où elles constituent le pannicule adipeux, tantôt des masses irrégulières, telles qu'on en trouve autour des reins, dans les orbites, dans l'épaisseur des joues : ailleurs, le tissu adipeux présente l'aspect de prolongements pyriformes, pédiculés, comme cela se voit dans les appendices épiploïques, et quelquefois dans les ouvertures de l'ombilic, des anneaux sus-pubiens, etc. Dans l'épiploon, il forme des rubans aplatis, des espèces de réseaux qui suivent le trajet des vaisseaux sanguins; autour des membranes synoviales, des paquets rougeâtres dont la coloration est due au grand nombre de vaisseaux qu'ils reçoivent; enfin, accumulé dans certaines parties, il se présente sous la forme de tumeurs plus ou moins volumineuses et saillantes comme sur le dos des chameaux, des dromadaires et la queue des moutons de Barbarie.

Longtemps on a considéré la graisse comme un grossier produit de nutrition, déposé dans les interstices du tissu cellulaire par l'action sécrétoire de ce tissu lui-même ou des vaisseaux sanguins, et résorbé en temps opportun. Mais partout où elle se présente en couches cohérentes, la graisse est contenue dans des vésicules particulières, qui sont situées, il est vrai, dans les espaces celluleux du tissu cellulaire, mais qui en sont distinctes.

Les espaces celluleux sont incomplètement clos et communiquent les uns avec les autres ; les cellules adipeuses sont fermées de tous côtés, et l'on n'en peut faire passer le contenu de l'une dans l'autre. Les cellules adipeuses sont beaucoup plus petites que les espaces que l'on démontre par l'insufflation dans le tissu cellulaire, et chacun de ces espaces renferme un grand nombre de celles-ci. Ce sont les parois des espaces celluleux qui séparent les cellules adipeuses en groupes plus ou moins volumineux, et qui les réunissent en petits lobules, comme on le voit dans les graisses de l'orbite, de la mamelle des femmes, etc.

Les cellules adipeuses sont rondes, ou à peu près, et parfaitement lisses à la température du corps, sous l'influence de laquelle la graisse demeure liquide.

Par le refroidissement elles prennent différentes formes, elles deviennent plates, polyédriques, déprimées, inégales, etc. ; leur diamètre varie de 0,018 à 0,036 ligne.

Leur surface est lisse, brillante, très-réfringente ; leurs contours nets et obscurs à la lumière transmise ; leurs bords d'un éclat argentin. On ne pourrait les confondre qu'avec des gouttelettes de graisse échappées des cellules ; mais celles-ci ont des dimensions variables, se divisent en gouttelettes plus petites par l'agitation et n'ont pas d'enveloppe.

L'enveloppe des cellules adipeuses est si délicate, qu'on ne peut pas toujours la distinguer du contenu : quelquefois il est possible de découvrir à sa surface une saillie ayant les caractères d'un noyau ; quelquefois on en découvre plusieurs. Lorsqu'on comprime avec force une cellule, la graisse s'échappe en nappes de tous côtés, et l'enveloppe conserve sa forme primitive, ou bien la graisse s'échappe d'un seul côté et demeure adhérente à l'enveloppe affaissée et grenue.

Lorsqu'on verse de l'acide acétique sur des cellules adipeuses, leur surface ne tarde pas à paraître couverte de gouttelettes semblables à des perles ; la graisse semble s'échapper de son enveloppe par toute son aire sous la forme d'un courant fin et continu, ce qui diminue à chaque instant le volume de la cellule. L'acide acétique rend l'enveloppe plus perméable et finit par la dissoudre. Il n'en est pas de même des globules du sang, qui grossissent au contraire et finissent par éclater lorsqu'on verse sur elle le même acide. Il sera donc toujours facile de les distinguer des cellules adipeuses.

Quant au contenu des cellules, c'est de la graisse proprement dite, avec des quantités minimes d'une matière jaune, d'une odeur et d'une saveur de bile, de chlorure de sodium, de lactate de soude, de carbonate de chaux, d'oxide de fer.

B. Le *tissu cellulaire jaune élastique* compose : **1°** les ligaments jaunes de la colonne vertébrale ; **2°** les ligaments ou membranes qui unissent les cartilages du larynx, de la trachée et des bronches les uns avec les autres ; **3°** le tunique moyenne des artères ; **4°** quelques plaques éparses dans différents organes : l'œsophage, le fascia-lata, la peau, etc. Dans le tissu cellulaire ordinaire nous avons trouvé des faisceaux de fibres de cellules entourées de quelques fibres de noyau ; ici, au contraire, les fibres de noyau prédominent, et même s'infléchissent, s'anastomosent en réseau et revêtent des formes dont on n'a pas d'exemple dans le tissu cellulaire non élastique.

Les parties constituées par ce tissu ont beaucoup plus d'élasticité, mais beaucoup moins de cohésion que les autres faisceaux fibreux, tendons, aponévroses, etc. Ainsi, les ligaments jaunes de la colonne vertébrale ne supportent que des poids très-faibles, et quand on en a déterminé la rupture, leurs fibres reviennent rapidement sur elles-mêmes, à la manière du caoutchouc ; les tendons supportent une extension beaucoup plus forte sans se rompre, et quand ils viennent à céder ils se retirent lentement à chaque bout comme ferait une substance glutineuse.

Le tissu cellulaire élastique condensé en ligaments sert aux mêmes usages que le tissu cellulaire ordinaire, et de plus il résiste mieux aux efforts distensifs et facilite l'action des muscles, lorsqu'ils ont besoin de déployer longtemps leur puissance. Si, par exemple, les muscles qui fléchissent la colonne vertébrale en avant, qui tirent les cartilages arythénoïdes en arrière, ou abaissent l'épiglotte, ont à vaincre la résistance des ligaments élastiques, ces mêmes ligaments assurent le redressement du rachis et l'ouverture de la glotte, qui sont l'état le plus ordinaire. Chez l'homme, le ligament glosso-épiglottique remplit les mêmes usages que le muscle du même nom de quelques animaux.

Certains organes, composés de tissu cellulaire, sont contractiles ; tels sont : le dartos, la peau, le mamelon, le tissu des corps caverneux ; mais l'observation anatomique n'a pas encore montré les différences de structure qui séparent le tissu cellulaire contractile de celui qui ne l'est pas.

Vaisseaux et nerfs. — Les vaisseaux se rencontrent toujours dans le tissu cellulaire en raison inverse de sa densité. Les tendons et les membranes fibreuses sont les parties qui en offrent le moins. Il y en a davantage dans les bourses et les membranes séreuses.

Dans les tendons ils parcourent le tissu cellulaire lâche interposé entre les faisceaux ; à la dure-mère ils occupent principalement le côté externe, qui est le périoste du crâne.

Mais, outre ses vaisseaux propres, le tissu cellulaire en contient d'autres dont il est, pour ainsi dire, le support et qu'il transmet aux parties voisines.

C'est ainsi que le périoste, la dure-mère, la sclérotique, etc., sont traversés par les vaisseaux qui vont aux os, au golfe de la veine jugu-laire, aux différents éléments de l'œil, etc. Cette disposition est surtout remarquable dans la pie-mère et la choroïde : ici l'on dirait que le tissu cellulaire existe à cause des vaisseaux qu'il sert à étaler en membrane et à consolider. Les plexus choroïdes et les procès ciliaires ont une or-ganisation analogue. Dans ces membranes les vaisseaux l'emportent encore plus que dans les précédentes sur la substance cellulaire unis-sante.

Parmi les parties qui viennent d'être passées en revue les tendons sont complètement insensibles, et personne n'y a jamais aperçu de nerfs. On en a rencontré dans quelques membranes fibreuses, mais il est douteux qu'ils se terminent dans leur substance. A la dure-mère, des branches du nerf pathétique et un rameau considérable du plexus caro-tidien montent vers le sinus transverse, et, suivant Arnold, se perdent dans la membrane interne de ce sinus. Des nerfs assez considérables se rendent aux capsules fibreuses des articulations, mais leur terminaison est encore ignorée. La présence des nerfs dans le périoste est douteuse. D'après Fontana, les nerfs qui vont au diaphragme se perdent unique-ment dans ses fibres charnues, etc.

L'observation n'a rien appris non plus touchant la manière dont les nerfs se comportent envers les membranes séreuses : il est probable ce-pendant qu'ils se répandent à leur surface de la même manière que sur la peau et les membranes muqueuses. On sait avec quelle facilité sur-viennent des mouvements réflexes à la suite d'une irritation même su-perficielle des membranes séreuses.

SECTION III.

DÉVELOPPEMENT DU SYSTÈME CELLULAIRE.

Nous avons peu de choses à dire sur le développement du système cellulaire : chez l'embryon il compose une masse gélatiniforme qui sert de blastème à trois espèces de cellules.

Les premières s'allongent en fibres et constituent, par leurs dévelop-pements, les filaments ou fibrilles diversement entrecroisées que nous avons décrits plus haut.

Les secondes se remplissent de graisse et forment les vésicules adi-peuses.

Enfin, les troisièmes ne s'allongent pas, ne se remplissent pas de graisse, mais se gonflent, prennent une ampleur considérable.

· Le tissu cellulaire lâche est remarquable dans le premier âge par la grande quantité de sérosité dont il est abreuvé et par le nombre des vé-sicules adipeuses que les mailles emprisonnent. Le tissu cellulaire con-densé est formé d'abord de filaments écartés comme le précédent; mais peu à peu ces filaments se rassemblent, se réunissent en faisceaux et acquièrent plus de consistance. Son développement est plus ou moins hâtif, suivant les usages auxquels il doit servir : les membranes fibreuses du cerveau, de la moelle et de l'œil sont beaucoup plus précoces que les aponévroses, les capsules articulaires, etc.

CHAPITRE III.

SYSTÉME VASCULAIRE.

SECTION Ire.

DESCRIPTION GÉNÉRALE.

Le système vasculaire est l'appareil canaliculé où circulent tous les liquides nourriciers de l'économie.

Il se compose du cœur, des artères, des capillaires, des veines et des lymphatiques.

Il ne sera parlé du cœur qu'à l'occasion des artères et des veines, dont il est l'origine et l'aboutissant.

A. DES ARTÈRES.

Nous admettons, avec tous les anatomistes modernes, deux systèmes d'artères, l'un qui a son origine au ventricule droit, l'autre au ventricule gauche. Le premier a pour tronc primitif l'artère pulmonaire, le second l'artère aorte. Les généralités dans lesquelles nous allons entrer s'appliquent plus spécialement au système artériel aortique.

Division des artères en branches, rameaux, etc.—De l'aorte, tronc commun de tout le système artériel, naissent des troncs moins volumineux, et de ceux-ci des branches plus petites qui, en se divisant et se subdivisant à leur tour, donneront naissance à des rameaux et à des ramuscules. Ces derniers fournissent des vaisseaux encore plus grêles, jusqu'à ce que, de divisions en divisions, on soit arrivé de l'aorte aux dernières ramifications artérielles, qui se confondent avec le système capillaire général. Haller évalue à vingt le nombre de divisions provenant d'une même artère. Les dénominations de *branches*, de *troncs*, de *rameaux* et de *ramuscules*, se tirent cependant plutôt du calibre plus considérable d'une artère que de son origine plus ou moins éloignée du tronc commun ; car des rameaux et des ramuscules naissent également des branches et des troncs : les artères thymiques et bronchiques naissent directement de l'aorte, et cependant elles ne sont pas aussi volumineuses que la plupart des divisions de la tibiale, qui n'est elle-même qu'une troisième division de l'aorte.

Forme générale du système artériel. — La somme des branches et des rameaux est plus considérable en diamètre que le diamètre du tronc, dont elles émanent. Aussi considère-t-on la forme générale du système artériel comme celle d'un cône dont la base est à la périphérie, et le sommet au cœur, ou encore comme un arbre dont le tronc est au cœur et les branches dans le système capillaire général. Il résulte de cette augmentation de surface du système artériel à sa périphérie un ralentissement du cours du sang dans les dernières divisions artérielles.

Mode d'origine des branches, rameaux, etc. — Des divisions artérielles, troncs, branches ou rameaux, les unes naissent de l'un des points de la circonférence d'un vaisseau plus volumineux, on les appelle *collatérales;* les autres, au nombre de deux, le plus souvent d'un calibre à peu près égal, naissent de l'extrémité d'une artère plus volumineuse, on les appelle *terminales.*

Les artères terminales se séparent en général de leur tronc d'origine de manière à constituer une bifurcation à angle aigu et à continuer à peu près la direction du tronc dont elles émanent. A l'embranchement des deux divisions la membrane moyenne de l'artère s'épaissit, soulève la tunique interne et forme une saillie demi-circulaire, un éperon qui facilite la division de la colonne sanguine.

Les artères collatérales naissent sous des angles très-variables, tantôt l'angle est aigu, tantôt droit ou obtus. A l'angle d'origine, la membrane moyenne forme des saillies dont l'étendue varie avec le degré d'ouverture de cet angle. En général, plus l'angle est aigu, plus l'éperon est saillant. L'origine des troncs artériels est à peu près constante ; celle des branches, au contraire, est variable. L'étude des anomalies d'origine des artères, entraînant des anomalies correspondantes du trajet, est d'une haute importance. Nous n'en citerons qu'un exemple : quand l'artère épigastrique, au lieu de naître de l'iliaque interne, vient de l'obturatrice ou de la fémorale, on sait qu'on est exposé à la blesser dans le débridement de la hernie crurale sur le ligament de Gimbernat.

Situation des artères. — La liberté de la circulation dans les troncs et les branches est immédiatement nécessaire à l'entretien de la vie des parties auxquelles ils se distribuent. Aussi la nature a-t-elle déployé toutes ses ressources pour assurer le cours du sang dans toute sa plénitude. Toutes les chances de compression de la part des organes ont été soigneusement écartées. Au cou et aux membres les grandes artères, la carotide, l'axillaire, la brachiale, la fémorale, etc., sont renfermées dans de larges espaces celluleux et superficiellement placées, de manière à se dérober à la compression qu'elles n'auraient pas manqué de subir entre les plans musculeux de ces régions, et Bichat est allé contre les faits quand il a dit que les troncs et les branches des artères se trouvent recouverts par une épaisseur de parties qui les met à l'abri des violences extérieures. Mais ce que cette situation superficielle des grosses artères peut avoir de désavantageux pour la protection se trouve compensé par le relief de leurs muscles satellites, le sterno-mastoïdien, le biceps pour la carotide et la brachiale, etc., etc. Remarquons, en outre, que toutes les artères sont placées dans le sens de la flexion. Cette disposition les protége de deux manières : 1° en les rendant profondes pendant. les mouvements de flexion ; 2° en empêchant leur allongement et leur rupture pendant ces mouvements qui sont les plus étendus.

La direction des grosses artères est, en général, rectiligne ; elle devient flexueuse dans quatre circonstances différentes : 1° dans les parties qui sont soumises à des alternatives de dilatation et de resserrement ; exemple, les artères de l'estomac et de la vessie ; 2° dans les régions où dans un petit espace elles donnent naissance à un grand nombre de collatérales ; exemple, la maxillaire interne, la crosse de l'aorte, l'ophthalmique ; 3° avant de pénétrer dans certains organes à structure délicate et où le cours du sang a besoin d'être modéré ; exemple, la carotide interne, les vertébrales ; 4° dans certaines circonstances pathologiques. a. Dans la vieillesse, sur des artères qui en vertu de leur position sur des parties mobiles ont subi des allongements répétés ; exemple, l'humérale, l'iliaque externe. b. Dans la maladie des artères connue sous le nom d'anévrisme cyrsoïde.

Rapports des artères. — Ces rapports, en raison de leur importance en médecine opératoire, ont attiré toute l'attention des anatomistes. Nous les indiquerons avec soin, et ce travail nous dispensera de nous étendre longuement sur les rapports des organes qui, comme les veines et les nerfs, accompagnent presque toujours les artères.

1° *Rapports avec les os.* — Il n'est pas d'artères qui soient en rapport immédiat avec les os ou même avec leur revêtement fibreux. Presque toutes, au moins celles d'un calibre un peu considérable, en sont éloignées par des couches musculaires plus ou moins épaisses. Quand cette couche est mince, l'os sert de point fixe pour comprimer l'artère dans les opérations chirurgicales. Certaines saillies osseuses, faciles à reconnaître à travers les parties molles, servent à déterminer la situation des artères qui les avoisinent : tel est le tubercule de la première côte pour la sous-clavière. Certaines artères traversent des canaux osseux complets, les *vertébrales*, les *carotides internes* ; d'autres sont reçues dans des demi-canaux ou gouttières, comme les *intercostales* ; d'autres, qui se réfléchissent sur des bords osseux tranchants, passent dans des canaux moitié osseux moitié fibreux, la sus-orbitaire, la cervicale transverse, etc.

2° *Rapports avec les muscles.* — Toute artère un peu considérable est accompagnée par une ou deux veines et par un nerf. Le faisceau, ainsi formé, est reçu dans des espaces celluleux cotoyés par des muscles. Le relief formé le long des artères par les masses musculaires est un guide précieux pour en déterminer la situation et la direction dans les opérations des ligatures.

On appelle *muscle satellite* d'une artère celui qui sert de point de ralliement dans ces opérations. Les artères ne sont cependant pas immédiatement en contact avec leurs muscles satellites. Les grosses branches sont toutes renfermées dans un canal fibreux complet formé par le dédoublement des aponévroses d'enveloppe. Un tissu cellulaire lâche unit la gaîne à l'artère. La présence de ces gaînes contribue, avec les autres dispositions que nous avons signalées, à empêcher la compression des artères pendant la contraction musculaire; aussi deviennent-elles surtout fortes et résistantes quand une artère traverse un muscle, exemple : l'anneau fibreux du troisième adducteur.

Les veines qui accompagnent les artères sont, en général, renfermées dans les mêmes gaînes que celles-ci, tandis que le nerf a sa gaîne spéciale. Les vaisseaux, et par conséquent la nutrition, n'arrivent aux artères que par l'intermédiaire du tissu cellulaire qui les sépare de leurs gaînes fibreuses; d'où le précepte d'éviter leur dénudation étendue quand on en fait la ligature. Les gaînes fibreuses s'amincissent et deviennent celluleuses à mesure que les artères deviennent plus petites.

3° *Rapports avec les veines.* — M. Serres le premier a énoncé sous forme de loi le rapport général des artères avec leurs veines satellites dans les moitiés sus-ombilicale et sous-ombilicale du corps. Selon M. Serres, dans la moitié supérieure du corps les veines recouvrent les artères, tandis que les artères recouvrent les veines dans la moitié inférieure. M. Malgaigne a modifié ainsi qu'il suit la proposition de M. Serres : dans la moitié supérieure du corps, les veines satellites sont en avant et en dehors des artères, et en arrière et en dedans à la moitié inférieure. Sauf quelques rares exceptions, cette loi est conforme aux faits. Ainsi, dans la moitié supérieure, la veine cave supérieure est en avant de l'aorte, la veine jugulaire en dehors et en avant de la carotide, qu'elle recouvre pendant l'expiration, les veines sous-clavières au-devant des artères du même nom, etc. Toutes les veines du bassin et des membres inférieurs sont, au contraire, en arrière et en dedans de leurs artères, à l'exception de la veine iliaque primitive, qui est en dehors, mais seulement à son origine et dans l'espace nécessaire pour que l'artère correspondante vienne se placer au côté externe.

Quand une artère a deux veines satellites, l'artère est placée entre ces dernières; mais il est rare que les trois vaisseaux soient placés sur le même plan, et alors nous rentrons dans la loi énoncée. Les veines sont situées en arrière pour la moitié inférieure, et en avant pour la supérieure.

M. Malgaigne fait remarquer que la loi de M. Serres peut s'appliquer même aux rapports des artères avec les veines sous-cutanées.

4° *Rapports avec les nerfs.* — MM. Fouilhoux et Velpeau ont cherché à ramener à des lois générales les rapports des nerfs avec les artères.

Suivant M. Fouilhoux, dans les régions placées au-dessus du diaphragme, le nerf satellite d'une artère correspond à celle-ci dans le sens où elle est le plus éloignée de l'axe de la partie du corps où elle se trouve.

Dans la région sous-diaphragmatique, le nerf correspond à l'artère dans le sens où elle est le plus rapprochée de cet axe.

Cette loi est fort ingénieuse, mais elle souffre de nombreuses exceptions. La première partie cependant, celle qui concerne la région sus-diaphragmatique, est plus constamment vraie que la seconde. Ainsi le nerf hypoglosse, le nerf lingual sont placés en dehors de l'artère linguale, le pneumo-gastrique en dehors de la carotide, le nerf radial en dehors, et le cubital en dedans des artères du même nom, etc., etc.

Suivant M. Velpeau, en allant de la peau vers l'os, le faisceau vasculo-nerveux se présente dans l'ordre suivant : 1° le nerf, 2° la veine, 3° l'artère ; cette disposition est loin d'être générale.

Anastomoses des artères. — Les artères communiquent fréquemment entre elles dans le cours de leur trajet. Les communications se font tantôt entre deux troncs différents, tantôt entre deux branches d'un même tronc. On appelle anastomoses ces communications qui permettent aux artères de confondre leurs colonnes sanguines.

Il y a des anastomoses de plusieurs genres :

1° Une ou plusieurs branches se portent perpendiculairement ou plus ou moins obliquement d'une artère à une autre : c'est l'anastomose par communication transversale ; exemple : la communiquante antérieure du cerveau.

2° Anastomose par fusion de deux artères. La fusion a lieu de deux manières. A. Deux artères longtemps parallèles convergent l'une vers l'autre pour ne plus faire qu'un seul tronc ; exemple : les vertébrales. B. Deux artères venant en sens opposé s'abouchent par leurs extrémités et forment une arcade ; exemple : les branches des artères mésentériques.

Les anastomoses sont rares entre les troncs et les grosses branches, c'est-à-dire près du cœur. Elles se multiplient d'autant plus qu'on s'approche davantage de la terminaison du système artériel, et que, par conséquent, les artères deviennent plus petites ; la raison de cette différence est toute simple : à la terminaison du système, la circulation est plus lente qu'au voisinage du centre, les canaux sont plus étroits et plus disposés aux oblitérations ; d'où la nécessité de ces nombreuses voies collatérales créées par les anastomoses.

Les anastomoses, entre des artères d'un certain calibre, sont particulièrement abondantes dans certaines régions. Ainsi, aux membres, elles sont concentrées autour des articulations qu'elles entourent d'une espèce de cercle artériel.

Ainsi, autour de l'épaule, les artères scapulaire postérieure et supérieure, branches de la sous-clavière, s'anastomosent avec la circonflexe et la scapulaire commune, branches de la brachiale. Autour de la hanche, Casamayor a compté vingt-huit anastomoses, et A. Cooper trente-six, entre les branches de la fémorale. de l'iliaque externe et de l'hypogastrique.

Autour des articulations qui unissent la première section du membre à la seconde, de nombreuses anastomoses font communiquer le tronc du membre avec ses branches terminales.

Enfin, autour des articulations des extrémités du membre, les anastomoses ont lieu entre les branches terminales elles-mêmes.

Grâce à ces dispositions, le chirurgien peut lier l'artère principale d'un membre, à différentes hauteurs, sans craindre nécessairement le sphacèle ; c'est aussi à cause d'elles qu'on est obligé souvent de lier les deux bouts de l'artère dans les plaies artérielles.

Distribution. — Terminaison des artères. — Tous les systèmes organiques ne sont pas également riches en artères. Les glandes, les membranes tégumentaires, les muscles, les os, etc., en reçoivent une grande quantité, très peu se répandent au contraire dans les tissus fibreux, fibro-cartilagineux, etc. On peut établir que plus la vie d'un organe est essentielle à la vie de tout l'organisme, plus il reçoit d'artères. Voyez, sous ce rapport, l'encéphale, qui reçoit le sang par quatre artères largement anastomosées : pour que la circulation y fût arrêtée complètement, il ne faudrait rien moins qu'un obstacle dans l'aorte, à son origine ou dans le cœur lui-même.

Dans le sein des organes, les artères se continuent sans interruption à travers le système capillaire avec les veines. Mais où finit le système artériel et où commence le capillaire ? C'est une question sur laquelle nous reviendrons.

Dans certains organes on a décrit, à la terminaison des artères, des dispositions spéciales remarquables que nous allons mentionner.

Artères hélicines. — Suivant Muller, l'artère des corps caverneux offre une disposition spéciale à sa terminaison. Les branches, avant de dégénérer en capillaires, offrent sur les côtés des diverticules creux, visibles à la loupe, contournés en vrille, et qu'en raison de leur forme il a appelés *artères hélicines.*

Ces diverticules tantôt isolés, tantôt réunis en houppe ou en grappe, font saillie dans les cellules du corps caverneux. Ouverts sur les branches artérielles où ils prennent naissance, ils sont terminés en cul-de-sac à l'autre extrémité ; sur les côtés, on en voit partir des capillaires qui vont se ramifier dans le tissu spongieux de la verge.

Selon Valentin, les artères hélicines sont le résultat des tiraillements qu'on exerce sur les trébécules du corps caverneux, dans les manœuvres opérées pour les démontrer.

Réseaux admirables. — Les artères ciliaires présentent, dans la choroïde, une disposition qu'on ne retrouve pas ailleurs. On voit partir tout à coup du même tronc et comme du même point une infinité de branches à peu près parallèles, rarement anastomosées, et qui, dirigées d'abord en avant reviennent ensuite sur elles-mêmes, dépassent le tronc d'origine et se ramifient peu à peu, de manière à dégénérer en vaisseaux capillaires. Ces vaisseaux ont été appelés par Stenon vaisseaux tourbillonnants (*vasa vorticosa*); c'est l'entrelacement des tourbillons artériels avec d'autres provenant d'une décomposition semblable des veines qui forment les réseaux admirables.

B. VAISSEAUX CAPILLAIRES.

Les vaisseaux capillaires sont du domaine de l'anatomie microscopique; l'œil ne peut les observer complètement que lorsqu'il est armé d'un verre grossissant. Ils sont la partie la plus importante du système vasculaire, celle dans laquelle a lieu l'échange des matériaux du sang soit avec les organes dans les actes nutritifs et sécrétoires, soit avec les milieux ambiants dans les phénomènes de la respiration. Tandis que les artères charrient du sang vermeil, et les veines du sang noir, le système capillaire forme un réservoir indifférent où le sang se métamorphose, passe du rouge au noir dans les organes, du noir au rouge dans les poumons.

Origine et terminaison des vaisseaux capillaires. — Il est facile de démontrer la continuité des artères avec les veines : il suffit d'injecter les artères avec soin pour voir la matière de l'injection arriver dans les veines à travers un réseau très-délié de vaisseaux intermédiaires; mais on ne peut pas dire précisément quel est le point où ces vaisseaux cessent d'être des artères et commencent à être des veines, car la transition se fait d'une manière insensible. Au point de vue anatomique, le système capillaire commence dans les dernières ramifications artérielles lorsque, cessant de se rétrécir graduellement, elles conservent le même diamètre; il finit aux premières ramifications veineuses lorsque celles-ci commencent à augmenter de calibre. Au point de vue physiologique, on invoque un autre caractère différentiel. Ainsi, bien qu'en général le sang affecte dans les capillaires une même direction, celle des artères vers les veines, il n'est pas rare de voir le courant se renverser et aller d'abord dans un sens puis dans un autre, etc.

Nous examinerons plus loin jusqu'à quel point les vaisseaux capillaires diffèrent des artères et des veines par la structure de leurs parois.

Forme générale du système capillaire. — La forme des capillaires est en général fort simple. C'est celle d'un réseau à mailles plus ou moins larges, formé de tubes dont le diamètre ne varie pas. Sœmmering, Dœllinger, Berres, etc., ont entrepris de rechercher quelles différences ils présentent dans les divers tissus. Mais les résultats auxquels ils sont arrivés ne sont pas exclusivement applicables aux capillaires, et concernent au même titre les artérioles et les veinules qui leur font suite.

Sœmmering fait remarquer que la ramescence dans les intestins grêles ressemble à *un arbre dépouillé de son feuillage*, — dans le placenta à *une houppe*, — dans la rate à *un goupillon*, — dans les muscles à *un fagot*, — dans la langue à *un pinceau*, — dans le foie à *une étoile*, — dans les testicules et les plexus choroïdes à *une boucle de cheveux*, —

dans la membrane pituitaire à *une grille*. Suivant Weber, la distribution des vaisseaux est *dendritique* dans les tendons. Henle, qui a étudié les capillaires isolément, observe qu'ils se moulent toujours sur les parties élémentaires qu'ils entourent et réduit toutes les formes à deux variétés principales : A. la *forme cylindrique* pour les capillaires qui embrassent les fibres primitives ou les faisceaux qu'elles forment dans les muscles, les nerfs, le tissu cellulaire, les membranes, etc. B. La *forme sphérique* pour ceux qui embrassent les cellules adipeuses et glandulaires. Le plus souvent les réseaux capillaires sont supportés par une couche de tissu cellulaire lâche, mais leur existence n'est pas, comme l'a cru Bichat, inséparablement liée à l'existence de ce tissu, et leur distribution dans le cerveau en est une preuve irréfragable.

Diamètre des vaisseaux capillaires. — Le diamètre des vaisseaux capillaires est généralement plus considérable que celui des globules sanguins. On le mesure dans les parties qui ont été injectées avec soin. Il varie de 0,003 à 0,004, et même 0,005 de ligne.

Henle, Valentin, Weber, etc., ont pris la peine d'évaluer comparativement ce diamètre dans les capillaires des différents organes. Les tables qu'ils ont dressées n'ont peut-être pas toute l'importance qu'ils y attachent, puisqu'elles ne peuvent même pas servir à résoudre la question si controversée des vaisseaux séreux.

On sait, en effet, que certaines parties qui dans l'état de santé paraissent transparentes et vides de sang, comme le feuillet conjonctival de la cornée, peuvent rougir et s'injecter dans l'inflammation. On admettait qu'elles possèdent des vaisseaux, mais que ceux-ci sont tellement grêles que la sérosité du sang y circule seule à l'état normal, et que les globules n'y pénètrent que par l'effet de la maladie, lorsque Weber vint combattre cette opinion.

Suivant lui, il n'y a pas de *vaisseaux séreux*, tous les vaisseaux ont un diamètre plus considérable que les globules sanguins et peuvent les admettre dans leur calibre. Seulement il observe que certains vaisseaux, comme ceux de la cornée, ne livrent passage aux globules qu'à de rares intervalles, ce qui les fait paraître transparents.

D'un autre côté, Henle, Muller, Schlutze reviennent à l'ancienne doctrine. Où trouver la vérité ?

Mailles des réseaux capillaires. — Les mailles des réseaux capillaires ont en général de 0,014 à 0,015 ligne de large sur 0,025 à 0,030 ligne de long. Plus les tissus sont vasculaires, plus les mailles des réseaux capillaires sont rapprochées. On a cherché à établir des comparaisons entre les diamètres des vaisseaux et ceux des mailles de leurs réseaux, mais tous ces calculs sont dénués d'intérêt. La vascularité des organes est en raison des capillaires qu'ils reçoivent. Nous ne reviendrons pas sur ce sujet.

Tissus érectiles. — Dans certains organes, comme les corps caverneux, le bulbe et la portion spongieuse de l'urèthre chez l'homme, le clitoris et le bulbe du vagin chez la femme, etc., on voit les artères communiquer avec les veines sans interposition des vaisseaux capillaires; c'est un tissu érectile qui établit leur continuité. Les tissus érectiles sont composés de cellules plus ou moins grandes, largement ouvertes les unes dans les autres, formées à l'extérieur par une membrane fibreuse et à l'intérieur par une membrane mince qui a beaucoup d'analogie avec celle qui tapisse la surface interne des veines.

Ces tissus sont toujours en communication plus large avec les veines qu'avec les artères.

C. VEINES.

De même que nous avons admis deux systèmes d'artères, l'un qui a pour tronc l'artère pulmonaire, l'autre l'artère aorte, de même nous étudierons deux systèmes de veines, l'un qui fait suite aux capillaires des poumons (1), l'autre au système capillaire général (2). C'est encore à ce dernier que se rapportent surtout les considérations générales dans lesquelles nous allons entrer.

Réunion des veines en rameaux, branches, troncs, etc. — Suivant Bichat, il sort beaucoup plus de veines du système capillaire qu'il n'y entre d'artères, et c'est là le principe de disproportion de capacité qui existe entre le système artériel et le système veineux.

A leur origine, lorsque leur calibre est encore très petit, les veines communiquent fréquemment ensemble, et le réseau qu'elles forment n'est pas toujours facile à distinguer du réseau capillaire; mais bientôt par cet entrelacement elles deviennent de plus en plus volumineuses, forment des ramuscules, des rameaux, des branches, etc., et se *recomposent* comme nous avons vu les artères se *décomposer*.

Forme générale du système veineux. — Au dernier terme de cette recomposition nous trouvons pour le système veineux général deux troncs volumineux, la veine cave supérieure et la veine cave inférieure, qui toutes deux viennent s'aboucher à l'oreillette droite. De cette façon le système des veines, de même que celui des artères, représente un cône dont la base est dans toutes les parties du corps et le sommet au cœur.

Mais il existe plusieurs différences importantes entre le cône veineux et le cône artériel.

1° La somme totale des veines a un diamètre beaucoup plus considérable que celle des artères. Nous avons déjà indiqué le principe de cette inégalité. Elle ne laisse aucun doute quand on voit à côté de chaque artère une ou plusieurs veines d'un calibre supérieur au sien. On peut faire cette remarque dans toutes les régions du corps : comparez, par exemple, sous ce rapport les veines des reins, du foie, de la rate,

---

(1) Et qui aboutit à l'oreillette gauche.
(2) Et qui aboutit à l'oreillette droite.

de l'estomac, des membres, etc., avec les artères qui leur correspondent.

Cette disproportion de capacité explique en partie pourquoi le cours du sang est plus lent dans les veines que dans les artères.

On a cherché à évaluer en chiffres le rapport général de capacité de ces deux systèmes; mais tous les calculs qui ont été faits dans ce but reposent sur des bases incertaines et ne donnent que des résultats contestables.

2° Le nombre des troncs, des branches, des rameaux, etc., est presque constant dans le système artériel. Au contraire, le système veineux offre sous ce rapport des variétés fréquentes non-seulement dans ses rameaux et ses branches, mais même dans ses troncs les plus volumineux.

Les ramuscules et la plupart des rameaux veineux sont logés dans l'intérieur des organes, les premiers dans les interstices de leur tissu propre, entre les cellules des glandes, les fibres des muscles, des nerfs, etc.; les seconds dans leurs grands intervalles, dans les glandes entre les lobes, dans le cerveau entre les circonvolutions, dans les muscles entre les faisceaux, etc.

En sortant des organes, les rameaux veineux se jettent dans les branches. Celles-ci se rassemblent pour former des troncs qui s'abouchent à leur tour dans les deux veines de terminaison, les veines caves supérieure et inférieure.

Il y a une exception très-remarquable à l'abdomen : les ramuscules veineux qui viennent de l'intestin et de ses annexes se réunissent comme les autres en rameaux, en branches et en un tronc unique qui est la veine porte; mais celle-ci se subdivise bientôt à la manière des artères et va se terminer dans les capillaires du foie.

Les troncs, les branches et les rameaux ne naissent pas toujours les uns des autres, et souvent on voit des rameaux se jeter dans les troncs, des ramuscules dans les branches, etc., comme nous l'avons observé dans le système artériel.

Les angles de réunion varient : tantôt ils sont droits comme dans les veines lombaires, rénales, etc., tantôt obtus, et le plus souvent aigus.

Les branches veineuses diffèrent des artérielles sous plusieurs rapports. Disons de suite que ces dispositions spéciales ont pour but de faciliter la circulation du sang dans les veines où il ne reçoit pas l'impulsion du cœur aussi directement que dans les artères.

a. Les branches veineuses sont beaucoup moins flexueuses que les branches artérielles. Cette direction presque rectiligne des veines est surtout remarquable sous la peau et dans les intervalles des organes. Il en résulte qu'une suite de tubes artériels est réellement plus longue qu'une suite correspondante de tubes veineux. Le sang noir a donc moins de trajet à parcourir que le sang rouge.

b. Dans le système veineux, de même que dans le système artériel, le diamètre des branches et des troncs est moindre que la somme des diamètres des ramuscules et des rameaux qui viennent s'y aboucher; et comme les liquides coulent d'autant plus vite dans un tube qu'il est plus étroit, cette disposition favorise la progression du sang noir dans les veines, comme nous l'avons vu favoriser celle du sang rouge dans les artères.

c. Les veines ont des parois plus minces, moins élastiques et plus dilatables que les artères.

On sait que la circulation veineuse se fait sous l'influence de deux causes principales : l'impulsion du cœur qui pousse le sang à *tergo*, et l'aspiration de la poitrine qui l'appelle dans l'oreillette gauche et les veines caves. Comme ces deux causes n'agissent pas en même temps, elles se neutraliseraient l'une l'autre sans la dilatabilité des veines.

Prenons pour exemple la jugulaire : puisque les vaisseaux sont toujours pleins dans l'arbre circulatoire, elle est pleine même après *l'aspiration* pectorale; à ce moment serait-il possible que l'impulsion du cœur pût y pousser une nouvelle quantité de sang si elle ne se dilatait pas comme l'ont observé MM. Barry et Poiseuille, et comme il est facile de s'en assurer avec un peu d'attention ?

d. Enfin, les veines ont des valvules qui s'opposent au retour du sang dans la direction du cœur aux capillaires. Toutes les veines ne sont pas pourvues de valvules, et dans les veines où on les observe, leur nombre est en raison des obstacles que le sang éprouve dans sa circulation. Elles sont très-multipliées dans les veines des membres; plus nombreuses dans les veines profondes que dans les veines superficielles. Constamment on en rencontre une paire dans les veines au moment où elles se jettent dans leur tronc d'embouchure. Elles manquent dans le tronc de la veine-cave inférieure, dans les sinus, la veine-porte, les veines rénales.

Elles sont en plus grand nombre dans la moitié supérieure que dans la moitié inférieure du corps.

Elles sont formées par un repli de la membrane interne des veines, repli qui arrête la colonne sanguine tantôt complètement, tantôt en partie.

Elles ne sont pas des barrières pour la phlébite, et les varices siégent indifféremment au-dessus ou au-dessous, comme l'a établi M. Briquet.

Rapports des veines. — Aux membres et dans les organes extérieurs du tronc, les veines forment deux plans, l'un intérieur ou profond qui accompagne les artères, l'autre extérieur ou superficiel. Dans les organes intérieurs, on fait souvent la même observation; mais cette disposition n'est pas constante.

A. Les *veines profondes*, satellites des artères, affectent les mêmes rapports que ces dernières avec les os, les muscles et les nerfs. Nous en avons parlé assez longuement à l'occasion des artères pour n'avoir pas besoin d'y revenir.

Mais parmi les veines profondes, il en est qui empruntent de leurs rapports des caractères spéciaux.

1° Celles qui traversent certains organes fibreux, comme les sinus de la dure-mère, les cellules des corps caverneux, etc., se dépouillent de leur membrane externe qui est remplacée par le tissu fibreux.

2° Celles qui traversent les os, l'utérus, le foie, se dépouillent aussi de leur membrane externe ; mais on ne sait pas au juste si c'est le tissu propre de ces organes, qui la remplace, ou si c'est une membrane distincte. Grâce à cette disposition, ces veines restent béantes, même quand elles sont vides.

3° Celles qui traversent des tumeurs ou des parties indurées adhèrent à ces parties par leur membrane externe ; et, comme les premières restent béantes dans l'état de vacuité et quand elles ont été coupées, c'est sur elles principalement que se produit, dans les opérations chirurgicales, le phénomène si redouté de l'introduction de l'air dans les veines.

B. *Les veines superficielles.* — Leurs rapports sont indiqués en deux mots : elles sont toutes situées entre la peau et les aponévroses d'enveloppe, ou bien à la surface des organes. Pour le reste, on ne saurait rien dire de général.

Anastomoses des veines. — Dans le système veineux comme dans le système artériel, les anastomoses vont en diminuant des ramuscules aux rameaux, des rameaux aux branches, et de celles-ci aux troncs ; mais elles sont beaucoup plus fréquentes dans le premier système que dans le second.

Le mode des anastomoses veineuses est analogue à celui des artères.

1° Une ou plusieurs branches se portent perpendiculairement ou plus ou moins obliquement d'une veine à une autre. Cela se voit entre les veines profondes et superficielles de la cuisse, du bras, etc.

2° Quand deux veines se confondent, il peut se faire, comme pour les artères, A, que deux branches, longtemps parallèles, convergent l'une vers l'autre pour ne former qu'un seul tronc : B, ou bien que deux branches venant en sens opposé s'abouchent par leurs extrémités et forment une arcade.

3° Mais souvent, ce que l'on n'observe pas dans les artères, il y a un entrelacement de rameaux qui forment un véritable plexus, comme à la vessie, à la prostate, au cordon spermatique, etc.

Le but le plus général que l'on puisse assigner à ces anastomoses est de faire communiquer les veines superficielles avec les veines profondes dans les membres, dans les organes, dans quelques régions comme le crâne, où les sinus communiquent avec les veines superficielles par les veines émissaires, etc. De cette façon, les deux systèmes se suppléent l'un l'autre.

Terminaison des veines. — Enfin, tout le système veineux, sauf celui du cœur et du poumon, vient se terminer avec les deux veines caves à l'oreillette gauche ; ces veines ne sont pas indépendantes l'une de l'autre, et l'azygos établit entre elles une communication qui leur permet jusqu'à un certain point de se suppléer mutuellement.

D. VAISSEAUX LYMPHATIQUES.

Le système vasculaire lymphatique est un système de vaisseaux naissant de presque toutes les parties du corps par des radicules libres et se terminant dans les veines.

Eustachi aperçut le canal thoracique en 1565, mais il le regarda comme une simple veine ; Azelli, en 1622, découvrit les vaisseaux chylifères ; Pecquet, en 1649, retrouva le canal thoracique oublié depuis Eustachi, et reconnut sa nature ; enfin, la découverte du système lymphatique fut complétée par Olaüs Rudbech, qui décrivit le premier, en 1651, les lym , phatiques généraux. Depuis cette époque, il a été étudié par les anatomistes et les micrographes les plus habiles, et nous verrons cependant que tous les points de son histoire sont loin d'être complètement élucidés.

Forme générale du système lymphatique. — Comme le système veineux, il consiste en un ensemble de vaisseaux afférents qui se rendent de la périphérie au centre. Comme celles du système veineux, ses ramifications se divisent en deux couches, l'une superficielle, l'autre profonde : enfin, comme les veines, les lymphatiques sont pourvus de valvules, mais là s'arrêtent les analogies. Ils en diffèrent essentiellement :
A. En ce qu'ils parcourent de très-longs trajets, avec le même volume ; tandis que le système veineux va toujours se ramassant en troncs plus considérables, et qu'à peine un rameau y parcourt quelques pouces sans doubler de volume, celui des lymphatiques reste presque constamment le même.

Il en résulte : 1° que la lymphe ne circule pas comme le sang en colonnes considérables, mais toujours en filets très-ténus ; 2° que dans les lymphatiques, le nombre des branches est obligé de suppléer à leur volume ; 3° que si leur système peut encore être comparé à un cône dont la base est dans les organes et le sommet au canal thoracique et à la veine lymphatique droite, il n'a plus la forme d'un arbre avec ses branches, comme les systèmes artériel et veineux.

B. Ils en diffèrent encore par les ganglions qui coupent leur trajet d'espace en espace et font partie de leur système.

C. Enfin, le liquide qu'ils sont chargés de transmettre à la circulation générale est incolore : c'est la lymphe pour les lymphatiques généraux, et le chyle pour ceux du canal intestinal.

Origine des vaisseaux lymphatiques. — La question la plus importante qui se rattache à l'origine des vaisseaux lymphatiques est celle de savoir si, comme les veines, ils font suite aux artères par l'entremise du système capillaire, si le sang rouge, après avoir nourri les organes, retourne au cœur à la fois par les veines et les lymphatiques.

Cette opinion a été défendue par un grand nombre d'anatomistes, entre autres par Heister, Ferrein, Varin, Boerhaave, Nuck, etc. On peut alléguer pour la soutenir que les injections faites par le système sanguin, artères ou veines, passent quelquefois dans le système lymphatique. Elle a été combattue par Hunter, Monro, et surtout M. Panizza. Tous les anatomistes modernes se ront rangés de leur côté; car le passage des injections, artérielles ou veineuses, dans les lymphatiques est loin d'être constant, comme l'a démontré M. Panizza; et en supposant qu'il ne soit pas dû à des ruptures, il prouve seulement que ces systèmes communiquent. Leur continuité originelle n'a été observée par personne, et l'on sait combien est manifeste celle des artères avec les veines.

On admet généralement qu'à son origine le système lymphatique est formé d'un réseau qui, dans les membranes séreuses et tégumentaires, s'étale à la surface, et dans les organes musculaires et parenchymateux, entoure les lobules et les faisceaux qui les composent. Ce réseau est indépendant, fermé, d'un côté, et continu, de l'autre, avec les troncs lymphatiques.

Il faut avouer cependant que ce point d'anatomie est encore très-obscur, et que les méthodes employées jusqu'à ce jour pour préparer les lymphatiques ne sont pas de nature à l'élucider.

On peut les préparer de trois manières:

1° En injectant un liquide coloré dans les cavités peu de temps après la mort; le liquide absorbé par les lymphatiques rend visible leur origine. Ce moyen paraît avoir réussi à Mascagni. Mais d'autres anatomistes ont été moins heureux, et il est généralement abandonné.

2° On peut injecter les troncs et chasser ensuite l'injection vers les extrémités; mais dans cette méthode on n'a jamais la certitude d'être arrivé aux radicules originelles.

3° On pique au hasard, avec le tube à injection, la peau, les muqueuses, les séreuses, et les troncs s'injectent, mais c'est après que la matière à injection s'est extravasée dans les interstices de l'organe. Celui-ci ne montre d'ordinaire que des cellules pressées les unes contre les autres, pleines de mercure et beaucoup plus serrées que les réseaux vasculaires sanguins les plus compactes.

C'est cette apparence qui a conduit Lauth et Fohmann à regarder les aréoles du tissu cellulaire comme les commencements des vaisseaux lymphatiques. C'est ce qui en a imposé à Müller, à Arnold, Tréviranus, etc., qui décrivent une origine celluleuse des lymphatiques. Et c'est ce qui a fait dire à Henle que les réseaux décrits jusqu'à ce jour sur la peau, les muqueuses, les séreuses, le tissu cellulaire, etc., sont en grande partie artificiels. Pour avoir une juste idée de la manière dont naissent les lymphatiques, il faut les étudier dans l'intestin.

Là, en sacrifiant un animal pendant le travail de la digestion, on les observe injectés de chyle et dans toute leur intégrité.

Chez les vertébrés inférieurs qui n'ont pas de villosités intestinales, on les voit former deux réseaux, l'un *externe*, situé entre la tunique séreuse et la tunique musculeuse; l'autre *interne*, situé entre la musculeuse et la muqueuse. Ces deux réseaux communiquent ensemble par une foule de ramuscules qui percent la tunique musculeuse.

Le réseau *externe* se continue avec les troncs lymphatiques qui rampent dans le mésentère.

Chez les vertébrés supérieurs, et chez l'homme en particulier, les deux réseaux s'observent à la même place, avec les mêmes caractères, seulement l'*interne* se prolonge dans les villosités par autant de radicules qui s'y terminent en cul-de-sac.

On sait que les villosités sont de petits appendices de la membrane muqueuse, qui se redressent dans l'eau et lui donnent un aspect velouté. Elles ont en longueur 0,25 à 0,30 ligne. En diamètre 0,07 à 0,08.

Chaque villosité est formée par un pli de la muqueuse. Son axe est creusé d'une cavité ouverte à la base du pli, terminée en cul-de-sac à son sommet. C'est un doigt de gant saillant dans la cavité intestinale.

C'est dans cette cavité centrale que sont contenues les radicules lymphatiques. Il y en a une ou deux pour chaque villosité, suivant son diamètre.

Azelli croyait que les lymphatiques s'ouvraient dans l'intestin par une bouche ou suçoir qui aurait reçu le chyle. Cette opinion a été adoptée par plusieurs anatomistes distingués; mais il est démontré maintenant que, ni là, ni ailleurs, les lymphatiques ne représentent des tubes ouverts à leur extrémité périphérique. Les liquides leur arrivent par endosmose à travers leurs parois.

Nous avons dit plus haut qu'il fallait se défier des réseaux lymphatiques obtenus par l'injection artificielle. Voci quelques détails sur ces réseaux.

A. Lorsqu'on pique superficiellement une membrane muqueuse avec le tube à injection mercurielle, on voit sa surface se couvrir d'une pellicule argentée. MM. Panizza et Fohmann ont constaté que la membrane qui revêt le gland présente deux ordres de réseaux lymphatiques, l'un superficiel, l'autre profond. La muqueuse de la vessie, de l'urèthre, de la trachée, des bronches, de l'œsophage, de l'estomac, de l'iléon, du colon, a été injectée de la même manière par M. Fohmann. M. Cruveilhier a mis à découvert un très-beau réseau lymphatique sur la membrane pituitaire, la muqueuse linguale, vaginale, etc.

B. En piquant la peau avec les mêmes précautions, on la recouvre également d'une pellicule argentée, que l'on voit filer au-dessous de l'épiderme dans un rayon très-étendu. Les frictions mercurielles auxquelles M. Cruveilhier a soumis, pendant huit jours, deux chiens qu'il a sacrifiés ensuite, n'ont laissé aucune trace de mercure dans leur réseau lymphatique cutané.

C. Les membranes séreuses et synoviales, la tunique interne des veines et des artères piquées avec le tube à injection mercurielle, se recouvrent du même réseau sous-épithélial que les membranes muqueuses et la peau.

D. On sait que Mascagni , Fohmann et Arnold regardent le tissu cellulaire comme formé essentiellement de vaisseaux lymphatiques. Suivant Arnold, les cellules même de ce tissu seraient des radicules originelles de vaisseaux lymphatiques.

E. Fohmann a rendu apparent un réseau lymphatique sur le névrilemme des nerfs, entre l'arachnoïde et et la pie-mère.

F. Enfin, les muscles, les os, les glandes n'en sont pas dépourvus , bien qu'ici l'injection offre beaucoup plus de difficulté.

On n'en a pas encore découvert dans la substance du cerveau et de la moelle, dans l'œil , dans l'oreille interne, dans le placenta. Ils manquent dans les cartilages , les poils, les ongles, les dents, tous les tissus épidermoïdes.

Trajet des vaisseaux lymphatiques. De ces divers réseaux partent des troncs lymphatiques qui se dirigent parallèlement les uns aux autres et suivent la même marche que les veines. Ils décrivent généralement des lignes droites et sont rarement flexueux. Leur capacité est très-variable : le plus souvent ils échappent à l'œil quand ils ne sont pas injectés.

A. Dans les membres ils se partagent en deux plans : l'un superficiel, l'autre profond. Le premier accompagne d'abord les veines sous-cutanées, et rampe aussi dans leurs intervalles. Quand les injections ont bien réussi, tout l'extérieur des membres paraît recouvert d'une espèce de couche lymphatique. On a compté trente de ces vaisseaux à la surface de la cuisse , et quinze ou seize à la surface du bras. Le second rampe dans les intervalles des muscles , et principalement le long des artères et des veines profondes. L'un et l'autre se dirigent à la partie supérieure des membres. Là ils se rapprochent , se ramassent en faisceaux et arrivent au tronc.

B. A la tête , au cou et au tronc, les lymphatiques forment aussi deux plans. Le plan superficiel vient spécialement des réseaux de la peau. Le plan profond vient des réseaux lymphatiques des membranes séreuses et des organes qu'elles renferment.

Dans les organes eux-mêmes, on observe des lymphatiques superficiels qui rampent à leur surface , et des lymphatiques profonds situés dans les interstices de leur tissu propre.

Anastomoses des vaisseaux lymphatiques. — On ne rencontre dans les lymphatiques qu'un seul mode d'anastomose. Voici en quoi il consiste. Un vaisseau lymphatique, après un certain trajet, se bifurque en deux branches égales, qui se séparent à angle très-aigu ; chacune de ces branches de bifurcation s'anastomose avec un vaisseau voisin, lequel communique lui-même soit par bifurcation , soit directément avec un autre. Cette division dichotomique favorise la circulation de la lymphe en lui faisant un trajet presque continuellement vertical.

Valvules des vaisseaux lymphatiques. — La circulation de ce liquide est encore bien plus aidée par les valvules dont sont pourvus les vaisseaux lymphatiques de distance en distance. Ces valvules sont plus multipliées que celles des veines. Elles sont paraboliques disposées par paires offrant un bord adhérent du côté des extrémités, un bord libre du côté du cœur. Quelquefois elles sont circulaires et représentent de véritables sphincters. C'est à-ces valvules qu'il faut rapporter la cause des nodosités que l'on observe sur les lymphatiques injectés ou atteints de phlegmasie. Elles s'opposent au cours rétrograde de la lymphe et au passage des injections du centre aux extrémités.

On les rencontre dans presque tous les points du système lymphatique, aussi bien dans les vaisseaux de trois quarts de ligne, une demi-ligne, etc., que dans le plus gros de tous, le canal thoracique.

Elles sont formées, comme celles des veines, par un repli de la membrane interne des vaisseaux qu'elles cloisonnent.

Peut-être ces valvules servent-elles aussi à augmenter la surface des lymphatiques, dont les parois, comme nous le dirons plus tard, impriment à la lymphe une modification incontestable. Les ganglions lymphatiques n'ont probablement pas d'autre usage.

Ganglions lymphatiques. — Ce sont de petits corps ovoïdes ou globuleux, quelquefois noirs comme aux poumons, le plus souvent d'un gris-rougeâtre, d'un volume variable, depuis celui d'un grain de millet jusqu'à celui d'une grosse aveline, situés sur le trajet des lymphatiques qu'ils divisent en vaisseaux afférents et en vaisseaux efférents. Les premiers sont ceux qui y aboutissent des extrémités ; les seconds ceux qui en partent pour se diriger vers le centre.

Les plus gros ganglions se voient dans la duplicature du mésentère, sur les bronches, au pli de l'aîne. Les plus petits se rencontrent dans le conduit carotidien, sur les vaisseaux lymphatiques profonds des membres, dans les épiploons. Ils sont plus mous et plus volumineux chez les enfants et les jeunes sujets que chez les adultes, et semblent disparaître chez les vieillards. Parfois une continuité directe se conserve entre les vaisseaux afférents et efférents, alors que le renflement ganglionnaire disparaît.

Le plus grand nombre des ganglions lymphatiques sont situés au cou, dans la cavité de la poitrine, le long des bronches, dans l'abdomen, le bassin, sur les parties latérales de la colonne vertébrale, entre les replis séreux.

Aux membres, ils existent près des articulations, au coude et au genou, mais surtout à l'aîne et à l'aisselle où ils forment deux plans, l'un superficiel, l'autre profond. En général, les ganglions deviennent de plus en plus volumineux à mesure qu'on approche du tronc.

Les ganglions lymphatiques sont-ils formés par un tissu celluleux où viennent aboutir les vaisseaux afférents et d'où partent les vaisseaux efférents? ou bien sont-ils formés par des divisions et des subdivisions de ces vaisseaux anastomosées entre elles, en un mot par des plexus?

La première opinion est celle de Malpighi ; la seconde celle de Lauth. Nous aurons occasion d'en reparler.

Terminaison des vaisseaux lymphatiques.—On admet généralement que les lymphatiques se rendent en définitive à deux troncs, le canal thoracique et la veine lymphatique droite : celle-ci recevant la lymphe du membre supérieur droit, de la moitié droite de la tête, du cou, du thorax, le canal thoracique le recevant de toutes les autres parties du corps.

Les vaisseaux lymphatiques viennent se rendre à ces deux troncs comme les barbes d'une plume sur leur tige. Ceux-ci s'ouvrent eux-mêmes : le canal thoracique dans la veine sous-clavière gauche ; la veine lymphatique droite dans la sous-clavière droite.

Mais ces terminaisons des lymphatiques dans les veines sont-elles les seules qui existent, et les troncs du canal thoracique et de la veine lymphatique représentent-ils à eux seuls la somme de tous les absorbants ? Telle n'est point l'opinion de plusieurs anatomistes distingués.

Ils admettent en outre :

1° Une terminaison directe des radicules lymphatiques dans les radicules veineuses. M. Fohmann, qui admet ce mode de terminaison, s'appuie sur une observation trop légèrement faite pour qu'on puisse rien en conclure. Il a, du reste, cessé d'y attacher aucune importance.

2° Une terminaison des vaisseaux lymphatiques dans les veines des ganglions. Ce mode de terminaison a été entrevu par plusieurs anatomistes de l'antiquité, Meckel l'ancien, Hewson, Cruikshank, etc. Et tous ceux qui, de nos jours, ont fait un grand nombre d'injections lymphatiques ont pu s'assurer de la réalité de son existence ; c'est un des faits anatomiques les mieux démontrés.

On peut s'expliquer ce mode de terminaison de deux manières : ou bien la veine et le vaisseau lymphatique sont séparés par une cloison mince, à travers laquelle s'opère le passage des liquides, ou bien il y a abouchement des deux vaisseaux. On allègue des raisons également bonnes en faveur de l'une ou de l'autre de ces deux hypothèses. Nous n'insisterons pas.

3° Une terminaison des lymphatiques dans des troncs veineux d'un certain calibre. Ce mode de terminaison s'observe chez les oiseaux, et Lauth et Breschet ont déposé au musée de la Faculté des pièces où il est manifeste ; mais c'est en vain que M. Lippi a prétendu l'avoir reconnu chez l'homme. Les communications qu'il a cru voir entre les lymphatiques et la veine-porte, la veine honteuse interne, la veine rénale, l'azygos, la veine cave ascendante, etc., n'existent réellement que sur ses planches.

MM. Rossi, Fohmann, Breschet, Cruveilhier, etc., les ont cherchées en vain après lui.

SECTION II.

STRUCTURE DU SYSTÈME VASCULAIRE.

Nous exposerons brièvement la structure des artères, des veines et des lymphatiques, telle qu'en l'observe à l'œil nu. Nous parlerons ensuite de leur structure microscopique.

1° *Artères.* Les artères sont composées de quatre tuniques emboîtées les unes dans les autres, et désignées sous les noms de *tunique interne* ou commune, de *tunique moyenne* ou propre, de *tunique externe* ou celluleuse, et de *tunique intermédiaire.*

A. La *tunique interne* très-ténue, rosée, lisse, cassante, d'un aspect comme vernissé, se continue avec la membrane interne qui tapisse les cavités gauches du cœur. Elle a la même structure que les membranes séreuses.

B. La *tunique moyenne* est élastique, jaunâtre, très-cassante ; elle est formée de plusieurs couches de fibres annulaires ou plutôt contournées en spirale. C'est à cette tunique que les artères doivent de rester béantes sur le cadavre, et de revenir sur l'onde sanguine qui la traverse chez l'homme vivant. Elle appartient au tissu jaune élastique.

C. La *tunique externe* est caractérisée par un tissu filamenteux, aréolaire, comme feutré ; contrairement aux autres tuniques, elle est très-extensible : c'est à cette tunique, qu'il appelle *dartoïde*, que M. Cruveilhier attribue le retrait des artères que l'on rapporte communément à la tunique moyenne. C'est elle qui résiste quand on lie une artère ; les autres se coupent sous la ligature.

D. A ces trois tuniques, Haller et son école en ont ajouté une quatrième *intermédiaire* à la tunique propre et à la tunique interne. Elle est épaisse, opaque, fragile dans les gros troncs ; molle et celluleuse dans les branches. C'est au milieu de cette membrane que se développent les productions crétacées, stéatomateuses, etc., qui s'étendent de là aux autres tuniques.

2° *Veines.* Les veines n'ont que trois tuniques :

A. L'*interne* ou *séreuse* est analogue à celle des artères ; nous avons vu que les valvules des veines étaient formées par des replis de cette tunique.

B. La *tunique moyenne* ou *fibreuse* est principalement composée de fibres longitudinales parallèles les unes aux autres, que l'on peut surtout étudier dans les gros troncs. Elle est plus épaisse dans les veines superficielles que dans les veines profondes ; on est incertain de savoir si cette membrane, outre ses fibres longitudinales, a des fibres circulaires ; car, d'un côté, M. Blandin les a observées, et, de l'autre, Meckel nie leur existence.

C. La *tunique externe* est celluleuse, dense, et M. Cruveilhier la croit formée, comme celle des artères, par un tissu dartoïde.

3° Les lymphatiques n'ont que deux tuniques :

A. L'*interne* qui a le même aspect, les mêmes caractères que dans les vaisseaux sanguins. Elle se replie comme celle des veines pour former des valvules.

B. L'*externe* est encore de même nature que celle des artères et des veines : *celluleuse* pour la plupart des anatomistes, *dartoïde* pour M. Cruveilhier.

Quant aux ganglions, ils sont enveloppés d'une *membrane externe fibreuse*, qui leur forme une coque, au sein de laquelle les vaisseaux lymphatiques forment des plexus, suivant Lauth, aboutissent à des cellules, suivant Malpighi.

Henle a étudié avec soin la structure microscopique des vaisseaux ; il résulte de ses recherches que tout le système vasculaire est composé des mêmes tuniques, plus ou moins nombreuses dans un vaisseau suivant son calibre et ses fonctions.

Ces tuniques sont au nombre de six.

A. *Tunique épithéliale des vaisseaux.* —La couche la plus interne est formée dans les vaisseaux par l'épithélium pavimenteux que nous avons décrit en parlant des membranes séreuses. C'est lui qui donne à la surface interne des vaisseaux l'aspect lisse et vernissé qui la caractérise. Il forme une membrane simple, grenue, d'une épaisseur de 0,0013 à 0,0015 ligne. Il manque quelquefois ; Henle suppose que les cellules à noyaux qui le composent ont perdu leurs noyaux par résorption et se sont métamorphosées en la couche suivante.

B. *Tunique fenêtrée des vaisseaux.* — C'est une membrane extrêmement fine, claire comme de l'eau, assez rigide, cassante, ayant pour caractère de s'enrouler sur ses bords supérieur et inférieur quand on la déchire en lambeaux d'une certaine étendue, de présenter à sa surface des stries transversales, obliques et quelquefois entrecroisées, et entre les stries des trous de dimensions variables. La base homogène de cette tunique est probablement due à une couche de cellules privées de leurs noyaux ; les stries sont des granulations alignées ; quant aux perforations, elles sont produites par la résorption simultanée des noyaux et de quelques portions de cellules.

C. *Tunique à fibres longitudinales.* — Elle est caractérisée par des stries longitudinales plus fortes que les précédentes. Ces stries sont des fibres de noyaux saillantes sur des fibres cellulaires plates, qui sont comme la base de la tunique. Elle est généralement simple ; mais dans les vaisseaux d'un certain calibre, surtout dans les veines, elle est composée de plusieurs couches. Comme la tunique striée, elle a de la tendance à se rouler dans le sens de sa longueur. La d'stance qui sépare les stries et qui mesure la largeur des fibres plates est de 0,005 à 0,006 ligne dans les gros vaisseaux. Leur épaisseur est de 0,0009 ligne. Ces stries ne sont pas partout parallèles et longitudinales. Elles se rencontrent quelquefois sous des angles plus ou moins aigus et forment des réseaux comme les fibres du tissu élastique.

D. *Tunique à fibres annulaires.* — Dans cette couche la striation est transversale, et les fibres s'enroulent en anneaux autour des vaisseaux. Elle a beaucoup plus de force que les autres, et c'est d'elle surtout que dépend l'épaisseur considérable de la paroi des gros vaisseaux. Les stries sont formées, comme dans la tunique précédente, par des fibres de noyaux, et la base par des fibres cellulaires plates. La distance qui sépare chaque strie est de 0,027 à 0,039 ligne. Dans les petits vaisseaux leur longueur ne suffit pas pour faire le tour de leur calibre ; il en faut plusieurs pour compléter l'anneau, et entre les extrémités de chacune il y a un intervalle plus ou moins considérable. Les fibres annulaires des gros vaisseaux les entourent complètement ; mais elles sont comme étranglées de distance en distance, et ces étranglements semblent indiquer qu'à une certaine époque elles étaient formées de plusieurs pièces, comme dans les petits vaisseaux. Il arrive quelquefois que les fibres s'entrelacent comme les faisceaux du tissu cellulaire.

E. *Tunique élastique des vaisseaux.* — C'est une tunique formée de véritables fibres élastiques : elle est plus mince et moins cassante que la précédente, et possède du reste tous les caractères microscopiques et toutes les propriétés des tissus élastiques.

F. *Tunique adventice.*—Enfin la sixième couche dégénère, à la surface, en tissu cellulaire lâche ; plus profondément, elle est plus dure et se compose de fibres longitudinales, onduleuses dans les petits vaisseaux, solubles dans l'acide acétique et laissant pour résidu quelques noyaux plus ou moins allongés.

La tunique épithéliale est la même dans les artères, les veines et les lymphatiques.

La tunique fenêtrée est très-développée dans les artères et les veines ; elle manque dans les lymphatiques.

La tunique à fibres longitudinales manque le plus souvent dans les artères ; elle s'observe dans toutes les veines un peu volumineuses et manque rarement dans les lymphatiques.

La tunique à fibres annulaires est celle qui donne à la paroi des artères presque toute son épaisseur ; elle manque quelquefois dans les veines ; dans les lymphatiques, elle est constante mais peu épaisse.

La tunique élastique n'existe, à proprement parler, que dans les artères ; les veines et les lymphatiques en sont généralement dépourvus.

Enfin, la tunique adventice ne diffère pas dans les trois ordres de vaisseaux.

Les capillaires et les vaisseaux dont le diamètre ne dépasse pas 1,01 ligne ont une paroi hyaline dépourvue de structure. Plus volumineux, ils se composent des tuniques précédentes d'autant plus développées qu'on les examine dans des vaisseaux plus considérables.

Les gros vaisseaux sanguins, à partir d'un diamètre de 1,5 ligne et même au-dessous, reçoivent des branches nourricières qu'on appelle *vasa vasorum*. Quelquefois les artères nourricières d'un tronc naissent d'un tronc voisin : celles de la crosse de l'aorte viennent des thymiques, bronchiques et œsophagiennes ; celles de l'iliaque primitive de l'ilio-lombaire et de la sacrée-latérale, etc. Quelquefois un tronc donne naissance à une branche, et celle-ci renvoie au tronc une artère nourricière. Jamais les artères nourricières ne proviennent immédiatement des vaisseaux qu'elles doivent nourrir. Au contraire, les petits troncs veineux nourriciers s'ouvrent presque toujours immédiatement dans la veine des parois de laquelle ils ramènent le sang.

La membrane épithéliale est toujours dépourvue de vasa vasorum. Il n'en pénètre qu'un petit nombre dans la tunique élastique et la tunique à fibres annulaires des artères. Les autres ont au contraire une circulation très-riche.

Les vaisseaux paraissent insensibles dans l'état de santé : leur sensibilité est même très-obscure dans l'inflammation ; ils reçoivent donc peu ou point de fibres nerveuses sensitives.

Mais il est hors de doute que le système nerveux du grand sympathique leur fournit un grand nombre de branches auxquelles ils sont redevables de leur tonicité.

Quant aux fibres nerveuses motrices, il est probable, malgré quelques observations contradictoires de Wrisberg, Schlemm, Gœring, etc., qu'ils en sont dépourvus.

SECTION III.

DÉVELOPPEMENT DU SYSTÈME VASCULAIRE.

Nous ne parlerons que du développement général du système vasculaire ; plusieurs détails importants à connaître seront indiqués dans l'embryologie.

De tous les appareils organiques, sans excepter l'axe cérébro-spinal, c'est le système vasculaire qui se développe le premier. Au début, il est représenté par l'*aire vasculaire* : c'est un ensemble de vaisseaux tellement disposés, que l'un d'eux, le *sinus terminal*, forme un cercle, et que de tous les points de sa circonférence partent un grand nombre de branches qui, sous le nom de veines *omphalo-mésentériques*, se réunissent en deux troncs, l'un à droite, l'autre à gauche, et aboutissent à un canal central, qui est le rudiment du cœur.

La portion cardiaque ou centrale de l'aire vasculaire naît en même temps que sa portion périphérique ; s'il y a une différence dans l'époque de leur développement, elle est inappréciable.

Le cœur affecte donc, à l'origine, la forme d'un canal simple ; ce n'est que par degrés qu'il arrive à l'état de complication qu'on lui connaît chez l'homme adulte.

Il s'incurve d'abord sur lui-même de haut en bas, et c'est le coude qu'il forme en haut par cette incurvation qui représente sa cavité ventriculaire. La cavité auriculaire se forme en bas par le renflement de la portion du canal qui sert de confluent commun aux veines omphalo-mésentériques. Plus tard, il subit un mouvement de bascule, et toutes ces parties prennent la place qu'elles doivent conserver, c'est-à-dire que la cavité auriculaire se porte en haut, et la cavité ventriculaire en bas.

Enfin, la cavité ventriculaire se cloisonne et se divise en deux poches indépendantes ; le même cloisonnement se fait dans l'oreillette, mais la communication à travers la cloison persiste pendant toute la vie intra-utérine au moyen du trou de botal.

L'aorte, l'artère pulmonaire et le canal artériel naissent de la portion ventriculaire du cœur par un renflement divisé en deux cavités séparées qui correspondent aux deux moitiés droite et gauche du ventricule ; c'est le *bulbe aortique*.

Au début, ces artères sont représentées par des branches vasculaires qu'on appelle *arcs branchiaux* à cause de leur analogie chez l'embryon humain et chez les poissons. Il y a trois arcs branchiaux de chaque côté, un supérieur, un moyen et un inférieur ; tous se rendent au bulbe aortique soit à sa cavité droite, soit à sa cavité gauche. Parmi ces arcs, les uns s'allongent pour former la crosse de l'aorte, et ses portions thoracique et abdominale ; les autres se confondent, quelques-uns disparaissent, et par une série de métamorphoses compliquées, il ne reste plus à la fin de la vie fœtale, que trois troncs, dont un pour l'aorte, un autre pour l'artère pulmonaire ; le troisième établit entre les deux premiers une communication qui cesse au moment de la vie extrà-utérine : c'est le *canal artériel*.

Les artères périphériques se développent en même temps que les organes auxquels elles appartiennent et suivent les mêmes phases qu'eux.

Les premières qui apparaissent sont les artères omphalo-mésentériques qui naissent de la portion abdominale de l'aorte et vont à la vésicule ombilicale ; puis viennent les artères ombilicales, qui vont à l'allantoïde et plus tard au placenta. Les premières disparaissent avec la vésicule ombilicale ; les secondes s'oblitèrent après la vie fœtale.

Celles des organes encéphaliques, de la tête, du cou et des membres supérieurs se développent en même temps que les parties où elles se distribuent et viennent s'aboucher d'abord aux arcs branchiaux et plus tard à la crosse de l'aorte.

Celles du tronc et des membres inférieurs se mettent en communication avec les portions thoracique et abdominale de l'aorte.

M. Serres, qui a étudié à un point de vue tout philosophique le développement de l'embryon, a formulé des lois qui s'appliquent au système vasculaire et qui ont un grand intérêt physiologique.

La première, c'est que toutes les artères médianes sont primitivement formées de deux troncs qui se réunissent ensuite en un seul.

La seconde, c'est que les artères périphériques se forment dans les organes et se mettent en rapport avec le centre circulatoire des extrémités vers le cœur.

M. Serres va même plus loin et professe qu'un organe ne manque que parce que son artère n'est pas développée, en sorte que le système artériel, au point de vue du développement, tiendrait toute l'économie sous sa dépendance.

Nous avons vu plus haut qu'au début tout le système vasculaire était représenté par le cœur et les veines omphalo-mésentériques; que celles-ci se réunissaient en deux troncs abouchés de chaque côté à la portion auriculaire du cœur.

A mesure que l'aorte se développe, elle donne naissance en se recourbant aux veines jugulaires en haut et aux veines cardinales en bas; ces veines viennent s'aboucher dans les omphalo-mésentériques. L'artère pulmonaire engendre de la même manière les veines pulmonaires, abouchées aussi dans les omphalo-mésentériques.

Enfin, la veine ombilicale naît des artères du même nom et a la même embouchure que les précédentes.

Par les progrès du développement de nouvelles branches s'ajoutent en haut aux jugulaires et forment en bas un tronc particulier qui s'ouvre dans la veine ombilicale, c'est la veine cave inférieure; à mesure que cette veine se développe, les cardinales diminuent de calibre et deviennent les veines azygos.

La scène change quand la vésicule ombilicale disparaît, et qu'avec sa disparition coïncide le développement des organes abdominaux, du tronc et des membres; la veine cave inférieure se détache peu à peu de la veine ombilicale avec laquelle elle ne communique bientôt plus que par une branche anastomotique, le *canat veineux*, puis elle se substitue à la veine omphalo-mésentérique et la remplace à la portion auriculaire droite du cœur.

Les veines jugulaires et les branches nouvellement formées qui viennent de la moitié supérieure du fœtus se réunissent en un tronc commun, la veine cave supérieure, qui se substitue aussi à la veine omphalo-mésentérique à l'embouchure auriculaire.

Enfin les veines pulmonaires prenant plus de développement remplacent l'omphalo-mésentérique au côté gauche de l'oreillette.

Pendant ce temps, la veine omphalo-mésentérique, singulièrement réduite, disparaît comme veine de la vésicule ombilicale; mais, en suivant bien l'évolution fœtale, on voit qu'après des changements successifs elle est devenue le centre de la circulation abdominale, et que la veine-porte est le dernier terme de ses transformations.

Les troncs veineux médians, comme les artères, sont d'abord doubles; ils deviennent simples par le même mécanisme et en vertu de la même loi. Aux membres, cette loi s'exerce avec moins de puissance qu'au tronc, car presque toutes leurs veines restent doubles.

Comme les artères, les veines périphériques se développent des extrémités vers le cœur.

Quant aux vaisseaux lymphatiques, la plus grande obscurité règne
sur leur développement. On sait seulement que les ganglions de l'aisselle et de l'arcade crurale s'aperçoivent au sixième mois, tandis que
ceux du canal intestinal ne deviennent visibles que plus tard.

<h2 style="text-align:center">CHAPITRE IV.</h2>

<h3 style="text-align:center">SYSTÈME NERVEUX.</h3>

SECTION Ire.

** DESCRIPTION GÉNÉRALE. **

Le **système** nerveux est l'appareil organique dont dépend, à différents degrés, l'accomplissement des phénomènes intellectuels et mo-
raux, des sensations et des mouvements, des actes nutritifs et sécrétoires; il domine ainsi les fonctions de l'économie tout entière.

On étudie dans le système nerveux une partie centrale qui est le
foyer de l'innervation, et une partie périphérique qui en est le con-
ducteur.

1° *Centres nerveux.* — Les centres nerveux sont l'encéphale, la
moelle et les ganglions.

La moelle est une tige volumineuse, cylindrique, continue à l'encéphale, qui semble en être l'extrémité renflée.

Les renflements qui composent l'encéphale sont : le bulbe rachidien,
la protubérance annulaire, le lobe médian du cervelet, les glandes
pinéale et pituitaire, et le tuber cinéréum, sur la ligne médiane; les
lobes latéraux du cervelet, les tubercules quadrijumeaux, les couches
optiques, les corps striés, et les lobes cérébraux, de chaque côté de la
ligne médiane.

Tous ces renflements communiquent ensemble, d'avant en arrière,
par des commissures longitudinales; ceux qui sont situés sur les côtés
de la ligne médiane communiquent en outre par des commissures transversales.

Les commissures transversales sont : pour les lobes latéraux du cervelet, le pont de varole : pour les tubercules quadrijumeaux, le ruban
de Reil : pour les couches optiques, la commissure cérébrale postérieure
et la commissure molle : pour les corps striés la commissure cérébrale
antérieure; enfin, pour les lobes cérébraux cette même commissure et
le corps calleux.

Les commissures longitudinales sont formées par les prolongements
de la moelle dans l'encéphale.

Celle-ci peut être divisée en deux moitiés, et chaque moitié en deux cordons ou faisceaux : 1° un postérieur, formé par la portion de la moelle comprise entre le sillon médian postérieur et le collatéral postérieur ; 2° un antéro-latéral qui comprend toute la portion de cet organe située entre ce dernier sillon et le sillon médian antérieur. Le premier transmet les impressions, le second transmet le principe des mouvements volontaires et respiratoires.

Le cordon antéro-latéral peut être suivi, d'arrière en avant, dans le bulbe, la protubérance, le cervelet, les tubercules quadrijumeaux, les couches optiques, les corps striés ; et enfin on le voit s'irradier dans les lobes cérébraux. Le cordon postérieur traverse aussi le bulbe rachidien, la protubérance, etc. En sorte que tous les renflements cérébraux sont en communication avec les deux cordons sensitif et moteur ; mais n'oublions pas de noter que les cordons ne pénètrent dans l'encéphale qu'après s'être entrecroisés dans le bulbe et la protubérance. En sorte que les cordons médullaires droits communiquent avec le côté gauche de l'encéphale, et les cordons médullaires gauches avec le côté droit. — Cette décussation des faisceaux de la moelle rend compte du croisement des paralysies, lorsque l'encéphale est lésé.

Le centre nerveux encéphalo-rachidien est protégé par la boîte osseuse du crâne et le canal vertébral ; une membrane fibreuse remarquable par sa densité, la dure-mère, l'enveloppe dans toute son étendue : au-dessous d'elle se déploie une vaste membrane séreuse, l'arachnoïde, qui favorise les mouvements obscurs dont il est le siége ; enfin, la face viscérale de l'arachnoïde est doublée d'un tissu cellulaire lâche, abreuvé d'un liquide séreux très-abondant, le liquide céphalo-rachidien, qui, par sa mobilité, son flux et son reflux de la cavité spinale à la cavité crânienne, est un moyen protecteur par excellence, comme nous le verrons plus tard.

Les ganglions du grand sympathique doivent être regardés comme des centres nerveux, aussi bien que l'encéphale et la moelle, car sans admettre avec Winslow, Bichat et beaucoup d'autres anatomistes, qu'ils soient autant de petits cerveaux capables de développer à eux seuls la force nerveuse et de la communiquer aux viscères, on ne peut nier qu'ils ne soient des foyers d'une innervation spéciale qui s'ajoute à celle qu'ils reçoivent de l'axe cérébro-spinal, ou la modifie profondément.

On peut ranger tous les ganglions en trois catégories :

1° Les uns appartiennent aux racines sensitives des nerfs encéphalo-rachidiens ; nous en parlerons quand il sera question de ces nerfs ; 2° les autres forment la portion céphalique ; 3° et les derniers la portion vertébrale du grand sympathique.

Les ganglions de la portion céphalique du grand sympathique sont au nombre de quatre : le ganglion ophthalmique, le sphéno-palatin, l'otique et le sous-maxillaire. Ceux de la portion vertébrale sont au nombre de trois ou quatre à la région cervicale, et de onze ou douze à la région dorsale, de deux ou cinq à la région lombaire, de trois ou cinq à la région sacrée. Les différences tiennent à la fusion de plusieurs ganglions en un seul.

Tous sont en communication médiate ou immédiate avec le centre cérébro-spinal par deux racines, l'une motrice, l'autre sensitive; s'il était possible d'anéantir toutes ces racines, peut-être arriverait-on à déchirer le voile qui nous dérobe encore les fonctions de ces ganglions, pris isolément.

2° Conducteurs nerveux. — A. *Origine.* — Les conducteurs nerveux sont appelés, suivant leur origine, nerfs encéphaliques, nerfs rachidiens et nerfs ganglionnaires.

Les *nerfs encéphaliques* sont :

1° Des nerfs de sensations spéciales, comme le nerf optique, le nerf olfactif, le nerf auditif ou portion molle de la septième paire, et le nerf gustatif, composé des filets spéciaux des nerfs glosso-pharyngien et lingual. On ignore quels sont les points de l'encéphale qui élaborent les impressions transmises par ces nerfs, et l'on ne sait pas positivement si la cause de leurs aptitudes particulières réside en eux-mêmes ou dans les parties de l'encéphale avec lesquelles ils sont en communication.

2° Des nerfs de sensibilité générale, comme la portion ganglionnaire du trijumeau, le glosso-pharyngien et le pneumo-gastrique ; tous émergent du corps restiforme, qui est un prolongement dans le bulbe du cordon postérieur ou sensitif de la moelle; tous sont pourvus d'un ganglion qui communique avec les ganglions proprement dits du grand sympathique ; c'est le ganglion de Gasser pour le trijumeau, le ganglion d'Andersh pour le glosso-pharyngien, et celui de Lobstein pour le pneumo-gastrique. Il est probable que c'est à eux que ces nerfs sont redevables de l'action qu'ils exercent sur la nutrition, action secondaire, mais incontestable.

3° Des nerfs de mouvement comme le moteur oculaire commun, le pathétique, la portion non ganglionnaire du trijumeau, le facial, le spinal et le grand hypoglosse. Tous tirent leur origine du prolongement encéphalique du cordon antérieur de la moelle ou de ce cordon lui-même, comme nous le verrons en anatomie descriptive.

Les nerfs rachidiens naissent de la moelle par deux ordres de racines. Les unes, antérieures, s'implantent sur le sillon collatéral antérieur de la moelle, c'est-à-dire sur le cordon qui conduit le mouvement. Les autres, postérieures, s'implantent sur le sillon collatéral postérieur. Les premières sont motrices, les secondes sont sensitives et pourvues d'un ganglion, ainsi que les nerfs encéphaliques qui sont comme elles en rapport avec la sensibilité générale.

Il y a trente-un nerfs rachidiens, dont huit cervicaux, douze dorsaux, cinq lombaires, et six sacrés.

Les nerfs ganglionnaires sont en nombre indéterminé. Il y a ici à faire une distinction. Nous avons vu que le centre cérébro-spinal envoyait à chaque ganglion une racine motrice et une racine sensitive ; après avoir traversé le ganglion, ces racines reparaissent avec les caractères qu'elles avaient primitivement : il faut donc les rattacher au centre cérébro-spinal. Les véritables nerfs ganglionnaires sont des fibres grises qui, suivant Rémak, naissent du ganglion lui-même, et sont animées d'une innervation spéciale.

B. *Anastomoses, plexus.* A partir de leur origine, les nerfs se rendent dans les organes par un trajet plus ou moins long ; mais chemin faisant, ils ne gardent pas toujours leur indépendance. Souvent ils font entre eux des échanges de fibres, et un cordon nerveux d'abord encéphalique, je suppose, peut contenir plus tard des filets rachidiens et ganglionnaires, comme un cordon nerveux moteur peut recevoir des filets de sensibilité et devenir un nerf mixte, etc., etc.

Lorsqu'un nerf envoie à un autre nerf un ou deux filets, on dit qu'il s'anastomose avec lui. Nous verrons plus tard combien cette locution serait vicieuse si on devait l'entendre dans le sens qu'on lui donne en angéiologie.

Une série d'anastomoses constitue un plexus.

Les anastomoses et les plexus se rencontrent sur presque tous les points du système nerveux ; c'est pourquoi il faut expérimenter sur les nerfs, à leur origine même, lorsqu'on veut en déterminer la nature. Ces communications sont destinées à concentrer l'action de plusieurs nerfs sur un même point.

C. *Troncs nerveux, rameaux, ramuscules.* Les nerfs encéphaliques sortent du crâne par les trous de la base ; les rachidiens traversent les trous de conjugaison : tous parcourent les grands interstices cellulaires pendant un trajet plus ou moins long. Ils forment d'abord des troncs considérables ; la forme des troncs est quelquefois aplatie comme dans le sciatique, mais le plus communément elle-est arrondie ; leur longueur est très-variable. Les troncs nerveux des membres tiennent le premier rang sous ce rapport, parce que leurs extrémités sont très-éloignées de l'origine des nerfs. Au tronc et à la tête, comme les organes s'offrent de suite aux nerfs qui doivent les pénétrer, la division en branches a lieu promptement et les troncs sont courts.

Les troncs nerveux sont tantôt accompagnés d'un tronc artériel et d'un tronc veineux correspondant, comme les troncs brachiaux, cruraux, etc.; d'autres fois comme les sciatiques, les nerfs vagues, ils marchent isolés.

A mesure qu'ils avancent, ils fournissent çà et là diverses branches; celles-ci donnent des rameaux, lesquels produisent des ramuscules, etc. Ces divisions se font communément à angle aigu. Les branches nerveuses, comme les troncs, sont presque toujours accompagnées d'une artère et d'une veine.

D. *Terminaison.* Les nerfs se terminent inégalement dans les différents systèmes ; dans les uns, ils arrivent en grand nombre comme dans les systèmes tégumentaire et musculaire ; dans d'autres, comme le système cellulaire, les glandes, etc., ils sont plus rares ; dans d'autres enfin. comme les cartilages, l'épiderme, etc., ils manquent complètement ; leur mode de terminaison sera étudié plus tard.

SECTION II.

STRUCTURE DU SYSTÈME NERVEUX.

Tout le système nerveux est immédiatement enveloppé par une membrane vasculaire, qui est la pie-mère pour le centre encéphalo-rachidien, et le névrilemme pour les ganglions et les nerfs.

La pie-mère cérébrale est formée par un tissu cellulaire lâche, où se divisent et se subdivisent un très-grand nombre de ramifications vasculaires ; cette membrane tapisse les circonvolutions cérébrales, s'enfonce dans les anfractuosités, se réfléchit dans l'intérieur des ventricules et parcourt ainsi toute la surface de l'encéphale ; les vaisseaux qui la composent ne pénètrent dans l'intérieur de la substance nerveuse qu'à l'état de ramuscules très-déliés.

La pie-mère rachidienne est fibreuse ; elle envoie dans l'intérieur de la moelle des prolongements qui la divisent en faisceaux et fascicules ; elle est moins riche en vaisseaux que la pie-mère cérébrale ; mais ces vaisseaux y éprouvent la même subdivision et n'entrent dans la substance nerveuse que lorsqu'ils sont devenus d'une extrême ténuité.

Le névrilemme, qui fait suite à la pie-mère, tant cérébrale que rachidienne, se prolonge sur les nerfs et les ganglions ; assez dense vers l'origine des nerfs, cette membrane s'amincit à mesure qu'elle se rapproche de leurs extrémités et les abandonne à leur terminaison : elle sert, comme la pie-mère, de support aux vaisseaux qui doivent nourrir ces organes.

La substance nerveuse se présente sous deux aspects fort différents : elle est blanche ou grise.

La substance blanche et la substance grise forment des masses considérables dans l'encéphale : comme il serait trop long d'indiquer ici les différentes places qu'elles y occupent, nous nous réservons d'y revenir en anatomie descriptive.

Dans la moelle, la substance blanche forme deux cylindres juxtàposés, aplatis vers leur face interne et unis entre eux en dedans et en avant par une lame mince, la commissure blanche ; la substance grise forme deux croissants qui se regardent par leur convexité, et sont réunis par une lame mince qui double en arrière la commissure blanche ; l'extrémité antérieure de chaque croissant, recouverte de substance blanche, se dirige vers le sillon collatéral antérieur ; leur extrémité postérieure arrive jusqu'au fond du sillon collatéral postérieur.

Les ganglions sont presque uniquement composés de substance grise ; c'est au contraire la substance blanche qui compose la plus grande partie des nerfs ; on ne trouve quelques filets de substance grise que dans les nerfs ganglionnaires.

A. *Substance blanche ou fibreuse.* 1° Suivant les deux frères Wenzel, la substance nerveuse est formée par la réunion de corpuscules adhérents entre eux, arrondis et semblables à ceux qu'ils ont décrits dans les muscles, le foie, la rate, etc., etc. Mais personne ne partage leur opinion, et tous les micrographes affirment d'un commun accord que la substance nerveuse est généralement fibreuse.

2° Della-Torre, Bauer, Home, Weber, Milne-Edwards décrivent ces fibres comme formées de granulations alignées les unes à la suite des autres et maintenues réunies par un fluide visqueux. Ces globules sont de dimensions variables suivant les parties dont ils proviennent ; très-volumineux au cerveau, ils vont s'amoindrissant par degrés du cerveau au cervelet, de celui-ci à la moelle allongée, à la moelle épinière et aux nerfs, où ils sont les plus petits de tous. Par leur alignement à la manière des grains d'un chapelet, ils représentent des *fibres pleines.*

Suivant Prochaska, les dimensions des globules varient non pas d'un organe à l'autre, mais d'un point à un autre du même organe. Ainsi, dans le cerveau comme dans le cervelet, comme dans les nerfs, on trouve des globules de volume variable.

3° Leeuwenhoeck, le père de l'anatomie microscopique, émit d'abord une opinion qui se rapproche beaucoup de la précédente ; mais sur la fin de sa vie, il la modifia entièrement. En examinant les nerfs des différents animaux, il les trouva composés de tubes parallèles et longitudinaux, ou décrivant parfois des ondulations. Ces idées sur la nature des fibres nerveuses ont été adoptées par les micrographes les plus éminents, il suffit de citer les noms de Ledemuller, Borelli, Fontana, Remak, Purkinje, Ehrenberg, Mandl, etc., etc.

Suivant Fontana, les fibres nerveuses primitives sont des tubes cylindriques formés de deux membranes d'enveloppe et d'un filament central.

L'enveloppe extérieure est inégale, raboteuse ; la seconde enveloppe est transparente, comme huileuse ou gélatineuse. Enfin l'un des cylindres est occupé par un filament central solide que Remak et Purkinje ont pu isoler de ses deux enveloppes.

Les recherches sur la nature des fibres nerveuses ne se sont pas arrêtées là.

Suivant Ehrenberg, les fibres primitives du cerveau et de la moelle, ainsi que celles du nerf optique, du nerf olfactif et du nerf auditif, ont une particularité qui les distingue de celles de tous les autres nerfs. C'est que la moindre compression les fait paraître renflées de distance en distance et amincies dans les intervalles ; elles ressemblent à des colliers de perles. Erhenberg les a appelées pour cette raison fibres *variqueuses.*

D'un autre côté, Remak et Muller ont reconnu dans le grand sympathique des fibres qu'ils appellent *grises* ou *organiques*, qu'ils supposent naître des ganglions et desquelles ils font dépendre les actes nutritifs. Elles diffèrent des fibres sensitives et motrices en ce qu'elles sont plus déliées, qu'on n'y peut établir de différence entre le tube et le contenu, qu'elles sont si transparentes qu'on n'en aperçoit les limites qu'à l'aide d'une forte ombre. Enfin elles sont latéralement parsemées de petits *corpuscules* arrondis ou ovales, ce qui constitue leur caractère spécial. Ces fibres se retrouvent aussi dans les nerfs céphalo-rachidiens ; Remak et Müller supposent qu'elles leur ont été envoyées par le grand sympathique.

Ainsi, d'après Ehrenberg, les *varicosités* serviraient à faire reconnaître dans le système nerveux les fibres qui appartiennent à l'axe cérébro-rachidien et aux trois nerfs sensoriels. Et d'après Remak et Müller, les *granulations latérales* seraient le caractère propre des fibres du grand sympathique.

M. Mandl ne partage pas leur opinion ; pour lui toutes les fibres nerveuses primitives sont à *simple contour* ou à *double contour.*

Les fibres à double contour se reconnaissent aux caractères suivans : à côté de la ligne *extérieure* qui indique leurs limites, on observe une ligne *intérieure* qui indique la limite de leur contenu. Elles sont particulières aux animaux vertébrés, mais on les observe dans tous les points de leur système nerveux. Elles deviennent *variqueuses* par la compression, ce qui prouve que les varicosités ne sont pas un attribut spécial des centres et des nerfs sensoriels.

Les fibres à simple contour deviennent aussi variqueuses par la compression et le séjour dans l'eau. M. Mandl les a rencontrées dans tout le système nerveux, mais surtout dans le grand sympathique. Il les appelle pour cela fibres grises. Ici les observations de cet habile micrographe ne nous semblent pas différer essentiellement de celles de Remak et Müller.

B. *Substance grise ou granuleuse.* — Les fibres primitives composent à elles seules toute la substance blanche du système nerveux. Mais quels sont les élémens de la substance grise?

Ehrenberg la décrit comme formée d'un réseau vasculaire extrêmement serré et ténu, et d'une substance à granules très fins dans laquelle sont logés çà et là des grains beaucoup plus gros. Ces derniers varient dans leur forme : plus ou moins ovoïdes, arrondis d'un côté et terminés en queue de l'autre, ils sont rangés les uns à côté des autres , leurs extrémités arrondies étant dirigées en dedans vers la substance blanche, et leurs prolongemens caudiformes regardant en dehors vers la substance grise. Ces globules sont toujours formés d'un parenchyme granuleux où existe une matière semi-fluide et transparente. Au milieu se trouve un noyau rond transparent aussi. Au centre du noyau on aperçoit un petit nucléus arrondi et solide.

Ehrenberg décrit en outre des fibres primitives dans la substance grise ; mais, d'après Valentin, si la substance blanche est purement fibreuse, la substance grise est purement granuleuse. Le mélange des granulations et des fibres donne naissance à la substance jaune décrite par Rolando.

Marche des fibres primitives.

L'indépendance de chaque fibre nerveuse élémentaire, depuis l'axe cérébro-rachidien jusque dans les organes, était admise *à priori* par Willis, Boerhaave, Lamark, etc., pour expliquer l'individualité de chaque sensation. La pathologie, les expériences, les recherches microscopiques sont venues sanctionner cette prévision.

Déjà Fontana, et plus tard MM. Prévot et Dumas, avaient remarqué que les fibres primitives des nerfs ne s'unissent point ensemble dans le faisceau et qu'elles ne font qu'y marcher côte à côte, lorsque Kronenberg vint traiter cette question *ex professo*, et faire ressortir tout ce que cette observation avait d'important pour la mécanique du système nerveux.

Dans les anastomosés et les plexus, un certain nombre de fibres quittent un tronc pour se placer à côté des fibres d'un tronc voisin ; mais jamais il n'y a confusion d'une fibre avec une autre. Chacune garde son indépendance.

Terminaison des fibres primitives.

La continuation des fibres primitives des conducteurs nerveux avec les fibres primitives des centres est un fait acquis depuis les travaux d'Ehrenberg. Nous n'avons donc plus qu'à nous demander comment se terminent les fibres nerveuses 1° au centre, 2° à la périphérie.

1° Au centre. Toutes les fibres nerveuses ont leur terminaison centrale à l'encéphale, aucune ne se termine à la moelle.

La manière dont s'effectue cette terminaison a été indiquée par Valentin. Parmi les fibres nerveuses de la moelle, celles qui lui viennent des nerfs par son extrémité se portent en avant, celles qui lui viennent latéralement par les nerfs supérieurs se dirigent d'abord transversalement jusqu'à sa substance grise, puis elles continuent leur marche jusqu'à l'encéphale.

A l'encéphale, les fibres nerveuses, arrivées à la substance grise, s'infléchissent encore, puis se continuent deux à deux, en formant des anses terminales. C'est le mélange des anses terminales avec la substance grise qui forme la substance jaune dont le rôle, comme on le voit, a une grande importance dans le système nerveux.

2° A la périphérie. Les fibres nerveuses primitives se terminent à la périphérie.

A. Isolément. Ce mode de terminaison s'observe dans les yeux des insectes et des crustacés. Là chaque fibre nerveuse se rend à un cristallin conique qui lui correspond par son sommet. Les cônes sont séparés les uns des autres par du pigment.

Dans les yeux des seiches (mollusques), qui sont conformés, du reste, comme ceux des vertébrés, la rétine est composée de fibres primitives qui se terminent isolément au-devant du corps vitré et sont séparées les unes des autres par du pigment ; elle représente une véritable mosaïque.

On voit aussi, au dire de Henle et Kœllker, les fibres nerveuses se terminer isolément dans les corpuscules de Pacini que l'on rencontre chez l'homme sur les nerfs de la paume des mains et de la plante des pieds.

B. En anses. Quelquefois deux fibres primitives du même nerf se continuent par des anses d'inflexion. Nous avons noté ce mode de terminaison dans l'encéphale, on le retrouve aussi à la périphérie sur les nerfs de l'iris et du ligament ciliaire (Valentin) ; dans le vestibule et le limaçon (Breschet) ; dans les muscles (Prévost et Dumas), c'est le mode de terminaison le plus général.

D'autres fois, comme Ernest Burdach l'a observé à la peau, les fibres primitives d'un nerf se continuent en anses avec celles d'un nerf voisin.

C. En treillage. Savi a observé ce mode de terminaison sur les fibres nerveuses primitives de l'organe électrique de la torpille. Celles-ci, en se bifurquant et se réunissant les unes aux autres, forment des mailles octogones dont l'ensemble a la figure d'un treillage.

Nous ne reviendrons pas sur la chimie organique du système nerveux, et nous passons de suite à son développement.

SECTION III.

DÉVELOPPEMENT DU SYSTÈME NERVEUX.

A. *Développement des différentes parties.* — Les différentes parties du système nerveux se développent-elles successivement ou toutes à la fois, et si elles se développent les unes après les autres dans quel ordre deviennent-elles visibles ? Telle est la question que nous allons examiner, question difficile et où les opinions contradictoires ne manquent pas.

1° Suivant Malpighi et Meckel, c'est la moelle qui se développe en premier lieu. Malpighi observa sur un embryon une *fibrille* centrale dont l'apparition lui sembla antérieure à celle de tout le reste du système nerveux. Il crut que cette fibrille centrale n'était autre chose que la moelle à l'état rudimentaire. D'un autre côté, Meckel conclut de ses observations sur le poulet que la moelle épinière se montre la première et paraît être la matrice de tout le système nerveux.

En effet, dit-il, on trouve bien la moelle sans cerveau, mais jamais le cerveau sans la moelle, pas plus chez les animaux que chez les monstres humains. Lorsqu'il y a des nerfs sans cerveau ni moelle, ces deux organes existaient antérieurement, ou le défaut n'était que partiel. Nous reviendrons sur ces assertions.

2° Rolando croit, d'après ses recherches, que la moelle allongée est la partie du système nerveux qui apparaît tout d'abord ; et il la regarde comme un centre d'où s'irradient l'encéphale en haut, et la moelle épinière à son extrémité inférieure.

3° Aucun anatomiste, que nous sachions, n'a accordé au cerveau la priorité du développement.

4° Ackerman, se fondant sur des idées théoriques plutôt que sur l'observation, admet que le système nerveux commence par le grand sympathique et spécialement par le ganglion cardiaque. Il pense que le grand sympathique se forme en premier, parce qu'il est nécessaire, pour animer le cœur, qui représente, pour lui, le centre de la vie organique. Le cerveau et le cervelet se forment ensuite, puis la moelle allongée et la moelle.

5° Mais l'opinion qui maintenant range autour d'elle le plus de partisans est celle qui a été développée avec un talent remarquable par M. le professeur Serres. Suivant lui, le système nerveux se développe de la périphérie au centre.

Les nerfs apparaissent en premier lieu : puis ce sont les ganglions qui se développent. La moelle est représentée plus tard par deux cordons séparés d'abord, réunis ensuite sur la ligne médiane. C'est alors qu'on voit se former dans le crâne les deux pédoncules cérébraux, qui viennent se réunir comme la moelle et former consécutivement deux bulbes arrondis qui deviennent les tubercules quadrijumeaux, deux autres plus en avant, qui sont les rudiments des hémisphères cérébraux ; enfin, deux lames transversales en arrière qui représentent les premiers vestiges du cervelet.

M. Serres va chercher ses preuves dans l'étude des embryons et dans celle des monstres.

On rencontre des nerfs tout formés et des ganglions distincts chez les jeunes têtars de grenouilles, alors que la matière liquide composant la moelle épinière et le cerveau est si imparfaitement élaborée qu'aucune forme n'y est encore appréciable. Chez l'embryon de poulet, on aperçoit distinctement le nerf optique avant les quatrième et cinquième jour de l'incubation, tandis que l'encéphale demeure fluide et transparent jusqu'aux huitième et neuvième jour.

Chez les anencéphales, on trouve des nerfs parfaitement développés, et cependant le cerveau manque. Le nerf grand sympathique est mieux conformé chez ces monstres que dans les embryons, dont le système nerveux est complet. Chez eux, on rencontre toujours le pneumogastrique au cœur, aux poumons, à l'œsophage, etc., le grand hypoglosse, le glosso-pharyngien dans la langue et le pharynx, le spinal dans le trapèze, etc.

Dumoulin a observé de son côté que le défaut de la moelle n'empêche pas plus le développement du grand sympathique et des nerfs spinaux que le défaut de l'encéphale n'empêche celui des nerfs crâniens.

Les nerfs se développent donc indépendamment des centres nerveux. Suivant M. Serres, ils se forment d'abord à la circonférence, c'est-à-dire dans les organes auxquels on suppose généralement qu'ils se distribuent, et ce n'est que consécutivement qu'ils viennent s'insérer sur l'axe cérébro-spinal. Il en résulte qu'un nerf peut faire défaut entre l'axe cérébro-spinal et l'organe auquel il appartient et exister néanmoins dans cet organe ; tandis que s'il fait défaut dans cet organe, il n'est développé nulle part. Les occasions de vérifier cette assertion n'ont pas manqué, et malgré quelques faits allégués contre elle par Rudolphi, Bischoff, etc., elle a résisté à l'épreuve de l'expérience.

B. *Développement des différentes substances.*—Des deux substances blanche et grise qui composent le système nerveux, quelle est celle qui se développe la première ?

1° Suivant Gall et Spurzeim, la priorité appartient à la substance grise. C'est elle qui, pour nous servir de leur expression, est la matrice de la substance blanche ; elle est l'origine et l'aliment de toutes les fibres nerveuses.

Cette opinion serait difficile à justifier complètement par les faits. On comprend que l'on arrive par une série d'observations à établir que l'une des deux substances se développe avant l'autre ; mais comment prouver que l'une donne naissance à l'autre et la nourrit ?

Aussi, tous les anatomistes qui depuis Gall se sont occupés de névrogénie n'ont-ils cherché à résoudre le problème que dans les termes où nous l'avons posé.

2° Tous sont arrivés à une conclusion opposée à la sienne, et c'est maintenant un des faits les mieux démontrés que la substance blanche se développe avant la substance grise.

Rolando s'exprime ainsi : « J'ai observé plusieurs fois que les premiers « rudiments du système nerveux et des parties qui forment l'encéphale « dans l'œuf soumis à l'incubation ne laissent pas apercevoir la moindre « trace de substance grise, tandis qu'aux premières heures on y découvre de la substance médullaire. » Tiedmann, Desmoulins, Tréviranus, etc., ont fait des observations analogues.

Enfin, les recherches de M. Serres ont porté le dernier coup à l'opinion soutenue par Gall. S'il est vrai que les nerfs ont déjà acquis un grand développement lorsque l'axe cérébro-spinal est encore liquide, et que les ganglions ne sont pas formés, à une époque, par conséquent, où il n'existe nulle part aucun amas de substance grise, d'où leur vient la substance blanche qui les compose ? n'est-elle pas primitive ? Il est vrai que Gall admet à l'extrémité de chaque nerf une substance pulpeuse qu'il compare à la substance grise du cerveau ; mais c'est une hypothèse dénuée de toute espèce de preuves, et que les recherches microscopiques sur la terminaison des nerfs ont renversée de fond en comble.

C. *Développement général.* — C'est une opinion en faveur parmi les anatomistes allemands, que l'axe cérébro-spinal de l'homme, dans sa formation et son développement successifs, passe par une série d'états qui caractérisent le même appareil dans les diverses classes d'animaux.

Ainsi, l'axe cérébro-spinal humain représente d'abord celui des poissons, puis celui des reptiles, plus tard celui des oiseaux, et ce n'est qu'à travers ces transformations successives qu'il arrive à son développement parfait. Ces vues sont plus ingénieuses que sévèrement déduites de l'observation.

CHAPITRE V.

SYSTÈME OSSEUX.

SECTION Ire.

DESCRIPTION GÉNÉRALE.

Le système osseux, formé par des parties d'une dureté pierreuse, est la base sur laquelle reposent tous les autres systèmes.

L'ensemble des parties dont il se compose, réunies par des ligaments, constitue le squelette.

On remarque dans le squelette une colonne centrale (la colonne vertébrale), terminée en haut par un renflement (le crâne et la face), et en bas par une pyramide renversée (le sacrum et le coccyx).

Elle contribue en avant à limiter deux cavités osseuses (le thorax et le bassin), auxquelles sont appendus quatre prolongements (les membres thoraciques et pelviens).

Les différentes pièces du système osseux, l'os hyoïde excepté, sont donc partout contiguës. Toutes sont des os longs, des os larges ou des os courts. Une seule dimension domine dans les premiers la longueur; deux s'observent en proportion à peu près égale dans les seconds, la longueur et la largeur. Ces deux dernières dimensions et l'épaisseur caractérisent les os courts.

Tous ces os sont composés de deux parties, l'une compacte où tous les éléments de l'os sont rapprochés, tassés les uns contre les autres, et ne laissent entre eux que des espaces étroits et canaliculaires; l'autre spongieuse, formée de lames, dont chacune est traversée comme la partie compacte par d'étroits canaux, mais qui s'entrecoupent toutes mutuellement, de manière à intercepter des espaces cellulaires.

Os longs. Les os longs appartiennent en général à l'appareil locomoteur, où ils forment des bras de levier, mus par les muscles en différentes directions; tous sont placés dans les membres. On les voit successivement diminuer de longueur et augmenter en nombre de la partie supérieure aux extrémités. Il résulte de cette disposition que le haut des membres est caractérisé par l'étendue et le bas par la multiplicité des mouvements.

Ces os ont tous une conformation analogue. Ils sont étroits, arrondis au milieu, épais et volumineux aux extrémités.

Grâce à leur volume, les extrémités des os longs peuvent servir aux articulations, aux insertions des ligaments et des muscles, et à la réflexion des tendons qu'elles éloignent du parallélisme.

Le corps de l'os ne présente aucune éminence. On y voit des lignes saillantes qui ôtent à l'os sa forme cylindrique, lorsqu'elles sont très-marquées.

En général ces lignes séparées par des surfaces planes sont au nombre de trois sur chaque os long ; elles ne conservent pas la même direction d'une extrémité à l'autre, car le corps de presque tous les os longs est comme tordu sur lui-même.

Il est parcouru suivant son axe par un large canal qui offre à l'os deux avantages : A. d'augmenter sa solidité, car on sait que de deux tiges de même masse, l'une creuse, l'autre pleine, la première est plus résistante que la seconde ; B. d'augmenter son volume sans augmenter son poids.

Le corps des os longs est presque uniquement formé de tissu compacte.

A la partie moyenne, il a une grande épaisseur et compose tout le cylindre osseux ; mais à mesure qu'on s'approche des extrémités, on le voit s'amincir et se résoudre en une couche feuilletée, qui recouvre à l'extérieur le tissu spongieux.

Le canal central et les extrémités de l'os contiennent du tissu spongieux.

Dans le canal, ce sont des filaments déliés continus à la portion compacte qui forme le cylindre osseux. Rares et semés comme au hasard dans le milieu du canal, ces filets se rapprochent entre eux et forment un véritable réseau à mesure qu'ils s'éloignent de ce milieu. De là le nom de tissu réticulaire par lequel on l'a désigné, bien qu'il ne soit qu'une modification du tissu spongieux.

Aux extrémités, ce sont des lames entrecoupées continues d'un côté avec les filaments du tissu réticulaire, et recouvertes de l'autre par la couche mince de tissu compacte que nous avons vue se prolonger sur les extrémités.

Os plats. Les os plats servent peu à la locomotion, la nature les destine surtout à former des cavités, comme celles du crâne, du bassin, etc. Ils sont presque tous contournés sur eux-mêmes, concaves et convexes, en sens opposés. Leur courbure est une cause de résistance très-puissante, car elle décompose les chocs en deux forces, dont l'une suit la direction du choc et l'autre la direction de la courbe. C'est ainsi que les percussions du crâne agissent dans la direction du choc, pour produire les enfoncements, et dans la direction de la courbe, pour produire les fêlures. Or, l'un de ces deux effets serait plus sûrement obtenu si le choc allait tout entier à son adresse.

Tous les os plats offrent deux surfaces et une circonférence. Suivant qu'elles servent à des insertions musculaires ou se trouvent recouvertes par des aponévroses, des membranes, etc., ces surfaces sont raboteuses ou lisses.

Dans les os plats, le tissu compacte forme deux lames extérieures, dont l'épaisseur est moyenne entre celle du milieu des os longs et celle des extrémités de ces mêmes os.

Entre ces deux lames se trouve le tissu spongieux semblable, en général, à celui de l'extrémité des os longs; épais à la circonférence, quelquefois nul au milieu de l'os où les deux lames compactes sont alors juxtaposées.

Os courts. Les os courts sont placés dans les parties où doivent se trouver réunies la mobilité et la solidité, à la colonne vertébrale, au tarse, etc. Toujours peu volumineux, ils se trouvent ramassés en grand nombre dans les régions qu'ils occupent. Rien n'est constant ou uniforme dans leur conformation. Celle-ci est accommodée à la variété de leurs usages. A l'extérieur ils présentent beaucoup de cavités et d'éminences nécessaires à leurs nombreuses articulations, aux insertions musculaires et ligamenteuses, etc.

Dans ces os, une légère couche de tissu compacte forme l'enveloppe extérieure; le reste de l'os est composé de tissu spongieux, et, sous ce rapport, ils ressemblent aux extrémités des os longs.

Os sésamoïdes. On appelle ainsi des os d'un petit volume, qui se développent dans les organes fibreux, soit dans un tendon, comme la rotule, ceux des jumeaux, du péronier, etc., soit dans un ligament, comme ceux qui sont placés au devant des articulations phalangiennes, métacarpo-phalangiennes, etc.; par leur forme, ils se rattachent aux os courts.

Dans les membres supérieurs, on n'en voit guère qu'à la main : deux vers l'articulation du pouce avec le premier métacarpien, un à l'articulation analogue au doigt indicateur, un à celle du petit doigt, un autre à l'articulation phalangienne du pouce.

Dans les membres inférieurs, ils sont plus nombreux. On en observe deux sur chaque condyle du fémur dans les tendons des jumeaux ; un dans le tendon du droit antérieur, c'est la rotule. Les tendons du jambier postérieur, du long péronier, ont aussi leurs sésamoïdes. Enfin, on en trouve un grand nombre sous les articulations métatarso-phalangiennes et phalangiennes des orteils.

Ils sont généralement arrondis, n'excédant presque jamais le volume d'un pois.

Ils éloignent leurs tendons du centre de mouvement, facilitent leur glissement sur les os, garantissent les articulations et concourent quelquefois à leurs mouvements.

Ici, comme dans les os courts, le tissu compacte forme l'enveloppe extérieure, enveloppe mince et renfermant le tissu spongieux qui compose la presque totalité de l'os. Mais au milieu de ce tissu on distingue encore la base fibreuse qui lui a servi de réceptacle ; les fibres du tendon où s'est développé le sésamoïde semblent le pénétrer par en haut et se continuer au-dessous de lui à travers sa substance.

Quelques os, comme l'occipital, le sphénoïde, etc., réunissent les caractères des os courts et des os plats ; d'autres, comme les côtes, ont la forme des os longs et offrent à l'intérieur l'organisation des os courts. Il suffit de signaler ces exceptions.

Éminences osseuses. A. Les unes sont des éminences d'insertion. Elles sont très-multipliées dans les os, et ne donnent attache qu'à des tissus fibreux, aponévroses, tendons, etc. Elles sont d'autant plus volumineuses que le système musculaire est plus développé. Ce sont des tubérosités, des lignes, des crêtes, etc.

B. D'autres sont des éminences de réflexion. Elles sont situées sous le passage des tendons au moment où ils se dévient de leur direction primitive. Quelquefois elles forment des échancrures converties en anneaux par des ligaments. Exemple : la tubérosité de l'ischion, l'extrémité malléolaire du péroné, le crochet de l'apophyse ptérygoïde, etc.

C. Nous parlerons des éminences d'impression en même temps que des cavités du même nom.

Dans les éminences osseuses, le tissu compacte est en général plus abondant qu'ailleurs, mais il domine surtout dans les éminences d'insertion.

Le tissu spongieux ne s'observe que dans les plus volumineuses.

Cavités osseuses. A. On appelle cavités d'insertion celles qui servent aux attaches des aponévroses, des tendons, des ligaments, etc. Je citerai les cavités ptérygoïdes, digastriques, etc.

B. Les cavités de réception servent à recevoir un organe, à le loger et le garantir : telles sont les fosses du crâne, des os iliaques, les cavités des glandes sous-maxillaires, lacrymales, etc.

C. Les cavités de glissement sont des rainures plus ou moins profondes où glissent les tendons pour se rendre à leurs points d'attaches : telles sont les rainures du calcanéum où glissent les fléchisseurs du pied, la coulisse bicipitale de l'humérus, etc.

D. Les cavités d'impression sont de même nature que les éminences du même nom. Lorsqu'un organe est protégé par un os, tous deux sont moulés exactement l'un sur l'autre ; les saillies de l'un sont reçues dans les dépressions de l'autre et réciproquement. C'est ainsi que dans les os du crâne, aux circonvolutions cérébrales correspondent des cavités, aux anfractuosités des éminences. Ce sont ces cavités et ces éminences qu'on appelle cavités et éminences d'impression.

Il est probable, quoi qu'en dise Bichat, que l'organe avec lequel elles sont en rapport, n'est pas étranger à leur développement. Elles manquent dans les os du crâne quand le cerveau ou même les circonvolutions cérébrales font défaut.

E. Les cavités de transmission sont spécialement destinées à des vaisseaux et à des nerfs qui les traversent pour se rendre à leurs organes. Elles affectent tantôt la forme de trous, tantôt celles de conduits, de fentes, etc.

F. Les cavités de nutrition comprennent les canalicules de l'os, les cellules de la substance spongieuse et le canal central des os longs. Nous avons déjà parlé de ces parties ; ce que nous avons à ajouter concerne l'anatomie de structure.

Toutes ces cavités sont tapissées d'une couche compacte, aussi bien les trous et les conduits que les dépressions, les rainures, etc.

Eminences et cavités articulaires. — Les différentes pièces du squelette sont contiguës entre elles par des éminences et des cavités conformées de manière à s'adapter exactement les unes aux autres.

A. Tantôt c'est une éminence sphérique convexe qui est plus ou moins complètement reçue dans une cavité sphérique concave, comme la tête du fémur et celle de l'humérus dans les cavités cotyloïde et glénoïde de l'os iliaque et du scapulum.

B. Tantôt c'est une éminence ellipsoïde convexe qui est reçue dans une cavité ellipsoïde concave comme le condyle de la mâchoire inférieure dans la cavité glénoïde du temporal. A l'articulation radio-carpienne l'éminence et le cavité ellipsoïdes sont formées par plusieurs os réunis.

C. Tantôt l'éminence est un cylindre, la cavité un anneau moitié osseux et moitié fibreux. Telles sont, d'un côté, l'apophyse odontoïde et la tête du radius, de l'autre les anneaux ostéo-fibreux de l'axis et du cubitus qui les reçoivent.

D. Mais il peut arriver qu'une même extrémité articulaire offre à la fois des éminences et des cavités, qu'elle soit ici convexe, là concave pour répondre à des parties inversement convexes et concaves de l'os correspondant.

Tantôt ces extrémités forment des demi-mortaises comme à l'articulation du trapèze avec le premier métacarpien ; tantôt des mortaises complètes, comme à l'articulation tibio-tarsienne, ou bien comme aux articulations fémoro-tibiale et huméro-cubitale des poulies, des charnières au moyen desquelles les os s'emboîtent les uns dans les autres.

E. Cet ensemble d'éminences et de cavités forme quelquefois sur ces mêmes os des inégalités, des dentelures qui s'engrènent avec des inégalités et des dentelures semblables sur un autre os. C'est au crâne seulement qu'on observe cet engrenage réciproque des surfaces articulaires.

F. Enfin les os peuvent être en rapport par des surfaces presque pla-

nes, comme celles des os du carpe et du tarse, la tête du péroné, etc.,
la symphyse du pubis, le corps des vertèbres, etc.

La plupart de ces éminences et de ces cavités ne sont pourvues que
d'une lame mince de tissu compacte, mais l'os n'en est pas moins solide,
car presque toutes sont recouvertes d'une couche cartilagineuse.

SECTION II.

STRUCTURE DU SYSTÈME OSSEUX.

Lorsqu'on fait macérer un os dans l'acide chlorhydrique affaibli, on
le réduit à une base organique qui ressemble sous tous les rapports à la
substance cartilagineuse. Le cartilage osseux conserve la forme de l'os,
est mou, flexible, élastique, etc.

Si, au contraire, on fait macérer l'os dans la potasse caustique, ou si
on le brûle, on le réduit en matières terreuses qui conservent aussi la
forme de l'os, sont blanches, friables, etc.

Le tissu osseux est donc composé d'une substance chondro–calcaire,
sans que l'on sache au juste la manière dont ces deux éléments sont as-
sociés.

1° *Lamelles osseuses.* — Cette substance apparaît dans tous les os
sous forme de lamelles ; les recherches microscopiques ont fait justice
des prétendues fibres osseuses. Les lamelles ont une épaisseur qui
varie de 0,0020 à 0,0035 ligne.

Dans la substance compacte, elles sont planes ou concentriques suivant qu'on les examine sur des os plats ou cylindriques. Elles sont stra-
tifiées en couches épaisses, ce qui donne à cette partie de l'os la densité
et la solidité qui la caractérisent.

Dans la substance spongieuse, ces lamelles sont planes, adossées les
unes aux autres, mais elles ne forment par leur réunion que des lames
minces et fragiles.

Enfin, dans la substance réticulaire, les lamelles ont plus de longueur que de largeur, et leur ensemble apparaît sous forme de filaments étroits ou trabécules.

2° *Canalicules, cellules et canal central des os.* — A. *Canalicules.*
— Entre les lamelles qui forment les couches du tissu compacte, les
lames du tissu spongieux et les trabécules du tissu réticulaire, il existe
des espaces canaliculaires qu'on appelle conduits nourriciers, canalicules osseux ou médullaires.

Ces canalicules ont un diamètre variable : les plus gros sont visibles
à l'œil nu ; le diamètre des plus petits est de 0,005 à 0,002 ligne. Leur
lumière est ronde ou elliptique. Autour d'eux, les lamelles osseuses changent de direction et deviennent concentriques à leur axe.

Les plus volumineux sont appelés par Bichat conduits nourriciers du
premier ordre. Il y en a un pour chacun des os longs ; ils vont de la
surface de l'os à son canal central.

D'autres, les conduits nourriciers du deuxième ordre, vont en grand nombre de la surface de l'os aux cellules du tissu spongieux.

Enfin, les plus petits, qui n'ont point échappé aux anciens anatomistes, bien qu'ils aient été mieux décrits de nos jours, commencent soit à la surface de l'os, soit aux parois du canal central, soit aux cellules du tissu spongieux, et parcourent l'os en différents sens. Les uns se terminent en cul-de-sac : ce mode de terminaison ne s'observe que dans les os longs au voisinage des extrémités articulaires revêtues des cartilages. Les autres forment des plexus : ceux qui viennent des petits orifices de la surface de l'os s'anastomosent avec ceux qui tirent leur origine des cellules ou du canal central, et qui marchent en sens inverse. Ces anastomoses donnent naissance à des réseaux à mailles plus ou moins larges, comme on les observe dans les vaisseaux capillaires.

La direction des canalicules est surtout remarquable dans les os longs : là ils marchent parallèlement et donnent à l'os une apparence striée ou fibreuse. C'est ce qui en a imposé aux anatomistes qui ont décrit des fibres osseuses.

B. *Cellules.* — Les lames du tissu spongieux interceptent des espaces cellulaires qui sont tantôt quadrilatères, tantôt arrondis, ovales, etc.; ces cellules ont de 0,50 à 0,80 ligne dans toutes leurs dimensions; elles communiquent toutes ensemble; elles sont aussi en communication avec les canalicules, qui parcourent l'intérieur même des lames qui les limitent, et avec le canal central dans les os longs.

C. *canal central.* — Le canal central du corps des os longs a une forme cylindrique; sa direction est la même que celle de l'os. Vers les extrémités, il est traversé par les trabécules du tissu réticulaire, qui n'est qu'un ensemble de cellules largement ouvertes les unes dans les autres. Il communique non seulement avec les espaces cellulaires du tissu spongieux, mais encore avec un grand nombre de canalicules qui s'ouvrent sur ses parois.

Miescher regarde les cellules du tissu spongieux comme des canalicules amplifiés et le canal central comme formé par la réunion de ces canalicules. Les aréoles du tissu réticulaire établissent une transition entre les cellules et le canal central. Les os nous apparaissent donc comme un tissu à structure lamellaire, creusé partout de conduits plus ou moins larges et communiquant ensemble. D'un côté, nous avons vu les cellules du tissu spongieux ouvertes les unes dans les autres communiquer avec le canal central des os longs, et, de l'autre, les canalicules qui parcourent l'os dans tous les sens s'ouvrir à la fois dans les cellules et le canal central. Il nous reste à parler de l'organe vasculo-médullaire qui remplit tous ces espaces.

3° *Organe vasculo-médullaire.* — Le périoste enveloppe les os dans tous les points qui ne sont pas encroûtés de cartilages. C'est une membrane extrêmement vasculaire dont nous avons déjà parlé. Les vaisseaux nombreux qui viennent se ramifier dans son épaisseur forment un réseau que les injections rendent très-sensible, surtout chez les enfants. C'est de ce réseau que partent les artères et les veines qui se répandent dans le tissu osseux.

Ces vaisseaux, en quittant le périoste, s'introduisent dans les canalicules par les différents orifices dont est criblée la surface de l'os.

Chaque canalicule osseux est tapissé par une membrane extrêmement fine, qui forme des mailles où sont emprisonnées des vésicules adipeuses; c'est du moins l'opinion de Henle, car Miescher professe que les canalicules contiennent de la graisse libre et sans enveloppe membraneuse.

Les plus petits de ces canalicules reçoivent sur leurs parois une foule de ramifications vasculaires; ceux qui ont un diamètre plus considérable sont, en outre, traversés suivant leur axe, soit par une ou plusieurs artères, soit par une ou plusieurs veines. Ces branches centrales ont ainsi entre elles et la paroi osseuse une couche de tissu cellulo-graisseux. Suivant Breschet, les veines ont une disposition particulière, et leur membrane interne est immédiatement en contact avec la paroi du canalicule qui leur sert de tunique externe.

Les vaisseaux arrivent aux cellules après avoir parcouru les canalicules volumineux qui s'y terminent. Les cellules, de même que les canalicules, sont tapissées par une membrane mince, délicate, et qui est surtout visible sur les os enflammés. Bichat nie son existence et dit n'avoir jamais rencontré dans les cellules que des rameaux vasculaires entrecroisés et laissant voir le tissu osseux à nu dans leurs intervalles. Ceux-ci forment, en effet, un réseau très-riche dans les cellules; ils baignent dans un liquide gélatiniforme, rougeâtre et plus fluide que la graisse des autres points du système médullaire.

Quelques cellules sont plus spécialement en rapport avec des veines : telles sont les cellules du corps des vertèbres, du diploé des os du crâne, etc. Là encore, suivant Breschet, leur tunique adhère au tissu osseux, sans interposition de liquide médullaire.

Enfin le canal central des os longs reçoit son artère du grand canalicule, qui est le conduit nourricier proprement dit; ce canal est recouvert par une membrane médullaire très-distincte et dont l'existence n'est contestée par personne.

Elle apparaît sous la forme d'une toile fine, transparente, tapissant toute la cavité, se repliant sur les trabécules du tissu réticulaire et circonscrivant des cellules qui communiquent toutes ensemble comme celles du tissu cellulaire. Ces cellules logent un grand nombre de vésicules adipeuses. La membrane médullaire est très-riche en vaisseaux : les uns se perdent à sa surface, les autres se réfléchissent dans les canalicules par les orifices de la paroi osseuse du canal central. Monro, Murray, Duvernay, etc., ont suivi des nerfs dans cette membrane.

La moelle du canal central des os longs se continue manifestement avec la moelle des cellules : toutes deux se prolongent dans les canalicules, et, comme la membrane médullaire de ces conduits se continue avec le périoste, on peut regarder les os comme enveloppés en dedans et en dehors et parcourus dans tous les sens par une membrane vasculaire qui ne diffère sur ses différents points que par son degré de condensation.

4° *Corpuscules osseux*. — Nous avons vu les lamelles chondro-calcaires du tissu osseux s'écarter pour recevoir les vaisseaux et la moelle. Dans certaines parties, on les voit en outre intercepter des espaces qui sont comblés par des dépôts calcaires et qu'on appelle corpuscules osseux. Ces corpuscules n'ont été bien étudiés que dans le tissu compacte. On sait que dans la partie compacte des os longs les lamelles osseuses sont concentriques les unes au canal central, les autres à chaque canalicule. Quand on examine au microscope une tranche bien polie de ce tissu, on voit que les lamelles concentriques manquent dans certains endroits et sont remplacées par de petits corps lenticulaires et grenus.

Pour déterminer la nature de ces corpuscules, il suffit de faire macérer l'os dans l'acide chlorhydrique ; la base calcaire disparaît, le cartilage reste, mais il offre des interruptions aux points qu'ils occupaient. Ce sont donc de petits os privés de base cartilagineuse, ou mieux des espaces interceptés par les lamelles osseuses et remplis par des sels de chaux.

Ils sont quelquefois ronds ou polyédriques, le plus souvent ovales et terminés en pointe aux deux bouts.

Dans les côtes de l'homme adulte, ils n'ont pas plus de 0,004 ligne de long sur 0,002 ligne de large ; dans les os du crâne ils ont 0,006, ou 0,0013 ligne sur 0,0010 ou 0,0022 ligne.

Ils sont généralement disposés en séries linéaires entre les canalicules dont ils suivent la direction.

Les corpuscules osseux à forme ovale dégénèrent peu à peu en fibres à leurs pôles pointus. D'autres filaments partent de leur pourtour et s'irradient en différents sens. On appelle canalicules calcaires ces fibres déliées, qui sont autant de prolongements filiformes des corpuscules dont ils partagent la composition chimique.

Nous avons vu dans un précédent chapitre que les corpuscules osseux devaient être regardés comme des cellules remplies de matières calcaires, et les canalicules calcaires comme les canaux poreux de ces cellules. Nous ne reviendrons pas sur ce sujet.

La structure du tissu osseux a été l'objet d'un grand nombre de travaux que nous avons passés sous silence pour ne pas porter la confusion dans un sujet déjà si compliqué.

Les *lamelles* osseuses n'ont été bien observées que par les micrographes. Gagliardi, Havers, Lassone, Duhamel, admettaient, il est vrai, la structure lamellaire des os ; mais c'est à Purkinje qu'on doit la meilleure description des lamelles.

Les *canalicules* étaient connus des anciens. Havers, Monro, Bichat,

Howship, les ont indiqués avec détail. C'est à M. Gerdy, à Miescher, Henle, qu'on doit d'avoir complété leur étude.

Les *corpuscules* osseux ont été découverts par Leewenhoek, puis retrouvés par Purkinje. Les veines des os ont été décrites avec soin par Fleury, Breschet, et les nerfs observés dans le canal médullaire par Monro, Duverney, etc. Nous allons voir que le développement des os n'a pas été poursuivi avec moins de persévérance.

SECTION III.

DÉVELOPPEMENT DU SYSTÈME OSSEUX.

Suivant la plupart des anatomistes, le développement des os présente trois périodes désignées sous les noms : d'état muqueux, d'état cartilagineux et d'état osseux.

1° Les uns entendent par l'état muqueux cette période de formation, où les os sont confondus avec les autres organes en une masse homogène, d'apparence muqueuse. Les autres donnent ce nom à une période plus avancée, où les os, prenant plus de consistance, se dessinent au milieu de la transparence générale des parties.

Si l'on accepte la première définition, l'état muqueux n'est pas particulier aux os, il leur est commun avec tous les autres organes. La seconde doit être rejetée, car, dès que les os sont apparents et distincts, ou bien, comme les os du crâne, les sésamoïdes, etc., ils ont une organisation cellulo-fibreuse, ou bien leur période cartilagineuse a déjà commencé.

2° L'état cartilagineux, suivant Howship et Béclard, n'est pas une transition nécessaire de l'état muqueux à l'état osseux; ils professent que les os du crâne et le centre des os longs ne passent pas par cette période. Mais, comme le fait observer Weber, les parties membraneuses qui tiennent la place des os du crâne dans le principe ne deviennent pas cartilagineuses sur tous leurs points à la fois ; le cartilage apparaît successivement dans chaque région à mesure que l'ossification va s'y montrer ; et pour s'assurer que cette phase de développement ne manque pas plus ici que dans le reste du squelette, il faut examiner chaque point d'ossification qu'on trouve toujours entouré d'un rebord cartilagineux.

Chez l'homme, l'état cartilagineux n'a jamais été bien étudié, et en général il a paru se développer simultanément dans les diverses pièces du squelette.

Chez les animaux il n'en est pas ainsi, et M. Dutrochet, à qui l'on doit des recherches intéressantes sur ce point d'ostéogénie, a remarqué que, chez la salamandre aquatique, la grenouille et le poulet, les corps des vertèbres apparaissaient en premier lieu, et qu'en général tous les cartilages osseux primitifs avaient la forme de deux cônes creux tronqués et adossés par leur sommet.

Dans les os plats et dans la plupart des os courts, le *bicône* cartilagineux a de suite la forme générale de l'os.

Dans les vertèbres il représente d'abord le corps vertébral, puis par une sorte de végétation excentrique il forme de chaque côté les lames, et postérieurement les apophyses transverses.

Dans les os longs il représente aussi le corps de l'os. Plus tard les bases du double cône se prolongent pour former les extrémités épiphysaires.

3° Les micrographes admettent deux phases successives dans le travail de l'ossification.

Dans la première, le cartilage, par une métamorphose cellulaire et sans changer de nature, s'organise à la manière des os.

Dans la seconde il se pénètre de sels calcaires.

A. Le premier phénomène qui se manifeste est la *lamellation du* cartilage. Chaque lamelle a les mêmes formes et les mêmes dimensions que dans les os.

Les *canalicules* se forment ensuite, marchent à la rencontre les uns des autres et s'anastomosent diversement.

Les *cellules* du tissu spongieux doivent naissance aux canalicules qui s'agrandissent et s'entrecroisent de manière à limiter des espaces quadrilatères, losangiques, etc., comme dans la partie spongieuse des os.

Enfin, le *canal central* des os longs est représenté dans le cartilage par un canal plus étroit, qui se forme lui-même au moment de l'ossification par la dilatation d'une série de canalicules.

Les *corpuscules osseux* apparaissent à la même époque dans le cartilage ; mais tandis que les canalicules, les cellules et le canal central contiennent déjà des vaisseaux et un liquide médulliforme, les corpuscules osseux attendent encore le dépôt calcaire qui doit les remplir.

C'est à cette période de son développement que l'os est le plus riche en vaisseaux.

B. A mesure que cette transformation s'opère dans le cartilage, les sels calcaires commencent à s'y déposer. Ils apparaissent au milieu de la substance cartilagineuse sous forme de grains obscurs, très-petits, le plus souvent isolés, quelquefois réunis en amas irréguliers. Schwann, à qui l'on doit ces observations, laisse indécise la question de savoir si la chaux, à cette époque, est libre ou combinée avec le cartilage. Plus tard cette combinaison n'est pas douteuse.

Le cartilage est déjà ossifié que les corpuscules osseux sont encore vides. Ils ne reçoivent leur dépôt calcaire que consécutivement.

Le premier point d'ossification apparaît dans la clavicule, le second dans la mâchoire inférieure ; les côtes, les vertèbres, les os du crâne s'ossifient successivement, et l'on peut dire, en thèse générale, que les os se forment d'autant plus vite qu'ils ont des fonctions plus précoces. Les mâchoires ne sont-elles pas utilisées dès la naissance ? Les vertèbres, le crâne, ne doivent-ils pas protéger immédiatement les centres nerveux ; les côtes, servir à la respiration ?...

Os longs. — C'est dans le milieu des os longs que l'ossification commence. On y voit paraître un petit cylindre osseux tubulé à son intérieur et déjà percé d'un trou nourricier qui reçoit de très-gros vaisseaux. C'est la *diaphyse*. Plus tard on voit se former aux extrémités un point osseux, l'*épiphyse*, qui s'accroit aux dépens de la portion cartilagineuse qui le sépare du noyau central, jusqu'à ce qu'il ait atteint ce noyau. Presque tous les os longs ont deux épiphyses principales, auxquelles se surajoutent plusieurs épiphyses complémentaires.

La soudure des épiphyses avec la diaphyse ne se fait pas à la même époque pour les deux bouts du même os. A. Bérard a fait sur ce sujet d'intéressantes recherches, desquelles il résulte que des deux extrémités d'un os long, c'est toujours celle vers laquelle se dirige le conduit nourricier qui se soude la première avec le corps de l'os; que dans un os long, qui n'a que deux points d'ossification, un pour une des extrémités, et l'autre pour la seconde extrémité avec le corps, l'extrémité qui s'ossifie ainsi, conjointement avec le corps, est encore celle vers laquelle se dirige ce conduit.

Os larges. — Parmi les os larges, ceux qui sont symétriques présentent souvent deux points d'ossification placés sur les côtés de la ligne médiane ; les os insymétriques se développent quelquefois par un seul point d'ossification, comme les pariétaux, d'autres fois par plusieurs, comme les temporaux.

Le noyau osseux se forme primitivement au centre du cartilage, puis il se porte par rayons divergents vers toute la circonférence, en formant des stries, comme les dentelures d'un peigne. C'est cette disposition qui devient l'origine des inégalités que présentent les sutures.

Les points d'ossification épiphysaires des os larges occupent la circonférence, mais il ne faut pas les confondre avec les os wormiens, qui en diffèrent essentiellement : 1° parce que leur réunion ne se fait point par soudure comme celle des épiphyses, mais par suture; 2° parce qu'ils n'offrent rien de constant, ni dans l'époque de leur origine, ni dans leur forme, ni dans leur grandeur, etc.

Os courts. — Ce sont les derniers à s'ossifier. Un très-grand nombre d'os courts sont encore cartilagineux à la naissance.

Ils ne sont pas privés d'épiphyses, comme l'a écrit Bichat, qui regarde celles-ci comme l'apanage exclusif des os longs : les vertèbres, le calcanéum, etc., en offrent des exemples. Ils se développent du reste comme les extrémités des os longs.

Éminences osseuses. — Suivant M. Serres toutes les éminences sont dues à des épiphyses complémentaires qui viennent se souder au corps de l'os.

A. Toute éminence d'insertion doit sa formation à une épiphyse distincte.

B. Toute éminence articulaire simple est formée par une seule épiphyse distincte aussi.

C. Toute éminence articulaire composée se forme par autant de pièces qu'il y a de condyles ou d'éminences distinctes qui la composent.

Cavités osseuses. — M. Serres a également formulé des lois générales sur l'ossification des cavités.

A. Toute cavité articulaire est formée de deux ou plusieurs pièces osseuses qui se réunissent et se confondent pour la constituer.

B. Tous les trous osseux sont des trous de conjugaison, c'est-à-dire formés par le rapprochement de deux ou plusieurs pièces osseuses isolées dans leur origine.

C. Tous les canaux osseux sont formés par la juxtaposition de gouttières ou de lames osseuses, également isolées dans l'origine.

Ces lois, comme le remarque avec raison M. Cruveilhier, comportent de nombreuses exceptions; mais on doit les conserver comme l'expression la plus générale des faits observés.

Quoi qu'il en soit, l'observation prouve que l'accroissement des os a lieu par suite des dépositions successives de matière osseuse autour du point primitivement ossifié.

On a fait à ce sujet des expériences que nous ne pouvons pas passer sous silence.

Duhamel ayant tourné un fil de fer autour de l'os d'un jeune animal, l'a vu recouvert peu à peu par la substance osseuse, et plus tard il l'a trouvé libre dans la cavité médullaire.

Hunter ayant perforé une diaphyse en deux endroits différents et ayant tué l'animal quelque temps après, constata que les deux ouvertures étaient encore à la même distance, bien que l'os eût augmenté de longueur.

Enfin, la propriété singulière que possède la garance de se combiner avec le phosphate calcaire a permis de faire autrement les mêmes expériences. Introduite dans le sang par les aliments, cette matière colore le sel calcaire, qui chez les animaux sert à renouveler les couches osseuses. Or, après quelque temps d'une semblable alimentation, on trouve sur une coupe des os cylindriques des couches internes non colorées : ce sont les anciennes; et des couches externes colorées : ce sont les nouvelles.

Une fois que l'animal arrive à l'âge adulte, les os se colorent encore, mais faiblement.

Il résulte de tous ces faits que les os s'accroissent en longueur par l'allongement de la diaphyse à ses *extrémités.* Qu'ils s'accroissent en épaisseur par la déposition à leur *surface* de nouvelles couches osseuses. Que par suite des progrès de l'âge, l'accroissement en épaisseur diminue. L'accroissement en longueur s'arrête avec la soudure des épiphyses.

Les os éprouvent des changements notables chez les vieillards. Les cavités internes des os longs, larges et courts, s'agrandissent par suite d'une résorption intérieure de la matière osseuse, de sorte que le squelette des vieillards est toujours moins pesant que celui des adultes. Les os du crâne s'amincissent, et quelquefois se perforent à mesure qu'on avance en âge. L'amincissement est dû à la disparition du diploé et à l'accolement des deux lames compactes. Quelquefois les surfaces articulaires des vertèbres et des membres inférieurs s'élargissent et s'aplatissent. La taille diminue en raison de l'aplatissement de ces os.

Les dents se rapprochent beaucoup des os par leur structure et leur composition chimique. Néanmoins leur véritable place est à côté des productions épidermoïdes; c'est avec elles que nous les étudierons.

CHAPITRE VI.

SYSTÉME CARTILAGINEUX.

SECTION Ire.

DESCRIPTION GÉNÉRALE.

On désigne sous le nom de cartilages des parties blanches, translucides ou opaques, flexibles, élastiques, et, après les os, les plus dures du corps humain. Comme les os, les cartilages servent à la locomotion et forment la charpente solide sur laquelle reposent les autres tissus.

Les uns, fixés sur les extrémités articulaires des différentes pièces du squelette, établissent la continuité de certains os et favorisent la contiguité des autres.

Les autres, confinés dans certains appareils, l'arbre respiratoire et les organes des sens, déterminent leur forme et constituent en quelque sorte leur squelette particulier.

Enfin, l'on sait qu'à une certaine époque de la vie fœtale tout le squelette est cartilagineux. Nous ne reviendrons pas sur les cartilages d'ossification; nous en avons longuement parlé dans le chapitre précédent.

Nous diviserons les autres en : 1° cartilages des articulations; 2° cartilages des organes.

Cette division, fondée sur leur siége anatomique, nous paraît la meilleure, car nous verrons plus tard que leur structure ne saurait établir entre eux des limites rigoureuses; mais en revanche celle-ci nous permettra de séparer des tissus fibreux certains cartilages qui semblent établir une transition entre les deux systèmes.

La plupart des cartilages sont d'un blanc laiteux. Réduits en lames minces, ils se laissent assez bien traverser par la lumière, et sont alors demi-transparents; quelques uns ont une coloration jaune et sont presque entièrement opaques. Quoique durs, ils se laissent facilement entamer par le scalpel. Ils sont élastiques; quand on dépasse la limite de leur élasticité, ils se brisent et leur cassure est nette et brillante.

Les cartilages articulaires n'ont point de forme qui leur appartienne; celle-ci est déterminée par les surfaces osseuses sur lesquelles ils s'appliquent. La disposition lamineuse prédomine chez eux.

Les autres ont, au contraire, une forme propre, et dans les organes où on les rencontre, le nez, l'oreille, le larynx, la trachée, etc., ce sont eux qui déterminent la forme générale de l'organe. Comme les premiers, ils sont disposés en lames, mais celles-ci sont recourbées, infléchies et diversement figurées.

1° *Cartilages des articulations.* — Les cartilages des articulations diffèrent suivant qu'on les examine dans les diarthroses, les synarthroses, les amphiarthroses.

A. *Cartilages diarthrodiaux.* — Dans les articulations mobiles les cartilages forment des lames qui recouvrent les surfaces osseuses. Ces lames ont une épaisseur d'autant plus grande que les surfaces osseuses sur lesquelles elles s'appliquent ont plus d'étendue : du reste, l'épaisseur n'est pas partout uniforme.

Sur les surfaces articulaires convexes elle est plus grande vers les parties centrales qu'à la circonférence où le cartilage s'amincit en se prolongeant davantage dans le sens de la flexion que du côté de l'extension. Au contraire, sur les surfaces articulaires concaves, les lames cartilagineuses sont plus minces au centre qu'au pourtour, où leur épaisseur est quelquefois augmentée par une bordure fibreuse, comme aux cavités glénoïde et cotyloïde du scapulum et de l'os iliaque.

Les cartilages diarthrodiaux ont une face adhérente et une face libre.

La face adhérente est en contact avec l'os et se fixe à lui si solidement, que l'os peut se rompre dans le voisinage sans que le cartilage cesse de lui adhérer. On a expliqué de différentes manières cette adhérence du cartilage à l'os.

De la Sône suppose que la partie du cartilage qui s'applique sur l'os participe de la nature de celui-ci, et qu'il y a une transition insensible du cartilage à l'os en allant de la superficie aux parties profondes; mais, comme l'a démontré Bichat, le cartilage et l'os ne sont pas continus, l'ébullition ou la macération dans l'eau pure ou aiguisée d'acide nitrique suffisent pour les détacher l'un de l'autre, et rendent évident qu'ils n'ont entre eux que des rapports de contiguïté. Mais cette contiguïté elle-même se fait-elle sans intermédiaire, ou bien y a-t-il entre les deux tissus une substance unissante, une couche de tissu cellulaire? M. Blandin s'exprime ainsi : « Les cartilages diarthrodiaux sont unis aux os par un tissu cellulaire extrêmement serré que la macération et les maladies développent et rendent très-évident. » C'est aussi l'opinion de M. Gerdy, qui explique par le gonflement de ce tissu cellulaire les fongosités qui, dans les tumeurs blanches, soulèvent d'abord le cartilage, le perforent et finissent par envahir la cavité articulaire.

La face libre des cartilages diarthrodiaux est lisse, luisante, humide comme les membranes synoviales. Aussi Hunter, Bichat, Béclard, etc., admettent-ils qu'elle est recouverte par un feuillet séreux. D'un autre côté, MM. Magendie, Blandin et Velpeau professent une opinion tout-à-fait opposée. Quand nous avons fait l'histoire des membranes séreuses, nous avons partagé le sentiment de Henle qui n'a retrouvé sur la face libre des cartilages que la couche épithéliale de ces membranes.

Du reste, l'organisation des cartilages diarthrodiaux est éminemment favorable au glissement de deux surfaces l'une sur l'autre.

B. Cartilages synarthrodiaux. — On appelle ainsi les cartilages qui réunissent les différentes pièces osseuses dans les synarthroses.

Ils correspondent par leurs deux faces aux parties osseuses qu'ils maintiennent en rapport, de telle sorte qu'on peut se représenter les deux cartilages d'une articulation mobile, comme le cartilage unique d'une articulation immobile séparé en deux pour mobiliser l'articulation.

Les cartilages ont la forme des parties osseuses contiguës; très-réguliers dans les sutures dentelées, ils le sont beaucoup moins dans les surfaces articulaires, qui ne s'engrènent mutuellement que par des inégalités. Ils concourent puissamment à la solidité générale des systèmes osseux où on les rencontre, en décomposant les forces fracturantes.

C. Cartilages amphiarthrodiaux. — Les cartilages de la plupart des symphyses ne recouvrent que certains points des surfaces articulaires; les autres sont occupés par des ligaments inter-osseux. Ils servent autant à amortir les chocs qui sont imprimés au squelette, qu'à rendre mobiles les unes sur les autres, les différentes pièces dont il se compose.

2° Cartilages des organes. — A. *Cartilages des voies respiratoires.* — Les cartilages du larynx forment des anneaux complets, comme le cartilage cricoïde, ou incomplets comme le cartilage thyroïde, ou bien des pyramides comme les cartilages arythénoïdes et corniculés. De leur ensemble résulte un conduit circulaire en bas, et triangulaire en haut, où il est fermé par une soupape cartilagineuse mobile, l'épiglotte.

Les cartilages de la trachée et des bronches représentent chez l'homme de petites lamelles flexibles, élastiques, placées dans l'épaisseur d'une membrane fibreuse, qui enveloppe ces conduits dans toute leur étendue. Dans la trachée et les grosses bronches, ces lamelles ne forment que les trois quarts ou les quatre cinquièmes d'un cercle incomplet en arrière. Dans les bronches d'un petit calibre contenues dans l'épaisseur des poumons, les cerceaux cartilagineux deviennent complets, puis plus tard, quand la subdivision des bronches est plus avancée, ils deviennent de nouveau incomplets et finissent par disparaître dans les dernières ramifications de l'arbre aérien.

Ces cartilages ont pour usage principal de maintenir béantes les voies respiratoires.

B. Cartilages des organes des sens. — Les cartilages du nez sont au nombre de cinq; ce sont les cartilages latéraux réunis à la partie moyenne de la cloison, le cartilage de la cloison, les cartilages des narines, et enfin quelques noyaux intermédiaires à ces derniers et au cartilage de la cloison. Avec les os du nez, ces cartilages forment la pyramide nasale si bien disposée pour recevoir les courants aériens chargés de molécules odorantes.

Les cartilages tarses situés dans l'épaisseur des voiles palpébraux ont le double usage : 1° de conserver la forme des paupières et de s'opposer à leur renversement dans les mouvements qu'elles exécutent ; 2° de les appliquer uniformément sur le globe oculaire et d'étaler également les larmes sur toute sa surface.

Le cartilage du pavillon de l'oreille remplit l'office de cornet acoustique. Ceux du conduit auditif externe et de la trompe d'Eustache servent comme ceux des voies respiratoires à maintenir béants des canaux où l'air doit avoir un libre accès.

Enfin le cartilage médian de la langue sert à donner un point d'attache aux fibres charnues de cet organe.

SECTION II.

STRUCTURE DU SYSTÈME CARTILAGINEUX.

Tous les cartilages sont formés de vésicules éparses en plus ou moins grand nombre, et avec plus ou moins de régularité, dans une substance tantôt homogène tantôt fibreuse.

Les vésicules apparaissent dans la substance fondamentale, comme des fossettes ou des excavations de différentes formes, de différentes grandeurs et divrsement espacées. Elles sont tantôt plus claires, tantôt plus obscures que la substance fondamentale et paraissent finement granulées; elles doivent cette apparence granuleuse à des globules qu'elles contiennent, globules qui sont les uns des cellules, les autres des noyaux, les autres de simples granulations.

Les granulations sont généralement composées d'un petit corpuscule de 0,001 ligne et d'une substance grenue ambiante.

Les noyaux renfermés dans les excavations cartilagineuses sont ronds, anguleux, ovales ou tout-à-fait irréguliers, lisses ou granulés, et alors tantôt à grains fins, tantôt à grains volumineux. Quelquefois le nucléole manque; quelquefois il se développe en une petite gouttelette de graisse, de manière à engendrer un noyau qui est une véritable vésicule adipeuse.

Les cellules ne sont jamais exactement rondes ou ovales : elles ont toujours une forme irrégulière de triangle, de cône, de carré, etc. Lorsque deux cellules se trouvent dans une même cavité, elles ressemblent à des arcs de cercle adossés par leur corde ; lorsqu'il y en a quatre, elles forment chacune un quart de cercle, et ensemble un cercle complet. Comme les noyaux, elles peuvent se remplir de graisse et former autant de vésicules adipeuses. Elles s'emplissent quelquefois d'un contenu à grains volumineux, qui est probablement un amas de matières terreuses.

Les excavations reproduisent le plus souvent la forme des noyaux et des cellules qu'elles contiennent. Quelquefois elles les dépassent en ampleur, soit de tous les côtés, soit dans un sens. C'est ainsi qu'une excavation elliptique renferme quelquefois une cellule arrondie.

Les excavations sont-elles des vides au milieu de la substance fondamentale, ou bien ont-elles une paroi distincte de cette substance ? Il est probable qu'elles ne sont pas de simples vides, mais de véritables vésicules, car on observe quelquefois entre elles et la substance fondamentale un liquide grenu qui établit la séparation; il faut dire que le plus souvent il y a adhérence intime entre les deux.

. Les excavations ou vésicules sont à l'égard des granulations, des noyaux et des cellules qu'elles contiennent de véritables cellules-mères, d'autant plus riches en contenu que, plus anciennes, elles ont pu produire plus de générations nouvelles.

La substance fondamentale est dite homogène quand elle est claire, limpide comme de l'eau, ou finement grenue comme un verre mat. Elle donne au cartilage une apparence d'un blanc opalin, ou d'un blanc bleuâtre. .

Elle est dite fibreuse quand elle est parsemée de stries plus ou moins fines, plus ou moins rapprochées, parallèles ou entrecroisées. Ces stries sont des fibres insolubles dans l'acide acétique; elles donnent au cartilage une apparence jaunâtre.

On appelle *cartilages vrais* les cartilages à base homogène, et *fibro-cartilages* ceux qui ont une base fibreuse.

Les vrais cartilages contiennent plus de vésicules relativement à la substance fondamentale que les fibro-cartilages, et dans ces derniers plus les fibres sont nombreuses, plus les vésicules sont rares. Lorsque celles-ci font complètement défaut dans un organe, cet organe n'appartient pas au système cartilagineux; c'est pourquoi nous avons dû comprendre dans le système cellulaire les cartilages semi-lunaires du genou, les bourrelets glénoïdien et cotyloïdien de l'épaule et de la hanche, etc., qui ont l'apparence des cartilages, mais qui sont des organes fibreux sans vésicules cartilagineuses.

Les vrais cartilages sont plus élastiques et plus cassants que les fibro-cartilages; ceux-ci ont plus de flexibilité, plus de ténacité et sont seuls susceptibles d'ossification.

Cette distinction des cartilages vrais et des fibro-cartilages, déjà faite par Bichat à l'aide des moyens d'analyse dont il disposait, le scalpel et la macération, adoptés avec quelques variantes par tous les anatomistes qui se sont occupés de ce sujet après lui, a été maintenue par les micrographes; mais il résulte de leurs observations qu'un même cartilage homogène dans l'enfance peut devenir fibreux à un âge plus avancé, et que s'il y a des cartilages à base uniquement homogène ou fibreuse, il en est d'autres où la base est à la fois homogène et fibreuse ; on ne saurait donc l'appliquer à la classification générale des cartilages ; fondée dans certains cas, elle serait souvent arbitraire, et, pour ces motifs, nous l'avons rejetée.

Suivant Henle et Meckauer, dans les cartilages diarthrodiaux, les cellules sont allongées et leur grand axe est perpendiculaire à l'os ; ils expliquent par cette disposition des cellules les stries dirigées dans le même sens que l'on observe à l'œil nu dans le cartilage, lorsqu'on le soumet à la macération. M. J. Béclard a fait des observations contradictoires au moins chez les vieillards ; il a vu les cellules, au lieu d'avoir leur grand axe perpendiculaire à l'os, s'allonger dans le sens transversal. Du reste, celles-ci sont évidemment aplaties à la surface du cartilage, et cet aplatissement est probablement l'effet des pressions auxquelles ils sont soumis dans les mouvements articulaires. Presque tous les cartilages diarthrodiaux ont une substance fondamentale homogène ; il n'y a d'exception que pour les revêtements cartilagineux des articulations temporomaxillaire et sterno-claviculaire qui sont à base fibreuse, comme l'ont établi M. Gosselin, Meckauer et Henle.

M. Gosselin a injecté chez le fœtus des vaisseaux très-ténus sur la portion libre du cartilage des condyles fémoraux, mais ils s'éloignaient peu de la circonférence, et il est probable qu'ils étaient contenus dans la synoviale. Les cartilages diarthrodiaux n'ont ni vaisseaux ni nerfs. Ils vivent aux dépens des vaisseaux de l'os, et peut-être aussi de la synovie articulaire.

Les cartilages synarthrodiaux sont des fibro-cartilages ; c'est même dans ces cartilages, suivant Meckauer, que l'élément fibreux est le plus développé.

Leurs bords sont tapissés par un périoste, c'est-à-dire par une membrane vasculaire, qui, tant qu'ils ne s'ossifient pas, ne leur envoie aucun rameau.

Les cartilages amphiarthrodiaux sont de différente nature.

Les côtes, à base homogène dans le jeune âge, deviennent un peu fibreuses à un âge plus avancé ; au contraire, le cartilage de la symphyse pubienne et les cartilages inter-vertébraux ont à toutes les époques une base fibreuse ; ces derniers sont même regardés par quelques anatomistes comme des tissus fibreux ; mais Henle y a découvert des cellules cartilagineuses. Ils ont, comme les cartilages synarthrodiaux, un périchondre très-vasculaire aux cartilages costaux, fibreux et presque dépourvu de vaisseaux aux cartilages inter-vertébraux, où il est formé par les grands surtouts ligamenteux antérieur et postérieur.

Parmi les cartilages des organes, ceux des voies respiratoires et ceux du nez ont, comme les côtes, une base homogène dans l'enfance, et plus ou moins fibreuse chez l'adulte et chez le vieillard. Ils sont tous contenus dans des membranes fibreuses qui leur servent de périoste.

Au contraire, l'épiglotte est essentiellement fibro-cartilagineuse. Il

en est de même des cartilages de l'oreille, de la langue et des paupières.

SECTION III.

DÉVELOPPEMENT DU SYSTÈME CARTILAGINEUX.

Nous avons vu, en parlant de la structure des cartilages, qu'ils
étaient composés d'une substance fondamentale et de cellules éparses au
milieu d'elle.

Quel est de ces deux éléments celui qui se développe le premier ?
Schwann et tous ceux qui se sont occupés après lui de l'évolution cellulaire admettent que la substance fondamentale préexiste aux cellules ;
que cette substance a, dès le principe, la forme que le cartilage doit
avoir plus tard, mais dans des dimensions très-petites, et que les cellules
naissent à ses dépens. Une fois développés, ces deux éléments concourent
chacun pour leur part à la crue du cartilage.

Les cellules se multiplient par génération endogène ; la cellule-mère
augmente de volume à mesure qu'elle se remplit de cellules nouvelles ;
les parois s'épaississent, et ce travail compliqué a pour effet d'apporter
de nouveaux matériaux au cartilage en voie de développement.

La substance fondamentale s'accroît de son côté par l'addition de
nouvelles couches ; dans les fibro-cartilages, les fibres se développent
au milieu de cette substance indépendamment des cellules, de sorte que
les fibres cartilagineuses n'ont pas, comme celles des autres tissus, les
cellules ou le noyau pour origine : aussi fournissent-elles de puissants
arguments contre la théorie cellulaire appliquée au développement général des tissus.

Les cellules ou cavités cartilagineuses sont très-nombreuses chez les
enfants. Chez l'adulte et chez le vieillard, elles augmentent de volume,
mais elles diminuent beaucoup de nombre ; quand la substance fondamentale ne devient pas fibreuse par le progrès de l'âge, elle perd
toujours sa transparence et prend un aspect grenu.

Les cartilages des articulations naissent en même temps que les cartilages *temporaires*, qui, par leur ossification, doivent constituer le
squelette ; ils sont confondus avec eux, et on doit les regarder plus tard
comme leurs extrémités non ossifiées.

Les cartilages des organes apparaissent un peu plus tard ; c'est entre
le deuxième et le quatrième mois de la vie intrà-utérine que se dessinent
la plupart des organes auxquels ils appartiennent, et par conséquent
c'est très-probablement dans les mêmes limites que leurs cartilages se
développent.

Nous avons dit que les cartilages fibreux étaient seuls susceptibles
d'ossification : aussi les cartilages diarthrodiaux en sont-ils à l'abri. Au
contraire, les cartilages synarthrodiaux s'ossifient presque constamment ;
ils ne diffèrent pour ainsi dire des cartilages temporaires que par l'é-

poque où ils se pénètrent de sels calcaires. Dans ceux du crâne, on voit l'ossification marcher successivement des parties profondes aux parties superficielles.

Les cartilages amphiarthrodiaux s'ossifient souvent ; ainsi, la symphyse du pubis, le disque qui unit le sacrum et le coccyx subissent d'habitude cette transformation ; il en est de même des cartilages costaux.

Les cartilages des organes diffèrent beaucoup sous ce rapport ; on trouve quelquefois des noyaux osseux très-étendus dans le système cartilagineux des voies respiratoires, tandis qu'au nez le cartilage de la cloison est le seul qui en présente quelquefois ; de même, les cartilages de l'oreille, des paupières, de la langue, etc., ne sont presque jamais envahis par l'ossification.

L'ossification, qu'elle envahisse un cartilage temporaire ou un cartilage permanent, s'opère toujours par le même mécanisme ; nous renvoyons donc, pour les phénomènes qui la préparent ou l'accompagnent, à notre chapitre sur le développement des os.

CHAPITRE VII.

SYSTÈME MUSCULAIRE.

SECTION Iʳᵉ.

DESCRIPTION GÉNÉRALE.

Le système musculaire est un ensemble d'organes composés de fibres qui se raccourcissent dans le sens de leur longueur, sous l'influence de de la volonté ou de certains stimulants.

Les muscles, plus ou moins soumis à l'empire de la volonté, ont été étudiés par Bichat, sous le nom de *muscles de la vie animale*, et par Béclard, sous le nom de *muscles extérieurs*.

Les muscles indépendants de la volonté sont *les muscles de la vie organique* de Bichat, *les muscles intérieurs* de Béclard. Bien qu'au point de vue anatomique, ces divisions soient moins fondées que ne le pensaient ces deux observateurs, il est bon cependant de les conserver dans l'intérêt des généralisations dont le système musculaire peut être l'objet.

Il est bien entendu que nous ne parlerons ici que des organes dont la nature musculaire n'est pas douteuse.

ARTICLE PREMIER.

Muscles de la vie animale.

Le nombre des muscles de la vie animale est très-considérable : dans les évaluations les plus modérées, il excède des deux tiers celui des os ;

leur ensemble forme une masse qui équivaut à la moitié du poids total du corps humain. C'est aux membres et autour des rachis qu'on trouve les muscles les plus volumineux; autour du crâne, au devant de la face, dans les régions thoraciques et abdominales ils sont moins développés. On s'explique cette différence en considérant que les premiers servent à la station, à la progression, et, pour ainsi dire, à la lutte de l'homme contre les agents extérieurs; tandis que les seconds servent à l'expression, à la digestion, à la respiration, etc., qui ne demandent pas un déploiement de forces aussi considérable.

Formes des muscles volontaires. — Ils peuvent revêtir les formes les plus diverses, ainsi que le témoignent les dénominations de *muscles, carré, trapèze, rhomboïde, pyramidal*, etc. Cependant on peut les rapporter, comme celles des os, à trois modifications principales.

Les *muscles longs* occupent généralement les membres où ils sont disposés en couches successives, depuis la peau jusqu'au squelette. Les plus superficiels, remarquables par leur longueur et leur indépendance, servent aux mouvements de trois ou quatre os, et même davantage, comme le couturier, le demi-tendineux, le biceps, les extenseurs, etc. A mesure qu'ils deviennent profonds, ils sont plus courts, et finissent par s'appliquer sur les os, auxquels ils adhèrent comme le brachial antérieur, le court supinateur, le pectiné, etc. Ils ne servent plus qu'aux mouvements d'une seule articulation.

Ils sont généralement fusiformes et renflés en un point qui se rapproche plus ou moins de leur milieu. Cette disposition, en corrigeant celle des os, qui sont au contraire renflés aux extrémités, donne aux formes plus de régularité.

Les uns sont simples, les autres partagés en faisceaux secondaires, soit à leur partie supérieure, comme le psoas-iliaque, le biceps, les jumeaux, etc., qui concentrent sur un seul point l'effort accompli par plusieurs faisceaux, soit à leur partie inférieure, comme les extenseurs et les fléchisseurs des doigts et des orteils, etc., qui distribuent à plusieurs parties l'effort d'un seul faisceau.

Les *muscles larges* plus ou moins aplatis, quelquefois superposés, se voient principalement autour des cavités viscérales, comme l'abdomen, la poitrine, la bouche, le pharynx. Quand ils ne quittent pas la paroi de ces cavités, ils trouvent de larges points d'insertion sur les os, et figurent une membrane musculaire quadrilatérale, trapézoïde, etc. Mais quand ils se portent vers les régions voisines, quand ils vont, par exemple, du tronc vers les membres, ils se rétrécissent, deviennent triangulaires, et se terminent par un angle tendineux sur lequel se concentrent les fibres charnues. Ceux qui sont disposés autour des orifices, comme la bouche, l'anus, la fente palpébrale, figurent un anneau aplati plus ou moins large, et sont appelés en raison de leur direction *muscles orbiculaires.*

Les *muscles courts* sont caractérisés par le nombre et la brièveté de leurs fibres charnues. On les rencontre dans les régions où il faut d'un côté beaucoup de force, et de l'autre peu d'étendue dans les mouvements. Ils abondent autour des os courts, aux pieds, aux mains, au rachis, près des articulations; ce sont : le masseter, les ptérygoïdiens, les sus et sous-épineux, l'anconé, les muscles des éminences thénar et hypothénar, etc., etc.

Ces divisions ne sont pas applicables à tous les muscles, beaucoup d'entre eux ont des caractères qui ne permettent pas de les ranger dans une classe plutôt que dans une autre; nous avons vu qu'il en était de même pour les os.

Dispositions des muscles volontaires.—Presque tous les muscles extérieurs sont doubles et disposés par paires, de manière à se correspondre exactement de chaque côté du corps. Ceux qui sont uniques, comme l'occipito-frontal, l'orbiculaire des lèvres, le releveur de la luette, l'aryténoïdien, le diaphragme, etc., sont en même temps symétriques.

Ils s'attachent, le plus grand nombre, au squelette; quelques-uns aux cartilages; d'autres, en petit nombre, à la peau et aux membranes muqueuses. C'est par leurs extrémités ou par leurs bords que se font ces insertions; leur étude présente un grand intérêt, puisqu'on peut, à l'aide de cette seule donnée, apprécier l'étendue, la direction, la forme et jusqu'à un certain point les usages de la plupart des muscles.

Ils sont en général rectilignes, mais quelques-uns éprouvent autour des articulations, dans des poulies ou des anneaux, des réflexions ou des déviations qui changent leur direction première. Celle-ci est souvent parallèle, ou à peu près, à l'axe des leviers que les muscles doivent mouvoir; d'autres fois elle est oblique à cet axe; plus rarement elle est perpendiculaire, comme autour des articulations tibio-tarsienne et occipito-vertébrale. Du reste, l'angle d'incidence varie avec les attitudes.

La direction curviligne est bornée à un petit nombre de muscles placés, soit sur les parois des cavités qu'ils contribuent à former, soit autour des orifices où se trouvent les muscles orbiculaires.

Fibres charnues et fibres albuginées des muscles volontaires.—Dans la composition de la plupart des muscles extérieurs il entre deux éléments distincts, les fibres charnues ou le tissu musculaire proprement dit, et les fibres albuginées, qui sont ici des tendons, là des aponévroses d'insertion.

La chair musculaire forme des masses d'une couleur rouge d'autant plus foncée, que les sujets sont plus robustes. A la simple inspection la masse charnue d'un muscle paraît formée de faisceaux d'autant plus prononcés, que le muscle a un plus grand volume; dans chacun de ces faisceaux on en aperçoit de plus petits, qui se partagent eux-mêmes en fascicules, dans lesquels on arrive à découvrir des fibres visibles à l'œil nu, et marchant à côté les unes des autres sans s'anastomoser. On verra plus loin que ces fibres elles-mêmes sont susceptibles de divisions ultérieures. Elles ne sont pas cylindriques; elles affectent la forme de prismes à trois, quatre, cinq et six pans; leur longueur est variable; mais loin de s'interrompre, comme le pensait Haller, pour se perdre insensiblement parmi celles qui les entourent, elles marchent en ligne droite de l'un à l'autre de leurs points d'insertion. Autour de chaque muscle s'étale une couche de tissu cellulaire qui se prolonge dans l'intervalle des faisceaux principaux, s'étend jusqu'à ceux des faisceaux secondaires et s'insinue même entre les fibres.

Les fibres albuginées servent d'intermédiaire entre les fibres contractiles et les os ou les cartilages. La disposition relative de ces deux espèces de fibres a été le sujet d'observations intéressantes. M. Chassaignac a érigé en loi que l'insertion de la fibre contractile se fait sur la face des tendons opposée à celle qui subit un frottement, de manière à laisser celle-ci complètement libre, et à n'apporter aucun obstacle au jeu des parties. Des remarques d'une application plus étendue ont été faites par Theile; elles peuvent être ramenées à cette proposition générale, que dans un muscle pourvu à ses bords ou à ses extrémités de tendons ou d'aponévroses, il y a une disposition exactement inverse des portions fibreuses qui sont opposées l'une à l'autre. Ainsi, lorsqu'un tendon forme à l'un des bouts d'un muscle un cornet dans lequel s'implantent les fibres charnues, le tendon qui occupe l'autre bout se prolonge dans l'épaisseur de la masse, pour recueillir les fibres par tout son pourtour. Lorsqu'une lame aponévrotique revêt le côté droit d'un muscle à sa partie supérieure, c'est au côté gauche de ce muscle que l'on trouvera l'aponévrose d'insertion inférieure.

En général les fibres charnues s'implantent sur les fibres albuginées, et forment avec elles des angles d'incidence variables. Suivant que les fibres s'implantent sur une seule face d'un tendon, sur ses deux faces, autour de lui, on a des muscles pennés, bipennés, radiés. L'union de plusieurs tendons garnis de leurs fibres donne naissance à des muscles complexes, comme le deltoïde, etc., etc.

Les tissus fibreux ont encore un autre emploi dans les muscles, celui de former sur leur trajet des intersections ou des tendons moyens qui partagent la masse charnue en deux ou plusieurs portions distinctes : l'intersection est tantôt complète, comme dans les muscles digastrique et omoplat-hyoïdien, tantôt incomplète, comme dans les muscles droit de l'abdomen, sterno-hyoïdien, sterno-thyroïdien, etc. M. Denonvilliers fait remarquer que ces intersections se recontrent surtout dans les régions cervicale et abdominale antérieures et postérieures, et qu'elles semblent un vestige de la disposition des muscles intercostaux, dont l'ensemble représente un muscle large de grande dimension, interrompu par des intersections osseuses.

Tous ces muscles sont pourvus d'aponévroses d'enveloppe; quelques-uns se réfléchissent dans des gaines fibreuses; la plupart ont des bourses séreuses qui favorisent le glissement de leurs tendons : ces annexes des muscles sont une partie intéressante de leur histoire, mais il est inutile de revenir sur un sujet que nous avons traité ailleurs.

ARTICLE II.

Muscles de la vie organique.

L'ensemble des muscles de la vie organique forme une masse beaucoup moindre que celle des muscles volontaires. Ils ne se partagent qu'en un petit nombre de départements distincts représentés par les organes dont ils composent une des tuniques, comme le tube digestif, l'utérus et ses annexes, le cœur, etc.

Forme des muscles involontaires. — Ces membranes musculaires plus ou moins épaisses sont remarquables par leur défaut de fractionnement; il n'y a ici ni muscles longs, ni muscles larges, ni muscles courts; c'est une enveloppe musculaire générale où les fibres charnues n'ont pas besoin de se partager en faisceaux isolés et distincts, puisqu'elles n'ont pas de pièces osseuses séparées à mouvoir.

Elles n'affectent qu'un petit nombre de formes générales moulées sur les organes dont elles font partie. Ce sont des poches musculaires, tantôt cylindriques comme aux intestins, tantôt coniques comme au cœur, tantôt arrondies comme à la vessie, etc.

Ces poches musculaires ont le plus souvent des parois minces, plates, membraneuses; mais quand l'organe dont elles font partie remplit des fonctions où une contraction énergique est nécessaire, elles prennent une épaisseur considérable, et forment à elles seules presque la totalité de l'organe, comme au cœur et à l'utérus.

Fibres charnues et fibres albuginées des muscles involontaires. — Les fibres albuginées manquent généralement dans les muscles de la vie organique. Dans les organes dont ils font partie, leurs fibres musculaires, pâles et étalées en membranes, s'appliquent sur les autres tuniques et les enveloppent à la manière d'un anneau, ou sous forme de bandelettes longitudinales.

Toutefois le cœur offre le rudiment des tendons et des aponévroses d'insertion dans les faisceaux fibreux qui font suite à ses colonnes charnues et dans les zônes placées à ses orifices. On sait aussi que quelques anatomistes regardent la membrane cellulo-fibreuse de l'intestin comme un ensemble de faisceaux fibreux qui feraient suite aux fibres charnues de la tunique musculaire.

Il faut dire que, sous ce rapport, certains muscles volontaires sont organisés comme les muscles de la vie organique, tels sont plusieurs muscles de la face et du périnée, les peauciers, etc.

Les annexes fibreux des muscles volontaires manquent aussi dans ce système; le cœur seul est recouvert par un feuillet fibro-séreux, le péricarde, qu'on peut à la rigueur considérer comme son aponévrose d'enveloppe.

ARTICLE III.

Dispositions générales des deux espèces de muscles.

Dans le système musculaire de la vie animale nous avons vu les fibres se rassembler pour former des muscles longs, larges et courts; nous les avons vus dans le système musculaire de la vie organique former des cylindres, des cônes, des poches, etc. Et cet examen nous a surtout montré les différences qui séparent ces deux systèmes. Leurs analogies ne deviennent manifestes que quand on les envisage à un point de vue plus général : alors on découvre au milieu de ces fibres un ordre général, une loi simple qui préside à leur arrangement en apparence si varié.

Dans le système musculaire de la vie animale comme dans celui de la vie organique, elles sont à l'état le plus simple, les unes transversales et les autres longitudinales, relativement à l'axe du corps ou de l'organe qu'elles enveloppent.

A un degré plus élevé de complication, le plan des fibres transversales et celui des fibres longitudinales s'étalent en forme d'éventail, de manière à constituer le premier des fibres longitudinales et obliques en dedans et en dehors, le second des fibres transversales et obliques en haut et en bas.

Enfin, toutes ces fibres longitudinales, transversales et obliques peuvent se *recourber* ou *s'entrecroiser*.

Le recourbement a pour effet de transformer leur direction ; c'est ainsi que des fibres longitudinales se recourbent pour devenir transversales, et que des fibres transversales ou obliques se recourbent pour devenir longitudinales.

L'entrecroisement a pour effet de changer leur position relativement à l'axe : en tombant les unes sur les autres, elles s'entrelacent de manière à passer, celles du côté droit au côté gauche, et réciproquement.

Le recourbement se fait le plus souvent sur la ligne médiane ; c'est toujours là que se fait l'entrecroisement. En outre, on voit généralement les fibres se recourber au moment où elles s'entrecroisent.

Les deux plans de fibres musculaires, l'un transversal, l'autre longitudinal, le recourbement de ces fibres et leur entrecroisement, sont manifestes dans les muscles de la vie organique, comme nous le verrons en étudiant la structure de l'utérus, du cœur, de l'intestin, etc.

Dans les muscles volontaires, cette disposition, bien que moins apparente, existe presque aussi généralement, comme l'a établi M. Deville dans son excellente thèse. Ainsi :

A *l'abdomen*, les fibres transversales étalées en éventail sont représentées par les muscles obliques et transverses entrecroisés sur la ligne médiane. Les fibres longitudinales représentées par les muscles droits et pyramidaux proviennent des fibres transversales recourbées au niveau des intersections aponévrotiques qu'elles constituent par ce recourbement, comme l'a démontré Thomson.

Au *thorax*, on ne voit d'habitude que des fibres transverses étalées en éventail et formant les muscles pectoraux, intercostaux, grands dentelés, triangulaire du sternum.

Les fibres du grand pectoral s'entrecroisent sur la ligne médiane; quelques-unes se recourbent en haut ou en bas pour se continuer avec le sterno-mastoïdien et le droit de l'abdomen.

Le plan longitudinal est formé exceptionnellement par un muscle droit pectoral continu soit avec le sterno-mastoïdien, soit avec le droit abdominal.

Dans les *gouttières* vertébrales les petits dentelés postérieurs représentent seuls les fibres transversales; tout le reste est composé de fibres longitudinales divergeant un peu en éventail et dont quelques-unes s'entrecroisent sur la ligne médiane.

Au *cou*, les muscles longitudinaux prédominent; quelques muscles du larynx, le digastrique, le mylo-hyoïdien représentent seuls le plan transversal. Le ventre inférieur du scapulo-hyoïdien se recourbe pour se continuer avec le ventre supérieur qui est longitudinal. Des fibres du peaucier, du mylo-hyoïdien de l'aryténoïdien s'entrecroisent sur la ligne médiane.

Dans les *membres*, les seuls muscles qui appartiennent au plan transversal sont les rotateurs de la racine des membres, l'anconé, le court supinateur, le poplité, le carré pronateur, les adducteurs du pouce et du gros orteil : tous les autres font partie du plan longitudinal.

Nous ne parlerons pas des deux plans longitudinal et transversal de la *bouche*, du *périnée*, de la *langue*, etc., du recourbement et de l'entrecroisement des fibres musculaires qui les composent, ils sont aussi apparents que dans les muscles de la vie organique, et nous insisterons sur ce point quand nous décrirons ces régions.

SECTION II.

STRUCTURE DU SYSTÈME MUSCULAIRE.

Pendant longtemps les anatomistes n'ont eu que des notions fort incomplètes sur la composition élémentaire des muscles : c'est encore au microscope que nous sommes redevables des principales découvertes qui ont été faites sur ce point d'anatomie.

Soit qu'ils appartiennent à la vie animale, soit qu'ils appartiennent à la vie organique, les muscles peuvent être ramenés, ainsi que nous l'avons déjà dit, à une fibre musculaire visible : cette fibre peut elle-même se décomposer en une foule de filaments extrêmement fins, microscopiques, et qu'on appelle les fibres musculaires primitives.

1° Dans les muscles de la vie animale, les fibres musculaires primitives réunies en plus ou moins grand nombre forment un faisceau primitif dont les caractères sont importants à connaître.

Le faisceau primitif est un filament microscopique délié, raide, cylindrique ou polyédrique d'une couleur rouge plus ou moins foncée, mais constante chez l'*homme*, non ramifié, conservant les mêmes dimensions dans toute sa longueur, et strié à sa surface.

La largeur du faisceau primitif est de 0,005 à 0,006 ligne, cette largeur peut aller jusqu'à 0,176 ou descendre à 0,002 ligne. Quelques micrographes ont observé un certain degré d'aplatissement de ce faisceau, en sorte que son épaisseur serait moindre que sa largeur. Telle n'est pas l'opinion de Bowmann, qui attribue cet aplatissement à la déformation de la fibre par suite de compressions exercées sur elle.

La striation en travers est un caractère presque constant et qui distingue les faisceaux primitifs des muscles extérieurs de toute autre fibre organique : c'est Fontana qui le premier a appelé sur elle toute l'attention qu'elle mérite. Les stries transversales sont plus ou moins marquées, perpendiculaires à la direction des faisceaux, et étendues jusque dans leur profondeur. Il faut se garder de les confondre avec des plissements produits sur la surface de la fibre par les divers mouvements qu'on lui imprime, ou par le fait même de la contraction musculaire. Les stries sont permanentes ; les plissements disparaissent avec la cause qui les produit, sont souvent partiels, en zigzags, etc.

On observe quelquefois une striation longitudinale des faisceaux qui coexiste avec la striation transversale ; les deux ordres de stries se coupent alors à angle droit, de telle sorte qu'on croirait les faisceaux formés de petits carrés ou de globules placés régulièrement les uns à côté des autres ; ou bien les stries transversales occupent un point du faisceau, et les stries longitudinales un autre, de manière à alterner.

Il y a des cas où les stries manquent et sont remplacées par des lignes de petits points obscurs serrés les uns contre les autres, et disposés en séries parallèles ; d'autres fois on n'en trouve que des vestiges, mais ces faits sont des exceptions.

L'aspect sous lequel se présentent les faisceaux primitifs paraît dépendre de leur constitution intime : chacun d'eux est en effet composé de fibres élémentaires, juxtaposées, parallèles et renflées de distance en distance : c'est la succession horizontale de ces renflements rangés côte à côte qui donne lieu à la striation transversale ; leur alignement en sens vertical donne lieu à la striation longitudinale.

Quelle est la composition de ces fibrilles ? M. Rochoux, Bowmann, etc., les croient formés de granules ajoutés bout à bout et réunis par une substance intermédiaire encore inconnue dans sa nature. Henle et M. Denonvilliers regardent ces observations comme fort délicates et comme dépassant la limite de certitude de nos moyens d'optique.

Une membrane d'enveloppe s'applique sur toutes les fibrilles qui composent chaque faisceau primitif. On ignore encore quelle est la véritable nature de cette membrane ; mais le plus grand nombre des observateurs s'accorde à penser qu'elle provient originairement de cellules à noyaux, et qu'elle se développe à la manière du tissu cellulaire.

Jusqu'ici nous avons parlé de la fibre contractile étudiée isolément, nous devons dire quelques mots de ses rapports avec la fibre albuginée.

Selon Ehrenberg, la fibre musculaire ne diffère pas de la fibre albuginée, et le tissu charnu du muscle dégénère en tissu fibreux. Des observations ultérieures ont démontré qu'il n'en est rien.

Bowmann a pu séparer dans les muscles des insectes le faisceau fibreux du faisceau charnu, et il a vu que la fibre musculaire cesse brusquement et par une surface nettement tranchée. C'est par la gaîne cellulaire extérieure que s'opère la continuation ; cette gaîne est une sorte de gangue cellulaire qui se condense pour se convértir en tissu fibreux et former le tendon. En effet, Valentin dit qu'à l'extrémité d'un faisceau primitif, on voit les fibres tendineuses s'implanter sur tout le pourtour, de la même façon que les cinq doigts d'une main peuvent s'appliquer sur l'extrémité libre d'un doigt de la main opposée.

2° Dans les muscles de la vie organique, le faisceau primitif n'est pas, comme dans les muscles de la vie animale, décomposable en filaments plus petits, en fibres primitives. Il est un et indivisible. Ce faisceau primitif ou cette fibre primitive est dépourvue d'enveloppe ; elle est blanche, constamment aplatie, et n'est jamais striée ni en long ni en travers, c'est pourquoi on l'appelle fibre primitive *lisse*, *inarticulée*, non *striée*, *plate*.

Sur le milieu de cette fibre plate et dans le sens longitudinal, on aperçoit tantôt une tache grenue, jaunâtre, plus ou moins longue, assez large et terminée en pointe aux deux bouts ; tantôt un trait obscur, long, étroit, ou bien une série de petits points.

Outre ces fibres plates, granulées, qui se rencontrent surtout au voisinage de la séreuse, on en observe d'autres qui diffèrent des précédentes en ce qu'elles sont dépourvues de taches et de granulations, raides et plus larges que les précédentes, et situées plus profondément dans la tunique musculeuse.

Toutes ces fibres sont plus étroites que les fibres striées de la vie animale : on ne sait rien sur leur longueur ni sur leur mode d'origine et de terminaison. Comme les fibres de la vie animale, elles sont parrallèles, non ramifiées et ne s'anastomosent jamais entre elles.

Il est important de remarquer que, entre les fibres musculaires lisses, marchent des fibres élastiques qui s'anastomosent fréquemment ensemble, et qui en ont imposé aux anatomistes qui ont décrit un entrelacement rétiforme des fibres musculaires de la vie organique.

La structure des fibres organiques n'est pas encore bien connue : quelques micrographes les regardent comme de même nature que les fibres striées ; il y aurait une transition insensible du degré de développement le plus parfait de la fibre striée au degré le plus inférieur de la fibre lisse, en sorte que la fibre contractile serait identique dans tous les points du système musculaire.

Il est certain que, bien que la fibre striée appartienne essentiellement aux muscles de la vie animale, et la fibre lisse aux muscles de la vie organique, on trouve assez souvent la première dans les muscles intérieurs et quelquefois la seconde dans les muscles extérieurs.

Le cœur est presque entièrement formé de fibres striées; ce n'est que vers les deux surfaces que l'on rencontre des fibres plus ou moins grenues, semblables aux fibres lisses de la vie organique. A l'égard de l'utérus, l'opinion des micrographes n'est pas définitivement arrêtée; mais plusieurs observateurs y ont trouvé des fibres striées.

Les muscles du tronc, selon Henle, présentent çà et là des fibres musculaires grenues, qui se rapprochent sous beaucoup de rapports des fibres de la vie organique.

D'un autre côté, Bowmann pense que les deux ordres de fibres, dans les points où les unes finissent et où les autres commencent, se continuent entre elles sans interruption, de sorte que l'on passe des unes aux autres insensiblement, et que l'on peut suivre leurs transformations mutuelles.

3° Le tissu cellulaire qui entre dans la composition des muscles et qui réunit leurs fibres primitives en fibres plus grosses, en fascicules, en faisceaux, etc., est beaucoup plus abondant dans les muscles de la vie animale que dans les muscles de la vie organique : chez les premiers, il est lamelleux, lâche, et permet le glissement des faisceaux les uns sur les autres ; chez les seconds, il est fin, à peine apparent, serré, et a pour effet principal de réunir les fibres les unes aux autres, et de ne permettre que la contraction en masse de la membrane musculaire qu'elles composent.

Les artères et les veines ne diffèrent pas essentiellement dans les deux systèmes : les artères sont plus flexueuses dans les muscles de la vie animale ; elles sont généralement côtoyées par deux veines munies de valvules. Au contraire, les veines des muscles intérieurs sont généralement uniques et sans valvules.

On ne sait rien de positif sur les lymphatiques du système musculaire.

Les muscles reçoivent des nerfs de deux sources, du centre cérébrospinal et du grand sympathique : la partie la plus intéressante de l'histoire de ces nerfs est leur mode de terminaison, dont nous avons parlé dans notre chapitre sur le système nerveux.

SECTION III.

DÉVELOPPEMENT DU SYSTÈME MUSCULAIRE.

C'est vers la fin du deuxième mois de la vie intrà-utérine qu'apparaissent, selon Burdach et Valentin, les premiers rudiments du système musculaire.

1° Les muscles extérieurs naissent en même temps que les os, avec lesquels ils ont de si nombreuses connexions. Dès qu'ils deviennent visibles, ils apparaissent dans toute leur longueur : on voit chaque muscle s'étendre d'un cartilage à l'autre, sous la forme d'une substance mollasse, gélatineuse, jaunâtre et transparente, dont la structure fibrillaire ne peut être clairement démontrée que par l'immersion dans l'alcool.

Selon Valentin, c'est sur les deux côtés de l'épine que se développent les premiers rudiments musculaires; ils forment la couche profonde des muscles dorsaux : un peu plus tard se montrent le long du cou, le grand et le petit droit antérieur de la tête, puis le droit et le transverse de l'abdomen, puis les muscles de la cuisse et du bras, les deux couches superficielles de ceux du dos et les muscles de la face.

La fibre tendineuse, suivant le même auteur, se développe avant la fibre musculaire. Il faut avouer qu'il est presque impossible de distinguer au début le corps du muscle de ce qui doit plus tard former son tendon, ce dernier ayant une couleur rougeâtre qui lui donne de grandes ressemblances avec les fibres musculaires.

Au quatrième et au cinquième mois, les deux éléments du muscle sont beaucoup mieux dessinés. C'est vers le sixième que les stries apparaissent sur les fibres.

2° Le système musculaire de la vie organique se développe en même temps que les organes dont il fait partie. On ne sait rien de précis sur le moment où apparaissent les fibres musculaires, soit du tube digestif, soit de la vessie. Elles sont masquées, dans le principe, par des cellules ou des fibres enveloppantes, qui rendent leur observation impossible.

Le cœur, primitivement constitué par un vaisseau contourné, est recouvert de bonne heure de fibres charnues, c'est le premier organe musculaire dans l'ordre du développement; quant à l'époque précise où les fibres musculaires apparaissent, c'est un point sur lequel les anatomistes ne sont pas d'accord.

Dans le principe, le système musculaire de la vie organique se fait remarquer par sa prédominance sur le système musculaire de la vie animale, prédominance facile à comprendre dans un être qui n'a aucun rapport avec le monde extérieur, et dont l'accroissement exige une grande activité de la vie végétative. A mesure qu'on s'éloigne de cette époque, l'équilibre s'établit entre les deux systèmes, et bientôt le second l'emporte sur le premier, comme on a pu le voir par les considérations qui précèdent.

CHAPITRE VIII.

SYSTÉME TÉGUMENTAIRE.

SECTION Ire.

DESCRIPTION GÉNÉRALE.

Toutes les parties que nous avons passées en revue dans les chapitres précédents sont enveloppées d'une membrane tégumentaire qui leur sert d'intermédiaire avec le monde extérieur; c'est avec cette membrane que viennent se mettre en rapport toutes les substances qui veulent pénétrer dans la profondeur des organes ou en être éliminées. Aussi est-elle douée d'un certain degré de tolérance pour le contact de ces substances, d'une sensibilité vigilante, capable d'apprécier leurs qualités bonnes ou mauvaises, et d'une organisation spéciale, en vertu de laquelle une porte leur est ouverte, soit pour entrer dans l'économie, soit pour en sortir.

La peau forme le tégument externe, la limite superficielle des organes; leur limite profonde, le tégument interne est formé par les muqueuses, qui, suivant l'expression de M. de Blainville, sont une peau rentrée : le passage du tégument externe au tégument interne se fait graduellement, et si, dans certains points, ces deux membranes diffèrent essentiellement, elles ont de grandes ressemblances aux points où l'une finit et où l'autre commence.

PEAU. — *Couleur.* —La peau a une couleur variable, suivant les races ; elles est plus ou moins blanche chez l'Européen, noire chez le Nègre : cette coloration est en rapport assez constant avec celle des cheveux ; aussi les individus à cheveux blonds ont-ils généralement la peau plus blanche que les individus à cheveux noirs, et voit-on coïncider avec les cheveux rouges des taches cutanées plus ou moins analogues avec cette coloration : du reste, des nuances insensibles conduisent de la coloration blanche à la coloration noire ; la peau du scrotum d'un certain nombre d'Européens, celles des grandes et des petites lèvres, la face basanée de certains individus qui passent leur vie à l'ardeur du soleil, se rapprochent de la peau noire des nègres, et établissent la transition de la première coloration à la seconde.

Épaisseur. — L'épaisseur de la peau varie suivant les régions; très-épaisse à la plante des pieds, à la paume des mains, au cuir chevelu, aux membres dans le sens de l'extension, la peau est d'une extrême finesse aux paupières, à la face, aux membres dans le sens de la flexion, etc.

Situation. — Elle recouvre les membres, le tronc, le cou, la face, et partout elle accuse les saillies des parties sous-jacentes. Les grandes proéminences extérieures sont dues aux os, comme celles du coude, du genou, des malléoles, etc., ou aux muscles, principalement chez les athlètes, et durant les efforts, ou à l'accumulation du tissu adipeux, comme aux joues, au menton, au ventre, etc. Mais il y a ici une distinction importante à établir, suivant les différents degrés d'embonpoint. Chez les sujets obèses, presque toutes les saillies osseuses et musculaires disparaissent, recouvertes par une couche épaisse de tissu adipeux : chez les hommes à constitution vigoureuse, les saillies osseuses disparaissent aussi; mais elles sont remplacées par les saillies musculaires, qui forment des reliefs d'autant plus marqués, que le sujet est plus fort. Enfin, chez les individus maigres et pâles, les reliefs musculaires sont masqués à leur tour par les saillies osseuses, qui semblent, suivant l'expression vulgaire, vouloir percer la peau.

Surface adhérente. — La surface adhérente de la peau est doublée, chez les mammifères, par une couche musculaire destinée à la mouvoir, c'est le peaucier ou pannicule charnu ; celle de l'homme n'en présente que des vestiges, tels que le peaucier du cou, le palmaire cutané; mais elle est constamment doublée d'une couche adipeuse plus ou moins considérable, le pannicule adipeux, lequel est contenu dans les mailles fibreuses qui se détachent du derme, et qui tantôt vont s'implanter aux aponévroses d'enveloppe, tantôt s'épanouissent en une membrane cellulo-fibreuse très-mince, appelée *fascia superficialis*. Dans le premier cas, la peau est dite adhérente; dans le second, elle est mobile: quand les mouvements qu'elle exécute sont souvent répétés, une bourse séreuse s'interpose entre elle et les parties sous-jacentes.

C'est par sa surface adhérente, et particulièrement par ses aréoles, que la peau reçoit et émet ses vaisseaux et que les nerfs la pénètrent : aussi, toutes les fois qu'elle est décollée dans une certaine étendue, ou bien sa vie est languissante, ou bien elle tombe en gangrène.

Surface libre. — La surface libre de la peau est remarquable par les plis nombreux dont elle est parsemée.

1º Les uns sont des plis de locomotion. Ils sont inhérents à la constitution de la peau, et ne s'effacent jamais. Ils sont en rapport avec les divers mouvements des parties correspondantes. Les grands plis s'observent autour des grandes articulations, tant dans le sens de l'extension, que dans celui de la flexion. Les petits plis sillonnent toute la surface de la peau, et forment des losanges, des carrés, des triangles, etc., qui donnent à la peau une grande partie de son extensibilité.

2º Les autres sont des plis de froncement. Ils résultent de la contraction des muscles subjacents : telles sont les rides transversales, verticales, radiées, etc., qui résultent de la contraction de l'occipito-frontal, du sourcilier, de l'orbiculaire des paupières, des lèvres, du sphincter, etc.

3º Enfin, il y a des plis séniles, des plis par amaigrissement, par distension, qui résultent de ce que la peau, après une distension plus ou moins considérable, se trouve relativement trop étendue pour les surfaces qu'elle doit recouvrir, et manque de l'élasticité nécessaire pour revenir à ses dimensions normales.

MUQUEUSES. — *Couleur*. — Les membranes muqueuses ont généralement une couleur rouge, d'autant plus vive que leur réseau vasculaire est plus riche : la muqueuse gastrique, la conjonctive scléroticale font exception, et offrent quelquefois un aspect grisâtre qui est peut-être dû, comme la coloration foncée de la peau, à une matière pigmenteuse. Il en est dont la ténuité est si grande, qu'elles sont transparentes et dépourvues de coloration ; enfin, certains produits de sécrétion, comme la bile, peuvent teindre en vert ou en jaune les membranes sur lesquelles ils stagnent.

Épaisseur. — Comparées à la peau, les membranes muqueuses se font remarquer par leur peu d'épaisseur : celle-ci varie aussi suivant les régions. La muqueuse nasale, très-épaisse dans les fosses nasales proprement dites, est très-mince dans les prolongements qu'elle envoie aux sinus ; la muqueuse buccale a une épaisseur remarquable au palais et aux gencives, la muqueuse linguale sur le dos de la langue, etc. Celle du pharynx, plus mince que celle de la bouche, envoie dans la trompe d'Eustache un prolongement qui devient graduellement d'une extrême ténuité. La muqueuse des voies digestives va s'amincissant jusqu'à la fin de l'intestin grêle, etc., etc.

Situation. — Étudiées d'une manière générale, les membranes muqueuses se réduisent à deux grandes surfaces, l'une que l'on peut appeler gastro-pulmonaire, l'autre génito-urinaire.

La surface gastro-pulmonaire est un prolongement de la peau par la bouche, le nez et la face antérieure de l'œil.

1° Elle tapisse la première et la seconde de ces cavités, se prolonge de l'une dans les conduits excréteurs des parotides, des glandes sous-maxillaires, et de l'autre, dans tous les sinus ; forme la conjonctive, s'enfonce dans les points lacrymaux, le canal nasal, le sac du même nom, et se continue dans le nez.

2° Elle descend dans le pharynx, et fournit à la trompe d'Eustache un prolongement, qui, de là, pénètre dans l'oreille interne, et la tapisse.

3° Elle s'enfonce dans la trachée-artère, et tapisse toutes les voies aériennes.

4° Elle pénètre dans l'œsophage et l'estomac, se propage au duodénum, où elle fournit deux prolongements destinés, l'un au conduit cholédoque, aux rameaux nombreux des conduits hépatique et cystique, et à la vésicule du fiel ; l'autre au conduit pancréatique et à ses diverses branches. Elle se continue dans le reste de l'intestin, et se termine enfin à l'anus où on la voit s'identifier avec la peau.

La surface génito-urinaire est un prolongement de la peau par l'urèthre.

1° Elle tapisse le prépuce, le gland, pénètre dans le canal de l'urèthre. Puis, d'une part, elle se déploie sur la vessie, les uretères, les bassinets, les calices, les mamelons et les conduits capillaires, qui s'ouvrent à leur sommet ; de l'autre part, elle s'engage dans les conduits excréteurs de la prostate, dans les canaux éjaculateurs, les vésicules séminales, les canaux déférents et les conduits spermatiques.

2° Chez les femmes, cette membrane commence à la vulve, pénètre d'un côté par l'urèthre, et se porte, comme chez l'homme, sur les organes urinaires ; d'un autre côté on la voit entrer dans le vagin, le tapisser, ainsi que la matrice et les trompes, et se continuer ensuite avec le péritoine par l'ouverture de ces conduits. C'est le seul exemple dans l'économie d'une communication établie entre les muqueuses et les séreuses.

Il y a encore une petite surface muqueuse isolée, c'est celle qui s'introduit par les ouvertures des mamelons, et tapisse tous les conduits galactophores.

De même que la peau, les membranes muqueuses accusent les saillies des parties sous-jacentes.

Ces proéminences sont dues aux os, comme les cornets du nez ; aux cartilages, comme l'orifice des trompes, l'épiglotte, les cartilages aryténoïdes, les éperons bronchiques, etc.; aux muscles, comme les colonnes de la vessie, le voile du palais ; à des tissus glanduleux, comme le verumontanum ; à des tissus érectiles, comme les colonnes du vagin, les petites lèvres, etc., etc.

Surface adhérente. — Leur surface adhérente est unie aux différents organes qui les entourent, par un tissu cellulaire où rampent les gros troncs vasculaires et nerveux qui leur sont destinés. Ce tissu cellulaire n'est jamais graisseux, et s'infiltre rarement de sérosité ; il n'est pas également facile à démontrer dans tous les organes, ce qui dépend de l'adhérence plus ou moins intime que la muqueuse a contractée avec eux. Cette adhérence est généralement lâche dans l'appareil digestif et la vessie ; ailleurs, au contraire, comme à la langue, aux alvéoles, à l'utérus, etc., elle est si étroite, qu'on peut à peine distinguer la limite qui sépare la muqueuse des parties sous-jacentes. Fleischmann a signalé deux bourses sous-muqueuses de chaque côté du frein de la langue, analogues aux bourses sous-cutanées ; mais cette observation demande à être confirmée.

Le plus souvent les membranes muqueuses reposent, par l'intermédiaire de cette couche cellulleuse, sur des organes musculaires. La bouche, le pharynx, tout le conduit alimentaire, la vessie, le vagin, la matrice, une partie du canal de l'urèthre, etc., ont une membrane musculeuse qui enveloppe au-dehors le cylindre muqueux qui est au-dedans. Cette disposition coïncide, dans les animaux à pannicule charnu, avec celle de la peau. Ce rapport des membranes muqueuses favorise, par les mouvements qui en résultent, la sécrétion qui s'opère dans leur tissu, l'excrétion qui lui succède, et les autres fonctions dont elles sont le siége. Dans certaines régions, les membranes muqueuses reposent sur des os, comme dans les sinus ; sur des cartilages ou du tissu jaune élastique, comme dans les voies respiratoires ; sur des artères des veines, du tissu érectile, des glandes, etc., comme dans certains points des lèvres, de l'utérus, de l'urèthre, etc.

Surface libre. — Le surface libre des membranes muqueuses est remarquable par les plis qu'on y rencontre ; ces plis ont une importance beaucoup plus grande qu'à la peau.

1° Les uns sont formés par l'adossement de la membrane muqueuse à elle-même, avec interposition de tissu musculaire : ils s'y rencontrent constamment, quel que soit leur état de dilatation ou de resserrement ; tels sont la valvule pylorique, la valvule iléo-cœcale, les plis du col de la vésicule biliaire, les plis en cloison du gros intestin, etc.

2° Les autres, formés par l'adossement simple de la muqueuse, existent aussi toujours, soit dans l'état de vacuité, soit dans l'état de plénitude.

Les uns sont formés par les débris d'une rupture membraneuse, comme les franges sublinguales, les caroncules myrtiformes, les franges tubaires ; les autres se présentent sous forme de ligaments, comme le frein de la lèvre supérieure, celui de la langue, le repli glosso–épiglottique, le frein du prépuce, etc. Les autres dépendent de ce que la surface muqueuse est plus étendue que celles sur lesquelles elle repose, en sorte qu'elle se replie pour ne pas les dépasser : tels sont les valvules conniventes de l'intestin grêle, les plis de la muqueuse du conduit cystique et de la vésicule du fiel, les plis de Houston dans le rectum, etc....

3° Enfin, les autres, formés aussi par l'adossement simple de la muqueuse, ne sont pour ainsi dire qu'accidentels, et ne s'observent que pendant la contraction de l'organe que tapisse la surface muqueuse qui en est le siége : tels sont ceux de l'intérieur de l'estomac, du gros intestin, etc. Sur un grand nombre de cadavres dont on pratique l'autopsie, ces plis ne sont point apparents, mais ils sont très-sensibles sur les animaux vivants dont on ouvre le tube gastro-intestinal au moment de la digestion. Il faut ranger dans la même classe ceux qui sillonnent la cavité utérine dans l'état de vacuité, et qui s'effacent pendant la gestation.

SECTION II.

STRUCTURE DU SYSTÈME TÉGUMENTAIRE.

Le système tégumentaire se compose :

1° D'une couche plus ou moins épaisse qui le constitue principalement, le *derme* ou *chorion;*

2° D'une foule de petits prolongements qui font saillie à sa surface libre, les *papilles* et les *villosités;*

3° D'une foule de prolongements qui font saillie à sa surface adhérente, ou s'étendent au-delà, les *follicules* et les *glandes;*

De vaisseaux et de nerfs, qui se distribuent surtout aux papilles, aux villosités, aux follicules et aux glandes, et que nous étudierons avec ces parties;

4° D'une couche superficielle qui recouvre la face libre des téguments dans presque toute leur étendue, l'*épiderme*, auquel se rattachent les *ongles*, les *poils* et les *dents*.

1° Le derme ou chorion.

A. Le derme, ou chorion de la peau, en est la partie fondamentale; c'est lui qui lui donne la résistance, l'extensibilité et l'élasticité dont elle jouit.

Son épaisseur, variable suivant les régions, est toujours en rapport avec les usages de résistance auxquels il doit servir; c'est lui qui détermine l'épaisseur de la peau; l'épiderme ne s'entasse en couches épaisses que sur des points très-limités. Il est plus mince chez l'enfant et chez la femme que chez l'homme adulte; chez les vieillards, il participe à l'atrophie des autres tissus, il devient tellement mince, qu'il acquiert une sorte de translucidité, et permet d'entrevoir, dans certaines régions, l'aspect nacré des tendons et la couleur rougeâtre des muscles.

La face profonde du derme, qu'il est impossible d'isoler complètement du tissu adipeux sous-cutané, présente une foule d'alvéoles ou d'espaces coniques dont la base répond à la couche adipeuse, et dont le sommet est dirigé du côté de la surface libre de la peau, et percé d'ouvertures très-fines. Ces alvéoles fibreuses, qui ont leur plus grand développement à la plante des pieds et à la paume des mains, sont remplies de paquets adipeux conoïdes dont l'inflammation est connue sous le nom de *furoncle*; c'est dans ces alvéoles coniques que sont reçus les vaisseaux et les nerfs de la peau.

La face superficielle du derme est hérissée de petites éminences qui constituent les papilles dont nous parlerons plus bas.

Le derme est formé par un tissu fibreux très-résistant, d'un blanc mat beaucoup moins nacré que celui des tendons et des aponévroses, et dont les faisceaux entrecroisés interceptent les espaces coniques dont nous avons parlé. Ce tissu fibreux est extensible et élastique; il jouit, en outre, d'une contractilité qui, lorsqu'elle est mise en jeu, fait saillir les follicules pileux et donne lieu au phénomène de la chair de poule.

B. Le derme des membranes muqueuses est bien moins connu que celui de la peau; ce que les auteurs en ont dit s'applique généralement à l'ensemble de la muqueuse, composée de tous ses éléments, et très-souvent même à des tissus sur-ajoutés à cette membrane.

Bichat le décrit comme une couche mollasse et spongieuse qui ressemble à une pulpe consistante dont aurait été enduit le tissu cellulaire extrêmement dense qui est subjacent. Cette mollesse est un caractère qui le distingue du derme cutané, lequel n'a, du reste, que très-peu de ressemblance avec lui. Il présente de très-grandes variétés d'épaisseur dans chaque organe; celui des gencives et du palais est le plus épais de tous; vient ensuite celui des fosses nasales et de l'estomac, puis celui de l'intestin grêle, de la vessie, de l'urèthre et des autres canaux excréteurs. Suivant Henle, il manque complètement dans certaines membranes muqueuses dont l'épithélium repose à nu sur la couche musculaire sous-jacente.

Sa face profonde adhère aux muscles, aux os, aux cartilages, aux tissus érectiles, etc., sur lesquels il se déploie : l'adhérence s'établit par l'intermédiaire d'une couche celluleuse plus ou moins serrée.

La face superficielle offre une foule de petits prolongements qui font saillie dans la cavité muqueuse : ce sont les papilles et les villosités.

Quant à sa structure, elle diffère de celle de la peau par le degré de condensation du tissu cellulaire qui entre dans sa composition. Celui-ci est toujours plus ou moins lâche et n'acquiert jamais les qualités du tissu fibreux.

2° Les papilles et les villosités.

Papilles cutanées. — De la face superficielle du derme cutané s'élèvent une multitude d'éminences, tantôt disposées linéairement comme à la paume de la main et à la plante des pieds, tantôt disséminées irrégulièrement comme dans presque tous les autres points de la peau. Ces éminences sont conoïdes, leur base est appuyée sur le derme, et leur sommet s'enfonce dans l'épiderme, qui s'en distingue par son aspect corné. Ce sont les papilles, organes de la sensibilité tactile.

La papille cutanée est demi-transparente, molle, comme spongieuse; c'est à elle qu'aboutissent tous les nerfs cutanés; c'est à sa surface et dans son épaisseur que se ramifient les vaisseaux artériels et veineux de la peau, et que prennent naissance les lymphatiques de cette partie du tégument.

Le nombre et le volume des nerfs cutanés sont en raison directe du développement des papilles, d'où l'énorme quantité des nerfs de la paume des mains et de la plante des pieds : on suit les filets nerveux dans les alvéoles du derme, au fond de ces alvéoles et jusqu'à la base des papilles; mais leur mode de terminaison dans l'épaisseur même de la papille n'est pas parfaitement connu. M. Pappenheim a observé que les nerfs se terminent à la base de ces organes, tantôt par une anse, tantôt par un plexus, sans pénétrer plus profondément dans son intérieur. Gerber, qui admet aussi la terminaison en anse, n'a trouvé des anses simples qu'aux régions de la peau douées d'un tact obscur. Aux doigts, où la sensibilité est très-développée, les anses sont multiples; il y en a huit ou dix pour chaque papille; elles s'étalent en éventail à la surface, se roulent sur elles-mêmes, de manière à affecter la forme de rosettes, de fleurons, etc.

Les vaisseaux sanguins forment un réseau très-riche dans l'ensemble des papilles ou le corps papillaire. Chaque vaisseau sanguin forme une anse dans la substance de chacun de ces organes. La branche artérielle s'étend de la base au sommet de la papille, et revient à l'état de branche veineuse du sommet à la base, pour se continuer avec le réseau général.

Nous n'avons rien à ajouter à ce que nous avons dit dans un chapitre précédent sur les lymphatiques de la peau, et notamment de ses papilles.

Papilles muqueuses. — De la face superficielle du derme muqueux s'élèvent aussi une foule de prolongements, qui sont les papilles et les villosités.

Les papilles qui, à la surface du derme cutané, sont considérées à juste titre comme les agents de la sensibilité tactile, se retrouvent dans la muqueuse linguale, nasale, œsophagienne, stomacale, près de l'œsophage ; rectale près de l'extrémité inférieure de l'intestin ; uréthrale et vaginale près de l'entrée de l'urèthre et du vagin, etc., etc., elles sont même, dans certains points, plus faciles à reconnaître qu'à la peau.

Les villosités occupent le reste de la membrane tégumentaire, et principalement celle qui tapisse l'intestin grêle. Elles diffèrent des papilles par leur structure plus délicate, plus fine, plus riche en vaisseaux lymphatiques, et il est peut-être permis de dire, eu égard à la fonction qui prédomine chez elles, que la villosité est une papille qui absorbe, et la papille une villosité sentante.

Le volume des papilles muqueuses est considérable à la langue, aux lèvres, à la vulve, au gland, etc. ; ailleurs il est beaucoup moindre et à peine appréciable.

Eu égard à leur forme, on a distingué les papilles muqueuses en plusieurs ordres : 1º les papilles filiformes : ce sont les plus petites de toutes les papilles, mais aussi les plus nombreuses et les plus serrées. On les observe en grand nombre à la région moyenne de la langue. 2º Les papilles fongiformes, beaucoup moins nombreuses, mais plus grosses que les précédentes : les premières allaient s'effilant de la base au sommet ; celles-ci vont, au contraire, se renflant de la base à l'extrémité libre. 3º Les papilles caliciformes ont la forme d'un cône renversé, dont le sommet occupe le fond d'une cavité cupuliforme, tandis que la base, faiblement convexe et comme tronquée, regarde la surface libre de la muqueuse.

Les papilles ne présentent une direction perpendiculaire à la muqueuse qu'elles recouvrent que quand elles sont très-courtes ; dans le cas contraire, elles sont plus ou moins inclinées.

C'est du derme de la membrane muqueuse que naissent les papilles : elles sont remarquables par la grande quantité de filets nerveux et de ramuscules vasculaires, artériels et veineux qui entrent dans leur structure.

Villosités. — Les villosités aperçues par Azelli et Fallope ont été décrites et représentées par Helvétius, Lieberkuhn, Rudolphi, Meckel,

Berres, Goodsir, etc. C'est à leur présence que l'intestin grêle, où elles abondent, doit son aspect velouté caractéristique, aspect comparé à celui d'un gazon bien touffu ou d'une chenille velue.

Leur nombre et leur volume sont toujours dans le même rapport ; c'est dans le point où elles sont le plus nombreuses, comme à l'intestin grêle, qu'elles sont aussi le plus considérables.

Leur forme est généralement celle d'une petite lamelle triangulaire, dont le sommet, plus ou moins tronqué, regarde la cavité muqueuse. Elles se rapprochent plus ou moins de la forme cylindrique pendant le travail de la digestion, durant lequel leurs vaisseaux, étant plus distendus, produisent jusqu'à un certain point le phénomène de l'érection.

Du reste, la forme triangulaire est loin d'être constante. On les trouve quelquefois conoïdes, terminées en massues, étranglées et quelquefois coudées à la partie moyenne, etc.

Leur direction n'a rien de constant, et comme elles sont dépourvues de tout appareil musculaire, elles flottent dans l'intestin au gré des forces étrangères qui leur communiquent des mouvements.

Comme les papilles, elles sont formées par un prolongement du derme, dans l'épaisseur duquel se ramifient un grand nombre de vaisseaux et de nerfs. Nous avons vu dans un autre chapitre comment les radicules lymphatiques se comportaient à leur égard.

3° Les follicules et les glandes.

« Selon Müller, toutes les glandes ne font qu'offrir à leur intérieur une grande surface à la sécrétion : toutes sont dues au développement des conduits excréteurs, en canaux terminés en culs-de-sac ou en cavités intérieures. »

Cette surface sécrétante, c'est la membrane tégumentaire : les conduits excréteurs, les culs-de-sac terminaux, les cavités intérieures, sont essentiellement formés par cette membrane, tantôt légèrement déprimée, tantôt refoulée au loin et diversement ramifiée dans ses prolongements.

Les glandes sont donc une partie du système tégumentaire, et doivent être étudiées avec lui. Dans les considérations qui vont suivre, nous chercherons à les échelonner suivant leur degré de complication : cette manière de les envisager présente beaucoup de difficultés, en raison de l'obscurité qui règne encore sur la structure de ces organes ; mais c'est la seule qui convient dans une anatomie générale.

Follicules et glandes simples.

On appelle plus spécialement *follicules* les glandes qui sont écloses ou munies d'un orifice, mais qui n'ont pas de conduit excréteur.

1° *Follicules clos.* — Parmi les glandes simples, les unes sont for-

mées par une excavation creusée dans l'épaisseur de la membrane tégumentaire : elles n'ont pas d'ouverture permanente à la surface de
cette membrane, et ne livrent leur produit de sécrétion que par rupture,
déhiscence ou porosité de leurs parois.

Le phénomène de la rupture et de la déhiscence n'est admis que
par analogie pour les follicules logés dans les membranes tégumentaires ; on l'a observé dans l'ovaire, où la vésicule de Graëf s'ouvre
par déhiscence, et laisse échapper l'ovule ; mais partout ailleurs on la
suppose sans démonstration.

On a un bel exemple de ces follicules clos dans les glandes de la
membrane muqueuse du col utérin, connues sous le nom d'*œufs de
Naboth*. Quelquefois elles acquièrent un volume considérable ; elles deviennent saillantes entre les ramifications de l'arbre de vie, et contiennent un liquide aqueux, lactescent, qui devient visqueux après la
mort. La vésicule enveloppante est close de toutes parts, et peut-être
se débarasse-t-elle de son contenu par un phénomène de simple porosité.

Goodsir a décrit, à la surface de la membrane muqueuse des conduits urinifères, des vésicules closes, formées par des cellules épithéliales remplies de liquide. Suivant lui, ces cellules sont les organes
sécrétoires de l'urine, et c'est par déhiscence qu'elles laissent écouler
dans le tube urinifère le liquide qu'elles contiennent. C'est plutôt une
hypothèse ingénieuse qu'un fait anatomique dûment établi.

M. Cruveilhier a observé çà et là, dans les membranes muqueuses,
des follicules clos qu'il regarde comme des vésicules plutôt surajoutées
à la membrane muqueuse que développées à ses dépens.

2° *Follicules ouverts.* — D'autres glandes, presque aussi simples que
les précédentes, sont constituées par une vésicule logée dans l'épaisseur des téguments, et ouverte à leur surface par une simple perforation de ses parois.

A. *Follicules tubuliformes.* — Les uns se présentent sous la forme
d'utricules allongés ou tubuleux.

1° A cette classe se rattachent les glandes de Lieberkuhn. Ce sont
les glandes simples les plus répandues dans le canal intestinal. On les
rencontre non seulement dans l'intestin grêle, mais encore dans le gros
intestin, surtout le colon ascendant et le rectum. Elles ont la forme de
longs tubes cylindriques disposés les uns à côté des autres, comme des
tuyaux d'orgue. Leurs dimensions sont d'autant plus considérables,
qu'on les examine dans des parties plus déclives de la cavité intestinale.
Leurs parois sont minces. Lieberkuhn les dit très-riches en vaisseaux,
mais Krause assure qu'elles n'en reçoivent pas plus que les parties
environnantes. Leurs orifices sont quelquefois masqués par les villosités qu'il faut écarter pour les apercevoir. Elles sont probablement
chargées de la sécrétion du suc intestinal, liquide ténu, acidule et analogue au suc gastrique.

2° A côté des glandes de Lieberkuhn, il faut placer les glandes tubuleuses de l'estomac, qui s'en rapprochent beaucoup sous le rapport de leur forme et de leurs fonctions. Elles représentent de longs cylindres parallèles et presque contigus. A la région pylorique, on remarque des groupes de dix à vingt pertuis, qui correspondent à autant de cylindres glandulaires. Elles servent probablement à la sécrétion du suc gastrique.

3° Au gros intestin se trouvent également des utricules cylindriques qu'il faut ranger ici. La surface de la membrane muqueuse est partout couverte de leurs orifices. Elles diffèrent des glandes de Lieberkuhn par leur disposition régulière, à distances égales, ce qui les a fait comparer à l'aspect intérieur d'une ruche. Leur volume va en augmentant jusqu'au rectum.

2° On rattache aussi aux follicules tubuliformes de petites glandules simples logées dans la membrane muqueuse utérine. Il en est de même des follicules de l'urèthre, désignés les uns sous le nom de *lacunes de Morgagni*, et les autres sous celui de *follicules de Littre* : les premiers s'ouvrent du côté du méat urinaire, les autres du côté de la vessie.

B. *Follicules vésiculiformes.* — Les autres glandes simples, à orifice, ont la forme de bouteilles ou de bourses ; le fond de la vésicule est dilaté en ampoule, et surmonté d'un collet rétréci, au sommet duquel se trouve l'orifice excréteur.

1° A cette classe se rattachent les follicules sébacés de la peau. Ce sont de petites poches du volume d'un grain de mil, logées dans l'épaisseur du derme, et ouvertes à l'extérieur par un petit orifice visible à l'œil nu. C'est par cet orifice qu'est incessamment versée à la surface de la peau la matière grasse qui en entretient la souplesse. Ils manquent à la paume des mains et à la plante des pieds, peut-être existent-ils dans tous les autres points de la peau, mais on les remarque surtout au creux de l'aisselle, autour de l'anus, de la vulve, du nez, de la bouche, des mamelles, etc.

2° Les glandes solitaires de l'intestin grêle se rangent à côté des précédentes. Ce sont des vésicules rondes, de la grosseur d'un grain de mil, qu'on observe surtout au pylore, à l'iléon et au gros intestin. On en trouve aussi en moins grand nombre sur tous les points du canal intestinal, tant du côté du mésentère que du côté opposé, sur les valvules conniventes, comme dans leurs intervalles. Elles ont une forme régulièrement arrondie ; leurs parois sont plus épaisses que celles des glandes de Lieberkuhn. Elles présentent à leur centre un point presque imperceptible qui indique leur ouverture dans l'intestin. Quand elles sont remplies par le liquide qu'elles sécrètent, elles soulèvent la membrane muqueuse, et produisent à sa surface des saillies qu'on peut reconnaître au toucher.

3° Les follicules de la vessie appartiennent aussi à la classe des follicules vésiculiformes ; ils abondent au voisinage du col et sur le trigone vésical; ils ne sont bien appréciables que lorsqu'ils sont distendus par le liquide qu'ils sécrètent.

4° Les parois génitales de la femme sont munies de follicules semblables aux précédents. On les observe principalement autour de l'ouverture de l'urèthre et au voisinage du clitoris. Leurs orifices sont arrondis ou en forme de fente; ils se trouvent aussi, en moins grand nombre, à la partie postérieure et inférieure du vestibule et dans l'intérieur du vagin.

5° Nous rangeons encore ici une foule de glandes simples éparses, ou rassemblées dans divers points des voies supérieures de la digestion et de la respiration. Telles sont : les glandes labiales, qui occupent la face interne des lèvres, dont la forme est arrondie, la couleur rouge-clair, la consistance assez marquée, et qui deviennent saillantes lorsqu'on tend la membrane muqueuse; les glandes buccales, éparses entre le muscle buccinateur et la muqueuse, plus petites que les précédentes, semblables à elles sous tous les autres rapports; les glandes linguales, qui occupent surtout la base de la langue; les glandes palatines, qui garnissent le palais et son voile; les glandes pharyngiennes, laryngiennes, trachéennes et bronchiques, qui abondent dans la muqueuse pharyngienne, laryngienne, etc.

Mais, parmi ces glandes, il en est quelques-unes, comme les buccales, les palatines, et plusieurs des laryngiennes, trachéennes, etc., qui ont non seulement un orifice, mais encore un véritable conduit excréteur manifeste, bien que très-court. Elles établissent donc le passage des follicules aux glandes proprement dites.

3° *Glandes isolées.* — Nous appellerons glandes isolées, les glandes simples qui s'ouvrent à la surface des téguments par un prolongement canaliculé qu'on appelle *conduit excréteur.*

1° Les glandes molaires appartiennent manifestement à cette classe. Au nombre de deux ou trois, elles sont placées entre les muscles masséter et buccinateur, au niveau des dents molaires postérieures. Leurs conduits excréteurs percent le muscle buccinateur et la membrane muqueuse, et s'ouvrent à la partie postérieure des joues.

2° Il en est de même des glandes épiglottiques : elles sont logées dans l'épaisseur du cartilage épiglottique, et surmontées de conduits excréteurs qui traversent ce cartilage et la membrane muqueuse, et s'ouvrent à la face laryngienne de l'épiglotte par trente ou quarante orifices.

3° Les glandes sudatoires de la peau sont le type des glandes isolées. Entrevues par Fontana, Leewenhoeck et Eichorn, ces glandes n'ont été bien décrites que par Breschet et Roussel.

Elles se composent d'une petite utricule renflée, arrondie, logée dans le tissu cellulaire sous-cutané, et d'un conduit excréteur qui vient s'ouvrir en serpentant à la surface de la peau.

Elles s'observent surtout à la paume des mains et à la plante des pieds : les autres régions de la peau n'en sont pas dépourvues, bien qu'il soit moins facile de les y découvrir. Elles ont pour fonctions de sécréter la sueur.

Follicules et glandes composés.

Les glandes simples sont, comme nous venons de le voir, des vésicules situées dans l'épaisseur des téguments, ou un peu au-dessous d'eux, et formées par un cul-de-sac de ces membranes.

Les unes sont closes, les autres sont surmontées d'un orifice, les autres enfin ont un prolongement canaliculé, un conduit excréteur qui les met en communication avec la surface libre des téguments.

On peut dire d'une manière générale que les glandes composées ne sont qu'une modification de ces glandes simples ; leurs éléments sont les mêmes, seulement ils ont de plus grandes proportions, et sont agglomérées de différentes manières.

1° *Follicules clos agglomérés.* — L'ovaire nous offre un bel exemple de follicules clos agglomérés et réunis sous une même enveloppe fibreuse, pour ne constituer qu'une seule glande. On sait, en effet, que cet organe est formé d'une coque fibreuse remplie par un tissu érectile, au milieu duquel sont éparses des vésicules en nombre variable, véritables follicules clos, qui laissent échapper leur produit de sécrétion par le phénomène de la déhiscence. Le conduit excréteur de l'ovaire offre ceci de particulier, qu'il n'est pas continu avec la glande, à laquelle il appartient et ne s'applique sur elle que quand elle livre passage à l'ovule, aux époques menstruelles.

2° *Follicules tubuliformes agglomérés.* — Les glandes de Peyer, encore appelées *glandes agminées, plaques gaufrées*, sont formées par l'agglomération d'un grand nombre de follicules tubuliformes. Ces follicules ne sont pas réunis par une membrane enveloppante, mais leur délimitation n'en est pas moins établie par une apparence particulière de la muqueuse à leur niveau, et leur existence comme glandes distinctes composées de plusieurs glandes simples est incontestable.

En effet, leur forme est toujours régulièrement elliptique ou ovalaire, rarement triangulaire ou carrée. Elles ne sont jamais recouvertes par les valvules conniventes ; celles-ci s'arrêtent tout court à leur niveau. Elles sont toujours situées sur le côté de l'intestin opposé au mésentère et, aux points qu'elles occupent, la tunique celluleuse de l'intestin est plus dense, plus épaisse, et unit plus intimement la membrane muqueuse à la membrane musculeuse.

La cavité de chaque follicule qui les compose est remplie par un liquide semblable à celui que renferment les glandes solitaires.

3° *Follicules vésiculiformes agglomérés.* — Parmi les follicules vésiculiformes agglomérés, nous citerons la glande aryténoïdienne et la caroncule lacrymale.

La glande aryténoïdienne est formée par un amas de vésicules situées à la face antérieure des cartilages aryténoïdes. L'existence de ces vésicules, en tant que glande unique, composée de plusieurs glandes simples, est surtout établie par la régularité de leurs orifices excréteurs : ceux-ci, en effet, sont dirigés verticalement et rangés en séries linéaires.

La caroncule lacrymale a le volume d'un grain de blé; elle occupe l'angle interne des paupières en dedans du repli semi-lunaire de la conjonctive, que l'on regarde comme le vestige d'une troisième paupière; elle est formée par un amas de follicules sébacés recouverts par un repli de la conjonctive, sur lequel il est facile de découvrir leurs orifices excréteurs.

4° *Follicules agglomérés et confondus.* — Jusqu'ici les follicules simples, dont la réunion a donné naissance aux follicules agglomérés, ont conservé leur existence indépendante; dans les amygdales, nous les voyons agglomérés et confondus, c'est-à-dire abouchés les uns avec les autres, et ouverts par des orifices communs.

Ces glandes, au nombre de deux, situées dans l'intervalle que laissent entre eux les piliers du voile du palais, adhèrent, par leur face externe, au constricteur du pharynx; leur face interne bombée offre un certain nombre d'ouvertures qui conduisent dans un nombre égal de culs-de-sac irréguliers, de capacité diverse, où viennent s'ouvrir et se confondre les follicules dont l'ensemble compose l'amygdale.

5° *Glandes agglomérées.* — Parmi les glandes composées, les unes semblent formées par des *glandes isolées*, réunies par une membrane cellulo-fibreuse, mais conservant leur indépendance, malgré leur agglomération.

1° Telles sont les glandes de Brunner : on ne les rencontre que dans le duodénum, et on ne les découvre qu'après avoir enlevé les tuniques séreuse et musculeuse de cet intestin. Leur nombre diminue rapidement du commencement du duodénum à sa terminaison. Au microscope on distingue très-bien les glandes simples qui les forment par leur agglomération; chacune d'elles a son conduit excréteur délié, qui se termine à la membrane muqueuse par une ouverture qui ne dépasse pas en diamètre celle des glandes de Lieberkuhn. On ne connaît pas leur produit de sécrétion.

2° Il faut ranger à côté des glandes de Brunner celles que Nuhn a décrites à la partie inférieure de la pointe de la langue, et qui sont formées aussi par un amas de glandes simples, dont chacune a son conduit excréteur indépendant. On ignore les usages de ces glandes.

6° *Glandes agglomérées et confondues.* — Les autres glandes composées sont une réunion de glandes simples qui ont plus ou moins perdu leur indépendance.

1° Ainsi, les glandes de Méibomius sont des séries de glandes simples situées sur la face postérieure des deux paupières, au niveau des cartilages tarses : elles représentent des lignes verticales et parallèles, quelquefois curvilignes, dont la hauteur est mesurée par celle des cartilages;

chacune de ces lignes est un canal tortueux, dans lequel viennent s'ouvrir un nombre considérable de petites glandes disposées à droite et à
gauche de ce canal. De cette façon, chaque glande, qui avait primitivement son conduit excréteur, son existence indépendante, se trouve
réunie à toutes celles qui s'embranchent sur le même canal, et confond
son produit de sécrétion avec le leur. Ce produit de sécrétion est un
liquide sébacé connu sous le nom de *chassie*.

2° La prostate est aussi formée par la réunion de glandes simples,
qui se confondent à un certain degré. Située derrière le canal de l'urèthre, entre sa portion membraneuse et le col de la vessie, elle sécrète
un liquide muqueux, qui est versé dans le canal de l'urèthre par un
grand nombre d'ouvertures, mais qui est sécrété par un nombre plus
grand encore de glandes agglomérées.

Une coupe de son tissu glandulaire permet d'apercevoir un grand
nombre des canalicules, qui commence par de nombreux orifices autour
de la crète uréthrale : de là on voit partir un faisceau de conduits qui
se dirigent dans l'épaisseur de la glande, et se ramifient quelquefois;
ces conduits se terminent en culs-de-sac.

3° Ces glandes, ainsi que les glandes lacrymales, les glandes mammaires, quelques glandes salivaires, etc., qui s'ouvrent à la surface
des téguments par plusieurs conduits excréteurs, établissent la transition
des glandes conglomérées, mais indépendantes, aux glandes conglomérées et abouchées dans un conduit excréteur unique, comme le foie, le
testicule, etc....

Celles dont il nous reste à parler peuvent être divisées en deux
grandes classes, les *glandes en grappe* et les *glandes en réseau*.

A. *Glandes en grappe.*—Dans ces glandes, le conduit excréteur qui,
nous insistons sur ce point, constitue la partie essentielle de la glande,
part de la membrane tégumentaire, dont il est un prolongement, se
ramifie à la manière d'un arbre, se divise et se subdivise d'une manière dichotomique, et se met en communication avec les vésicules
terminales où s'opère la sécrétion.

On voit quelquefois les branches du conduit excréteur se terminer directement dans une vésicule, en sorte que la cavité centrale de celle-ci
est la prolongation immédiate de la lumière du conduit excréteur.

Plus fréquemment deux ou trois vésicules, ou même davantage, sont
implantées sur le sommet de la dernière ramification du conduit excréteur.

Enfin, on trouve quelquefois des vésicules appendues aux parties latérales de celui-ci.

Ces vésicules, encore appelées *lobules primaires, acini*, ne sont autre
chose que des prolongements renflés du conduit excréteur. Les lobules
primaires se réunissent pour former des lobules secondaires : ceux-ci,
par leur réunion, forment des lobes; la glande tout entière est formée
par la réunion de ces lobes.

A la classe des glandes en grappe se rattachent : les glandes lacry-males annexées à la muqueuse conjonctivale; les glandes salivaires, le pancréas et le foie annexés à la muqueuse des voies digestives ; les glandes de Cooper, chez l'homme, et les glandes de Bartholin, chez la femme, annexés à la muqueuse génito-urinaire; enfin, les glandes mammaires qui dépendent du tégument externe. Il faut y joindre les poumons, si on regarde ces organes comme glandulaires.

B. *Glandes en réseau.* — Dans les glandes rétiformes, les conduits excréteurs ne présentent pas des divisions dichotomiques à la manière d'un arbre ou d'une grappe, mais ils forment des réseaux en s'anasto-mosant.

Ainsi, les conduits urinifères partent de la substance mamelonnée des reins et s'avancent en ligne droite jusqu'à la substance corticale : che-min faisant ils se divisent comme les dents d'une fourchette, traversent la substance corticale en serpentant, et se terminent les uns en culs-de-sac, les autres par des anastomoses.

Il en est de même des conduits spermatiques, qui, après s'être di-visés comme les conduits urinifères, se terminent, comme eux, soit en culs-de-sac, soit en s'anastomosant.

Toutefois, pour avoir une idée plus exacte de leur disposition, il faut les étudier à rebours; en les suivant de leurs culs-de-sac ou de leurs anastomoses terminales, on les voit s'aboucher deux à deux, et former réellement un réseau qui n'a aucune ressemblance avec la ramescence des autres glandes.

Outre le prolongement tégumentaire, qui est la partie fondamentale des organes glandulaires, il entre dans la composition des glandes conglomérées du tissu cellulaire, des vaisseaux, des nerfs, une mem-brane d'enveloppe, etc.

a. *Vaisseaux.* — De même que les canaux sécrétoires des glandes avec leurs racines et leurs culs-de-sac forment un tout particulier et indépendant, de même aussi les vaisseaux sanguins forment, dans cha-que glande, un système parfaitement clos, en raison du réseau capil-laire qui unit ensemble les ramifications dendritiques des artères et des veines. Ce réseau capillaire entoure chaque lobule primaire, et il n'y a pas, comme le pensait Ruisch, comme l'a écrit Haller, communication plus ou moins directe des vaisseaux sanguins avec les conduits excré-teurs.

Ce sont les artères qui apportent aux glandes les matériaux de leur sécrétion : il n'y a d'exception que pour le foie et le poumon, où ce travail s'opère sur le sang veineux.

Les vaisseaux lymphatiques des glandes y sont nombreux et accom-pagnent les branches veineuses. On ne possède aucun détail satisfaisant sur la manière dont ils se comportent dans ces organes.

b. *Les nerfs* s'y distribuent de la même manière que les vaisseaux. Ce sont des branches, ou du grand sympathique ou du système cérébro-spinal, qui forment des plexus sur les artères, avec lesquelles elles se perdent dans l'intérieur de la glande, où, suivant Muller, elles n'abandonnent jamais les vaisseaux.

c. *Tous ces éléments*, canaux excréteurs, avec leurs renflements terminaux, artères, veines, vaisseaux lymphatiques, nerfs, sont réunis et liés ensemble par un tissu cellulaire serré, qui s'infiltre rarement de graisse. Ce tissu abonde dans les glandes à parenchyme granulé, blanchâtre comme la lacrymale, les salivaires, le pancréas : il est peu abondant au foie, aux reins, et manque complètement dans le testicule.

d. *Ces glandes* ont une enveloppe propre, différente du tissu cellulaire lâche qui les entoure. Cette enveloppe est fibreuse et résistante dans le foie, les testicules et les reins; elle est formée par un tissu cellulaire moins condensé dans les autres glandes. Nous savons que de ces enveloppes, plus ou moins fibreuses, partent des prolongements qui pénètrent entre les lobules de l'organe, et en forment pour ainsi dire la charpente.

De ce qui précède, il résulte que la membrane tégumentaire interne est infiniment plus riche en glandes que le tégument externe. Celui-ci ne possède, en effet, qu'une glande composée, la mamelle, et n'a pour glandes simples que les follicules sébacés et les glandes sudatoires.

Mais la membrane tégumentaire n'est pas seulement une surface sécrétante, elle sert encore de réservoir et d'aquéduc à tous les produits de sécrétion : on aurait tort de ne regarder comme affectées à cet usage que les parties qu'on a désignées sous les noms de *conduits excréteurs*, de *vésicules d'excrétion*, etc., comme les conduits cholédoque, pancréatique, etc., la vessie urinaire, la vésicule biliaire, etc. La cavité tégumentaire interne tout entière est un immense conduit, où toutes les glandes, grandes ou petites, se débarrassent des liquides qu'elles ont séparés du sang.

Certaines glandes volumineuses qui sécrètent beaucoup s'assimilent pour ainsi dire les membranes muqueuses et les façonnent de manière à les accommoder à leur sécrétion ; c'est ainsi que le rein, outre ses conduits urinifères, a pour annexes les uretères qui conduisent l'urine dans un réservoir particulier, la vessie où elle séjourne plus ou moins longtemps, pour être ensuite évacuée par le canal de l'urèthre ; c'est encore ainsi que le foie a pour annexes la vésicule du fiel et le conduit cholédoque ; le testicule, la vésicule séminale et les conduits éjaculateurs, etc., etc. Mais ces annexes ne leur sont pas uniquement consacrés : dans tous ces conduits, dans tous ces réservoirs, nous avons vu siéger une foule de petites glandes, mêlant leurs produits de sécrétion avec celui de la glande principale.

C'est pour le préserver du contact de ces *secreta*, véritables corps étrangers venus du dedans, autant que pour le défendre contre les agents extérieurs, que la nature a déployé, sur presque tous les points du système tégumentaire, une couche épithéliale dont il est temps de parler.

4° La couche épithéliale.

L'épithélium se présente dans l'économie sous trois formes principales : il y a un *épithélium pavimenteux*, un *épithélium à cylindres* et un *épithélium vibratile*.

1° Nous connaissons déjà la structure de l'épithélium pavimenteux : c'est lui qui tapisse la surface libre des membranes séreuses et des vaisseaux ; nous le retrouvons encore dans les membranes tégumentaires ; mais, comme il a les mêmes caractères ici et là, nous ne le décrirons pas de nouveau.

2° L'épithélium à cylindres est caractérisé par des cellules en forme de cylindres ou de cônes, dont les extrémités les plus minces sont dirigées vers la membrane tégumentaire, de sorte qu'elles se trouvent placées les unes à côté des autres comme des fibres. Le noyau est presque toujours situé entre la base et le sommet du cône, à égale distance de l'un et de l'autre. L'épithélium à cylindres n'est qu'une modification de l'épithélium pavimenteux ; car l'on passe de l'un à l'autre sur la même surface d'une manière graduelle et souvent par une série de formes auxquelles Henle a donné le nom d'*épithélium de transition*.

3° L'épithélium vibratile se compose de cellules semblables aux précédentes, et distinguées seulement par des cils qu'elles portent sur leur extrémité libre. Ces cils, courts, hyalins, sont terminés en pointe ou par un renflement. Leur nombre varie : chez l'homme, chaque cylindre porte généralement plusieurs cils, trois, quatre, huit, et quelquefois plus. Les cils d'une même cellule sont tantôt égaux en longueur, et semblables alors à des franges, tantôt réunis en pinceaux, dont les uns sont plus longs au milieu, les autres plus courts et arqués sur les côtés. Quelquefois, ils vont en diminuant graduellement d'un côté à l'autre.

Les cils de l'épithélium vibratile sont agités de mouvements remarquables, mouvements qui ne dépendent pas de l'influence des nerfs ; car ceux-ci ne s'étendent pas jusqu'à l'épithélium ; qui ne s'arrêtent ni par l'application immédiate des narcotiques, ni par l'empoisonnement au moyen de ces substances ; qui persistent même sur des cellules complètement isolées.

Purkinje et Valentin distinguent trois sortes de mouvements dans les cils : 1° un mouvement infundibuliforme, dans lequel la base du cil tourne autour du centre, comme la douille d'un entonnoir, et décrit le sommet d'un large cône ; 2° un mouvement d'ondulation : le cil entier décrit des flexions onduleuses, comme la queue des spermatozoaires ; 3° un mouvement en crochet, dans lequel la base du cil ne se meut presque pas, tandis que la pointe est soumise à des inflexions et à des redressements successifs.

Épiderme cutané.

On donne plus spécialement le nom *d'épiderme* à la couche d'épithélium pavimenteux qui recouvre le tégument externe.

L'épiderme cutané se présente sous la forme d'une lamelle demi-transparente, cornée, dépourvue de toute sensibilité, qui se moule sur la surface papillaire du derme.

La surface entière de l'épiderme n'est autre chose que la surface libre de la peau, et présente en conséquence les plis que nous avons décrits sur ce point du tégument. Il se prolonge dans les glandes mucipares et sudatoires, au niveau desquelles il semble perforé d'une foule de pores.

Par sa face interne, il adhère entièrement à la surface papillaire du derme. Cette face est creusée d'une multitude innombrable de fossettes ou d'alvéoles, dans lesquelles sont reçues comme dans un moule les papilles cutanées. A cette face sont aussi appendus une foule de prolongements, vestiges des canalicules épidermiques qui pénètrent dans les organes glandulaires de la peau.

Réseau muqueux de Malpighi. — La couche profonde ou alvéolaire de l'épiderme est plus molle, plus transparente que la couche superficielle ; elle se résout plus promptement qu'elle, par la coction, en matière gélatiniforme et constitue le corps muqueux ou réticulaire de Malpighi.

Le corps muqueux de Malpighi, qu'on considère à tort comme membrane distincte de l'épiderme, n'est donc qu'une partie de celui-ci. Il est formé des mêmes cellules, seulement elles sont jeunes, molles et destinées à remplacer les cellules superficielles, plus anciennes et plus dures, lorsqu'elles ont disparu par exfoliation insensible.

Couche pigmenteuse. — Au-dessous de l'épiderme, on trouve une couche intermédiaire entre cette membrane et les papilles qu'on appelle *couche pigmenteuse* : c'est elle qui donne à la peau la coloration dont elle est douée.

Examiné au microscope, le pigment cutané présente en général la forme polyédrique ; il est formé de molécules d'une couleur noire plus ou moins foncée, insolubles dans l'eau. Blumenbach pensait que cette matière noire n'était autre chose que du carbone ; mais, aujourd'hui, on pense généralement qu'elle est formée par la matière colorante du sang.

Chez l'Européen, la matière pigmenteuse nous échappe, parce que sa couleur, moins foncée que chez le Nègre, ne tranche pas sur celle de l'épiderme et du chorion ; mais, chez les individus de race noire, elle ne saurait être contestée.

Ongles. — Les ongles sont identiques à l'épiderme, non moins sous le rapport anatomique et physiologique que sous le rapport de la composition chimique : ils se présentent sous forme d'écailles dures, flexibles, élastiques, demi-transparentes, et ayant l'aspect d'une lame de corne. Ils occupent la face dorsale de la dernière phalange, et paraissent plutôt destinés à servir de soutien et de protection à la pulpe des doigts, que de moyen de préhension.

Les ongles se composent d'une racine, d'un corps et d'une partie libre. La racine est cette partie de l'ongle qui est comme implantée dans la peau qui la recouvre par ses deux faces. Le corps est cette partie de l'ongle qui est libre par une de ses faces; la partie libre est celle qui déborde en avant la phalange.

Un derme très-épais sépare l'ongle de la phalange; il est blanc autour de la racine et au niveau du corps, dans un petit espace qu'on appelle la *lunule*; il est hérissé de papilles très-vasculaires qui concourent toutes à la formation de l'ongle; en sorte que la matrice de celui-ci n'est pas seulement, comme on l'admet vulgairement, la portion du derme qui embrasse sa racine, mais encore celle qui adhère à la face profonde du corps de l'ongle.

L'épiderme s'arrête où l'ongle commence; celui-ci n'est qu'un épiderme particulier; et, bien qu'il ne soit pas possible d'y retrouver les cellules épithéliales et qu'il ait une structure lamelleuse, son tissu n'en est pas moins originairement formé par ces cellules. Ce qui le prouve, c'est qu'on trouve toujours au-dessous de l'ongle comme au-dessous de l'épiderme, le corps ou réseau muqueux de Malpighi.

Poils. — Les poils se composent de deux parties : du *bulbe* et de la *tige.*

A. On considère dans le bulbe pileux une poche et une papille. La poche, ou membrane bursale du poil, est une espèce de cul-de-sac oblong ouvert à l'extérieur par un goulot et formé par une dépression de la peau.

C'est du fond de ce canal que naît la papille pileuse, papille conique, à base adhérente, à sommet libre, qui n'atteint jamais le goulot de la membrane bursale et reste beaucoup en deçà.

Par sa base, la papille pileuse, qui ne diffère des autres papilles cutanées que par son plus grand volume, reçoit les vaisseaux et les nerfs qui lui donnent sa vitalité.

Par son sommet, elle supporte la tige du poil.

Celle-ci représente d'abord un étui carré, conique et moulé exactement sur le sommet de la papille; puis, à ce premier étui, en succède un autre, qui soulève le premier, et ainsi de suite, de manière à élever pour ainsi dire sur la papille un cône dont l'étendue est mesurée par la longueur du poil, le sommet par son extrémité libre, et la base par le diamètre de la papille.

La tige du poil traverse le goulot de la membrane bursale sans lui adhérer.

Les rapports du poil avec l'épiderme ont été l'objet d'une foule de contestations; il est établi maintenant qu'il se prolonge dans la membrane bursale jusqu'à la base de la papille, et, qu'arrivé à son sommet, il est remplacé par l'étui corné qui recouvre en ce point la papille : la tige du poil est l'épiderme de la papille pileuse, comme l'épiderme proprement dit est la couche cornée des autres papilles.

On appelle *substance corticale* du poil la couche la plus externe de la tige, couche translucide, lisse, composée de fibres claires et d'un aspect corné ; la couche la plus interne, qui manque dans les poils peu volumineux, est grenue, d'un blanc brillant, quand cette coloration est celle des poils, d'un noir plus ou moins foncé, ou même d'un rouge ardent, quand les poils sont noirs, bruns, rouges, etc. ; en sorte que c'est d'elle principalement que dépend la coloration du système pileux.

Épithélium des membranes muqueuses.

A. *Épithélium pavimenteux.* — Cet épithélium est le seul qu'on observe en couches épaisses à la surface des membranes muqueuses. La conjonctive oculaire, la membrane muqueuse du nez, de la bouche, des gencives, du pharynx, de la langue, de l'œsophage ; celle des parties génitales externes de la femme, du vagin, du col de l'utérus, de l'entrée de l'urèthre, de la vessie, des uretères, etc., sont revêtues d'une lame assez épaisse de cet épithélium.

C'est ici seulement qu'on peut distinguer une couche épithéliale superficielle et une couche épithéliale profonde, représentant le réseau muqueux de Malpighi. Ce réseau muqueux est de même nature dans les membranes muqueuses qu'à la peau, seulement il est moins généralement répandu.

L'épithélium pavimenteux de la cornée est celui qui a le moins d'épaisseur.

B. *Épithélium à cylindres.* — Il est à remarquer que les membranes muqueuses sont les seuls appareils de l'économie sur lesquels se rencontre l'épithélium à cylindres. Celles des membranes muqueuses où on l'observe sont les suivantes :

1º Celle du canal de Stenon, à la face interne duquel l'épithélium à cylindres peut être suivi jusque dans l'intérieur de la glande, tandis qu'il cesse brusquement du côté de la bouche, pour faire place à l'épithélium pavimenteux.

2º Celle de l'estomac et du canal intestinal : du canal intestinal, cet épithélium se prolonge dans le conduit cholédoque, la vésicule, les conduits cystique, hépatique, etc., dans le conduit pancréatique et ses ramifications, dans tous les petits follicules de l'estomac et de l'intestin, etc., etc.

3º Celle des voies urinaires de l'homme. L'épithélium à cylindres s'étend sur la muqueuse uréthrale, dans le canal déférent, et jusqu'aux conduits séminifères du testicule. Il se prolonge aussi dans les conduits de la prostate et des glandes de Coowper.

C. *Épithélium vibratile.* — Chez l'homme on trouve l'épithélium vibratile dans les régions suivantes : 1º sur la membrane muqueuse de l'appareil respiratoire. La cloison, les cornets, le plancher entier de la cavité nasale. les sinus frontaux, sphénoïdaux, ethmoïdaux et maxillaires, sont recouverts par cet épithélium. Il se prolonge également dans le canal nasal, le sac lacrymal; on le trouve aussi sur toute la face interne des deux paupières jusqu'à leur bord libre.

Le voile du palais, le pourtour de la trompe d'Eustache, et tout l'intérieur de ce conduit, ont un épithélium vibratile. Il en est de même de l'arbre respiratoire, depuis le larynx jusqu'aux extrêmes bronches.

2° Sur la membrane muqueuse des organes génitaux de la femme, depuis le milieu du col utérin jusqu'à la face externe de la portion frangée des trompes.

Dents. — Les dents se rattachent aux productions épithéliales : elles sont aux membranes muqueuses ce que les poils sont à la peau.

De même que les poils, elles se composent de deux parties, du bulbe et d'une portion dure qui est, à l'égard de ce dernier, ce que la tige du poil est à son bulbe.

On considère, dans le bulbe dentaire comme dans le bulbe pileux, une poche et une papille.

La poche ou la membrane bursale de la dent, le follicule dentaire, est un cul-de-sac qui se moule sur l'alvéole, et qui est formé par une dépression de la muqueuse gingivale. C'est du fond de ce cul-de-sac que naît la papille. Celle-ci ne diffère des autres papilles muqueuses que par son développement considérable.

Sa base est adhérente à la membrane bursale, dont elle reçoit ses vaisseaux et ses nerfs; son sommet et son pourtour sont enveloppés par la partie dure de la dent.

Cette partie de la dent est divisée à l'extérieur en trois sections : la couronne, la racine, le collet.

La couronne est placée hors des alvéoles; sa forme diffère suivant l'espèce de dent que l'on considère, mais toute sa surface offre une teinte d'un beau blanc et une apparence brillante et vitreuse très-remarquable.

La racine est la portion de la dent qui est reçue dans les alvéoles; en général plus longue que la couronne, elle est tantôt simple, tantôt divisée plus ou moins complètement: sa forme est celle d'un cône plus ou moins régulier, dont la base se continue avec la couronne, et dont le sommet ou les sommets, quand la racine est multiple, sont percés d'ouvertures qui conduisent à une cavité centrale.

Le collet est représenté par le point de jonction de la couronne et de la racine. Il répond au goulot de la membrane bursale, et lui est intimement uni.

La dent est creusée à l'intérieur d'une cavité située au niveau du collet, et qui s'étend jusqu'au centre de la couronne : fermée du côté de la couronne, elle se prolonge en se rétrécissant vers le sommet de la racine, où elle s'ouvre au moyen du trou signalé plus haut. C'est dans cette cavité qu'est logée la papille dentaire, et c'est par le trou de la racine qu'elle reçoit le pédicule nervoso-vasculaire qui établit son adhérence avec le fond de la membrane bursale.

De même que la tige du poil, la portion dure de la dent est composée de deux éléments, d'une substance corticale, qui est l'émail, et d'une substance éburnée.

L'émail, suivant quelques anatomistes, est borné à la couronne des dents; mais Berlin soutient qu'il s'étend aussi en une lame extrêmement mince sur toute la surface de la racine. Il a une couleur d'un blanc laiteux et une apparence vitreuse. Sa dureté est extrême; sa cassure est fibreuse, et au microscope on s'assure qu'il est en effet composé de fibres parallèles, quelquefois onduleuses et striées en travers.

L'ivoire constitue à lui seul presque toute la portion dure de la dent; il forme exclusivement ou presque exclusivement la racine et la partie centrale de la couronne. Sa coupe offre une couleur blanche et un aspect chatoyant comme du satin. Il est formé d'une base homogène et de fibres qui sont probablement creuses : la base homogène est, comme celle des os, un cartilage combiné avec des sels calcaires, avec cette différence qu'elle n'est pas traversée par des canalicules médullaires. Quant aux fibres, elles contiennent de la terre calcaire déposée sous forme pulvérulente; elles sont donc analogues aux corpuscules osseux, et ne s'en distinguent que par leur forme linéaire, leur régularité, leur parallélisme et la petitesse de leur calibre.

Ces considérations générales nous suffisent ici; nous reviendrons sur les détails dans l'anatomie descriptive.

Il nous resterait à parler du développement du système tégumentaire; mais de toutes les parties qui le composent, les unes ne peuvent être étudiées à ce point de vue sans la description préalable de certaines parties de l'œuf. les deux feuillets du blastoderme, la vésicule ombilicale, etc.; les autres, comme les reins, les testicules, les dents, etc., ont un mode de développement spécial. Cette question sera donc traitée plus tard, soit quand nous étudierons l'embryologie, soit quand nous décrirons isolément les différents organes que nous ayons groupés dans ce système.

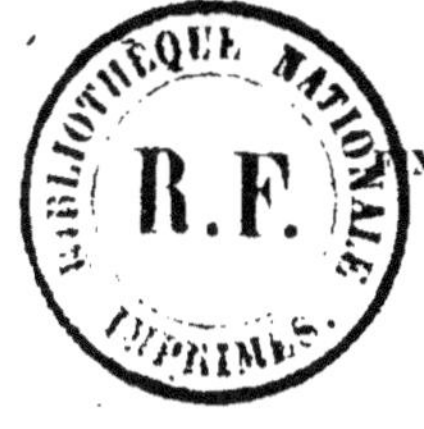

N DE L'ANATOMIE GÉNÉRALE.

ANATOMIE DESCRIPTIVE.

Les tissus et les systèmes que nous venons d'étudier, combinés deux à deux, trois à trois, quatre à quatre, etc..., forment ce qu'on appelle les *organes*, c'est-à-dire les instruments qui accomplissent les différents actes de la vie. Mais comme la plupart de ces actes ont un but commun et se résument en une fonction générale, comme la digestion, la circulation, la locomotion, etc., on réunit sous le nom d'*appareils* l'ensemble des organes qui accomplissent une même fonction.

Pour mettre de l'ordre dans cette anatomie descriptive, nous diviserons toute l'économie en six grands appareils :

L'appareil locomoteur,
L'appareil digestif,
L'appareil vocal et respiratoire,
L'appareil génito-urinaire,
L'appareil circulatoire,
L'appareil d'innervation.

Puis nous décrirons chacun des organes qui font partie du même appareil.

CHAPITRE PREMIER.

APPAREIL LOCOMOTEUR.

L'appareil locomoteur se compose des os, des articulations, des muscles et de leurs annexes fibreux.

SECTION Iʳᵉ.

DESCRIPTION DES OS OÙ OSTÉOLOGIE.

Le squelette se compose de deux cent quarante pièces osseuses. Pour les étudier avec ordre, il faut rapprocher dans la description celles dont l'ensemble forme une division naturelle du squelette, comme la tête, le tronc et les membres, ou une subdivision, comme le crâne, la face, le thorax, le bassin, etc.

Art. Ier. — LA TÊTE.

La tête a la forme d'un sphéroïde allongé d'avant en arrière et aplati sur les côtés. Elle surmonte la tige vertébrale, dont elle semble l'extrémité renflée, et se trouve ainsi au sommet de l'édifice osseux de l'homme.

Elle est composée de deux parties : l'une sert d'enveloppe protectrice au cerveau, c'est le crâne ; l'autre sert à loger presque tous les organes des sens et à accomplir le premier acte de la digestion, c'est la face.

§ Ier. *Le crâne en particulier.*

Le crâne est une boîte osseuse ovalaire dont le grand diamètre est antéro-postérieur et la grosse extrémité située en arrière. Il se compose de huit os distincts, qui sont : en avant, le *frontal ;* sur les côtés et en haut, les *pariétaux ;* sur les côtés et en bas, les *temporaux ;* en arrière, l'*occipital ;* en bas et en avant, l'*ethmoïde ;* en bas et en arrière, le *sphénoïde.* A ces os il faut joindre quelques os *wormiens* et les **osselets de l'ouïe,** dont il sera parlé ailleurs.

Os frontal.

Cet os est situé à la partie antérieure du crâne et au-dessus de la face.

On l'a comparé à une coquille. Il est symétrique, demi-circulaire, convexe en avant, concave en arrière, divisé en trois faces et trois bords.

A. *Face antérieure.* — Cette face convexe et lisse présente : 1° sur la ligne médiane et de haut en bas une trace linéaire, indice de la suture qui réunit les deux pièces dont cet os est formé chez l'enfant; cette ligne se termine inférieurement par la *bosse frontale moyenne ;* 2° sur les côtés et de haut en bas deux surfaces lisses, puis deux saillies appelées *bosses frontales latérales,* enfin deux crêtes mousses, les *arcades orbitaires,* en dehors desquelles une surface déprimée, triangulaire, forme la partie antérieure de la fosse temporale.

La partie antérieure du frontal est recouverte par le péricrâne, les muscles frontal, orbiculaires et sourciliers, la partie antérieure de l'aponévrose épicrânienne et la peau.

B. *Face inférieure.* — Elle présente :

1° A sa partie moyenne, une large échancrure rectangulaire qui reçoit l'ethmoïde, c'est l'*échancrure ethmoïdale,* mesurant d'avant en arrière toute l'étendue de cette face et offrant à l'examen :

a. L'*épine nasale,* située en avant et sur la ligne médiane, rugueuse en haut pour s'articuler avec les os propres du nez, creusée en arrière de deux petites gouttières qui font partie des fosses nasales et sont séparées par une arête avec laquelle s'articule la lame perpendiculaire de l'ethmoïde.

b. En arrière et sur les côtés, l'orifice évasé des sinus frontaux, des demi-cellules correspondant à celles de l'ethmoïde, et deux ou trois petites gouttières qui concourent à former les conduits orbitaires.

2° De chaque côté, la *voûte orbitaire*, triangulaire, concave, creusée en dehors d'une fossette pour recevoir la glande lacrymale, et en dedans d'un sillon destiné à l'insertion de la poulie du grand oblique de l'œil.

C. *Face postérieure.* — On voit sur cette face :

1° Suivant la ligne médiane, la gouttière du sinus longitudinal supérieur; la *crête frontale* pour l'insertion de la faux de la dure-mère, et au bas le *trou borgne;*

2° De chaque côté les *bosses frontales* et les *bosses orbitaires*, séparées par un angle rentrant et parsemées de petites saillies, les *éminences mamillaires.*

D. *Bord supérieur.* — Il est épais, dentelé, taillé en biseau aux dépens de la table interne en haut et de la table externe en bas. Il s'articule avec les pariétaux et par ses extrémités avec les grandes ailes du sphénoïde.

E. *Bord inférieur.* — Il est court, mince, interrompu par l'échancrure ethmoïdale; il supporte les petites ailes du sphénoïde et se termine en dehors par deux surfaces triangulaires qui s'articulent avec les grandes ailes de cet os.

F. *Bord antérieur.* — Il présente à sa partie moyenne l'*échancrure nasale* qui s'articule avec les os propres du nez; sur les côtés, l'*arcade orbitaire* interrompue à son tiers interne par le *trou* ou *l'échancrure sus-orbitaire* et terminée, en dehors par l'*apophyse orbitaire* externe, qui s'articule avec l'os malaire, en dedans par l'*apophyse orbitaire* interne, articulée avec l'unguis.

Le frontal est formé de deux lames de substance compacte séparées par une couche de diploé. Il contient dans son épaisseur les sinus frontaux, les demi-cellules, les demi-conduits, etc., que nous avons décrits.

Il se développe par deux points d'ossification qui apparaissent vers le milieu du second mois et débutent par les arcades orbitaires. Les deux pièces du frontal s'unissent par suture dans le cours de la première année; c'est à cette époque que se forment les sinus; par les progrès de l'âge la suture s'efface et les sinus s'agrandissent.

Os pariétaux.

Ces os sont situés sur les parties supérieure et latérales du crâne. Ils sont au nombre de deux, quelquefois soudés entre eux chez les sujets adultes, quadrilatères, convexes en dehors, concaves en dedans; ils présentent deux faces, quatre bords et quatre angles.

A. *Face externe.* — Elle est convexe et lisse; on y voit en haut et en arrière le *trou pariétal*, au milieu la *bosse pariétale* et en bas une ligne courbe demi-circulaire qui circonscrit la fosse temporale.

B. *Face interne.* — Elle est concave, parsemée d'éminences mamillaires et d'impressions digitales, offrant des sillons profonds pour les branches de l'artère méningée moyenne. Elle présente au milieu la *fosse pariétale.*

C. *Bord supérieur.* — Il est creusé du côté de la face interne dans toute sa longueur d'une demi-gouttière qui, réunie à la demi-gouttière du pariétal opposé, forme la *gouttière longitudinale.* Il s'articule avec son semblable.

D. *Bord inférieur.* — Il est taillé en biseau aux dépens de sa table externe en manière d'écaille et s'articule avec la portion écailleuse du temporal.

E. *Bords antérieur et postérieur.* — Dentelés, s'articulant le premier avec le frontal, le second avec l'occipital.

F. Les deux angles supérieurs sont droits. Des deux angles inférieurs, l'antérieur s'unit au sphénoïde et présente en dedans une rainure profonde pour la méningée moyenne; le postérieur s'articule avec la portion mastoïdienne du temporal et offre en dedans une gouttière qui fait partie du sinus latéral.

Les pariétaux se composent, comme le frontal, de deux lames compactes et d'un diploé que renferme un grand nombre de sinus veineux.

Ils se développent chacun par un seul point d'ossification qui se montre au centre de l'os vers le quarantième jour et s'irradie à la circonférence.

Os occipital.

Cet os est situé à la partie postérieure et inférieure du crâne. Il répond en bas à la colonne vertébrale, en avant au sphénoïde, et se trouve enclavé entre les pariétaux et les temporaux.

Il est plat, symétrique, concave en avant, convexe en arrière, recourbé sur lui-même, ayant la figure d'un losange et divisé en deux faces : quatre bords et quatre angles.

A. *Face postérieure.* — On voit sur cette face :

1° Sur la ligne médiane, et de haut en bas, une surface plane peu étendue, la *protubérance occipitale;* au-dessous la *crête occipitale externe;* puis le *trou occipital,* large ouverture elliptique que traversent la moelle épinière et ses enveloppes les artères vertébrales et les nerfs spinaux; enfin la *surface basilaire,* qui donne attache aux muscles grand et petit droits de la tête et forme la voûte supérieure du pharynx.

2° De chaque côté, et de haut en bas, une large surface recouvert par le muscle occipital, la ligne *courbe demi-circulaire supérieure* qui part de la protubérance pour se diriger en dehors, la ligne *courbe demi-circulaire inférieure* et le *condyle de l'occipital.* Entre les deux lignes courbes demi-circulaires et entre le condyle de l'occipital et la ligne courbe demi-circulaire inférieure, on remarque un grand nombre d'inégalités qui servent aux insertions musculaires. Le condyle de l'occipital est une éminence allongée d'avant en arrière, articulée avec l'atlas, présentant en avant *la fosse* et le *trou condyliens antérieurs*, en arrière la *fosse* et le trou *condyliens postérieurs*.

B. *Face antérieure.* — On remarque sur cette face :

1° Suivant la ligne médiane, et de haut en bas, la *gouttière* du sinus longitudinal supérieur, la *protubérance occipitale interne;* la *crête occipitale interne*, où se fixe la faux du cervelet ; l'orifice interne du trou occipital plus évasé que l'externe et la *gouttière basilaire* qui soutient la protubérance annulaire.

2° De chaque côté, et de haut en bas, la *fosse occipitale supérieure* pour le lobe postérieur du cerveau, la *fosse occipitale inférieure* pour le cervelet. Ces deux fosses, de chaque côté, sont séparées les unes des autres par une saillie cruciale dont la branche verticale a été décrite et dont la branche horizontale répond aux gouttières latérales qui logent les sinus latéraux. Au-dessous des fosses occipitales on remarque l'orifice interne du trou condylien antérieur, l'orifice interne du trou condylien postérieur, et une petite gouttière située sur les côtés de l'apophyse basilaire et recevant le sinus pétreux inférieur.

C. *Bords supérieurs*, s'articulant avec les bords postérieurs des pariétaux.

D. *Bords inférieurs*, divisés en deux portions égales par l'*éminence jugulaire*. La portion située au-dessus de cette éminence s'unit à la portion mastoïdienne du temporal ; celle qui est située au-dessous s'articule par juxtà-position avec la portion pierreuse du même os. Au devant de l'éminence jugulaire se voit une échancrure qui concourt à former le trou déchiré postérieur.

E. L'angle supérieur est articulé avec les pariétaux; l'angle inférieur forme une surface carrée unie au sphénoïde.

F. Les angles latéraux s'articulent avec la portion mastoïdienne du temporal.

Au niveau des fosses temporales, cet os est très-mince et presque uniquement formé de tissu compacte ; aux condyles et à l'apophyse basilaire le tissu spongieux est en grande quantité ; dans le reste de son étendue il ressemble pour sa structure à tous les os plats.

Il se développe par quatre points d'ossification : un pour toute la partie de l'occipital située en arrière du trou, un pour chaque portion condylienne et un pour la portion basilaire. C'est vers le milieu du second mois qu'ils apparaissent ; en se développant ils convergent vers le trou occipital, où ils se réunissent.

Os ethmoïde.

Impair, symétrique, placé à la partie antérieure de la base du crâne, au niveau de l'échancrure ethmoïdale du frontal ; cet os est cubique et terminé par six faces.

A. *Face supérieure.* — Elle présente :

1° Sur la ligne médiane, et d'arrière en avant, une petite échancrure et quelquefois une apophyse s'articulant avec la face orbito-nasale du sphénoïde ; une éminence pyramidale, qui donne attache à la faux de la dure-mère et qu'on nomme *apophyse crista-galli*.

2° Sur les côtés les *gouttières olfactives*, dont le fond est criblé par les trous du même nom, destinés aux filets des nerfs olfactifs ; **en avant** de chaque gouttière une petite fente longitudinale pour le rameau **nasal** interne ; plus en dehors, des portions de cellules abouchées avec **celles** de l'échancrure ethmoïdale du frontal et deux petites gouttières complétées également par le frontal et formant avec lui les *trous orbitaires internes*.

B. *Face inférieure.* — On y remarque :

1° Sur la ligne médiane *la lame perpendiculaire de l'ethmoïde* qui fait partie de la cloison des fosses nasales et s'articule en bas avec le vomer et le cartilage de la cloison du nez, en avant avec l'épine nasale du frontal et les os propres du nez, en arrière avec la cloison des sinus sphénoïdaux.

2° Sur les côtés on voit une fosse profonde, limitée en dehors et de haut en bas : par le *cornet supérieur des fosses nasales,* lame osseuse recourbée, mince, convexe en dedans, concave en dehors ; par le *méat supérieur,* gouttière horizontale au devant de laquelle se trouve l'ouverture des cellules ethmoïdales postérieures ; par le *cornet moyen*, articulé avec l'os palatin, et par le *méat moyen* au devant, duquel se voit l'ouverture des cellules ethmoïdales antérieures. Tout-à-fait en bas on trouve quelques lames irrégulières qui unissaient l'ethmoïde avec l'os maxillaire, le cornet inférieur, etc.

C. *Face antérieure.* — Peu étendue, cette face présente le bord antérieur de la lame perpendiculaire, la partie antérieure des deux fosses latérales et des portions de cellules complétées par l'articulation de l'os avec les maxillaires supérieurs.

D. *Face postérieure.* — Cette face présente, comme la précédente, le bord postérieur de la lame perpendiculaire, la partie postérieure des fosses latérales et une surface inégale articulée en haut avec le sphénoïde et en bas avec l'os palatin.

E. *Faces latérales.* — Elles sont formées dans la plus grande partie de leur étendue par une surface lisse appelée os *planum, lame papyracée ;* en avant et en arrière elles offrent des portions de cellules complétées par l'os unguis en avant, par le sphénoïde et le palatin en arrière.

L'ethmoïde est composé presque uniquement de substance compacte ; l'apophyse crista-galli présente seule un peu de substance aréolaire à sa base.

Cet os, comme soufflé à l'intérieur, est creusé de cellules qu'on distingue en antérieures ouvertes dans le méat moyen et en postérieures ouvertes dans le méat supérieur : ces deux ordres de cellules sont indépendants l'un de l'autre.

Parmi les cellules antérieures, il en est une plus large que les autres qu'on appelle *infundibulum ;* elle s'abouche avec l'ouverture du sinus frontal, qu'elle fait communiquer avec le méat moyen.

L'ethmoïde se développe par trois points d'ossification, un pour la lame criblée, la lame perpendiculaire et l'apophyse crista-galli, et deux autres pour les parties latérales. L'ossification ne commence qu'au cinquième mois.

Les cellules de cet os s'agrandissent par les progrès de l'âge.

Os sphénoïde.

Impair, symétrique, placé au milieu de la base du crâne, où il est comme enclavé, cet os rappelle un peu la forme d'une chauve-souris dont les ailes seraient déployées. On peut le diviser en six faces et une circonférence.

A. *Face supérieure.* — On y remarque :

1° Sur la ligne médiane et d'arrière en avant : une lame quadrilatère qui fait partie en arrière de la gouttière basilaire et se termine en avant par deux angles, — les *apophyses clinoïdes postérieures;* une fossette profonde, quadrilatère, où est logé le corps pituitaire et qu'on appelle *selle turcique, fosse pituitaire ;* une gouttière transversale qui loge le kiasma des nerfs optiques; enfin deux enfoncements séparés par une saillie et occupés par les nerfs olfactifs.

2° Sur les côtés et d'arrière en avant le *trou sphéno-épineux* ou *petit rond* que traverse l'artère méningée moyenne; le *trou ovale* et le *trou grand rond*, traversés, le premier par le nerf maxillaire inférieur, le second par le maxillaire supérieur; en dehors de ces trous une large surface concave; en dedans, la *gouttière caverneuse*, qui loge le sinus caverneux, et en avant l'*apophyse d'ingrassias* ou *petite aile du sphénoïde :* cette apophyse est une éminence triangulaire dont le sommet pointu est dirigé en dehors, dont la base présente en avant le *trou optique* et en arrière un angle saillant appelé *apophyse clinoïde antérieure;* sa face supérieure fait partie de la cavité crânienne; sa face inférieure, de la cavité orbitaire; son bord antérieur s'articule avec le frontal et l'ethmoïde, et son bord postérieur limite les fosses cérébrales antérieure et moyenne; enfin au-dessous d'elle se trouve la *fente sphénoïdale* que traversent la branche ophthalmique de la cinquième paire, les nerfs moteurs oculaires commun et externe, le nerf pathétique, des artères et des veines.

B. *Face inférieure.* — Elle présente :

1° Sur la ligne médiane une crête articulée avec le vomer.

2° Sur les côtés et de dedans en dehors deux rainures qui reçoivent le bord supérieur du vomer; l'*échancrure ptérygo-palatine*, qui concourt à former le trou du même nom et l'*apophyse ptérygoïde*. Celle-ci est une apophyse verticale : lisse en dedans, où elle concourt à former les fosses nasales; rugueuse en dehors pour des insertions musculaires;

lisse en avant et en haut, où elle fait partie de la fosse zygomatique, rugueuse en avant et en bas, où elle s'articule avec l'os palatin ; creusée en arrière par la *fosse ptérygoïde ;* percée à sa base du *conduit vidien* ou *ptérygoïdien ;* bifide à son sommet, dont la bifurcation interne sert de poulie de réflexion au tendon du péristaphylin externe. En dehors et derrière les apophyses ptérygoïdes, on voit les orifices inférieurs des trous ovale et petit rond.

C. *Face antérieure.* — Cette face offre :

1º Sur la ligne médiane, le bord antérieur de la crête sphénoïdale.

2º Sur les côtés, l'ouverture des sinus sphénoïdaux, séparés par une cloison, ouverture bouchée en partie par une lame osseuse, mince, recourbée, appelée *cornet de Bertin ;* plus en dedans, des inégalités articulaires, des portions de cellules, le trou optique, la fente sphénoïdale, enfin une grande surface quadrilatère qui fait partie de l'orbite : cette surface est limitée en dedans et en haut par un bord qui fait partie de la fente sphénoïdale, en dedans et en bas par un bord qui fait partie de la fente sphéno-maxillaire, et en dehors par deux bords dentés qui s'articulent, le supérieur avec le frontal, l'inférieur avec l'os malaire.

D. *Face postérieure.* — On y remarque :

1º Sur la ligne médiane une surface rugueuse articulée avec l'apophyse basilaire de l'occipital.

2º Sur les côtés un bord irrégulier présentant l'orifice postérieur du trou vidien, quelquefois surmonté d'un crochet : ce bord concourt à former le trou déchiré postérieur.

E. *Faces latérales.* — Elles sont divisées en deux portions par une crête irrégulière où s'insère le temporal. Au-dessus de cette crête, elles font partie de la fosse temporale et au-dessous de la fosse zygomatique.

F. *Circonférence.* — En avant, la circonférence du sphénoïde est mince, tranchante, unie avec l'ethmoïde au milieu, avec le frontal sur les côtés. Un instant interrompue par la fente sphénoïdale, elle présente une surface triangulaire rugueuse pour s'articuler de nouveau avec le frontal, et une surface mince quadrilatère pour l'angle du pariétal. En dehors elle est formée par un bord concave articulé avec le temporal, taillé en biseau alternativement sur ses deux tables et terminé en bas par l'*épine du sphénoïde.*

On appelle corps du sphénoïde sa partie centrale, et grandes ailes les deux prolongements latéraux qui sont entre les petites ailes et les apophyses ptérygoïdes.

Le corps du sphénoïde est organisé comme les os courts ; il contient beaucoup de substance spongieuse : à sa partie antérieure il est creusé de cellules qu'on appelle *sinus sphénoïdaux* et dont nous avons décrit l'ouverture.

Le reste de cet os a la même structure que tous les os larges du crâne.

Chez le fœtus, le sphénoïde est divisé en deux parties distinctes : le sphénoïde antérieur, composé des petites ailes et de la partie antérieure du corps; le sphénoïde postérieur, composé des grandes ailes et de la partie postérieure du corps.

Le premier se développe par quatre points d'ossification : deux pour le corps, deux pour les petites ailes.

Le second se développe aussi par quatre points : deux pour le corps et deux pour les grandes ailes. Il y a en outre un point d'ossification pour l'apophyse ptérygoïde et un autre pour le cornet de Bertin. C'est vers le quarantième jour que ces points d'ossification commencent à apparaître. Ils se soudent ensuite les uns aux autres, et la réunion est à peu près complète à la naissance. C'est dans le développement de cet os qu'on a puisé les meilleurs arguments quand on a voulu l'assimiler aux vertèbres.

Os temporaux.

Ces os sont situés sur les parties latérales et inférieure du crâne. Ils sont formés de trois portions : la portion écailleuse, la portion mastoïdienne et la portion pétrée ou *rocher*; mais il est plus simple pour la description de leur considérer deux faces et une circonférence.

A. *Face externe.* — Convexe, lisse en avant, anfractueuse et irrégulière en arrière, cette face présente :

1° En avant et en haut, une surface qui fait partie de la fosse temporale et donne attache au muscle temporal.

2° En avant et en bas, l'*apophyse zygomatique,* qui se porte d'arrière en avant et un peu de bas en haut. Cette apophyse est un peu tordue sur elle-même à sa base. Sa face externe convexe est sous-cutanée, sa face interne concave; son bord supérieur mince donne insertion à l'aponévrose temporale, son bord inférieur sinueux donne insertion au masséter; son sommet pointu, rugueux, s'articule avec l'os malaire. Sa base élargie est séparée en deux racines : l'une, ascendante, se perd d'un côté sur le conduit auditif et de l'autre décrit une courbe qui circonscrit la fosse temporale; l'autre, transversale, se recourbant un peu en dedans, est convexe, revêtue de cartilage et articulaire.

3° En arrière de l'apophyse zygomatique on remarque la *cavité glénoïde,* espace compris entre les deux racines de cette apophyse et subdivisé par la *fissure de glaser* en deux parties, l'une antérieure articulaire, l'autre postérieure non articulaire.

4° En arrière de la cavité glénoïde on voit le *conduit auditif externe,* rugueux à son orifice où s'attache le cartilage de l'oreille. Plus en arrière on remarque l'*apophyse mastoïde,* surmontée du *trou mastoïdien* et sillonnée en dessous d'une rainure, la *rainure digastrique* où s'insère le muscle du même nom. Enfin derrière cette rainure existe encore un petit sillon qui reçoit les attaches du petit complexus.

B. *Face interne.* — Cette face est formée de deux parties bien distinctes :

L'une, perpendiculaire, appartient aux régions écailleuse et mastoïdienne de l'os; on y voit en haut une surface allongée et rugueuse qui s'articule avec le pariétal; au-dessous d'elle une surface concáve, lisse, qui répond aux lobes moyens du cerveau ; tout-à-fait en bas une gouttière où s'ouvre le trou mastoïdien et qui loge une portion du sinus latéral.

L'autre, horizontale, est formée par le rocher tout entier.

Celui-ci présente :

1° A sa face supérieure, des impressions et des saillies ; vers la partie moyenne un orifice dirigé d'avant en arrière qui reçoit le nerf vidien et un petit vaisseau, c'est l'*hiatus de Fallope ;* en avant une dépression sur laquelle glisse le trijumeau.

2° A sa face postérieure, l'*orifice du conduit auditif interne* traversé par les nerfs auditif et facial, au fond duquel s'ouvre l'*aquéduc de Falloppe*, long canal étroit provenant de l'hiatus de Fallope et terminé au trou stylo-mastoïdien.

3° A sa face inférieure, il présente d'arrière en avant l'*apophyse styloïde* où s'insère ce qu'on appelait autrefois le bouquet anatomique de Riolan ; l'*apophyse vaginale*, lamelle osseuse qui entoure la base de l'apophyse précédente ; le *trou stylo-mastoïdien*, terminaison de l'aquéduc de Falloppe ; quelques petits trous qui transmettent des filets nerveux ; la *fossse jugulaire* qui loge l'origine de la veine jugulaire interne ; au-devant de cette fosse une surface raboteuse destinée à des insertions musculaires ; enfin l'orifice postérieur du canal carotidien.

4° A son bord supérieur, le rocher ne présente qu'une petite gouttière qui loge le sinus pétreux supérieur ; par son bord antérieur il est en rapport avec le sphénoïde ; sur son bord postérieur et inférieur on voit une petite échancrure divisée en deux parties par une lame médiane et percée d'un trou qui est l'orifice externe de l'aquéduc du limaçon.

5° Sa base est confondue avec le reste du temporal ; son sommet concourt à former le trou déchiré postérieur : il présente l'orifice postérieur du canal carotidien.

C. *Circonférence.* — On voit à la réunion de la circonférence du temporal avec le bord antérieur du rocher deux ouvertures séparées par une lame, l'une donnant passage au muscle interne du marteau, l'autre formant l'orifice de la trompe d'Eustache. Cette circonférence est arrondie, demi-circulaire ; elle s'articule en avant avec le sphénoïde, en haut avec le pariétal, en arrière avec l'occipital.

La portion pierreuse du temporal sert à loger l'organe de l'ouïe ; elle renferme des cavités, des canaux, etc., que nous examinerons plus tard en parlant de l'oreille interne.

Cette partie du temporal est formée presque en entier d'une substance compacte dont la densité est remarquable et ne s'observe au même degré dans aucun autre os.

Au contraire la portion mastoïdienne est creusée de larges cellules qui s'agrandissent par le progrès de l'âge. Le reste du temporal a la même structure que les autres os larges du crâne.

Il se développe par quatre points d'ossification : un pour la portion écailleuse et l'apophyse zygomatique ; un autre pour le rocher et la portion mastoïdienne ; un pour le conduit auditif externe, et le quatrième pour l'apophyse styloïde. Les deux premiers paraissent à la fin du premier mois ; les deux autres ne se forment qu'à trois mois.

Os wormiens.

Ces os varient beaucoup sous le rapport du nombre et de la conformation : certains crânes en sont parsemés ; d'autres n'en ont qu'un ou deux. On les rencontre en général dans la suture formée par l'occipital et les pariétaux, quelquefois sur les côtés et en avant de la voûte, très-rarement à la base. Nous n'avons rien à ajouter à ce que nous en avons dit précédemment.

§ II. *La face en particulier.*

La face résulte de deux parties principales qui sont les mâchoires supérieure et inférieure. La première se compose de treize pièces osseuses : les *os maxillaires supérieurs*, les *malaires*, les *os palatins*, les *os du nez*, les *os unguis*, les *cornets inférieurs* et le *womer*. La seconde est composée d'un seul os, le *maxillaire inférieur*.

Os maxillaires supérieurs.

Ces os, au nombre de deux, situés à la partie supérieure et moyenne de la face, symétriques mais très-irréguliers, présentent à étudier deux faces et une circonférence.

A. *Face externe.*—1° Sur cette face, en haut et en dedans, on remarque l'*apophyse montante*, qui appartient aussi à la face interne de l'os, mais qu'il convient de décrire ici en entier. En dehors elle présente quelques trous et quelques sillons vasculaires, et donne insertion aux muscles élévateurs de la lèvre supérieure, et élévateur commun de cette lèvre et de l'aile du nez. En dedans elle fait partie des fosses nasales et présente deux crêtes transversales qui l'unissent : la supérieure au cornet moyen de l'ethmoïde, l'inférieure au cornet inférieur ; au-dessus de la crête supérieure, des inégalités qui l'unissent à l'ethmoïde. Son bord antérieur, mince, taillé en biseau aux dépens de la lame interne, s'articule avec les os du nez ; son bord postérieur, creusé d'une gouttière, concourt à former la gouttière lacrymale ; son extrémité supérieure s'articule avec l'apophyse orbitaire interne du frontal ; sa base se continue avec le reste de l'os.

2° En dehors de l'apophyse montante on aperçoit une surface triangulaire, constituant presque tout le plancher de l'orbite. sillonnée de dehors en dedans, et d'arrière en avant par la *gouttière sous-orbitaire*. Cette gouttière, qui se transforme bientôt en canal, se subdivise en deux parties : l'une, sous le nom de *canal dentaire antérieur*, descend dans les cavités dentaires antérieures, y conduisant des vaisseaux et une branche du nerf maxillaire supérieur; l'autre vient se terminer en avant par le trou sous-orbitaire.

Cette surface est limitée en arrière par un bord qui concourt à former la fente sphéno-maxillaire; en dedans par un bord articulé avec le palatin, l'ethmoïde et l'os unguis; en avant par un autre bord qui fait partie du contour de l'orbite.

3° En dehors de la surface orbitaire on remarque l'*apophyse malaire*, rugueuse, articulée avec l'os malaire; derrière cette apophyse une surface lisse qui fait partie de la fosse zygomatique; au-dessous un bord mousse; au-devant de ce bord la *fosse canine*, à la partie supérieure de laquelle s'ouvre le trou sous-orbitaire; en dedans de celle-ci la *fosse myrtiforme*, où s'insère le muscle du même nom.

B. *Face interne.* — 1° On voit au milieu de cette face une lame horizontale, quadrilatère; l'*apophyse palatine*, qui fait partie en haut des fosses nasales, en bas de la voûte palatine. Le bord antérieur de cette apophyse concourt à former l'ouverture antérieure des fosses nasales; son bord postérieur s'articule avec l'os palatin; son bord externe est confondu avec le reste de l'os; son bord interne présente en avant une demi-épine et une demi-gouttière qui, en s'unissant avec les mêmes parties de l'os opposé, forment l'*épine nasale antérieure* et le *canal palatin antérieur.*

2° Au-dessous de l'apophyse palatine, on observe une surface très-limitée, rugueuse, qui appartient au rebord alvéolaire.

3° Au-dessus de cette apophyse, la face interne de l'os est très-étendue; on y remarque par l'ouverture du canal nasal qui fait suite à la gouttière lacrymale celle du sinus maxillaire, ouverture très-large sur un os désarticulé, mais plus étroite sur une face entière, et tout-à-fait en arrière une gouttière qui concourt à former le *conduit palatin postérieur.*

Le *sinus maxillaire* qui s'ouvre sur cette face a la forme d'une pyramide triangulaire creuse, dont la base correspond aux fosses nasales et le sommet à la tubérosité malaire. C'est le plus grand de tous les sinus osseux.

C. *Circonférence.* — Elle présente en arrière la *tubérosité malaire*, éminence inégale, percée des conduits dentaires postérieurs pour les vaisseaux et les nerfs de ce nom; en bas le *rebord alvéolaire*, creusé de cavités conoïdes, séparées par de minces cloisons : ce sont les alvéoles, qui se subdivisent comme les racines dentaires qu'elles reçoivent en deux, trois ou quatre cavités secondaires; en avant et en haut, cette circonférence a été décrite avec l'apophyse palatine, l'apophyse montante, etc.

Les os maxillaires supérieurs sont formés presque partout de substance compacte; la substance spongieuse ne s'y trouve en proportion

notable que dans l'apophyse palatine, le rebord alvéolaire et la tubérosité malaire.

Chacun d'eux est constitué à l'origine par deux pièces principales,
l'une qui comprend la partie antérieure de l'apophyse palatine et du bord
alvéolaire et qui représente l'*os incisif* des animaux, l'autre qui appartient à la région postérieure de l'os. Ils comptent parmi les os les plus
précoces dans leur développement. Le premier point d'ossification se
montre dans l'arcade alvéolaire du trentième au trente-cinquième jour.

Os malaires.

Situés aux parties supérieure et latérales de la face, ces os sont quadrilatères et présentent deux faces, quatre bords et quatre angles.

A. *Face antérieure.* — Elle est convexe, lisse, presque sous-cutanée,
offre les *trous malaires* et donne insertion aux deux muscles zygomatiques.

B. *Face postérieure.* — Cette face est divisée en deux parties par une
crête horizontale, saillante, percée de plusieurs trous et terminée en arrière par un bord libre au milieu, articulé en haut et en bas avec le
sphénoïde et le maxillaire supérieur.

Au-dessus de cette crête, la face postérieure est lisse et fait partie de
l'orbite.

Au-dessous elle est en partie lisse et concave pour faire partie de la
fosse temporale, en partie rugueuse pour s'articuler avec la tubérosité
malaire du maxillaire supérieur.

C. *Bords.* — Le bord antérieur et supérieur, concave et lisse, fait partie
du contour de l'orbite ; le bord antérieur et inférieur s'articule avec le
maxillaire supérieur ; le bord postérieur et supérieur donne attache à
l'aponévrose temporale ; le bord postérieur et inférieur reçoit l'insertion
du masséter.

D. *Angles.* — L'angle supérieur est articulé avec l'apophyse orbitaire
interne du frontal ; l'angle inférieur avec la tubérosité malaire du maxillaire supérieur et l'angle postérieur avec l'apophyse zygomatique du
temporal.

Ces os ont la structure de tous les os plats et se développent par un
seul point d'ossification.

Os palatins.

Les palatins sont situés à la partie postérieure de la face, au-dessous
de la partie moyenne de la base du crâne, derrière les maxillaires supérieurs ; ils sont formés par deux portions, l'une horizontale, l'autre verticale.

A. *Portion horizontale.* — Elle présente deux faces et trois bords.

1º La face supérieure, lisse, concave, fait partie des fosses nasales.

2º La face inférieure, convexe, fait partie de la voûte palatine ; elle
présente une crête transversale pour l'insertion du péristaphylin ex-

terne et à l'extrémité externe de cette crête l'orifice inférieur du conduit palatin postérieur.

Le bord antérieur s'articule avec l'apophyse palatine du maxillaire supérieur ; le bord postérieur libre donne attache au voile du palais et présente en dedans l'*épine nasale postérieure ;* le bord interne s'articule avec celui du côté opposé et forme avec lui une crête qui reçoit le vomer.

B. *Portion verticale.* — On la divise également en deux faces et trois bords.

1° La face externe, inégale, rugueuse, s'articule avec la partie postérieure de la face interne du maxillaire supérieur et concourt avec cet os à former le *canal palatin postérieur.*

2° La face interne offre une crête horizontale unie au cornet inférieur et deux dépressions, l'une qui fait partie du méat moyen, l'autre du méat inférieur.

3° Le bord antérieur s'unit à l'orifice du sinus maxillaire. Le bord postérieur s'articule avec l'aile interne de l'apophyse ptérygoïde et présente à sa réunion avec la portion horizontale la *tubérosité palatine* articulée en arrière et en haut avec la bifurcation des ailes de l'apophyse ptérygoïde, faisant partie en bas de la voûte palatine et offrant les orifices des conduits accessoires du canal palatin postérieur. En dehors, cette tubérosité est lisse et sert à l'insertion du ptérygoïdien externe. Le bord supérieur est formé par deux éminences : 1° en avant l'*apophyse orbitaire,* qui présente cinq côtés : un antérieur articulé avec l'os maxillaire, un postérieur articulé avec le sphénoïde, un externe faisant partie de la fosse zygomatique, un interne uni à l'ethmoïde, et un autre supérieur faisant partie du plancher de l'orbite ; 2° en arrière l'*apophyse sphénoïdale,* faisant partie en dedans des fosses nasales, en dehors de la fosse zygomatique, articulée en haut avec le sphénoïde, où elle forme le *conduit ptérygo-palatin.* Entre ces deux apophyses se trouve une échancrure convertie par le sphénoïde en un trou appelé *sphéno-palatin* et traversé par les vaisseaux et les nerfs du même nom.

Ces os sont presque complétement composés de substance compacte.

Ils se développent par un point osseux principal auquel s'ajoutent deux épiphyses qui apparaissent dans la tubérosité palatine et l'apophyse orbitaire.

Os nasaux.

Les os propres du nez sont pairs, insymétriques, placés à la partie médiane et supérieure de la face. Ils sont quadrilatères, aplatis d'avant en arrière et de dehors en dedans.

A. *Face antérieure.* — Lisse, convexe transversalement, légèrement concave de haut en bas, elle présente quelques petites ouvertures vasculaires et est recouverte par le pyramidal.

B. *Face postérieure*. — Concave et convexe, en sens inverse de la précédente ; elle fait partie des fosses nasales.

C. *Bords*. — Le bord supérieur s'articule avec le frontal ; le bord inférieur est uni au cartilage latéral du nez ; le bord externe est articulé avez l'apophyse montante de l'os maxillaire ; le bord interne, uni avec le bord semblable de l'os opposé, présente en arrière une petite rainure qui reçoit la lame verticale de l'ethmoïde et l'épine nasale du frontal. Rien de particulier pour leur structure. Chacun de ces os se développe par un seul point d'ossification.

Os unguis.

Situés à la partie antérieure et interne de l'orbite, ces os sont minces, quadrilatères et présentent deux faces et quatre bords.

A. *Face externe*. — Elle est plane en arrière, creusée en avant d'une gouttière qui fait partie de la gouttière lacrymale.

B. *Face interne*. — Inégale en arrière, où elle s'articule avec l'ethmoïde, faisant partie en avant du méat moyen des fosses nasales.

C. *Bords*. — Le bord supérieur est uni à l'apophyse orbitaire interne du frontal ; le bord inférieur est articulé avec le cornet inférieur et le maxillaire supérieur, le bord antérieur avec l'apophyse montante du maxillaire supérieur et le bord postérieur avec l'ethmoïde. Structure de tous les os larges ; un seul point d'ossification.

Cornets inférieurs.

Irréguliers, contournés sur eux-mêmes, ces os sont comme suspendus à la face interne des os maxillaires et palatins.

A. *Face interne*. — Elle est convexe et répond aux fosses nasales.

B. *Face externe*. — Concave et répondant au méat inférieur.

C. *Bords*. — Le bord inférieur libre est roulé sur lui-même ; le bord supérieur s'articule en avant avec l'apophyse montante du maxillaire supérieur, en arrière avec l'os palatin et au milieu avec l'os unguis et le pourtour de l'orifice du sinus maxillaire.

Les cornets inférieurs sont formés d'une substance réticulée, spongieuse, non recouverte par une lame compacte. Ils se développent par un seul point d'ossification.

Vomer.

Cet os impair médian est situé de champ au milieu des fosses nasales ; il est quadrilatère et représente deux faces et quatre bords.

A. Les faces latérales forment la paroi interne de chacune des fosses nasales : la droite est un peu déprimée, l'autre convexe au point correspondant.

B. *Bords*. — Le bord supérieur est partagé par une gouttière en deux lames qui s'articulent avec le sphénoïde ; le bord inférieur est logé dans la rainure formée par les os maxillaires supérieurs et palatins ; le bord postérieur forme la séparation des ouvertures postérieures des fosses nasales ; le bord antérieur est parcouru dans toute sa longueur par une rainure qui reçoit supérieurement la lame verticale de l'ethmoïde et inférieurement le cartilage de la cloison.

Cet os est presque totalement formé de substance compacte ; il se développe par un seul point d'ossification.

Os maxillaire inférieur.

Os impair, symétrique, situé à la partie inférieure de la face ; il a une forme parabolique et se compose de deux parties réunies à angles, le corps qui est horizontal et les branches qui sont verticales ; du reste il présente deux faces et trois bords.

A. *Face externe*. — On y voit :

1° Sur la ligne médiane une saillie légère, la *symphyse du menton ;* en bas l'*apophyse mentonnière*, éminence triangulaire sur laquelle se moulent les parties molles du menton.

2° Sur les côtés la *fossette mentonnière*, où s'insère le muscle de la houppe du menton ; le *trou mentonnier*, traversé par les vaisseaux et les nerfs de ce nom ; la *ligne oblique externe*, où s'insèrent les muscles triangulaire, carré et peaucier ; la *surface quadrilatère de la branche de la mâchoire*, où s'insère le masséter.

B. *Face interne*. — On y voit :

1° Sur la ligne médiane la partie postérieure de la symphyse ; l'*apophyse géni*, divisée en plusieurs tubercules qui donnent attache aux génio-hyoïdiens et aux génio-glosses ; une dépression où vient s'insérer le digastrique.

2° Sur les côtés elle offre deux dépressions peu profonde, l'une pour la glande sub-linguale, l'autre pour la glande sous-maxillaire ; elle est parcourue obliquement de bas en haut et d'avant en arrière par la *ligne myloïdienne*, qui sert à l'insertion du mylo-hyoïdien ; tout-à-fait en arrière et vers le milieu de la branche maxillaire on rencontre l'orifice du *canal maxillaire* ou *dentaire*, canal simple en haut et en arrière, bifide en bas et en avant, où il se termine par une de ses divisions au trou mentonnier et par l'autre aux alvéoles : il est traversé par les vaisseaux et les nerfs du même nom.

L'orifice maxillaire présente à son côté interne une sorte de crochet où s'insère le ligament stylo-maxillaire ; il est prolongé en bas par le *sillon mylo-hyoïdien*, qui loge le nerf du même nom ; au-dessous de lui le ptérygoïdien interne vient s'insérer sur une surface rugueuse.

C. Le bord inférieur, appelé aussi base de la mâchoire, donne attache au milieu au peaucier et présente sur les côtés une dépression où repose l'artère faciale. — Le bord supérieur ou alvéolaire est creusé dans toute son étendue de cavités coniques divisées comme les racines des dents qu'elles reçoivent ; il est surmonté en arrière par l'*apophyse coronoïde*, éminence triangulaire donnant insertion en bas au buccinateur, en haut au tendon du crotaphyte. — Le bord postérieur, presque vertical, forme à sa réunion avec le bord inférieur *l'angle de la mâchoire*. Il est libre, arrondi, et se termine en haut par le *condyle*, éminence articulaire plus étendue transversalement que dans tout autre sens, supportée par un rétrécissement qu'on appelle le *col du condyle* et séparée de l'apophyse coronoïde par l'*échancrure sygmoïde* que traversent les vaisseaux et les nerfs massetérins.

Le maxillaire inférieur est formé en dehors de deux lames très-épaisses de substance compacte et au dedans d'un diploé spongieux.

A l'origine cet os est formé de deux pièces qui se réunissent plus tard au niveau de la symphyse. Chacune d'elles commence par trois points : un pour le corps ; un pour l'angle, pour le bord postérieur et le condyle ; un troisième pour le bord antérieur et l'apophyse coronoïde. Ces différents points sont déjà réunis à la fin du premier mois.

Cet os subit par le progrès de l'âge des modifications importantes dont nous parlerons plus tard.

§ III. *Du crâne et de la face en général.*

Si l'on peut décrire séparément les os de la tête après les avoir divisés en deux groupes, l'un comprenant les os qui concourent à former la cavité crânienne, l'autre comprenant le reste du squelette céphalique, il est impossible d'adopter les mêmes divisions pour décrire la tête en général : certaines régions importantes, comme les orbites, les fosses nasales, les fosses zygomatiques, etc., sont formées à la fois par des os du crâne et de la face.

Nous diviserons la tête en surface extérieure et en surface intérieure.

Surface extérieure du crâne et de la face.

Elle présente : A. une région supérieure ou voûte du crâne ; B. deux régions latérales ; C. une région inférieure ; D. une région antérieure.

A. *Région supérieure.* — Elle est limitée par une ligne circulaire qui irait de la bosse frontale moyenne à la protubérance occipitale externe en suivant la ligne courbe temporale.

Cette région, encore appelée voûte du crâne, est convexe d'arrière en avant et transversalement. Une portion du frontal, la plus grande partie des pariétaux, l'angle supérieur de l'occipital concourent à sa formation. On y voit :

1° Sur la ligne médiane, la suture sagittale ou inter-pariétale dirigée longitudinalement, continuée en avant par la trace de la suture frontale, réunie en arrière aux sutures occipito-pariétales pour former avec elles la suture lambdoïde.

2° Sur les côtés, les bosses frontale, pariétale, occipitale supérieure ; les sutures fronto-pariétale et occipito-pariétale.

Généralement lisse et polie, la voûte du crâne offre cependant sur les pariétaux quelques stries et des trous vasculaires, et sur l'occipital des rugosités qui servent à des insertions.

B. *Régions latérales.* — Elles sont limitées : 1° en haut par la ligne courbe temporale, 2° en bas par une ligne allant de l'apophyse mastoïde à la base de l'apophyse ptérygoïde, 3° en arrière par la suture lambdoïde, 4° en avant par une ligne allant de la bosse frontale externe à la tubérosité maxillaire.

On y remarque : — en arrière, la région mastoïdienne, qui comprend : le trou mastoïdien, l'apophyse mastoïde, le conduit auditif externe, la scissure de Glazer et la fossette glénoïdienne avec les deux racines de l'apophyse zygomatique ; — en avant et en haut, la fosse temporale, formée presque uniquement par le temporal et le sphénoïde, convexe en arrière, concave en avant et côtoyée en dehors par l'apophyse zygomatique. Elle laisse entre elle et cette apophyse un espace considérable destiné à loger des muscles et la branche du maxillaire supérieur ; — en avant et en bas, la fosse zygomatique, séparée de la précédente par une crête transversale que présente le sphénoïde au niveau de l'arcade zygomatique, limitée en dehors par la branche du maxillaire inférieur, en dedans par l'apophyse ptérygoïde, en arrière par l'articulation temporo-maxillaire, en avant par la tubérosité maxillaire ; — entre cette tubérosité et l'apophyse ptérygoïde se voit une large fente verticalement dirigée, fente ptérygo-maxillaire qui conduit dans une fosse ou arrière-fond, la fosse ptérygo-maxillaire : celle-ci est limitée par la tubérosité maxillaire en avant, l'os palatin en dedans et l'apophyse ptérygoïde en arrière. Cinq conduits osseux aboutissent à cette fosse : ce sont les trous grand-rond, vidien ou ptérygoïdien, ptérygo-palatin, sphéno-palatin et le canal palatin postérieur. Elle est en outre en communication avec l'orbite par la fente sphéno-maxillaire.

Les sutures des régions latérales de la tête sont dites écailleuses, parce que les os qui les forment sont taillés en biseau et se recouvrent les uns les autres ; c'est toujours l'os inférieur qui recouvre celui qui est au-dessus. Ces sutures sont d'avant en arrière : la suture temporo-pariétale qui, partant de la suture lambdoïde, vient aboutir aux sutures sphéno-temporale et sphéno-pariétale ; les sutures fronto-pariétale et sphéno-frontale, qui reçoivent à leur angle de réunion la suture précédente et dont la deuxième se termine aux sutures fronto-jugale et sphéno-jugale.

C. *Région inférieure.* — Elle s'étend depuis la protubérance occipitale externe et la ligne demi-circulaire occipitale en arrière jusqu'à la symphyse du menton en avant ; elle est limitée sur les côtés par les régions latérales.

On y voit d'arrière en avant :

1° Sur la ligne médiane : la protubérance occipitale externe et la crête du même nom; le trou occipital présentant sur la demi-circonférence antérieure les deux condyles et les trous condyliens antérieurs et postérieurs; plus en avant, la surface basilaire, la suture sphéno-occipitale, la face inférieure du corps du sphénoïde, l'extrémité postérieure de l'articulation de cet os avec le vomer, le vomer et l'épine nasale postérieure; plus en avant et sur un plan moins élevé, la voûte palatine, formée par les os palatins en arrière et les os maxillaires supérieurs en avant. — Ces quatre os s'articulent entre eux par une suture cruciale et forment ensemble une surface parabolique parsemée de nombreuses rugosités où s'implante la membrane muqueuse. — A la partie externe et postérieure de cette voûte se trouve le grand trou palatin, entouré de petits trous palatins en nombre variable; enfin sur un plan vertical, le rebord alvéolaire du maxillaire supérieur, le rebord alvéolaire et la symphyse du maxillaire inférieur.

2° Sur les côtés on remarque :

Les bosses occipitales, limitées en arrière par la ligne courbe occipitale supérieure, la ligne courbe occipitale inférieure. Entre ces deux lignes et le trou occipital, des rugosités où s'insèrent des muscles; la fosse condylienne; la surface basilaire; la suture temporo-occipitale, obliquement dirigée de dehors en dedans et d'arrière en avant, allant de la suture lambdoïde au trou déchiré antérieur. Dans ce trajet elle est coupée par le trou déchiré postérieur qui la partage en deux portions: l'une, située en arrière du trou, suture occipito-mastoïdienne, offre une réunion des os par juxtà-position, sans engrenure; l'autre, située en avant, suture pétro-occipitale, plus oblique en dedans, présente une réunion des os sans engrenure et sans juxtà-position. Une languette osseuse venant de la face postérieure du rocher divise le trou déchiré postérieur en deux parties: l'une externe, dilatée en forme d'ampoule et recevant le golfe de la veine jugulaire; l'autre interne, donnant passage à des nerfs. Le trou déchiré antérieur, triangulaire, reçoit par son angle postérieur la suture dont nous venons de parler; par son angle externe il reçoit la suture pétro-sphénoïdale, qui se termine en dehors à la scissure de Glazer et offre en ce point l'ouverture de la portion osseuse de la trompe d'Eustache; enfin à l'angle interne aboutit la suture occipito-sphénoïdale.

Au devant de la suture pétro-occipitale se voit la face inférieure du rocher avec les particularités que nous avons signalées en décrivant cet os.

Au devant de la suture pétro-sphénoïdale nous trouvons la face inférieure des grandes ailes du sphénoïde, l'épine du sphénoïde, les trous ovale et petit-rond, la fosse ptérygoïde; plus en dedans, l'ouverture des fosses nasales; plus en avant, l'arcade alvéolaire, qui limite la surface palatine; enfin toute la face postérieure du maxillaire inférieur.

D. *Région antérieure.* — Elle est limitée en haut par la bosse nasale, en bas par la symphyse du menton, latéralement par une ligne allant de l'apophyse orbitaire externe du frontal à la tubérosité maxillaire et de là à l'articulation temporo-maxillaire.

Cette région nous offre :

1° Dans la ligne médiane : la trace de l'union des deux pièces du frontal, la suture fronto-nasale, l'éminence nasale formée par les os nasaux et les apophyses montantes des os maxillaires supérieurs ; trois sutures verticales résultant de l'union de ces os, qui forment ainsi une espèce de voûte plus développée et plus saillante en bas qu'en haut. On voit au-dessous l'ouverture antérieure des fosses nasales découpée en forme de cœur de cartes à jouer, l'épine nasale antérieure, la suture des deux maxillaires supérieures, la symphyse du menton.

2° Sur les côtés nous trouvons l'ouverture de l'orbite, de forme irrégulièrement quadrilatère et dont le plan est oblique de telle manière que la partie externe est située plus en arrière que la partie interne ; le bord supérieur de l'orbite avec l'arcade sourcilière et le trou sus-orbitaire ; son bord externe avec l'articulation fronto-jugale ; son bord inférieur avec l'articulation jugo-maxillaire et le trou sous-orbitaire ; son bord interne avec l'articulation fronto-maxillaire et la gouttière lacrymale ; au-dessous de l'orbite, la fosse canine, l'articulation zygomato-maxillaire, enfin toute la surface antérieure du maxillaire inférieur.

Surface intérieure du crâne et de la face.

Elle comprend : A. la cavité crânienne ; B. les cavités orbitaires ; C. les fosses nasales.

A. *Cavité crânienne.* — On la divise en région supérieure ou voûte du crâne, et région inférieure ou base du crâne.

La voûte présente :

1° Sur la ligne médiane, la crête frontale ; plus en arrière, la gouttière longitudinale, qui se prolonge jusqu'à la protubérance occipitale externe et sert à loger le sinus longitudinal supérieur : cette gouttière suit à peu près la suture sagittale et présente l'orifice des trous pariétaux.

2° Sur les côtés, les fosses frontale, pariétale et occipitale supérieure ; les sutures fronto-pariétale et lambdoïde. Toute la surface interne de la voûte du crâne est parcourue par des gouttières rameuses qui reçoivent des vaisseaux. Suivant Breschet, celles qui sont parcourues par des veines ont leurs parois criblées de pertuis capillaires.

La base forme trois plans étagés qui constituent trois régions : l'antérieure, la moyenne, la postérieure.

1° La région antérieure la plus élevée reçoit les lobes antérieurs du cerveau ; elle est formée par le frontal, l'ethmoïde et les petites ailes du sphénoïde. On y voit en avant et au milieu, la fosse ethmoïdale, séparée par l'apophyse crista-galli en deux gouttières ethmoïdales qui présentent les trous de la lame criblée, les deux trous orbitaires internes et les sutures ethmoïdo-frontales ; en avant et sur les côtés, deux fosses latérales saillantes formées par les voûtes orbitaires et parsemées de mamelons proéminents ; en arrière, la suture sphénoïdo-frontale et la surface olfactive formée par les petites ailes du sphénoïde.

2° *La région moyenne*, constituée par le sphénoïde et le temporal, offre sur la ligne médiane la gouttière optique, la fosse pituitaire, la lame carrée du sphénoïde, les apophyses clinoïdes antérieure et postérieure, la gouttière caverneuse ; sur les côtés les fosses moyennes proprement dites, allant s'élargissant de dedans en dehors, formées par la portion écailleuse du temporal, la face supérieure du rocher et les grandes ailes du sphénoïde. On voit dans les fosses moyennes : le trou déchiré antérieur ; la suture pétro-sphénoïdale, qui partant de cet orifice se dirige transversalement en dehors et rejoint la suture sphéno-écailleuse, avec laquelle elle forme un angle à sinus antérieur ; la fente sphénoïdale, le trou grand-rond, les trous ovale et petit-rond ; — de ce dernier part une gouttière assez profonde dirigée en dehors et se divisant bientôt en deux branches, lesquelles se subdivisent elles-mêmes comme les ramifications de l'artère méningée moyenne qu'elles contiennent.

3° La région postérieure est constituée tout entière par l'occipital et par la face postérieure du rocher. On y voit : sur la ligne médiane, la protubérance occipitale interne, la crète qui lui fait suite, les trous condyliens antérieurs, la gouttière basilaire, le trou de la suture occipitosphénoïdale et au milieu le trou occipital ; sur les côtés, le trou déchiré postérieur, auquel aboutissent les sutures pétro-occipitale et occipitomastoïdienne et d'où part la gouttière latérale destinée à loger le sinus latéral. Cette gouttière, dirigée d'abord en dehors vers l'angle du pariétal, se recourbe ensuite en arrière pour gagner la protubérance occipitale interne, formant ainsi les limites supérieures des fosses occipitales inférieures. C'est à cette gouttière que viennent aboutir la gouttière pétreuse supérieure qui suit le bord supérieur du rocher, la gouttière pétreuse inférieure qui suit la suture pétro-occipitale, et les trous mastoïdien et condylien postérieurs.

B. *Cavités orbitaires.*

Ces cavités, situées de chaque côté de la ligne médiane en dehors des fosses nasales, ont la forme de pyramides quadrangulaires dont les sommets sont en arrière et dont les axes prolongés iraient se confondre en arrière au niveau de la selle turcique. Remarquons toutefois que la face interne se dirige directement d'arrière en avant et ne participe en rien à cette obliquité. — Nous décrirons dans l'orbite quatre faces, quatre angles, une base et un sommet.

La paroi interne, formée d'arrière en avant par le sphénoïde, l'ethmoïde et l'unguis, présente deux sutures verticales pour l'union de ces trois os. L'unguis forme en avant, par son union avec la branche du maxillaire inférieur, une gouttière profonde, *gouttière lacrymale*, qui se continue inférieurement avec le canal nasal et établit ainsi une communication entre la cavité nasale et l'orbite.

La paroi supérieure, formée par le sphénoïde et le frontal, offre une suture transversale pour l'union de ces os. Concave dans tous les sens, cette paroi est surtout profondément excavée en dehors et en avant pour loger la glande lacrymale ; en dedans on remarque une petite dépression où s'insère la poulie du grand oblique, en arrière le trou optique.

La paroi externe, très-oblique en dehors, est formée par deux os, le sphénoïde et le malaire, qui en s'unissant forment une suture verticale.

La paroi inférieure, inclinée en dehors et en bas, profondément excavée en dehors et en avant, est formée par la facette orbitaire de l'os palatin, le maxillaire supérieur et l'os malaire, qui occupe la partie antérieure et externe. Deux sutures résultent de l'union de ces os. Cette paroi recouvre le canal sous-orbitaire.

L'angle supérieur interne offre la suture du frontal avec l'ethmoïde en arrière, avec l'os unguis en avant. On y voit les deux trous orbitaires internes.

L'angle supérieur externe nous présente la fente sphénoïdale en arrière, les sutures sphéno-frontale et fronto-jugale.

L'angle inférieur externe est la partie la plus déclive de l'orbite ; constitué en arrière par la fente sphéno-maxillaire, il se prolonge en avant sur l'os malaire, dont le canal s'ouvre au niveau de cet angle.

L'angle inférieur interne est constitué par la suture longitudinale que forme le maxillaire en s'unissant en arrière avec l'ethmoïde, en avant avec l'unguis.

La base de l'orbite a été décrite avec la face. Le sommet présente le trou orbitaire et la réunion des trois fentes, sphénoïdale, sphéno-maxillaire et ptérygo-maxillaire.

C. *Fosses nasales.*

Les fosses nasales sont deux cavités situées à la partie moyenne de la face, au-dessous de la fosse ethmoïdale du crâne, entre les fosses orbitaires canine et zygomatique d'un côté et les mêmes parties du côté opposé, au-dessus de la cavité buccale. — Séparées l'une de l'autre par une cloison médiane, elles ont la forme d'un trapèze irrégulier dont les dimensions sont les suivantes :

Diamètre antéro-postérieur.		2 pouces.
Diamètre vertical,	en avant. .	20 lignes.
	en arrière.	10 lignes.
Diamètre transversal,	en avant. .	5 lignes.
	en arrière.	6 lignes.

La différence dans la hauteur de ces cavités en avant et en arrière s'explique par l'obliquité en haut et en arrière de la paroi supérieure ; de même la paroi externe, en se rapprochant de la ligne médiane en haut, rend le diamètre transversal plus petit à la partie supérieure.

Nous étudierons dans les fosses nasales deux orifices et quatre parois.

L'orifice antérieur des fosses nasales a été décrit avec la région antérieure de la tête. L'orifice postérieur, de forme rectangulaire à grand diamètre vertical, est constitué en dedans par le vomer, en haut par le sphénoïde, l'os palatin et le vomer, en dehors par l'apophyse ptérygoïde, en bas par l'os palatin.

La paroi interne des fosses nasales, formée par le vomer et la lame perpendiculaire de l'ethmoïde, offre la suture qui résulte de l'union de ces deux os et en avant une échancrure qui reçoit le cartilage de la cloison.

Cette cloison, ordinairement plane, est très-souvent déjetée d'un côté ou de l'autre.

La paroi supérieure, concave dans le sens transversal, sinueuse et fortement inclinée en arrière dans le sens antéro-postérieur, est formée par les os du nez, le frontal, la lame criblée de l'ethmoïde et le corps du sphénoïde. On y remarque trois sutures aux points de réunion de ces différents os et en arrière l'ouverture des sinus sphénoïdaux.

La paroi inférieure, concave transversalement, légèrement inclinée en arrière, est formée par l'os maxillaire supérieur et l'os palatin. On y voit la suture transversale que forment ces deux os, et le trou palatin antérieur près de la partie antérieure de la cloison.

La paroi externe, la plus anfractueuse et la plus importante de toutes, est formée par le maxillaire supérieur, l'unguis, l'ethmoïde, l'os palatin et le cornet inférieur.

Cette paroi nous offre les trois cornets et les trois méats. Les cornets, sortes de lames osseuses qui s'avancent de la paroi externe vers l'interne en se recourbant en bas, se distinguent par les noms de supérieur ou de Morgagni, de moyen ou ethmoïdal, d'inférieur, et n'offrent d'ailleurs rien de remarquable, si ce n'est que leurs dimensions augmentent en descendant, de sorte que l'inférieur est le plus grand.

Le méat supérieur nous offre le trou sphéno-palatin et l'orifice du sinus sphénoïdal. Cet orifice s'ouvre en arrière du cornet supérieur à travers une lamelle nommée cornet de Bertin.

Le méat moyen, situé au-dessous du cornet moyen, présente en avant un infundibulum qui se termine par l'ouverture des cellules ethmoïdales antérieures, en arrière l'orifice du sinus maxillaire.

Dans le méat inférieur s'ouvre le canal nasal.

Art. II. DU TRONC

Le tronc est la partie centrale du corps ; situé entre la tête et les membres, il se compose de la colonne vertébrale, du thorax, du bassin et de l'épaule.

§ Ier. *La colonne vertébrale en particulier.*

La colonne vertébrale est une longue tige osseuse , creusée d'un canal qui fait suite à la cavité crânienne ; placée à la partie postérieure du tronc, servant de cylindre protecteur à la moelle et de soutien à presque tout l'édifice osseux du squelette.

Elle est composée de vingt-six os superposés , vingt-quatre vertèbres et deux os que nous décrirons avec le bassin , le sacrum et le coccyx.

On la partage en trois régions : la région cervicale, la région dorsale et la région lombaire.

Les vertèbres qui la composent ont des caractères généraux qui les distinguent des autres os , des caractères spéciaux qui distinguent les vertèbres d'une région de celles des deux autres et des caractères individuels qui distinguent certaines vertèbres de toutes les autres. ·

Caractères généraux des vertèbres. — Toutes les vertèbres ont la forme d'un anneau dont la circonférence est renflée antérieurement et prolongée en apophyses en arrière et sur les côtés. Elles présentent :

1° En avant , le corps vertébral , partie épaisse , représentant un segment de cylindre dont les deux faces, l'une supérieure, l'autre inférieure, sont à peu près planes et dont la circonférence creusée en avant et sur les côtés d'une gouttière transversale est échancrée en arrière et fait partie du trou vertébral.

2° En arrière , la masse apophysaire composée de sept apophyses , de deux lames et de deux pédicules.

A. L'apophyse épineuse , unique, médiane et postérieure a un sommet tuberculeux pour des insertions et une base bifurquée pour se continuer avec les deux lames.

B. Les apophyses transverses, au nombre de deux, latérales , dirigées horizontalement , ont un sommet renflé pour servir à des insertions et une base voisine du pédicule de la vertèbre.

C. Les apophyses articulaires au nombre de quatre, placées en général à la base des apophyses transverses, sont pourvues d'une surface lisse, articulaire. Deux d'entre elles sont supérieures , les deux autres inférieures.

D. Les lames sont les parties osseuses comprises entre l'apophyse épineuse et les apophyses transverses et articulaires. Leur face antérieure répond au trou vertébral ; elles ont en outre une face postérieure et deux bords , l'un supérieur , l'autre inférieur.

E. Les pédicules sont représentés par le double collet rétréci qui réunit le corps de la vertèbre avec les apophyses. Ce sont eux qui forment les trous de conjugaison.

3° Au milieu elles présentent le trou vertébral , généralement triangulaire et concourant à former le canal rachidien.

Les corps vertébraux n'ont pas la même structure que les masses apophysaires : les corps sont formés de substance spongieuse , revêtue d'une lame mince de substance compacte ; les masses apophysaires ne contiennent qu'nne petite quantité de substance spongieuse recouverte par une lame épaisse de substance compacte. Un canal veineux occupe le corps de la vertèbre et vient s'ouvrir en arrière par un trou simple ou double.

Les vertèbres se développent par trois points principaux d'ossification : un pour le corps et deux autres pour les masses apophysaires. A ces points principaux s'en ajoutent plus tard cinq autres : un pour l'apophyse épineuse, un pour chaque apophyse transverse et un pour chacune des deux faces du corps vertébral.

C'est du quarantième au cinquantième jour qu'apparaissent les points principaux d'ossification ; les autres ne se développent que de dix-huit à vingt-cinq ans. A vingt-cinq ou trente ans, la vertèbre est complètement formée.

Caractères spéciaux. — 1° *Vertèbres cervicales.* Ces vertèbres, généralement plus petites que les autres, sont au nombre de sept.

Leur corps est allongé transversalement, plus élevé en avant qu'en arrière ; sa face supérieure est surmontée latéralement de deux crètes saillantes et sa face inférieure déprimée dans les points correspondants.

Leur apophyse épineuse est horizontale, courte, bifide à son sommet.

Leurs apophyses transverses sont courtes, bifurquées à leur sommet et percées à leur base du trou vertébral traversé par l'artère du même nom. Le trou de la base et la bifurcation du sommet sont dus à la soudure avec l'apophyse transverse proprement dite d'une petite languette osseuse qui procède du corps de l'os et que **M.** Blandin appelle apophyse costiforme.

Leurs apophyses articulaires sont planes, obliques ; les supérieures dirigées en haut et en arrière, les inférieures en bas et en avant.

Les lames sont plus longues et moins larges que dans les autres régions, les pédicules très-minces, le trou large, triangulaire.

2° *Vertèbres dorsales.* Ces vertèbres sont au nombre de douze, moyennes pour le volume entre les cervicales et les lombaires.

Le corps de ces vertèbres est plus étendu d'avant en arrière que transversalement, plus élevé en arrière qu'en avant ; il porte sur les côtés deux demi-facettes lisses qui s'articulent avec les côtes.

Les apophyses épineuses sont longues, pointues, uni-tuberculeuses à leur sommet, fortement dirigées en bas de manière à s'imbriquer.

Les apophyses transverses sont longues, déjetées en arrière, renflées à leur sommet, qui est partagé en deux parties : une facette articulée avec les côtes et un tubercule destiné à des insertions.

Les apophyses articulaires supérieures sont dirigées en haut et en arrière, les inférieures dirigées en avant.

Les lames sont courtes, larges, épaisses ; les pédicules très-échancrés ; le trou arrondi, étroit.

3° *Vertèbres lombaires.* Ces vertèbres sont au nombre de cinq. Leur volume est considérable.

Leur corps est très-gros, plus étendu transversalement que dans tout autre sens, plus épais en avant qu'en arrière.

Leur apophyse épineuse est large, aplatie transversalement, horizontale, quadrilatère.

Leurs apophyses transverses sont longues, dirigées en dehors.

Leurs apophyses articulaires sont verticales, les supérieures concaves et regardant en dedans, les inférieures convexes et regardant en dehors; les premières sont surmontées d'un petit tubercule.

Les lames sont épaisses et courtes, les pédicules fortement échancrés; le trou plus large qu'au dos, plus étroit qu'au col, triangulaire.

Il est bien entendu que ces caractères spéciaux ne sont bien marqués que sur les vertèbres qui occupent le milieu de chaque région. Sur les limites de deux régions, ils s'effacent insensiblement de telle sorte que la première vertèbre dorsale, par exemple, a presque la physionomie d'une vertèbre cervicale, tandis que la douzième ressemble, sous beaucoup de rapports, à une vertèbre lombaire.

Caractères individuels. — 1° A la région cervicale, trois vertèbres ont des caractères particuliers : la première ou l'atlas, la seconde ou l'axis, la septième ou la proéminente.

A. *Atlas.* — Il a la forme d'un anneau irrégulier. Sa circonférence peut être divisée en deux parties principales : l'arc antérieur aplati d'avant en arrière, tuberculeux en avant pour des insertions, présentant en arrière une facette lisse, articulaire; l'arc postérieur un peu aplati de haut en bas, bi-tuberculeux en arrière pour des insertions, échancré en avant et en haut, et quelquefois percé d'un trou pour le passage de l'artère vertébrale et du nerf sous-occipital.

Au point de réunion des deux arcs, l'atlas se renfle considérablement pour former les masses latérales, composées des apophyses transverses et articulaires. Les apophyses transverses, longues, inclinées en bas, percées d'un trou à leur base, sont uni-tuberculeuses à leur sommet; les apophyses articulaires sont horizontales, larges, articulées, les supérieures avec l'occipital, les inférieures avec l'axis.

Le trou vertébral a de grandes dimensions; mais il est occupé en avant par l'apophyse odontoïde de l'axis; on voit sur son pourtour, aux points qui correspondent aux masses latérales, un tubercule qui sert à l'insertion du ligament transverse.

B. *Axis.* — L'axis est surtout remarquable par la conformation de son corps. Celui-ci, beaucoup plus étendu en hauteur que dans le sens transversal, est surmonté par l'apophyse odontoïde, éminence cylindrique articulée en avant avec l'atlas, glissant en arrière sur le ligament transverse, recevant à son sommet l'insertion des ligaments odontoïdiens.

Son apophyse épineuse est plus grosse et plus longue que celles des autres vertèbres cervicales; ses apophyses transverses sont courtes, non bifurquées; ses apophyses articulaires supérieures sont convexes et à peu près horizontales, les inférieures tournées en avant et en bas; les lames sont épaisses, le trou triangulaire.

C. *Proéminente.* — Vertèbre remarquable par la longueur et la saillie en arrière de son apophyse épineuse et par le développement de son apophyse costiforme qui reste longtemps séparée du reste de la vertèbre. Ses apophyses épineuse et transverses sont uni-tuberculeuses à leur sommet.

2° A la région dorsale, trois vertèbres ont des caractères particuliers : la première, la onzième et la douzième.

A. La première présente sur chaque côté de son corps, en haut une facette costale entière, en bas une demi-facette.

B. La onzième et la douzième présentent de chaque côté de leur corps une seule facette complète. Leurs apophyses transverses sont dépourvues de facettes articulaires costales.

3° A la région lombaire, la cinquième vertèbre est remarquable par la coupe très-oblique de la face inférieure de son corps. Il en résulte que celui-ci a beaucoup plus de hauteur en avant qu'en arrière.

§ II. Le thorax en particulier.

Le thorax est une grande cavité conoïde qui loge les organes centraux de la circulation et de la respiration; il est formé par le sternum en avant et par les côtes latéralement.

Sternum.

Le sternum est un os impair, symétrique, aplati d'avant en arrière, allongé, dirigé obliquement en bas et en avant, offrant deux faces, deux bords et deux extrémités.

A. *Face antérieure.* — Légèrement bombée de droite à gauche et de haut en bas; offrant quatre lignes transversales plus ou moins saillantes qui indiquent les points où se sont réunis les différentes pièces de cet os.

B. *Face postérieure.* — Légèrement concave en sens inverse de la précédente; présentant à un degré moins prononcé les lignes transversales de la face antérieure.

C. *Bords latéraux.* — Présentant sept cavités revêtues de cartilages qui reçoivent les prolongements cartilagineux des vrais côtes et sont séparées par des échancrures non articulaires.

D. L'extrémité supérieure, partie la plus volumineuse de l'os, est échancrée au milieu et creusée sur les côtés d'une cavité lisse, revêtue de cartilage et articulée avec la clavicule.

E. L'extrémité inférieure est formée par l'appendice xyphoïde, prolongement de forme variable, quelquefois bifide, quelquefois percé d'un trou; souvent aussi le sternum est perforé un peu au-dessus de cet appendice.

Le sternum est formé à l'extérieur d'une lame très-mince de substance compacte ; à l'intérieur il renferme beaucoup de substance spongieuse.

Chez l'adulte cet os reste formé de trois pièces séparées ou facilement séparables : l'une représente l'extrémité supérieure, *la poignée* ; l'autre la partie moyenne, *le corps* ; l'autre l'appendice xyphoïde, *la pointe de l'épée*, à laquelle on l'a comparé.

A l'époque de la naissance, le corps du sternum est lui-même subdivisé en quatre segments, dont chacun s'est développé par un, deux ou trois points d'ossification ; c'est seulement vers le milieu de la gestation que ces points commencent à apparaître.

Côtes.

Caractères généraux. — Les côtes sont au nombre de vingt-quatre, disposées par paires de chaque côté du thorax : elles sont courbées autour de l'axe de la poitrine ; en avant elles représentent un arc de cercle d'un diamètre beaucoup plus grand qu'en arrière ; elles sont tordues sur elles-mêmes, de sorte qu'elles ne sauraient reposer sur le même plan dans toute leur longueur ; elles sont dirigées, la supérieure horizontalement, les autres d'autant plus obliquement en bas qu'elles sont plus inférieures ; elles présentent un corps et deux extrémités :

A. *Corps*. — Sa face externe offre en arrière une saillie rugueuse en dehors pour des insertions ; lisse, cartilagineuse en dedans, où elle s'articule avec l'apophyse transverse des vertèbres dorsales, c'est *la tubérosité* costale ; un peu plus en avant, *l'angle* costal oblique en dehors et en bas ; entre la tubérosité et l'angle, une surface où se fixe le long dorsal ; en avant de l'angle, une surface lisse sans insertion.

Sa face interne concave est recouverte par la plèvre.

Son bord supérieur donne attache aux intercostaux.

Le bord inférieur donne attache aux intercostaux par ses lèvres, entre lesquelles se trouve une gouttière qui loge les vaisseaux et les nerfs du même nom.

B. *Extrémités*. — L'extrémité antérieure est creusée d'une petite cavité dans laquelle s'implante le cartilage costal.

L'extrémité postérieure est un peu renflée ; c'est une tête surmontée de deux facettes articulaires et supportée par un collet rétréci.

Les côtes sont formées à l'intérieur d'une substance spongieuse et recouverte au dehors par une lame épaisse de substance compacte.

Les côtes se développent d'abord par un seul point d'ossification, qui de l'angle costal se propage bientôt vers les deux extrémités. Vers la dix-huitième année, un nouveau point apparaît dans la tête de l'os et se soude avec elle ; à vingt-cinq ans il s'en forme un troisième dans sa tubérosité.

Caractères spéciaux. — Sept côtes seulement : les sept premières s'articulent avec le sternum, ce sont les *vraies côtes ;* les cinq autres n'ont aucun rapport avec cet os, ce sont les *fausses côtes.*

La longueur des côtes va en augmentant de la première à la septième et en diminuant de celle-ci à la douzième.

La courbure des quatre premières appartient à un rayon beaucoup plus petit que celle des huit autres ; ces dernières correspondent à une partie plus évasée de la poitrine.

La largeur est à peu près répartie comme la longueur.

Caractères individuels. — 1° La première côte est plus courte et plus large que les autres ; elle est dirigée transversalement. Sa face externe, qui regarde en haut, offre deux enfoncements, l'un pour l'artère, l'autre pour la veine sous-clavière, et une surface rugueuse où s'insère le scalène antérieur : elle n'a pas d'angle. Sa face interne ou inférieure est un peu convexe ; son bord supérieur regarde en dedans, son bord inférieur en dehors ; sa tête n'a qu'une facette articulaire.

2° La seconde côte, plus longue que la première, à laquelle elle ressemble sous beaucoup de rapports, est surtout remarquable par une empreinte raboteuse qu'elle présente sur sa face externe, empreinte où vient s'insérer le grand dentelé.

3° La onzième et la douzième côtes sont dépourvues d'angle et de tubérosité ; leurs têtes n'ont qu'une facette : la douzième n'est pas creusée en gouttière à son bord inférieur.

Cartilages costaux.

En nombre égal à celui des côtes ; dirigés les deux premiers obliquement en bas, le troisième et le quatrième horizontalement ; tous les autres obliques en bas près de la côte, puis coudés angulairement pour se porter en haut et en avant.

Leur corps a la même forme que celui des côtes correspondantes ; la longueur, la largeur y sont réparties comme à ces os. Leur extrémité externe se continue avec l'extrémité interne des côtes. L'extrémité interne des sept premiers cartilages costaux est articulée avec le sternum par une surface convexe. L'extrémité interne des cinq autres n'a aucun rapport avec cet os ; celle des cartilages des trois premières fausses côtes est unie avec le cartilage qui est au-dessus, aux deux dernières elle est libre.

En outre les sixième, septième et huitième cartilages sont articulés entre eux par leurs bords correspondants.

Nous avons parlé ailleurs de leur structure et de leur développement. (Voir **STUCTURE DU SYSTÈME CARTILAGINEUX.**)

§ III. *Le bassin en particulier.*

Le bassin est une ceinture osseuse qui occupe la partie inférieure du tronc, au-dessous de la colonne vertébrale qu'il supporte en arrière, au dessus des membres inférieurs qui lui servent de point d'appui en bas.

Il est formé de quatre os : en arrière et au milieu, le *sacrum* et le *coccyx* ; sur les côtés, les *os iliaques*.

Sacrum.

Pyramidal, triangulaire, à base dirigée en haut, à sommet renversé ; placé à la partie postérieure du bassin, entre les os iliaques, où il semble engagé comme un coin, au-dessous de la colonne lombaire, au-dessus du coccyx ; creusé dans toute sa longueur par le canal sacré, qui fait suite au canal vertébral ; dirigé de haut en bas et d'avant en arrière, de manière à former avec la colonne lombaire un angle obtus, saillant en avant qu'on nomme promontoire ou angle sacro-vertébral ; recourbé sur lui-même d'arrière en avant et offrant ainsi une concavité antérieure plus prononcée chez la femme que chez l'homme ; offrant à étudier quatre faces, une base et un sommet.

A. *Face postérieure.* —Elle présente :

1° Sur la ligne médiane, quatre ou cinq éminences faisant suite aux apophyses épineuses des vertèbres ; au-dessous d'elles, une gouttière triangulaire bornée latéralement par les deux *cornes* du sacrum, sous lesquelles est une échancrure traversée par le dernier nerf sacré.

2° Sur les côtés, deux gouttières percées des quatre trous sacrés posté-rieurs traversés par les nerfs sacrés postérieurs ; en dehors de ces trous, une série d'éminences qui répondent aux apophyses articulaires des vertè-bres, et au-dessus deux excavations où se fixent les ligaments sacro-iliaques postérieurs.

B. *Face antérieure.* — Sillonnée par quatre lignes transversales, sail-lantes, indices de la soudure des diverses pièces dont l'os est composé dans l'enfance. On voit entre ces deux lignes quatre gouttières super-ficielles ; en dehors, les quatre trous sacrés antérieurs traversés par les nerfs sacrés antérieurs ; plus en dehors encore, une surface inégale où s'insère le pyramidal.

C. *Faces latérales.* — Étroites et rugueuses inférieurement, larges et lisses supérieurement. En bas elles servent à des insertions ligamen-teuses ; en haut elles s'articulent avec les os coxaux.

D. *Base.* — On y remarque :

1° Au milieu et d'avant en arrière, une surface ovalaire très-étendue transversalement, taillée en biseau de haut en bas, supportant la der-nière vertèbre lombaire ; l'orifice supérieur du canal sacré ; une apo-physe épineuse.

2° Sur les côtés, deux larges surfaces, véritables apophyses transverses, recouvertes par les ligaments sacro-iliaques antérieurs ; deux apophyses articulaires , concaves, dirigées en arrière et en dedans.

E. *Sommet.* — Offrant une face ovalaire articulée avec le coccyx.

Le sacrum a tout-à-fait la structure des vertèbres.

Dans le jeune âge il est formé de cinq parties distinctes , dont chacune est une véritable vertèbre et se développe comme ces os par huit points d'ossification. A ces points primitifs s'en ajoutent quelques autres propres au sacrum :

1° Une épiphyse dans la surface iliaque ; 2° une épiphyse entre les trous sacrés.

Ces pièces se réunissent fort tard, et l'ossification n'est complète dans le sacrum que de vingt-cinq à trente ans.

Coccyx.

Os pyramidal , triangulaire , divisé en deux faces , deux bords , une base et un sommet.

La face postérieure, convexe, rugueuse , donne attache au muscle grand fessier et aux ligaments sacro-coccygiens postérieurs.

La face antérieure, concave, coupée en travers par des rainures, donne attache aux ligaments sacro-coccygiens antérieurs.

Les bords reçoivent l'insertion des muscles ischio-coccygiens.

La base présente en avant une surface ovalaire , articulée avec le sommet du sacrum ; en arrière les cornes du coccyx et deux saillies échancrées pour le passage de la cinquième paire des nerfs sacrés.

Le sommet tuberculeux donne attache au releveur de l'anus.

Cet os résulte de la réunion de quatre ou cinq petites pièces osseuses ayant la même structure que les corps vertébraux et se développant comme eux par trois points d'ossification.

Os coxaux.

Les os coxaux ou iliaques sont situés sur les parties antérieure et latérales du bassin. Pairs, insymétriques, larges, comme tordus sur eux-mêmes à leur partie moyenne, de sorte qu'ils semblent composés de deux parties : l'une *supérieure*, triangulaire , aplatie de dehors en dedans ; l'autre *inférieure*, aplatie d'avant en arrière ; toutes deux rétrécies à leur point de jonction. Ils présentent deux faces et quatre bords.

A. *Face externe.* — 1° La partie supérieure est concave et convexe alternativement : c'est la *fosse iliaque externe* présentant en arrière une surface raboteuse où se fixe le grand fessier ; en avant de celle-ci, la ligne *courbe supérieure* ; au-dessous de cette ligne, une surface inégale, concave, où s'insère le moyen fessier ; plus bas, la ligne *courbe inférieure* , une surface où s'attache le petit fessier et un point rugueux pour le tendon courbe du droit antérieur.

2° La partie inférieure, dirigée en avant, présente en haut et en dehors la cavité cotyloïde, hémisphérique, rugueuse au fond, lisse partout ailleurs, environnée d'un rebord saillant, le *sourcil cotyloïdien*, échancré en trois points : en dedans et en bas, en haut et en arrière, en haut et en avant.

Les deux échancrures supérieures sont effacées à l'état frais par le bourrelet cotyloïdien ; la première est convertie en trou pour le passage des vaisseaux articulaires.

Elle présente en outre en avant et au-dessous de cette cavité le trou obturateur, ouverture ovalaire chez l'homme, triangulaire chez la femme, presque complétement fermé par une membrane fibreuse qui laisse en haut et en dehors une gouttière libre pour le passage des vaisseaux et des nerfs obturateurs ; au pourtour du trou, une surface presque plane, la fosse obturatrice externe où s'insèrent divers muscles ; en dehors et en bas, une dépression où glisse le tendon de l'obturateur externe.

B. *Face interne.* — 1° La partie supérieure présente en arrière des inégalités saillantes où se fixent les ligaments sacro-iliaques, une surface lisse, échancrée, qui s'articule avec le sacrum ; en avant une large surface concave, la fosse iliaque interne.

2° La partie inférieure présente en haut une ligne courbe qui la sépare de la partie supérieure, et dans tout le reste de son étendue la fosse obturatrice interne percée du trou obturateur.

C. *Bords.* — 1° Le bord supérieur est arrondi et contourné en S, divisé en trois parties : la lèvre externe, la lèvre interne et l'interstice.

2° Le bord inférieur présente d'avant en arrière la surface pubienne, ovalaire, articulée avec la surface semblable de l'os opposé ; une tige osseuse, mince, qui concourt d'un côté à former l'arcade pubienne et de l'autre le trou obturateur.

3° Le bord antérieur présente à sa réunion avec le bord supérieur l'épine iliaque antérieure et supérieure ; au-dessous une échancrure superficielle ; l'épine iliaque antérieure et inférieure ; une seconde échancrure ; l'éminence iléo-pectinée ; une surface triangulaire limitée en dehors par l'éminence précédente, en arrière par une crête, la crête du pubis, en avant par un bord mousse, en dedans par une saillie appelée épine ou angle du pubis.

4° Le bord postérieur est remarquable par quatre apophyses et trois échancrures : l'épine iliaque postérieure et supérieure ; l'épine iliaque postérieure et inférieure, entre ces deux épines une échancrure ; l'épine sciatique, et entre celle-ci et la précédente la grande échancrure sciatique ; la tubérosité de l'ischion, et entre cette tubérosité et l'épine sciatique la petite échancrure sciatique où glisse le tendon de l'obturateur interne.

Ces os sont formés en dedans d'une substance celluleuse très-serrée et en dehors de deux fortes lames de substance compacte. La tubérosité de l'ischion, la partie pubienne de l'os et son bord supérieur sont plus abondamment pourvus de substance celluleuse que tous les autres points.

Dans l'enfance, les os coxaux sont formés de trois pièces que les anciens décrivaient comme des os distincts : l'iléum, l'ischium et le pubis.

L'iléum comprend la partie supérieure de l'os et de la cavité cotyloïde.

L'ischium constitue la partie inférieure de l'os, la tubérosité de l'ischion, la moitié inférieure de la branche du pubis, les parties postérieure et inférieure de la cavité cotyloïde.

Le pubis occupe le reste de l'os, c'est-à-dire sa partie antérieure.

C'est vers le centre de la cavité cotyloïde que ces trois pièces se réunissent ; chacune d'elles se forme par deux points d'ossification : un point principal, qui apparaît du quarante-cinquième au cinquantième jour, et un point épiphysaire, qui ne se forme que vers la quinzième année et même plus tard.

§ IV. *L'épaule en particulier.*

Située sur les parties latérales et supérieure de la poitrine, l'épaule a plus d'une analogie avec le bassin. Elle est le centre de mouvement des membres supérieurs comme celui-ci est le centre de mouvement des membres inférieurs. Elle forme par sa réunion avec le sternum une ceinture osseuse, incomplète en arrière, composée des deux clavicules et des deux scapulum, divisée en deux parties, l'épaule droite et l'épaule gauche.

Clavicule.

Os pair, situé entre le sternum et l'omoplate, contourné en S, divisé comme tous les os longs en un corps et deux extrémités.

1° *Corps.* Il est aplati de haut en bas.

Sa face supérieure, lisse, sous-cutanée, donne attache en dedans au sterno-mastoïdien.

Sa face inférieure présente en dedans des inégalités où s'insère le ligament costo-claviculaire ; au milieu une gouttière où se fixe le muscle sous-clavier ; en dehors une empreinte raboteuse pour l'insertion des ligaments coraco-claviculaires.

Son bord antérieur est convexe en dedans où s'attache le grand pectoral, concave en dehors où s'attache le deltoïde.

Son bord postérieur est concave en dedans et convexe en dehors où il reçoit l'insertion du trapèze.

2° L'extrémité interne présente une surface triangulaire, inégale, articulée avec le sternum et donnant attache, par son pourtour, à des ligaments. L'extrémité externe s'articule par une facette étroite avec le scapulum.

La clavicule est creusée à son centre d'un canal médullaire, bien marqué chez les sujets avancés en âge; composée de tissu compacte à son milieu, de tissu celluleux à ses extrémités.

Le corps de la clavicule se développe par un seul point d'ossification qui s'y montre dès le trentième jour : de quinze à dix-huit ans une épiphyse se forme dans son extrémité sternale et se soude bientôt au corps de l'os.

SCAPULUM.

Os pair, aplati, triangulaire, comme suspendu à l'extrémité externe de la clavicule, présentant deux faces, trois bords et trois angles.

A. *Face postérieure.* — On y voit :

1° En haut une éminence triangulaire dirigée horizontalement, aplatie de haut en bas, c'est l'épine de l'omoplate, composée : d'un bord supérieur donnant attache au deltoïde en bas, au trapèze en haut, limité en dehors par une surface lisse où glisse l'aponévrose du trapèze; d'un bord externe concave; de deux faces, l'une supérieure, l'autre inférieure, concaves et lisses.

2° A la réunion du bord postérieur avec le bord externe de l'épine, l'acromion, apophyse aplatie en sens inverse de l'épine, composée d'une face externe convexe sous-cutanée, d'une face interne concave, d'un bord externe recevant l'insertion du deltoïde, d'un bord interne articulé avec la clavicule, d'un sommet arrondi où s'insère un ligament acromio-coracoïdien.

3° Au-dessus de l'épine, la fosse sus-épineuse, occupée par le muscle sus-épineux.

4° Au-dessous, la fosse sous-épineuse, divisée par une crète verticale en deux parties : l'une, située entre la crète et le bord spinal du scapulum, très-étendue, donne attache au sous-épineux; l'autre, située entre la crète et le bord axillaire, très-étroite, donne insertion au petit rond en haut et au grand rond en bas. Les surfaces d'insertion de ces deux muscles sont séparées par une crète horizontale.

B. *Face antérieure.* — Concave, appelée fosse *sous-scapulaire*, occupée par le muscle de ce nom, traversée par des lignes saillantes, sillonnée par de nombreuses gouttières qu'on a attribuées à la pression des côtes, donnant attache en arrière au grand dentelé par une surface rugueuse et saillante.

C. *Bords.* — Le bord supérieur donne attache en avant et en dehors au muscle scapulo-hyoïdien; puis il se trouve interrompu par une échancrure convertie en trou par un ligament, traversée par le nerf sus-scapulaire, et se termine par l'apophyse coracoïde, éminence allongée, recourbée, donnant insertion aux ligaments coraco-claviculaires en haut, au petit pectoral en avant, au ligament acromio-coracoïdien en arrière, aux muscles biceps et coraco-brachial en dehors et à son sommet.

Le bord postérieur ou spinal donne attache aux muscles sus et sous-épineux, grand dentelé et rhomboïde.

Le bord externe ou axillaire est creusé en haut d'une gouttière où se fixe la longue portion du triceps brachial et présente des rugosités au milieu et en bas où s'insèrent le sous-scapulaire, les petit et grand ronds.

D. *Angles.* — L'*angle inférieur*, effilé, est formé par la rencontre des bords spinal et axillaire; l'*angle interne* par celle des bords postérieur et supérieur.

L'*angle externe*, formé par la rencontre des bords supérieur et antérieur, est remarquable par une cavité ovalaire qui s'articule avec la tête de l'humérus : c'est la *cavité glénoïde*, superficielle, recouverte de cartilage et environnée d'un bourrelet à l'état frais, supportée par une partie rétrécie, le *col du scapulum*, où s'insère la capsule fibreuse de l'articulation.

Mince, transparent, quelquefois perforé au niveau de ses fosses, le scapulum est plus épais à ses angles, dans ses apophyses et dans son bord axillaire, où il est formé de tissu celluleux.

Il se développe par deux points principaux d'ossification, l'un pour la partie plate de l'os, l'autre pour l'apophyse coracoïde. Ces deux points apparaissent vers le quarantième jour; deux épiphyses s'ajoutent bientôt à eux, l'une pour l'acromion, l'autre pour l'angle inférieur de l'os. Toutes ces parties sont soudées de vingt à vingt-cinq ans.

§ V. *La colonne vertébrale en général.*

La colonne vertébrale représente une pyramide dont la base appuie sur le sacrum et dont le sommet supporte la tête.

Elle a une direction onduleuse et s'infléchit plusieurs fois, soit dans le sens antéro-postérieur, soit dans le sens latéral.

Les courbures antéro-postérieures sont au nombre de trois : l'une à la région cervicale, convexe en avant; l'autre à la région dorsale, concave en avant; la troisième à la région lombaire, convexe comme la première. On sait en effet que le corps des vertèbres cervicales et lombaires a plus de hauteur en avant qu'en arrière, et que le corps des vertèbres dorsales a une disposition inverse.

Les courbures latérales sont aussi au nombre de trois et siégent aux mêmes régions que les premières : la courbure dorsale est convexe à droite, concave à gauche, beaucoup plus marquée que les deux autres, disposées en sens inverse. Elle est occasionnée, suivant Bichat, par la prédominance d'action du bras droit et la nécessité où l'on est d'incliner le tronc à gauche pendant l'action de ce membre; en effet, chez les gauchers elle est concave à droite et convexe à gauche. Les deux autres lui sont consécutives, et en général toutes les fois que la colonne vertébrale s'incurve fatalement dans un sens, il se fait de nouvelles courbures en sens inverse pour corriger la première et amener le centre de gravité dans sa direction normale.

La hauteur de la colonne vertébrale, mesurée avec un fil qui suit ses courbures, est de 65 à 70 centimètres ; elle est à la longeur totale du corps : : 2 : 5.

Configuration. —A. La face antérieure de la colonne vertébrale offre une suite de gouttières transversales séparées par des bords saillants.

B. Sa face postérieure présente : au milieu, l'épine ou la série des apophyses épineuses horizontales au cou et aux lombes, inclinées en bas, au dos ; sur les côtés, les gouttières vertébrales, limitées en dehors par les apophyses transverses formées par la suite des lames vertébrales, qui laissent entre elles les espaces interlaminaires largement ouverts au cou et aux lombes, très-étroits à la région dorsale.

C. Les faces latérales sont très-irrégulières ; elles présentent : 1° la série des apophyses transverses, percées au cou et à leur base par le trou vertébral, articulées au dos avec les côtes ; 2° entre les apophyses, les trous de conjugaison formés par les pédicules échancrés des vertèbres, d'autant plus larges qu'ils sont plus inférieurs.

D. La base, large, oblique de bas en haut et d'avant en arrière, s'articule avec le sacrum.

E. Son sommet, représenté par l'atlas, s'articule avec l'occipital.

F. Le canal vertébral, formé par la réunion de chaque trou vertébral, est triangulaire au cou et aux lombes, circulaire au dos. Il se continue en haut avec la cavité crânienne, en bas avec le canal sacré.

Ainsi donc, l'idée la plus générale que l'on puisse se faire de cette partie du squelette est celle d'une double pyramide : l'une antérieure, pleine, formée par les corps vertébraux ; l'autre postérieure, creuse, représentée par les masses apophysaires et le canal vertébral ; la première accommodée au rôle de cylindre de sustentation, la seconde au rôle de cylindre protecteur, dévolus à la colonne vertébrale.

§ VI. *Le thorax en général.*

Situé à la partie moyenne du tronc, le thorax a la forme d'un cône tronqué dont la base est en bas et le sommet en haut : il est dirigé en bas, en avant et à droite ; la courbure que décrit la colonne vertébrale au dos rend compte de cette dernière direction.

CONFIGURATION. —A. *Surface extérieure.*— 1° Sa région antérieure, un peu projetée en avant, présente : au milieu, la face antérieure du sternum, terminée par l'appendice xyphoïde ; sur les côtés, les cartilages costaux, et entre eux les espaces intercostaux.

2° Sa région postérieure présente : au milieu les apophyses épineuses et les gouttières vertébrales du dos ; sur les côtés et de dedans en dehors, la série des apophyses transverses articulées avec les tubérosités des côtes, une ligne oblique en bas et en dehors formée par les angles des côtes, et dans l'intervalle les espaces intercostaux.

3° Les régions latérales, fortement convexes, sont constituées par la face externe des côtes et les espaces intercostaux, au nombre de onze de chaque côté.

B. *Surface intérieure.* — 1° A sa région antérieure, elle présente la face postérieure du sternum et des cartilages costaux.

2° A sa région postérieure, la saillie des corps vertébraux au milieu, et deux gouttières profondes sur les côtés, gouttières formées en dedans par l'épine et en dehors par la partie postérieure des côtes.

3° A ses régions latérales, la face concave des côtes et les espaces qui les séparent.

C. *Circonférence supérieure.* — Ovale transversalement; formée en avant par le sternum, en arrière par la colonne vertébrale, de chaque côté par la première côte. Son axe est oblique de bas en haut et d'avant en arrière.

D. *Circonférence inférieure.* — Très-étendue en travers, fortement échancrée antérieurement ; formée en avant par l'appendice xyphoïde, en arrière par la colonne vertébrale, de chaque côté par la douzième côte et les cartilages costaux inférieurs.

E. *Excavation.* — La circonférence supérieure du thorax est celle qui a les plus petits diamètres ; en outre ses dimensions sont irréductibles. A partir de cette circonférence, les diamètres de l'excavation thoracique vont grandissant jusqu'à la base ; mais là le thorax devient compressible, et rien n'est moins rare, par exemple, que de voir l'empreinte des côtes inférieures gravée sur les organes qu'elles recouvrent par l'action prolongée des corsets.

§ VII. *Le bassin en général.*

Considéré d'une manière générale, le bassin a la forme d'un cône un peu aplati d'avant en arrière, à base supérieure et tournée en avant, à sommet inférieur dirigé en arrière.

CONFIGURATION.—A. *Surface extérieure.* — Cette surface présente :

1° En avant et au milieu, l'union des deux pubis ; en avant et sur les côtés, le corps du pubis, la fosse sous-pubienne et le trou obturateur.

2° En arrière et au milieu, la crête médiane du sacrum et l'échancrure qui la termine, l'articulation du sacrum et du coccyx et la face postérieure de ce dernier os ; en arrière et sur les côtés, les gouttières sacrées, l'union du sacrum et de l'os coxal, les épines iliaques postérieures.

3° Latéralement les fosses iliaques externes, les deux lignes courbes, les trois surfaces séparées par elles et la cavité cotyloïde.

B. *Surface intérieure.* — Comparée au plat des anciens barbiers, cette surface offre en effet une partie supérieure évasée et largement échancrée qu'on appelle le grand bassin et une autre inférieure plus étroite qu'on appelle le petit bassin.

1° Le grand bassin présente en arrière l'angle sacro-vertébral; sur les côtés l'union du sacrum et de l'os coxal, les fosses iliaques internes et en avant une large échancrure.

2° Le petit bassin forme une espèce d'anneau ou de canal rétréci à ses extrémités, et présente :

a. En arrière la concavité du sacrum.

b. En avant l'union des pubis et le corps de ces os, surfaces concaves transversalement et obliques de haut en bas et d'avant en arrière.

c. Sur les côtés et d'avant en arrière, la fosse sous-pubienne interne, avec le trou obturateur, le plan interne des petite et grande échancrures sciatiques et une partie de l'articulation sacro-iliaque. Ces surfaces sont, comme les précédentes, concaves transversalement et obliques de haut en bas et d'avant en arrière.

C. *Circonférence supérieure.* — La circonférence supérieure ou la base du bassin présente : en avant une large échancrure formée par le bord antérieur des os coxaux ; en arrière la base du sacrum et sur les côtés les crètes iliaques.

D. *Circonférence moyenne ou détroit supérieur.* — Le détroit supérieur établit la limite du grand et du petit bassin. Il est formé : en avant par la symphyse des pubis et le bord supérieur de ces os; en arrière par l'angle sacro-vertébral, et sur les côtés par le rebord mousse qui termine inférieurement la fosse iliaque interne.

Le plan de ce détroit fait avec l'horizon un angle de 55 à 60°; son axe est représenté par une ligne qui partant de l'ombilic passerait par le centre du détroit et viendrait tomber près de la pointe du coccyx.

Ses trois diamètres antéro-postérieur ou sacro-pubien, transversal ou bi-iliaque et oblique ou pectinéo-iliaque ont : le premier, de onze à onze centimètres et demi; le second, treize centimètres et demi, et le dernier douze centimètres.

E. *Circonférence inférieure* ou *détroit inférieur.* — Le détroit inférieur présente trois échancrures séparées par des éminences osseuses : l'une antérieure formée par les bords inférieurs des os iliaques, et deux latérales, placées l'une entre l'ischion et l'épine sciatique, l'autre entre l'épine sciatique et la pointe du coccyx.

Le plan du détroit inférieur, en le supposant représenté par la ligne coccy-pubienne, s'éloigne peu de l'horizontale.

Son axe a la direction d'une ligne qui, partant de la première pièce du sacrum, viendrait couper à angle droit l'espace bisc!atique.

Tous ses diamètres, l'antérieur ou coccy-pubien, le transvrsal ou bi-ischiatique et l'oblique, ont onze centimètres; mais le premier peut acquérir douze centimètres par la rétrocession du coccyx, et le dernier, mesuré du milieu de la branche du pubis au milieu du ligament sacro-sciatique, peut au moment de l'accouchement acquérir onze centimètres et demi par l'élasticité de ce ligament.

F. *Excavation*. — L'excavation est l'espace compris entre les deux détroits du bassin.

Sa hauteur est de quatre centimètres en avant, de neuf centimètres et demi sur les côtés, et en arrière de onze ou treize centimètres, suivant qu'on l'apprécie avec un fil droit ou un fil accommodé à la courbure du sacrum.

Tous ses diamètres ont à peu près douze centimètres; son axe, qui est la résultante de ceux des détroits supérieur et inférieur, est représenté par une ligne courbe comme le sacrum.

§ VIII. *L'épaule en général.*

L'épaule embrasse en haut les parties antérieure, latérale et postérieure du thorax : elle formerait autour de lui une ceinture complète sans le petit espace interclaviculaire et l'espace plus grand qui sépare en arrière le bord spinal des deux scapulums.

Elle forme de chaque côté un levier coudé dont la branche horizontale, représentée par la clavicule, et la branche verticale, représentée par le scapulum, se rencontrent à angle droit ouvert en dedans et en arrière, saillant en dehors et en avant : c'est au niveau de cet angle que se trouve la voûte acromiale formée par l'acromion, l'apophyse coracoïde et la clavicule; au-dessous se trouve la cavité glénoïde.

L'épaule a plus d'une analogie avec le bassin, et c'est pour cette raison que nous l'avons rattachée au tronc et que nous l'étudions à côté du bassin.

Nous empruntons à l'ouvrage de M. Blandin les principales ressemblances que présentent l'une avec l'autre ces deux parties du squelette :

1° La partie iliaque de l'os coxal a la plus grande analogie avec la partie plate du scapulum : la fosse iliaque interne représente la fosse sous-scapulaire, et la fosse iliaque externe les fosses sus et sous-épineuses.

2° La crête iliaque est représentée à l'épaule par l'angle inférieur et le bord spinal du scapulum.

3° La cavité cotyloïde par la cavité glénoïde.

4° L'épine iliaque antérieure et supérieure par la tubérosité sous-glénoïdienne, toutes deux servant à l'insertion de la même portion d'un même muscle (longue portion des triceps brachial et crural).

5° L'épine iliaque antérieure et inférieure par la saillie de l'angle inférieur du scapulum.

6° Le pubis par la clavicule.

7° L'ischion par l'apophyse coracoïde : ces deux apophyses servent à des insertions musculaires analogues.

8° Le trou obturateur par l'espace coraco-acromial.

9° Les échancrures sciatiques par l'échancrure coracoïdienne.

10° Les trois pièces osseuses qui concourent par leur réunion à la formation de l'os coxal, l'iléum, le pubis et l'ischion, sont représentées à l'épaule par la partie plate du scapulum, la clavicule et l'apophyse coracoïde.

Art. III. LES MEMBRES.

Les membres ou appendices du tronc sont au nombre de quatre, disposés par paires et désignés sous les noms de membres supérieurs ou thoraciques et de membres inférieurs ou pelviens.

On les divise en trois sections :

	1re section.	2e section.	3e section.
Membres thoraciques,	le bras,	l'avant-bras,	la main.
Membres pelviens,	la cuisse,	la jambe,	le pied.

§ 1er. *Membres thoraciques.*

1° LE BRAS.

Il est formé par un seul os , *l'humérus.*

Humérus.

Os long, irrégulier, cylindrique, situé entre l'omoplate et l'avant-bras, divisé en un corps et deux extrémités.

A. *Corps.* — Arrondi en haut, triangulaire et aplati en bas.

Sa face interne présente : en haut la coulisse bicipitale, où glisse le tendon de la longue portion du biceps et qui donne insertion par sa lèvre antérieure au grand pectoral, par sa lèvre postérieure aux grand dorsal et grand rond ; dans son milieu des rugosités où s'insère le coraco-brachial ; un peu plus bas le conduit nourricier, quelquefois double, dirigé de haut en bas ; plus bas encore des rugosités où s'insère le brachial antérieur.

Sa face externe offre : en haut la coulisse radiale, qui loge le nerf radial et des vaisseaux ; au tiers supérieur l'empreinte deltoïdienne, qui reçoit les insertions du deltoïde ; aux tiers moyen et inférieur une surface recouverte par le brachial antérieur.

Sa face postérieure donne attache dans toute son étendue au triceps brachial.

Son bord antérieur commence en haut à la coulisse bicipitale ; il est interrompu au milieu par l'empreinte deltoïdienne, arrondi en bas, où s'insère le brachial antérieur.

Son bord interne, plus marqué en bas qu'en haut, donne attache au triceps en haut, au coraco-brachial au milieu, aux brachial antérieur et triceps en bas.

Son bord externe, traversé à sa partie moyenne par la gouttière radiale, sert en bas aux insertions des long supinateur, brachial antérieur, premier radial et triceps.

B. *Extrémités.* — L'extrémité supérieure se compose de trois parties distinctes, la *tête* et les deux *tubérosités*. La première est une éminence arrondie, articulée avec la cavité glénoïde du scapulum et supportée par le *col de l'humérus*, partie rétrécie dont l'axe fait avec le corps de l'os un angle obtus ouvert en dedans.

Des deux tubérosités, l'une, située en arrière, est remarquable par trois facettes où s'insèrent les sus-épineux, sous-épineux et petit rond : c'est la grosse tubérosité ou le trochiter; l'autre, un peu plus petite, plus antérieure, donne attache au sous-scapulaire : c'est la petite tubérosité ou le trochin.

L'extrémité inférieure, aplatie et un peu recourbée d'avant en arrière, présente : 1° en bas et de dehors en dedans, la tubérosité externe ou l'épicondyle donnant attache au ligament latéral externe du coude, aux muscles second radial, court supinateur, extenseur commun des doigts, extenseur propre du petit doigt, cubital postérieur et anconé; la petite tête de l'humérus ou le condyle articulé avec le radius; une coulisse qui répond à la partie interne du rebord de la cupule radiale; une crête saillante qui se loge dans l'intervalle du radius et du cubitus; une poulie ou trochlée articulée avec le cubitus; la tubérosité interne ou l'épitrochlée plus saillante, située sur un plan plus élevé que la tubérosité externe, donnant attache au ligament latéral interne du coude et aux muscles rond pronateur, grand et petit palmaires, cubital antérieur et fléchisseur superficiel; 2° en haut et en avant, deux fosses qui reçoivent l'une le radius, l'autre le cubitus dans la flexion de l'avant-bras; en haut et en arrière la fosse olécrânienne qui loge l'olécrâne dans l'extension.

Sa structure est celle de tous les os longs.

C'est vers le trentième jour qu'il commence à s'ossifier à la partie moyenne. Ses extrémités restent cartilagineuses jusqu'à la deuxième année; à cette époque il se forme une épiphyse osseuse dans la tête et une autre dans le condyle. Il s'en forme d'autres successivement : à deux ans et demi dans la grosse tubérosité, à quatre ans et demi dans la petite tubérosité, à sept ans dans l'épitrochlée, à douze ans dans la trochlée et à seize ans dans l'épicondyle. Le travail d'ossification n'est complet qu'à dix-sept ans.

2° L'AVANT-BRAS.

L'avant-bras est formé par deux os à peu près parallèles : l'un interne, le cubitus; l'autre externe, le radius.

Cubitus.

Os long, légèrement courbé d'arrière en avant à son tiers supérieur, se rapprochant du radius vers son milieu pour s'en écarter un moment et s'en rapprocher encore tout-à-fait en bas.

A. *Corps*. — Le corps de cet os est prismatique et triangulaire.

Sa face antérieure, un peu concave, présente en haut et en bas des rugosités où s'insèrent en haut le fléchisseur profond, en bas le carré pronateur ; au milieu se trouve le trou nourricier dirigé de bas en haut.

Sa face postérieure est partagée par une ligne saillante en deux parties, l'une interne, l'autre externe, qui donnent insertion à divers muscles.

Sa face interne, lisse dans toute son étendue, est recouverte dans les trois quarts supérieurs par le cubital antérieur.

Son bord externe, mince, bifurqué en haut, donne attache au ligament interosseux.

Son bord interne est mousse et sert à des insertions.

Son bord postérieur, bifurqué en haut, sert aussi de point d'insertion à plusieurs muscles.

B. *Extrémités*. — L'extrémité supérieure est formée surtout par deux éminences. L'une postérieure, convexe et sous-cutanée en arrière, concave et encroûtée de cartilage en avant, donne attache en haut au triceps brachial : c'est l'olécrâne. L'autre antérieure, l'apophyse coronoïde, offre une face inférieure rugueuse et servant à des insertions, une face supérieure lisse et cartilagineuse, un côté interne rugueux pour des insertions, un côté externe creusé d'une cavité peu profonde, articulée avec le radius et appelée petite cavité sigmoïde. L'olécrâne et l'apophyse coronoïde sont séparés par une dépression profonde, la grande cavité sigmoïde, qui, divisée en deux parties latérales par une ligne verticale saillante, s'articule avec l'humérus.

L'extrémité inférieure est également formée par deux éminences, qui sont : en dehors la tête du cubitus articulée en bas et médiatement avec le carpe, en dehors avec la cavité sigmoïde du radius ; en dedans l'apophyse styloïde, courte, pointue, donnant attache par son sommet au ligament latéral interne du poignet. Ces deux éminences sont séparées en arrière par une coulisse où glisse le tendon du cubital postérieur, en bas par un enfoncement où se fixe le fibro-cartilage de l'articulation.

La structure du cubitus est celle de tous les os longs.

Le corps de l'os commence à s'ossifier vers le trentième ou le trente-cinquième jour. Ce n'est qu'à la neuvième année que les extrémités cessent d'être cartilagineuses : à cette époque il se développe un point osseux pour la tête de l'os et son apophyse styloïde, et un autre pour le sommet de l'olécrâne. L'ossification est complète à seize ans.

Radius.

Os long, triangulaire en haut, courbé sur lui-même de manière à être convexe en arrière et en dehors, plus court que le cubitus.

A. *Corps*. — Sa face antérieure présente à la réunion du tiers supérieur avec les deux tiers inférieurs le conduit nourricier de l'os ; dans le reste de son étendue elle sert à des insertions. Sa face postérieure, convexe en haut, concave au milieu, arrondie en bas, sert à des insertions. Sa face externe, convexe et arrondie dans toute son étendue, reçoit à son milieu les attaches du rond pronateur. Son bord interne, mince, bien marqué, sert d'attache au ligament interosseux. — Son bord antérieur, à peine distinct, reçoit l'insertion de plusieurs muscles et présente quelquefois l'orifice du conduit nourricier. — Son bord postérieur, moins distinct encore que le précédent, sert à de nombreuses insertions musculaires.

B. *Extrémités.* — L'extrémité supérieure, un peu renflée, arrondie, est surmontée de la cupule radiale, petite cavité lisse, encroûtée d'un cartilage qui lui forme un rebord saillant, et articulée en haut avec le condyle de l'humérus, en dedans avec la cavité sigmoïde du cubitus. Cette extrémité est soutenue par un col allongé, étroit, limité en bas par la tubérosité bicipitale, éminence saillante, rugueuse, où s'insère le tendon du biceps.

L'extrémité inférieure, plus volumineuse que la première, quadrilatère, présente : en bas une surface articulaire allongée transversalement, divisée d'avant en arrière par une ligne saillante en deux facettes, dont l'externe est triangulaire et l'interne quadrilatérale ; en avant une surface où s'insère le ligament antérieur du coude ; en arrière une surface sillonnée par trois gouttières parcourues, l'interne par les tendons des muscles extenseur commun des doigts et extenseur propre de l'indicateur, l'externe par les tendons des radiaux externes, la moyenne par le tendon du long extenseur du pouce ; en dedans une surface concave d'avant en arrière, plane de haut en bas, qui reçoit la tête du cubitus ; en dehors l'apophyse styloïde, éminence allongée au sommet de laquelle s'attache le ligament latéral externe du coude, et derrière cette apophyse une coulisse qui reçoit les tendons des muscles grand abducteur et court extenseur du pouce.

Rien de particulier dans la structure du radius.

Il commence à s'ossifier à la partie moyenne vers le trentième ou trente-cinquième jour. Ses extrémités restent cartilagineuses jusqu'à l'âge de deux ans : à cette époque une épiphyse se forme dans son extrémité inférieure ; son extrémité supérieure ne s'ossifie qu'à la huitième année. À dix-huit ou vingt ans le travail d'ossification est complet.

3° LA MAIN.

Dernière section du membre thoracique, la main se compose de trois parties : le carpe, le métacarpe et les phalanges.

1° *Le carpe*, partie la plus élevée de la main, est formé par la juxtaposition de huit os courts, disposés sur deux rangées, qui comprennent de dehors en dedans : la première, le *scaphoïde*, le *semi-lunaire*, le *pyramidal* et le *pisiforme* ; la seconde, le *trapèze*, le *trapézoïde*, le *grand os* et l'*os crochu*.

Scaphoïde.

Os fort irrégulier, allongé, présentant : en haut une facette convexe qui s'articule avec le radius ; en bas une facette convexe encore, articulée avec le trapèze et le trapézoïde ; en dedans deux facettes, l'une supérieure, plane, articulée avec le semi-lunaire ; l'autre inférieure, concave, en forme de nacelle, articulée avec le grand os ; ailleurs il est rugueux et sert à des insertions ligamenteuses.

Semi-lunaire.

Plus petit que le précédent, triangulaire, irrégulier, présentant : en haut une surface convexe, articulée avec le radius ; en bas une surface concave, articulée avec le grand os et quelquefois avec l'os crochu ; en dehors une facette plane, articulée avec le scaphoïde ; en dedans une facette un peu saillante qui touche au pyramidal ; ailleurs il est rugueux pour les insertions.

Pyramidal.

Il présente : en haut et en dedans une facette qui appuie sur le cartilage triangulaire du poignet ; en haut et en dehors une surface quadrilatère, plane, articulée avec le semi-lunaire ; en bas une surface concave, articulée avec l'os crochu. En avant il reçoit le pisiforme ; en arrière il est rugueux et donne attache à des ligaments.

Pisiforme.

Arrondi, très-petit, articulé en arrière par le pyramidal ; donnant attache en avant au ligament annulaire du carpe, en haut au muscle cubital, en bas à l'adducteur du petit doigt.

Trapèze.

Situé au-dessous du scaphoïde, plus petit que lui, très-irrégulier. Sa face supérieure s'articule avec le scaphoïde, et sa face inférieure avec le premier os du métacarpe ; sa face interne est munie de deux facettes : l'une supérieure, articulée avec le trapézoïde ; l'autre inférieure, destinée au second os du métacarpe. Sa face antérieure présente une gouttière où glisse le tendon du grand palmaire et une éminence où s'insèrent le ligament annulaire antérieur du carpe et les muscles court, fléchisseur et opposant du pouce. Les faces externe et postérieure servent à des insertions ligamenteuses.

Trapézoïde.

Cet os est articulé par des facettes généralement planes : en haut avec le scaphoïde, en bas avec le second métacarpien, en dehors avec le trapèze, en dedans avec le grand os. En avant et en arrière il est rugueux, non articulaire.

Grand os.

C'est le plus volumineux de tous les os du carpe : sa face supérieure, arrondie en forme de tête, est reçue dans une cavité formée par le scaphoïde et le semi-lunaire; sa face inférieure est articulée par trois facettes avec les deuxième, troisième et quatrième métacarpiens; sa face externe est unie au trapézoïde et l'interne à l'os crochu. En avant et en arrière cet os reçoit des insertions ligamenteuses.

Os crochu.

Presque aussi volumineux que le précédent. Sa face supérieure, étroite, plane, est en rapport avec le semi-lunaire; l'inférieure est articulée par une double facette avec les quatrième et cinquième métacarpiens; l'interne est unie avec le grand os et l'externe avec le pyramidal; l'antérieure est remarquable par une apophyse recourbée, où se fixent le ligament annulaire antérieur du carpe, le court fléchisseur et l'opposant du petit doigt. En arrière l'os est rugueux pour des insertions ligamenteuses.

Les os du carpe ont la structure de tous les os courts.

Ils se développent tous par un seul point d'ossification. L'os crochu et le grand os s'ossifient dans le courant de la première année, le pyramidal vers trois ans, le trapèze et le semi-lunaire de quatre à cinq ans, le scaphoïde à six ou huit ans, le trapézoïde à neuf ans et le pisiforme vers la douzième année.

2° *Le métacarpe.* —Cette partie de la main, située entre le carpe et les phalanges, se compose de cinq os désignés par leur nom numérique, en comptant de dehors en dedans. Disposés parallèlement les uns à côté des autres, contigus par leurs extrémités, séparés le long de leurs corps par un intervalle rempli par des muscles, les métacarpiens ont des caractères généraux et des caractères individuels.

Caractères généraux. —Les métacarpiens sont des os longs, incurvés de manière à offrir une concavité antérieure ou palmaire et une convexité postérieure ou dorsale, composés d'un corps et de deux extrémités.

A. *Corps.* — Prismatique, triangulaire, aplati transversalement, présentant trois faces et trois bords.

Sa face postérieure, étroite en haut, lisse en bas, est convexe dans toute son étendue et supporte les tendons des extenseurs des doigts.

Ses faces latérales sont planes et concourent à former les espaces interosseux. Son bord antérieur, qui sépare les deux faces latérales, est mousse et percé à sa partie moyenne du trou nourricier, dirigé de haut en bas.

Les bords interne et externe séparent la face postérieure des faces latérales.

B. *Extrémités.* — L'extrémité supérieure, en forme de coin, offre en haut une surface lisse, à peu près plane, qui s'articule avec les os de la seconde rangée du carpe; sur les côtés des facettes plus ou moins nombreuses, au moyen desquelles les métarcapiens s'articulent entre eux, et des rugosités pour des insertions ligamenteuses et musculaires.

L'extrémité inférieure, appelée encore tête des métacarpiens, présente en bas une surface lisse, articulée avec la première phalange; sur chaque côté une cavité rugueuse qui donne attache à des ligaments. Tous les métacarpiens ont la structure des os longs; ils sont pourvus d'un petit canal médullaire.

C'est au quarante-cinquième jour qu'ils commencent à s'ossifier. Le centre et l'extrémité inférieure du premier, le centre et l'extrémité supérieure des quatre derniers, sont formés par un premier point osseux. L'extrémité supérieure du premier et l'extrémité inférieure des quatre autres se développent à deux ans et demi par un nouveau point. Le travail d'ossification est complet à dix-neuf ans.

Caractères individuels. — C'est principalement par leurs extrémités supérieures que les métacarpiens se distinguent les uns des autres.

1ᵉʳ *métacarpien.* Plus gros que tous les autres, ayant une extrémité supérieure arrondie et munie d'*une seule* facette pour son articulation avec le trapèze.

2ᵉ *métacarpien.* Son extrémité supérieure est quadrilatère et présente quatre surfaces articulaires, dont trois sont latérales : en haut une facette concave contiguë au trapézoïde, en dehors une facette plane articulée avec le trapèze, en dedans une facette convexe unie avec le troisième métacarpien et un bord en rapport avec le grand os.

3ᵉ *métacarpien.* C'est le plus long de tous les métacarpiens : son extrémité supérieure a trois facettes articulaires, une pour son articulation avec le grand os, les deux autres articulées avec le 2ᵉ et le 4ᵉ métacarpiens.

4ᵉ *métacarpien.* Son extrémité supérieure a quatre facettes, dont deux sont latérales, articulées l'une avec le troisième, l'autre avec le cinquième métacarpien; les deux autres, situées en haut, sont contiguës au grand os et à l'os crochu.

5ᵉ *métacarpien.* C'est le plus petit de tous : son extrémité supérieure n'a que deux facettes articulées, l'une avec l'os crochu, l'autre avec le quatrième métacarpien.

3° *Les doigts.* — Au nombre de cinq; les doigts font suite aux métacarpiens; on les désigne par leurs noms numériques ou par ceux de pouce, indicateur, médius, annulaire et auriculaire; ils sont composés de quatorze os appelés phalanges, deux pour le pouce et trois pour chacun des quatre autres. Les phalanges sont distinguées, de haut en bas, en premières, secondes et troisièmes : les secondes sont encore appelées phalangines, et les troisièmes phalanges onguéales ou phalangettes.

Comme les métacarpiens, elles ont des caractères communs et des caractères particuliers.

Caractères généraux. — Les phalanges sont des os longs ; quoique paires et placées sur les côtés de la ligne médiane, elles sont symétriques.

Elles sont convexes en arrière, planes et quelquefois creusées d'une gouttière longitudinale en avant.

Elles ont la même structure que les os longs et sont munies d'un petit canal médullaire.

C'est à cinquante jours qu'elles commencent à s'ossifier : le premier point osseux forme le corps et l'extrémité inférieure de l'os ; il s'en développe un second à trois ou quatre ans pour l'extrémité supérieure.

Caractères individuels. — 1° Les premières phalanges, semblables aux secondes par leurs extrémités inférieures, s'en distinguent par leur volume plus considérable et par leurs extrémités supérieures : ces extrémités dans les premières phalanges sont munies chacune d'une cavité simple qui reçoit la tête des métacarpiens correspondants ; dans les secondes phalanges elles ont chacune deux facettes séparées par une crête antéro-postérieure et articulées avec les deux condyles de la première phalange correspondante.

Les secondes phalanges, semblables aux troisièmes par leurs extrémités supérieures, s'en distinguent par leur volume plus considérable et par leurs extrémités inférieures. Ces extrémités dans les secondes phalanges présentent deux condyles articulaires séparés par une gorge superficielle ; dans les troisièmes elles ne sont pas articulaires.

2° Les phalanges du pouce sont plus grosses que celles des autres doigts ; viennent ensuite celles du médius, de l'index, de l'annulaire et du petit doigt.

Les phalanges du médius sont les plus longues, et après elles celles de l'index, de l'annulaire, du petit doigt et la première du pouce : la dernière phalange du pouce est plus longue que toutes les autres phalangettes.

§ II. *Membres pelviens.*

1° LA CUISSE.

Elle est formée par un seul os, le fémur.

Fémur.

Os long, irrégulier, cylindroïde, situé entre l'os coxal et la jambe, courbé d'avant en arrière, dirigé obliquement en bas et en dedans.

A. *Corps.* — Le corps du fémur est plus volumineux en haut et en bas qu'au milieu ; ses trois faces et ses trois bords sont à peine distincts.

Sa face antérieure est convexe ; ses faces interne et externe sont presque planes : toutes trois sont recouvertes par le triceps crural et lui fournissent des insertions.

Les bords externe et interne, arrondis, peu marqués, ont avec le triceps les mêmes rapports que les faces. —Le bord postérieur, appelé, à cause de ses rugosités, *ligne âpre du fémur*, se bifurque en haut et en bas, pour aller se perdre, en haut sur les deux trochanters, en bas sur les deux condyles. Entre les deux branches de la bifurcation inférieure on remarque une surface triangulaire sur laquelle reposent les vaisseaux poplités. La ligne âpre est occupée au milieu par le trou nourricier, dirigé de bas en haut ; elle donne attache par sa lèvre externe au vaste externe, par sa lèvre interne au vaste interne, par son interstice aux adducteurs. Les branches de la bifurcation supérieure servent particulièrement, l'interne à l'insertion du pectiné, l'externe à celle du grand fessier. La branche externe de la bifurcation inférieure reçoit la courte portion du biceps.

B. *Extrémités*. — L'extrémité supérieure se compose de trois parties distinctes : la tête et deux éminences, le grand et le petit trochanters.

La tête est sphérique, offrant au milieu une cavité où se fixe un ligament, articulée avec la cavité cotyloïde de l'os coxal et supportée par un col allongé dont l'axe fait avec le corps du fémur un angle obtus ouvert en dedans et en bas.

Le col est séparé du corps par deux lignes, l'une antérieure, l'autre postérieure, allant du grand au petit trochanter ; la première donne attache à la partie antérieure de la capsule articulaire.

Le grand trochanter, placé en dehors de la base du col, a une face externe convexe où s'insère le vaste externe ; une face interne creusée de la cavité digitale où s'insèrent le pyramidal, les jumeaux et les obturateurs ; deux bords destinés aussi à des insertions.

Le petit trochanter est placé en dedans et un peu en arrière de la base du col ; il donne attache au psoas-iliaque.

L'extrémité inférieure est formée par deux éminences : le condyle externe et le condyle interne, réunis en avant pour former une poulie articulée avec la rotule ; tous deux s'articulent en bas avec le tibia ; ils présentent en arrière une surface rugueuse où s'insèrent les ligaments croisés, et sur les côtés les tubérosités externe et interne destinées à des insertions. Le condyle interne descend plus bas et se trouve plus saillant en arrière que l'externe.

Le fémur a la même structure que l'humérus et les os longs en général.

C'est sa partie moyenne qui s'ossifie en premier lieu vers le vingt-huitième ou le trentième jour. A huit mois de la vie intra-utérine, un nouveau point d'ossification se montre dans son extrémité inférieure ; à à un an il s'en développe un troisième dans la tête de l'os ; à trois ans le grand trochanter s'ossifie ; à quatorze ans c'est le petit trochanter ; à vingt ans l'ossification est complète.

2° LA JAMBE.

Située entre la cuisse et le pied, elle est formée de trois os : la rotule, le tibia et le péroné.

Rotule.

La rotule est un os plat, triangulaire, aplati d'avant en arrière et placé à la partie antérieure du genou.

Sa face antérieure est convexe, recouverte par des aponévroses et la peau.

Sa face postérieure est partagée par une saillie longitudinale en deux facettes obliques, articulées avec les condyles du fémur : elle offre en bas une surface inégale où s'insère le ligament rotulien.

Ses bords latéraux servent à l'insertion de quelques fibres du triceps.

Sa base reçoit les attaches du triceps, son sommet celles du ligament rotulien.

La rotule est presque entièrement formée de tissu spongieux ; elle est revêtue en avant d'une lame mince de tissu compacte où l'on remarque une disposition fibrillaire qui rappelle celle du tendon au milieu duquel elle prend naissance.

Elle se développe par un seul point d'ossification. Le travail est complet vers deux ans et demi.

Tibia.

Le tibia est un os long, prismatique et triangulaire, un peu arqué en dedans.

1° *Corps.* Le corps du tibia, plus volumineux en haut qu'en bas, présente trois faces et trois bords bien marqués.

Sa face interne convexe est rugueuse en haut, où s'insère la *patte d'oie*, lisse et sous-cutanée dans le reste de son étendue.

Sa face externe est concave en haut, où s'insère le jambier antérieur, convexe en bas, où elle est recouverte par des tendons.

Sa face postérieure est convexe dans toute son étendue, remarquable par le conduit nourricier qui s'ouvre à la réunion de son quart supérieur avec ses trois quarts inférieurs, séparée en deux parties par une ligne oblique en bas et en dedans : l'espace triangulaire placé au-dessus de cette ligne sert de point d'attache au muscle poplité ; la surface qui est au-dessous reçoit les insertions du long fléchisseur commun des orteils et du jambier postérieur.

Son bord antérieur, ou crête du tibia, se renfle supérieurement en une éminence appelée tubérosité antérieure du tibia, sur laquelle se fixe le ligament rotulien.

Son bord externe donne insertion au ligament interosseux.

Son bord interne, épais, arrondi, sert à des insertions dans ses deux tiers supérieurs.

B. *Extrémités.* — L'extrémité supérieure présente en haut deux surfaces concaves, appelées condyles du tibia, articulées avec le fémur, séparées par l'épine du tibia, éminence limitée en arrière et en avant par deux enfoncements où se fixent les cartilages semi-lunaires et les ligaments croisés. Cette extrémité offre en devant une surface où glisse le ligament rotulien ; en arrière et sur les côtés, les deux tubérosités du tibia, dont l'interne donne attache au ligament latéral interne du genou et dont l'externe présente une facette articulée avec le péroné.

L'extrémité inférieure est quadrilatère. Ses parties antérieure et postérieure servent à des insertions ligamenteuses; la dernière est en outre sillonnée par une gouttière où glisse le tendon du long fléchisseur du gros orteil. Son côté externe présente une cavité lisse en bas, où elle s'articule avec le péroné, inégale en haut, où se fixent des ligaments ; son côté interne présente une éminence triangulaire, aplatie transversalement, sous-cutanée en dedans, articulée en dehors avec l'astragale, creusée en arrière d'une gouttière pour les tendons du jambier postérieur et du long fléchisseur commun des orteils : c'est la malléole interne. A sa face inférieure, cette extrémité est creusée d'une cavité quadrilatère partagée en deux parties par une ligne antéro-postérieure et articulée avec l'astragale.

Rien de particulier dans la structure du tibia.

Il se développe par trois points d'ossification, un pour le corps et un pour chaque extrémité. Le point du corps apparaît vers le trentième jour et celui de l'extrémité supérieure vers la fin de la vie intrà-utérine ; c'est à deux ans que se forme celui de l'extrémité inférieure. A vingt ans le travail d'ossification est achevé.

Péroné.

Le péroné est un os long, mince, un peu plus court que le tibia, situé au côté externe de la jambe.

A. *Corps.* — Prismatique, triangulaire, tordu sur lui-même.

Sa face interne, un peu postérieure en haut, antérieure en bas, est divisée, au moyen d'une crète verticale, en deux parties : l'une antérieure, où s'insèrent les muscles extenseur commun des orteils, extenseur propre du gros orteil et péronier antérieur ; l'autre postérieure, où s'insère le jambier postérieur. La crète donne attache au ligament interosseux.

Sa face externe, un peu antérieure en haut, postérieure en bas, est rugueuse à ses deux tiers supérieurs, où elle reçoit les insertions des péroniers latéraux.

Sa face postérieure présente l'orifice du conduit nourricier, situé habituellement à son tiers supérieur, dirigé tantôt de haut en bas, tantôt de bas en haut. Elle reçoit l'insertion du fléchisseur propre du gros orteil.

Son bord antérieur est placé sur la limite des faces interne et externe de l'os : c'est le plus marqué ; on l'appelle *crète du péroné* ; — le bord postérieur, placé entre les faces externe et postérieure, est peu prononcé ; — le bord interne est dirigé surtout en arrière. Tous trois servent à de nombreuses insertions.

B. *Extrémités.* — L'extrémité supérieure, encore appelée *tète du péroné*, arrondie, irrégulière, présente en dedans une facette concave articulée avec le tibia, en dehors une éminence pyramidale où s'attachent le ligament latéral externe de l'articulation du genou et le muscle biceps. Elle est supportée par un petit collet rétréci.

L'extrémité inférieure, aplatie de dedans en dehors, constitue la malléole externe. Elle présente en dehors une surface recouverte par la peau, en dedans une facette triangulaire articulée avec l'astragale et surmontée d'un enfoncement rugueux où se fixent des ligaments, en avant un bord mince où s'attache le ligament péronéo-astragalien antérieur, en arrière un bord déprimé en une coulisse où glissent les tendons des péroniers latéraux, en bas un sommet où se fixe le ligament péronéo-astragalien postérieur.

Rien de particulier dans la structure du péroné. Il s'ossifie comme le tibia, par trois points qui apparaissent : dans le corps de l'os au quarantième jour, dans l'extrémité inférieure à deux ans et dans l'extrémité supérieure à deux ans et demi.

A vingt ans le péroné est complétement formé.

3° LE PIED.

Dernière section du membre pelvien, le pied se compose de trois parties : le tarse, le métatarse et les orteils.

1° *Le tarse.* Placé entre la jambe et le métatarse, il se compose de sept os courts disposés sur deux rangées, l'une postérieure, comprenant trois os : le calcanéum, l'astragale et le scaphoïde; l'autre, antérieure, comprenant quatre os : le cuboïde et les trois cunéiformes.

Calcanéum.

C'est le plus volumineux des os du tarse ; il est court, allongé d'avant en arrière, aplati transversalement et divisé en six faces.

A. *Face supérieure.* — Remarquable par deux facettes lisses, articulées avec l'astragale, séparées l'une de l'autre par une rainure où s'insèrent des ligaments : la facette postérieure regarde en avant et en dehors; l'antérieure, plus étroite, est concave d'arrière en avant et supportée par une éminence qu'on appelle *petite apophyse du calcanéum.* En arrière de ces facettes on trouve une surface concave plus ou moins prolongée, suivant la saillie du talon.

B. *Face inférieure.* — Servant à de nombreuses insertions; étroite au milieu, élargie en avant, plus large encore en arrière, où elle présente deux tubérosités très-fortes qui constituent le talon.

C. *Face antérieure.* — Articulée par une facette avec le cuboïde.

D. *Face postérieure.* — Inégale en bas, où elle reçoit l'insertion du tendon d'Achille; lisse en haut, où glisse ce tendon.

E. *Face externe.* — Plus élevée en arrière qu'en avant; creusée de deux gouttières pour les tendons des péroniers latéraux.

F. *Face interne.* — Concave, formant une voûte pour les parties molles de la plante du pied; creusée en haut, sous la petite apophyse du calcanéum, d'une gouttière où glisse le tendon du long fléchisseur du gros orteil.

Astragale.

Plus petit que le calcanéum, plus volumineux que tous les autres os du tarse, divisé en six faces.

A. *Face supérieure.* — Constituant une poulie dont la gorge est peu profonde, dont la convexité est antéro-postérieure et qui s'articule avec la partie inférieure du tibia.

B. *Face inférieure.* — Elle présente deux facettes articulées avec le calcanéum: l'une antérieure, allongée, convexe; l'autre postérieure, concave; toutes deux séparées par un enfoncement où s'insèrent des ligaments.

C. *Face antérieure.* — Convexe, articulée avec le scaphoïde; c'est la tête de l'astragale, supportée par un col plus étroit, servant à des insertions.

D. *Face postérieure.* — Creusée d'une gouttière oblique où glisse le tendon du long fléchisseur du gros orteil.

E. *Face interne.* — Articulée en haut par une facette lisse avec la malléole interne, donnant attache en bas à des ligaments.

F. *Face externe.* — Triangulaire, articulée avec la malléole externe.

Scaphoïde.

Situé à la partie moyenne et interne du tarse; aplati d'avant en arrière, ovalaire, offrant deux faces et une circonférence.

Sa face postérieure, ovalaire, concave, s'articule avec la tête de l'astragale.

Sa face antérieure est occupée par une large surface articulaire divisée par deux crêtes verticales en trois facettes secondaires qui s'articulent avec les trois cunéiformes.

La circonférence est rugueuse et sert à de nombreuses insertions; en dedans et en bas on remarque une tubérosité saillante où s'attache le jambier postérieur.

Cuboïde.

Situé à la partie externe de la seconde rangée du tarse, le cuboïde présente six faces.

A. *Face postérieure.* — Concave transversalement, convexe de haut en bas, articulée avec le calcanéum.

B. *Face antérieure*. — Divisée en deux facettes par une arête verticale : de ces deux facettes, l'interne s'articule avec le quatrième métatarsien, l'externe avec le cinquième.

C. *Face interne*. — Articulée au milieu avec le troisième cunéiforme, rugueuse à la périphérie où s'implantent des ligaments.

D. *Face externe*. — Peu élevée, étroite, divisée en deux par une coulisse où glisse le tendon du long péronier.

E. *Face supérieure*. — Inégale, donnant attache à des ligaments, recouverte par le pédieux.

F. *Face inférieure*. — Offrant une coulisse qui se continue avec celle de la face externe, et en arrière de la coulisse un crochet saillant où se font des insertions ligamenteuses.

Cunéiformes.

Au nombre de trois, placés à la partie interne de la seconde rangée du tarse , désignés par leurs noms numériques. en procédant de dedans en dehors.

A. Le premier cunéiforme a la forme d'un coin dont la base serait tournée en bas ; il présente quatre faces, une base et un sommet.

Sa face postérieure , concave, est articulée avec le scaphoïde ;

Sa face antérieure , convexe, s'articule avec le premier métatarsien ;

Sa face interne, rugueuse, est sous-cutanée ;

Sa face externe, un peu concave, présente deux facettes articulées, l'antérieure avec le second métatarsien, la postérieure avec le second cunéiforme.

Sa base, rugueuse, tournée en bas, donne attache aux muscles jambiers antérieur et postérieur.

Son sommet, tourné en haut, reçoit des insertions ligamenteuses.

B. Le second cunéiforme présente :

Une face postérieure articulée avec le scaphoïde ;

Une face antérieure articulée avec le second métatarsien ;

Une face interne articulée avec le premier cunéiforme et donnant attache en bas à des ligaments ;

Une face externe articulée avec le troisième cunéiforme ; une base tournée en haut et un sommet tourné en bas servant à des insertions ligamenteuses.

C. Le troisième cunéiforme a sa base en haut et son sommet en bas ; comme les deux autres il a :

Une face postérieure articulée avec le scaphoïde ;

Une face antérieure articulée avec le troisième métatarsien ;

Une face interne articulée par une double facette, en arrière avec le second cunéiforme, en avant avec le second métatarsien ;

Une face externe , lisse en partie pour s'articuler avec le scaphoïde, en partie rugueuse pour des insertions ligamenteuses.

Sa base et son sommet donnent attache à des ligaments.

Les os du tarse ont la structure de tous les os courts.

Le calcanéum seul se développe par deux points d'ossification : l'un, pour la plus grande partie de l'os, apparaît à quatre mois et demi ; l'autre, pour son extrémité supérieure, ne se forme qu'à dix ans.

Tous les autres s'ossifient par un seul point : l'astragale à cinq mois et demi, le cuboïde et le premier cunéiforme quelques mois après la naissance, le deuxième et le troisième cunéiforme à quatre ans et le scaphoïde à cinq.

2° *Métatarse.* Placé entre le tarse et les orteils, le métatarse se compose de cinq os disposés au pied comme les métacarpiens à la main et désignés par leurs noms numériques en comptant de dedans en dehors.

Caractères généraux des métatarsiens. — A. *Corps.* — Le corps des métartasiens est prismatique, triangulaire, présentant trois faces et trois bords.

La face supérieure est convexe, tournée vers le dos du pied.

Les faces latérales sont planes et concourent à former les espaces interosseux.

Le bord inférieur mousse regarde la plantè du pied.

Les bords interne et externe séparent la face postérieure des faces latérales.

B. *Extrémités.* — L'extrémité postérieure a généralement la forme d'un coin à base supérieure, à sommet inférieur.

En général elle porte trois facettes articulaires : l'une postérieure, tarsienne, les deux autres latérales.

L'extrémité antérieure, appelée tête des métatarsiens, est plus étendue de haut en bas que transversalement. Elle s'articule avec la première phalange des orteils et donne attache par son pourtour à des ligaments.

Les métatarsiens ont la même structure que les métacarpiens et se développent comme eux. Le premier point osseux s'y montre au cinquantième jour ; le dernier vers la deuxième année. Le travail d'ossification est complet à vingt ans.

Caractères individuels. — C'est dans l'extrémité postérieure qu'on trouve les principaux caractères différentiels des métatarsiens.

1er *métatarsien.* Le plus gros de tous ; son extrémité postérieure n'a qu'une facette, ovalaire, concave, articulée avec le premier cunéiforme.

2e *métatarsien.* C'est le plus long de tous. Son extrémité postérieure est quadrilatère, munie de quatre facettes : une en arrière, articulée avec le second cunéiforme ; une en dedans, articulée avec le premier, et deux en dehors, contiguës au troisième cunéiforme et au troisième métatarsien.

3e *métatarsien.* Son extrémité postérieure offre trois facettes articulées en arrière avec le troisième cunéiforme, en dedans avec le deuxième métatarsien, en dehors avec le quatrième.

4e *métatarsien.* Il a quatre facettes sur son extrémité postérieure :

une en arrière, articulée avec le cuboïde ; une en dehors, unie au cinquième métatarsien, et deux *en dedans*, articulées avec le troisième métatarsien et le troisième cunéiforme.

5e *métatarsien*. Offrant à son extrémité postérieure deux facettes : l'une articulée en arrière avec le cuboïde, l'autre en dedans avec le quatrième métatarsien. Il se prolonge en arrière par une tubérosité où se fixe le court péronier.

3º *Les orteils*. Au nombre de cinq, faisant suite aux métatarsiens, désignés comme les doigts par leurs noms numériques, composés comme eux de quatorze os appelés phalanges.

Les phalanges des orteils sont moins longues et moins grosses que celles des doigts. Comme elles ont la même disposition et la même structure que ces dernières, il est inutile d'en donner une description séparée.

§ III. *Les membres en général.*

Les considérations générales dont les membres peuvent être l'objet n'offrent un véritable intérêt que sous le point de vue des rapports de ressemblance qu'ont entre eux les membres abdominaux et les membres pelviens dans leurs différentes sections.

Première section. — Bien que le fémur et l'humérus n'aient pas plus de ressemblance entre eux que le bassin et l'épaule, cependant leur analogie est plus aparente, et il est impossible de ne pas remarquer au premier abord :

1° Que le corps de tous deux est un peu courbé en arc, bien que cette courbure soit plus prononcée au fémur qu'à l'humérus ;

2° Que l'extrémité supérieure du fémur présente une tête, un col, deux éminences absolument comme l'extrémité supérieure de l'humérus ;

3° Que l'extrémité inférieure du fémur est pourvue d'une trochlée et de deux éminences latérales comme l'humérus, qui a de plus une petite tête articulée avec le radius.

Deuxième section. — Les analogies de la jambe et de l'avant-bras sont complètes si l'on admet que la position naturelle de l'avant-bras est la pronation, et que dans cette attitude l'extrémité supérieure du tibia est représentée par la moitié supérieure du cubitus et la moitié inférieure du tibia par la moitié inférieure du radius, tandis que la moitié supérieure du radius et la moitié inférieure du cubitus représentent le péroné.

A. *Moitiés supérieures du tibia et du cubitus.* — 1° L'extrémité supérieure du tibia offre deux surfaces articulaires séparées par une crête analogues aux deux surfaces de la grande cavité sigmoïde du cubitus, séparées aussi par une ligne saillante.

2° La rotule et l'olécrâne sont des apophyses dont l'une ne tient au tibia que par un ligament et dont l'autre est soudée au cubitus ; mais toutes deux, malgré ces différences, ont entre elles de grandes analogies.

3° Le corps du tibia, à sa partie supérieure, est prismatique et triangulaire comme celui du cubitus.

B. *Moitiés inférieures du tibia et du radius.* — 1° L'extrémité inférieure quadrangulaire du tibia répond à l'extrémité inférieure également quadrangulaire du radius.

2° Les facettes articulaires de ces deux extrémités sont divisées en deux parties par une crète antéro-postérieure.

3° Le côté péronéal du tibia est creusé d'une surface articulaire comme le côté cubital du radius.

4° La malléole interne est représentée par l'apophyse styloïde du radius.

Troisième section. — A. La main et le pied ont une face convexe dorsale ; une face concave palmaire à la main, plantaire au pied ; un bord externe radial à la main, péronier au pied ; un bord interne cubital à la main, tibial au pied ; une extrémité digitale ; une extrémité carpienne à la main, tarsienne au pied.

B. Le tarse est beaucoup plus développé que le carpe, et tandis que l'un est courbé à la manière d'une voûte pour soutenir plus facilement le poids du corps, l'autre est formé d'un plus grand nombre de pièces qui, par leurs articulations multipliées, concourent à donner à la main la mobilité qui la caractérise.

1° Huit os entrent dans la composition du carpe et sept seulement dans celle du tarse.

2° La rangée métatarsienne du tarse est exactement reproduite par la rangée métacarpienne du carpe.

Le trapèze répond au premier cunéiforme, le trapézoïde au second ; le grand os au troisième et l'os crochu au cuboïde.

3° Dans la rangée tibiale du tarse, le calcanéum est l'analogue du pisiforme et du pyramidal réunis ; le scaphoïde tarsien représente le scaphoïde du carpe : tous deux supportent en avant des os analogues et sont situés du même côté que le pouce ; enfin l'astragale est l'analogue du semi-lunaire.

B. C. Quant à l'analogie du métacarpe et du métatarse des doigts et des orteils, il est inutile de la faire ressortir.

Os hyoïde.

Cet os, isolé de tout le squelette, est situé à la partie antérieure du cou, entre la base de la langue et le larynx.

Il a une forme parabolique ; il est convexe en avant, concave en arrière, et se compose de cinq parties : le *corps,* les *grandes cornes* et les *petites cornes.*

Corps. — Il forme la partie centrale de l'os : il est aplati d'avant en arrière.

La face antérieure, convexe, présente sur la ligne médiane une petite crète plus saillante chez les animaux que chez l'homme, et de chaque côté une fossette subdivisée quelquefois en deux fossettes secondaires par une saillie transversale : cette face sert à des insertions musculaires nombreuses.

La face postérieure est concave, en rapport avec l'épiglotte.

Son bord inférieur et son bord supérieur, un peu tourné en arrière, reçoivent quelques insertions.

Ses extrémités sont articulées avec les grandes cornes.

Grandes cornes. — Horizontales, longues, étroites, articulées en avant avec le corps de l'os, terminées en arrière par une tête arrondie, servant à des insertions par leurs deux bords supérieur et inférieur et par leur face externe ; leur face interne est tapissée par la muqueuse pharyngienne.

Petites cornes. — Courtes, irrégulièrement coniques, inclinées en arrière, articulées par leur base avec la partie supérieure du corps de l'os et les grandes cornes, recevant à leur sommet le ligament stylo-hyoïdien qui rappelle la continuité que l'on observe chez certains animaux entre cet os et l'apophyse styloïde du temporal.

Le corps de l'os hyoïde est celluleux ; ses cornes sont entièrement formées de tissu compacte.

Il se développe par six points d'ossification, deux pour le corps et un pour chacune de ses cornes.

SECTION II.

DESCRIPTION DES ARTICULATIONS, OU ARTHROLOGIE.

L'ordre que nous avons suivi dans la description des os est encore celui que nous croyons le meilleur pour décrire méthodiquement les articulations. Après avoir classé ces organes, nous les étudierons donc successivement à la tête, au tronc et aux membres.

Art 1er. CLASSIFICATION DES ARTICULATIONS.

Nous ne reviendrons pas sur les considérations générales qui se rattachent aux articulations et que nous avons exposées dans les différents chapitres qui précèdent quand il a été question des membranes séreuses, des membranes et des faisceaux fibreux, des cartilages, et plus spécialement quand nous avons décrit les éminences et les cavités osseuses.

Il résulte de ces considérations que les os s'articulent :

1° Par suture.

A. Tantôt leurs surfaces s'entrelacent et se pénètrent mutuellement au moyen de dentelures plus ou moins profondes et par un véritable engrenage : c'est la *suture dentée*.

B. Tantôt ces surfaces sont juxta-posées et se pénètrent par des inégalités : c'est la *suture harmonique*.

C. Tantôt enfin elles se présentent par des inégalités, comme dans la suture harmonique ; mais elles sont obliques et superposées : c'est la *suture écailleuse*.

2° Par amphiarthrose.

Dans les amphi-arthroses, les surfaces articulaires sont planes et continues par l'intermédiaire d'une substance fibreuse ou fibro-cartilagineuse.

3° Par arthrodie.

Dans les arthrodies, les os sont en rapport par des surfaces planes et contiguës.

4° Par trochoïde.

Dans les trochoïdes, une tête osseuse cylindrique est reçue dans un anneau ostéo-fibreux.

5° Par ginglyme.

Dans les ginglymes, il y a réception réciproque des surfaces articulaires.

6° Par condylarthrose.

Dans les condylarthroses, une tête irrégulière, ordinairement ellipsoïde, est reçue dans une cavité de même forme.

7° Par énarthrose.

Dans les énarthroses, une tête irrégulière, plus ou moins complétement sphérique, est reçue dans une cavité de même forme.

Cette classification, fondée sur les caractères anatomiques des articulations, reçoit une nouvelle consécration quand on étudie les mouvements qui se passent dans chacun des genres qu'elle comprend.

En effet, au point de vue physiologique, toutes les articulations sont immobiles ou mobiles.

Les sutures seules sont immobiles; les autres sont douées de mouvements divers.

1° Le mouvement le plus simple qui puisse se passer entré deux os, c'est une sorte de balancement dû à la flexion, au tiraillement de la substance intermédiaire qui les unit quand leurs surfaces ne sont pas en contact immédiat. Ce mouvement a lieu dans les *amphi-arthroses*.

2° On doit placer en second lieu le glissement l'une sur l'autre de deux surfaces contiguës. C'est ce qui se passe dans les *arthrodies*.

3° La rotation consiste en un mouvement circulaire exécuté par un os, tantôt sur son axe, tantôt sur un autre os, tantôt sur un axe fictif. Ce mouvement est celui qui s'exécute dans les *trochoïdes*.

4° Le mouvement d'opposition comprend :

A. La flexion, dans laquelle les os de l'articulation qui entre en action forment un angle plus ou moins aigu, ouvert en avant ou en arrière.

B. L'extension, mouvement opposé au précédent et dans lequel les os prennent une direction telle que leurs axes se confondent.

C. L'adduction, mouvement dans lequel les os d'une articulation forment un angle ouvert du côté de la ligne médiane.

D. L'abduction, mouvement dans lequel ils forment un angle ouvert du côté opposé.

L'opposition est *vague* quand elle comprend ces quatre mouvements ;

elle est bornée quand elle ne se compose que de deux mouvements opposés.

Les *ginglymes* ont les deux mouvements de flexion et d'extension.

5° La circumduction est un mouvement combiné des quatre mouvements d'opposition et de leurs intermédiaires. Un os qui se meut de cette manière dans l'articulation placée au-dessus de lui décrit un cône dont la base est tracée par son extrémité inférieure et dont le sommet correspond à l'articulation, qui est le centre du mouvement.

Les *condylarthroses* jouissent des quatre mouvements d'opposition et de la circumduction.

Les mêmes mouvements se passent dans les *énarthroses :* en outre des deux os de l'articulation, celui qui est au-dessous exécute des mouvements de rotation sur son axe.

C'est à Bichat que revient l'honneur d'avoir le mieux analysé les mouvements des articulations. En classant celles-ci d'après le nombre et la nature des mouvements dont elles jouissent, il n'a pas mérité le reproche qu'on lui a adressé d'avoir adopté une classification toute physiologique, car le tableau suivant, qui résume ce que nous venons de dire sur les mouvements aussi bien que sur la forme des surfaces articulaires, est presque textuellement copié dans son anatomie générale.

Articulations

à surfaces contiguës ou diarthroses.	1er genre, ou énarthrose.	Opposition vague. Circumduction. Rotation.
	2e genre, ou condylarthrose.	Opposition vague. Circumduction.
	3e genre, ou ginglyme.	Opposition bornée.
	4e genre, ou trochoïde.	Rotation.
	5e genre, ou arthrodie.	Glissement.

à surfaces continuës et mobiles, ou amphiarthroses. | Balancement.

à surfaces continuës et immobiles, ou synarthroses.
1° Suture dentée. . . . .
2° Suture harmonique. . . . .
3° Suture écailleuse. . . . .

Art. II. ARTICULATIONS DE LA TÊTE.

Synarthroses du crâne et de la face.

Toutes les articulations des os du crâne, toutes celles des os de la face, l'articulation temporo-maxillaire exceptée, sont des synarthroses.

En décrivant les os de cette partie du squelette, nous avons insisté sur la disposition de leurs bords, désigné ceux de ces bords qui s'articulent ensemble et décrit longuement les différentes sutures qu'ils forment par leur réunion.

Il est donc inutile de revenir sur des détails déjà connus et de donner autre chose qu'un aperçu général de ces articulations.

Surfaces articulaires des synarthroses de la tête. — Les surfaces articulaires affectent dans les os de la tête toutes les formes qui caractérisent les synarthroses. On y voit des sutures dentées, écailleuses et harmoniques : les sutures dentées se rencontrent principalement à la voûte du crâne ; les sutures écailleuses occupent surtout les parties latérales de cette boîte osseuse ; enfin les sutures harmoniques abondent à la base du crâne et à la face. Nous verrons plus tard combien cette disposition est favorable à la résistance et à la solidité de l'édifice osseux de la tête.

Cartilages articulaires. — Ces cartilages sont configurés comme les surfaces dont ils occupent l'intervalle ; ils sont d'autant plus minces et d'autant plus inappréciables, qu'on les examine sur des sujets plus avancés en âge. En effet, nous avons vu dans une autre partie de cet ouvrage que ces cartilages, qui constituent le crâne presque tout entier à une certaine époque de la vie, disparaissent peu à peu à mesure que l'ossification fait des progrès, et que, réduits à une lame mince chez l'adulte, ils sont quelquefois ossifiés en totalité chez les vieillards ; nous avons vu également que le mode d'ossification des os plats rendait compte de la forme particulière des sutures dentées.

Le périoste des os de la tête se continue avec le périchondre de leurs cartilages synarthrodiaux.

Mécanisme. — Les articulations synarthrodiales de la tête ne jouissent d'aucune espèce de mobilité chez l'adulte et chez le vieillard. Pendant la vie fœtale et les premières années qui suivent la naissance, elles sont flexibles comme les amphi–arthroses ; mais dès que l'ossification est complète, cette flexibilité elle-même disparaît.

Il résulte de l'immobilité de ces articulations que les os qui composent la tête forment pour ainsi dire une seule pièce osseuse qui se distingue surtout par sa résistance et sa solidité, accommodées à son double rôle d'organe protecteur pour le cerveau et d'agent principal de la mastication.

Cette immobilité est elle-même à l'épreuve des chocs extérieurs. La disposition des surfaces articulaires et les rapports mutuels des différents os sont tels, que même sous l'influence de ces agents, les articulations résistent et que les os sont fracturés avant que les sutures aient éprouvé la moindre disjonction.

Un choc tombant d'aplomb sur le sommet de la tête tend à enfoncer le bord supérieur de chaque pariétal et par conséquent à écarter et à déjeter en dehors son bord inférieur. Or la forme écailleuse de la suture temporo-pariétale, dont le biseau temporal s'applique de dehors en dedans sur le biseau pariétal, et l'arcade zygomatique, tendue à la façon d'un arc boutant du temporal à l'os malaire, s'opposent à cet écartement par un mécanisme admirablement calculé.

Un coup porté sur le bas des pariétaux fait tout le contraire : il tend à enfoncer en dedans la partie inférieure de ces os et à déjeter en dehors leur partie supérieure ; mais sans parler de l'arcade zygomatique, qui devrait être fracturée pour que cet effet fût produit, il est évident qu'il trouve un obstacle puissant dans la forme de la partie inférieure de la suture fronto-pariétale, dont le biseau frontal s'applique de dedans en dehors sur le biseau pariétal.

Supposons maintenant un coup porté à la base du crâne, et par exemple sur la colonne nasale de la face . l'articulation ethmoïdo-frontale est habilement disposée pour lui résister, car les surfaces articulaires s'y correspondent de bas en haut.

De quelque côté que vienne le choc, les articulations de la tête opposent une résistance insurmontable, et l'on peut dire en thèse générale que la solidité de cette partie du squelette n'a pour limites que la solidité même des pièces osseuses qui la composent.

Or ces os, par leurs courbures, par la forme sphérique de leur ensemble, sont disposés de manière à répartir sur toute leur surface les chocs qui leur sont imprimés en un point quelconque ; de cette façon, avec le moins de masse possible, ils opposent le plus de résistance possible.

Articulation temporo-maxillaire.

C'est une condylarthrose.

Surfaces articulaires. — Les surfaces articulaires sont : du côté du temporal, la cavité glénoïde, qui ne concourt à cette articulation que par sa partie antérieure, et la racine transverse de l'apophyse zygomatique ; du côté du maxillaire inférieur, le condyle, oblong transversalement pour s'adapter à la forme de la cavité glénoïde. Ces surfaces sont revêtues de cartilages diarthrodiaux.

Cartilage interarticulaire. — En outre, entre le condyle, d'une part, la cavité glénoïde et la racine transverse de l'apophyse zygomatique de l'autre, se trouve un fibro-cartilage plus épais à ses bords qu'à son centre, concave et convexe sur chacune de ses faces, pour s'adapter à la forme des parties osseuses dont il empêche le contact immédiat.

Ligaments. — Les ligaments qui entourent l'articulation sont :

A. Le ligament latéral externe, inséré d'un côté au tubercule qu'on voit à la bifurcation de l'apophyse zygomatique, de l'autre sur le côté externe du col du condyle maxillaire.

B. Le ligament latéral interne, naissant en haut de l'épine du sphénoïde, attaché en bas à l'orifice du canal dentaire inférieur.

C. Le ligament stylo-maxillaire, fixé d'un côté à l'apophyse styloïde et de l'autre au sommet de l'angle de la mâchoire inférieure.

Ces deux dernières bandelettes fibreuses n'ont qu'un rapport de voisinage avec l'articulation; ils ne concourent en rien ni à ses mouvements ni à sa solidité.

Le ligament latéral externe est le seul qui ait une véritable importance : quelques fibres albuginées occupent le pourtour de l'articulation laissé à découvert par ce ligament et forment avec lui une sorte de capsule fibreuse; mais partout, excepté en dehors, cette capsule est lâche, peu résistante.

Membrane synoviale. — La synoviale de cette articulation est habituellement double : l'une, supérieure, est déployée d'une part sur la cavité glénoïde et la racine transverse de l'apophyse zygomatique, et de l'autre sur la face supérieure du cartilage interarticulaire; l'autre, inférieure, tapisse la face inférieure du cartilage et le condyle maxillaire.

Quand le cartilage interarticulaire est percé à son centre, ce qui est assez fréquent, ces deux synoviales communiquent ensemble à travers la perforation.

Mécanisme. — Cette articulation exécute des mouvements d'abaissement et d'élévation, des mouvements d'adduction et d'abduction et leurs intermédiaires, des mouvements d'avant en arrière.

Dans l'abaissement et l'élévation, l'axe du mouvement est représenté par une ligne fictive traversant à leur partie moyenne les branches de la mâchoire, de sorte que les condyles et le menton décrivent deux axes de cercle en sens opposé.

Quand c'est l'abaissement qui a lieu, le menton décrit de haut en bas un arc de cercle à concavité postérieure dont le rayon est représenté par une ligne allant de la symphyse à l'axe du mouvement, le condyle en décrit un autre en sens opposé et vient ainsi se placer sous l'apophyse transverse de l'arcade zygomatique.

Dans le mouvement d'élévation, on observe des phénomènes inverses.

Quand le menton se porte à gauche, il se fait un mouvement d'adduction dans le condyle droit, qui glisse sous la racine transverse de l'apophyse zygomatique, et un mouvement opposé dans le condyle gauche, qui s'enfonce davantage dans la cavité glénoïde. L'inverse a lieu quand le menton se porte à droite.

La circumduction est très-obscure.

Enfin les mouvements de propulsion et de rétropulsion dans lesquels le menton se porte en avant ou en arrière s'opèrent par le même déplacement des condyles que l'abaissement et l'élévation, mais sans que le maxillaire bascule sur l'axe dont nous avons parlé.

Art. III. ARTICULATIONS DU TRONC.

§ Ier. *Articulations de la colonne vertébrale.*

On comprend dans les articulations de la colonne vertébrale :
1º L'articulation occipito-atloïdienne.

2° L'articulations occipito-axoïdienne.

3° L'articulation atloïdo-axoïdienne.

4° L'articulation commune des vertèbres.

Articulation occipito-atloïdienne.

Elle a lieu entre les condyles de l'occipital et les cavités articulaires supérieures de l'atlas. C'est une double articulation condylienne.

Les ligaments qui font partie de cette articulation sont au nombre de deux :

1° Le ligament occipito-atloïdien antérieur, composé de deux faisceaux, l'un superficiel, médian, arrondi, fixé à l'apophyse basilaire et au tubercule de l'arc antérieur de l'atlas; l'autre situé en arrière du précédent, attaché au devant du trou occipital et au bord supérieur de l'arc antérieur de l'atlas;

2° Le ligament occipito-atloïdien postérieur, quelquefois formé de deux lames, inséré en haut derrière le trou occipital, en bas sur la partie supérieure de l'arc postérieur de l'atlas. Ce ligament concourt avec l'échancrure de l'arc postérieur de l'atlas à former un trou que traversent l'artère vertébrale et le nerf sous-occipital.

Une synoviale embrasse de chaque côté le condyle de l'occipital, la facette articulaire de l'atlas et les ligaments de l'articulation.

Articulation occipito-axoïdienne.

L'occipital et l'axis ne sont nulle part contigus; néanmoins ils sont unis l'un à l'autre au moyen de trois ligaments :

1° Deux ligaments odontoïdiens, épais, arrondis, allant du sommet et des côtés de l'apophyse odontoïde au côté interne de chaque condyle de l'occipital. Quelquefois ces deux ligaments s'envoient en haut quelques trousseaux fibreux qui forment ce qu'on a appelé le ligament odontoïdien transverse.

2° Un ligament occipito-axoïdien, faisceau large, aplati, inséré en haut à la surface basilaire, et en bas par ses fibres moyennes à la partie postérieure de l'axis et par ses fibres antérieures et postérieures aux ligaments vertébral postérieur et transverse que nous décrirons plus loin.

Articulation atloïdo-axoïdienne.

L'axis est articulé avec l'atlas : 1° par son apophyse odontoïde, 2° par ses apophyses articulaires.

1° L'apophyse odontoïde présente en avant une surface oblongue, convexe, articulée avec une surface ovalaire concave de l'arc antérieur de l'atlas et en arrière une surface semblable à la première, opposée au ligament transverse.

Le ligament transverse est un faisceau fibreux épais, décrivant un quart de cercle, attaché de chaque côté à la partie interne des masses latérales de l'atlas, plus épais au milieu qu'aux extrémités, divisant le trou vertébral de l'atlas en deux anneaux secondaires, l'un postérieur qui commence le canal vertébral, l'autre antérieur qui enserre l'odontoïde.

Deux membranes synoviales favorisent les mouvements de cette articulation ; l'une est déployée sur l'arc antérieur de l'atlas et la partie correspondante de l'odontoïde, et l'autre sur la partie postérieure de l'odontoïde et le ligament transverse.

2° De leur côté, les apophyses articulaires supérieures de l'axis sont unies avec les apophyses articulaires inférieures de l'atlas par des surfaces planes, encroûtées de cartilages et maintenues en contact :

A. Par un ligament antérieur fixé en haut au bord inférieur et au tubercule de l'arc antérieur de l'atlas, en bas à la base de l'odontoïde et au corps de l'axis ;

B. Par un ligament postérieur attaché à l'arc postérieur de l'atlas et sur les lames de l'axis.

Une membrane synoviale tapisse de chaque côté les surfaces articulaires et les ligaments.

Articulation commune des vertèbres.

Les vertèbres s'articulent entre elles · par leurs corps, par leurs apophyses articulaires, par leurs lames , par leurs apophyses épineuses.

1° ARTICULATION DES CORPS VERTÉBRAUX.

Les corps des vertèbres s'articulent entre eux par amphiarthrose.

A. Les parties articulaires sont les surfaces supérieure et inférieure du corps de chaque vertèbre ; ces surfaces interceptent entre elles des espaces lenticulaires comblés par les disques intervertébraux.

B. Les disques intervertébraux ont une forme qui reproduit exactement celle des corps des vertèbres auxquels ils sont interposés. Leur épaisseur varie dans les mêmes proportions que celle de ces corps ; au cou et aux lombes ils sont plus étendus transversalement que d'avant en arrière, et plus épais à la partie antérieure qu'à la partie postérieure ; au dos ils sont plus étendus d'avant en arrière que transversalement, et plus épais en arrière qu'en avant.

Ils sont très-résistants, mous, flexibles, élastiques, s'affaissant après une station prolongée. Ils sont composés de fibres d'un blanc plus ou moins nacré, réunies en lames concentriques qui adhèrent en haut et en bas aux deux vertèbres opposées, et sont placées de champ dans l'espace interosseux. Une matière molle, blanchâtre, est interposée aux lames ; elle devient de plus en plus abondante à mesure qu'on se rapproche de la partie centrale du disque, où on ne trouve plus qu'une substance pulpeuse, très-hygrométrique, qui, suivant M. Pailloux, est emprisonnée et sécrétée par une membrane synoviale.

Très-mous dans le jeune âge, ces disques sont sujets à l'ossification à une période avancée de la vie.

C. Les ligaments qui entourent cette articulation sont au nombre de deux, l'un antérieur, l'autre postérieur.

Ligament vertébral commun antérieur. — Situé à la partie antérieure du corps des vertèbres, ce ligament se fixe en haut sur l'arc antérieur de l'axis, où il est prolongé jusqu'à l'occipital par les deux ligaments axoïdo-atloïdien et occipito-atloïdien antérieurs, et se termine en bas à la partie supérieure du sacrum.

Il est aplati, rubané, étroit au cou, plus large au dos et aux lombes ; dans cette dernière région il reçoit l'épanouissement des deux tendons du diaphragme.

Il se compose de fibres nacrées, peu extensibles, sans élasticité, dont quelques-unes mesurent presque toute sa longueur, tandis que d'autres plus profondes se portent d'une vertèbre à la sixième, cinquième ou même deuxième vertèbre inférieure et quelquefois au disque intervertébral le plus voisin.

Ligament vertébral commun postérieur. — Ce ligament est situé dans le canal vertébral, sur la face postérieure du corps des vertèbres et des disques intervertébraux. Il s'étend de la partie postérieure de l'axis, où il est prolongé jusqu'à l'occipital par le ligament occipito-axoïdien, à la partie supérieure du sacrum.

Aplati, rubané, plus large au cou qu'au dos et aux lombes, il est libre par sa face postérieure ; sa face antérieure adhère aux disques intervertébraux dans toute leur étendue, et aux bords supérieur et inférieur du corps de chaque vertèbre ; l'espace libre situé entre ces bords est occupé par du tissu cellulaire et un sinus veineux.

Il a la même structure que le précédent.

2° Articulation des apophyses articulaires.

C'est une arthrodie : les petites facettes par lesquelles se répondent les apophyhses articulaires sont revêtues d'une couche mince de cartilage diarthrodial ; une synoviale leur est interposéee ; elles sont maintenues en contact par quelques fibres ligamenteuses qui entourent le côté interne de l'articulation.

3° Articulation des lames.

Les lames des vertèbres ne sont nulle part en contact immédiat ; les ligaments qui remplissent l'espace qui les sépare sont connus sous le nom de ligaments jaunes ou interlaminaires.

Ces ligaments sont composés de deux moitiés réunies à l'angle comme les lames vertébrales.

Leur bord inférieur s'attache au bord supérieur de la lame qui est au-dessous et leur bord supérieur à la face antérieure de la lame qui est au-dessus ; leur bord antérieur forme la partie postérieure des trous de conjugaison : leurs faces sont libres.

De couleur jaune, d'une très-grande élasticité, ces ligaments sont formés de fibres particulières que nous avons étudiées ailleurs sous le nom de tissu jaune élastique. Les ligaments occipito-atloïdien et atloïdo-axoïdien postérieurs sont des ligaments jaunes.

4° Articulation des apophyses épineuses.

Ces apophyses, de même que les lames, ne sont nulle part en contact immédiat ; elles sont unies les unes aux autres par un ligament surépineux et des ligaments interépineux.

Le ligament surépineux est un cordon fibreux étendu de la partie inférieure de l'épine à l'occipital. Il est composé de deux parties : l'une, dorso-lombaire, épaisse aux lombes, mince et étroite au dos ; l'autre, cervico-occipitale, allant de la première vertèbre dorsale à la protubérance occipitale externe.

Cette dernière partie du ligament surépineux représente une lame aponévrotique placée de champ au milieu des muscles de la nuque, libre à son bord postérieur, qui est sous-cutané, attaché par son bord antérieur au sommet des apophyses épineuses.

Les ligaments interépineux situés dans l'intervalle des apophyses épineuses, étroits, triangulaires au dos, épais et quadrilatères aux lombes, sont remplacés au cou par de petits muscles que nous aurons à décrire plus tard.

Mécanisme des articulations vertébrales.

L'articulation occipito-atloïdienne permet des mouvements de flexion et d'extension peu étendus ; quand la tête se fléchit ou s'incline en arrière, la plus grande partie du mouvement se passe dans la région cervicale de la colonne vertébrale, et l'articulation occipito-atloïdienne n'y concourt que faiblement. Cette articulation exécute aussi des mouvements très-bornés de circumduction.

L'articulation atloïdo-axoïdienne ne permet que des mouvements de rotation. L'apophyse odontoïde représente l'axe autour duquel l'anneau ostéo-fibreux de l'axis exécute son évolution. Le mouvement de cette articulation est limité par la tension des ligaments odontoïdiens.

Quant aux mouvements des articulations communes des vertèbres, ils comprennent la flexion, l'extension, l'inclinaison latérale, la circumduction et la rotation.

La flexion est le mouvement le plus étendu ; elle est favorisée par l'élasticité des ligaments jaunes, surépineux et interépineux, qui s'allongent à mesure qu'elle s'exécute.

L'extension est limitée par la rencontre des apophyses épineuses et le défaut d'élasticité du ligament vertébral commun antérieur.

L'inclinaison latérale s'exécute à peu près dans la même étendue que la flexion.

La circumduction n'offre rien de particulier.

Quant à la rotation, elle suppose une torsion de la colonne sur son axe ; aussi est-elle très-bornée.

Les articulations des vertèbres cervicales sont les plus mobiles de toutes dans tous les sens.

Les articulations des vertèbres dorsales supérieures n'ont que des mouvements obscurs.

Enfin celles des vertèbres lombaires jouissent dans une assez grande étendue de tous les mouvements autres que la rotation, qui est nulle dans cette région.

§ II. *Articulations du thorax*.

En arrière les côtes s'articulent par arthrodie avec les corps et les apophyses transverses des vertèbres dorsales ; en avant elles sont unies au sternum par l'intermédiaire des cartilages costaux, qui ne seraient que les cartilages amphiarthrodiaux d'une articulation costo-sternale s'ils n'étaient eux-mêmes articulés par arthrodie, soit entre eux, soit avec le sternum.

Voici le tableau des articulations thoraciques.

ARTICULATIONS { Costo- { vertébrales. / transversaires. } Chondro- { costales. / sternales. / chondrales. }

Articulations costo-vertébrales.

Les surfaces articulaires sont : d'un côté, la tête des côtes, surmontée de deux facettes réunies par une crète ; de l'autre, les demi-facettes des deux vertèbres contiguës et la substance intervertébrale correspondante. Ces surfaces sont encroûtées de cartilages et maintenues par deux ligaments.

1° *Le ligament antérieur*. — Faisceau fibreux, mince, quadrilatère, rayonné, inséré d'un côté sur la tête costale ; de l'autre, sur la vertèbre supérieure, sur la substance intervertébrale et sur la vertèbre inférieure.

2° *Le ligament interarticulaire*. — Faisceau épais, arrondi, attaché d'un côté à l'arête terminale de la tête costale et de l'autre à la substance intervertébrale qui sépare les deux demi-facettes des vertèbres contiguës.

Deux petites membranes synoviales sont déployées sur les moitiés supérieure et inférieure de chaque articulation ; elles sont séparées par le ligament interarticulaire.

Aarticulations costo-transversaires.

Les surfaces articulaires sont, du côté de la tubérosité costale une facette légèrement convexe, et du côté des apophyses transverses une facette légèrement concave, toutes deux revêtues d'une lame mince de cartilage diarthrodial.

Elles sont réunies par trois ligamen's :

1° Un ligament costo-transversaire postérieur, fixé d'un côté au sommet de l'apophyse transverse et de l'autre à la portion non articulaire de la tubérosité costale.

2° Un ligament costo-transversaire moyen, inséré d'un côté sur la partie antérieure de l'apophyse transverse et de l'autre sur la partie postérieure du col de la côte.

3° Un ligament costo-transversaire inférieur, attaché en haut à la partie inférieure de chaque apophyse transverse et en bas au bord supérieur du col de la côte qui est au-dessous. Il manque aux articulations de la première et de la dernière côte.

Une membrane synoviale tapisse les surfaces articulaires.

Articulations chondro-costales.

Le point de réunion des côtes et des cartilages costaux est indiqué par une ligne de démarcation nette et très-distincte : là, on observe du côté de la côte une surface concave, et du côté du cartilage une extrémité arrondie reçue dans la cavité précédente. Le périoste de la côte se continue avec le périchondre du cartilage ; du reste, la côte et le cartilage sont unis entre eux sans substance intermédiaire.

Articulations chondro-sternales.

Les cartilages des sept premières côtes sont seuls articulés avec le sternum ; les surfaces articulaires sont, du côté des cartilages, deux facettes lisses réunies à angle, inclinées l'une sur l'autre, et du côté du sternum des cavités angulaires qui correspondent toutes, la première exceptée, aux points d'union des pièces primitives de l'os.

Des ligaments périphériques, distingués en antérieur et postérieur, se portent de l'extrémité interne des cartilages costaux au périoste du sternum avec lequel ils se continuent.

Quelquefois on découvre dans ces articulations un petit cartilage interarticulaire qui les divise chacune en deux articulations secondaires.

Une ou deux membranes synoviales tapissent ces articulations.

L'articulation du septième cartilage costal avec le sternum est pourvue d'un ligament particulier appelé costo-xyphoïdien ; il va du bord inférieur du cartilage à l'appendice xyphoïde.

Celle du premier cartilage est un amphiarthrose ; un cartilage interarticulaire établit la continuité des surfaces articulaires dans toute leur étendue.

Articulations chondrales.

Le sixième cartilage costal et le septième, le septième et le huitième, s'articulent par leurs bords voisins au moyen de facettes arthrodiales.

Les extrémités des cartilages asternaux, celle du douzième exceptée, sont réunies entre elles par des bandes fibreuses, lâches, qui les maintiennent imbriquées les unes sur les autres.

Mécanisme des articulations thoraciques.

Toutes les articulations du thorax sont des amphiarthroses, ou des arthrodies ; elles ne permettent donc que des glissements ou un certain degré de flexion du cartilage amphiarthrodial. Etudiés séparément, ces mouvements n'offrent aucun intérêt ; il n'en est pas de même quand on étudie à un point de vue général les effets qu'ils produisent.

Les côtes s'élèvent, s'abaissent ou tournent sur un axe.

Dans le mouvement d'élévation qui se passe en entier dans les articulations costo-vertébrales et costo-transversaires, les côtes tendent à faire avec la colonne vertébrale un angle inférieur de plus en plus ouvert. Dans le mouvement d'abaissement qui se passe dans les mêmes articulations, c'est le contraire qui a lieu.

L'élévation et l'abaissement ont pour effet de porter le sternum en avant, et comme les extrémités antérieures des côtes sont étrangères à ces mouvements et restent toujours à la même distance les unes des autres, il en résulte qu'à leurs extrémités postérieures ces os se meuvent dans des limites d'autant plus étendues que leurs corps représentent des bras de levier plus courts ; c'est pourquoi les mouvements sont plus étendus dans la première, la onzième et la douzième côtes que dans toutes les autres.

Dans le mouvement de rotation, les côtes tournent sur un axe fictif qui serait représenté par une ligne passant par leurs extrémités.

Ce mouvement s'exécute aussi bien dans leurs articulations chondro-costales, chondro-sternales et chondrales que dans leurs articulations costo-vertébrales et costo-transversaires : il suppose un certain degré de torsion des cartilages interarticulaires et même des cartilages costaux. Il est plus étendu dans les articulations des seconde, troisième, quatrième et cinquième côtes que dans toutes les autres.

§ III. *Articulations du bassin.*

Dans le jeune âge, les différentes pièces du sacrum et du coccyx sont articulées entre elles de la même manière que les vertèbres ; mais ces articulations ne sont que temporaires, et nous savons que vers l'âge de douze ou quinze ans elles sont remplacées par des soudures. Chez les femmes, les articulations coccygiennes persistent jusqu'à l'âge de quarante ou cinquante ans.

Voici le tableau des articulations pelviennes :

$$\text{ARTICULATIONS} \begin{cases} \text{sacro-} \begin{cases} \text{vertébrale.} \\ \text{coccygienne.} \end{cases} \\ \text{coxo-} \begin{cases} \text{iliaque.} \\ \text{vertébrale.} \\ \text{coxale.} \end{cases} \end{cases}$$

Articulation sacro-vertébrale.

Cette articulation ressemble complétement aux articulations des vertèbres entre elles. Les surfaces articulaires sont d'un côté la base du sacrum et de l'autre la partie inférieure de la dernière vertèbre lombaire. Les moyens d'union sont : un disque intervertébral, un ligament antérieur, un ligament postérieur, un ligament jaune, un ligament interépineux, la fin du surépineux, quelques fibres autour des apophyses articulaires, et de plus, le ligament sacro-vertébral, fixé en haut à la partie antérieure et inférieure de l'apophyse transverse de la dernière vertèbre lombaire, et en bas à la partie supérieure du sacrum.

Articulation sacro-coccygienne.

Cette articulation ressemble en tout à l'articulation des corps vertébraux. Le sacrum et le coccyx se touchent par deux facettes, qui sont maintenues en rapport par un disque interarticulaire mince, analogue à celui des vertèbres, par un ligament sacro-coccygien antérieur et un ligament sacro-coccygien postérieur, tous deux semblables aux ligaments vertébraux communs, antérieur et postérieur.

Articulation sacro-iliaque.

C'est une arthrodie.

Elle résulte du contact des deux facettes latérales du sacrum et des deux facettes correspondantes de l'os coxal; ces facettes sont encroûtées de cartilages et revêtues d'une membrane synoviale très-apparente chez les femmes enceintes. Les ligaments qui consolident cette articulation sont distingués en sacro-iliaques et sacro-sciatiques. Les ligaments sacro-iliaques, situés en arrière de l'articulation, formés de faisceaux nombreux et résistants, s'insèrent d'un côté sur les inégalités de la face interne de l'os iliaque et de l'autre sur les éminences de la face postérieure du sacrum. L'un d'eux, très-long, vertical, allant de l'épine iliaque postérieure et supérieure au sacrum, est décrit à part sous le nom de ligament sacro-épineux.

Les ligaments sacro-sciatiques sont au nombre de deux : le premier, grand ligament sacro-sciatique, va des parties latérales et postérieures du sacrum et du coccyx à la lèvre interne de la tubérosité ischiatique et de la branche ascendante de l'ischion ; le second, petit ligament sacro-sciatique, s'insère en haut sur le bord du sacrum et du coccyx et se termine sur le sommet de l'épine sciatique. Ces deux ligaments sont triangulaires ; leur base est tournée vers le sacrum : ils sont confondus depuis l'épine sciatique jusqu'au sacrum, où ils forment ensemble avec la grande échancrure sciatique le grand trou sciatique ; de l'épine sciatique à l'ischion, le grand ligament sacro-sciatique forme avec la petite échancrure sciatique le petit trou du même nom.

Articulation coxo-vertébrale.

La dernière vertèbre lombaire n'est nulle part en contact avec l'os **coxal** ; toutefois un ligament très-épais, très-résistant, va du premier de **ces** os à l'autre. Ce ligament, appelé *iléo-lombaire*, large et épais en dedans, mince et étroit en dehors, triangulaire, s'insère par son sommet sur l'apophyse transverse de la dernière vertèbre lombaire et par sa base sur la lèvre interne de la crète iliaque.

Articulation coxale ou pubienne.

Cette articulation est une amphiarthrose en avant et une arthrodie en arrière. Les surfaces articulaires sont les deux bords un peu ovalaire par lesquels les os coxaux se touchent sur la ligne médiane.

1° Ces surfaces sont pourvues à leur partie antérieure d'un ligament interarticulaire analogue aux disques intervertébraux, formé comme eux de lames concentriques abreuvées de liquide et allant d'un os à l'autre.

2° A leur partie postérieure, elles sont revêtues d'une couche mince de cartilage diathrodial et tapissées par une membrane synodiale beaucoup plus distincte chez la femme que chez l'homme.

Deux ligaments périphériques consolident cette articulation : le ligament pubien antérieur, représenté par quelques fibres croisées au devant de l'articulation et continues avec l'arcade crurale ; le ligament souspubien, triangulaire, formant par sa base dirigée en bas le sommet de l'arcade pubienne continu par son sommet avec le ligament interarticulaire et inséré par ses bords à la branche descendante du pubis.

Mécanisme des articulations du bassin.

L'articulation sacro-vertébrale exécute les mêmes mouvements que les articulations des vertèbres lombaires. L'articulation sacro-coccygienne est très-mobile chez les femmes enceintes et permet la projection du coccyx en arrière au moment de l'accouchement, ce qui donne au diamètre coccy-pubien plus d'étendue et facilite la sortie du fœtus.

Les articulations sacro-iliaque et pubienne, qui ne permettent à l'état normal que des mouvements tout-à-fait obscurs, exécutent des glissements appréciables chez les femmes à l'époque de la grossesse.

§ IV. *Articulations de l'épaule.*

Les articulations de l'épaule sont au nombre de trois :

1° L'articulation sterno-claviculaire ;
2° l'articulation coraco-claviculaire;
3° l'articulation acromio-claviculaire.

Articulation sterno-claviculaire.

C'est une arthrodie à laquelle concourent une facette à peu près plane de l'extrémité interne de la clavicule, et la cavité latérale du sternum, aplatie d'avant en arrière et un peu concave transversalement.

La cavité du sternum est bordée en avant et en arrière d'un bourrelet fibro-cartilagineux qui lui donne la concavité transversale qu'elle présente à un certain degré. Entre cette cavité et l'extrémité interne de la clavicule on remarque un cartilage interarticulaire analogue sous tous les rapports à celui de l'articulation temporo-maxillaire. Deux membranes synoviales, situées l'une en avant, l'autre en arrière du cartilage interarticulaire, servent aux glissements des surfaces osseuses, qui sont consolidées par trois ligaments périphériques :

1° Un ligament antérieur, aplati, très-résistant, inséré en dehors sur la partie antérieure de la tête de la clavicule et en dedans sur la partie correspondante de l'extrémité supérieure du sternum ;

2° Un ligament postérieur, plus faible que le premier, et dirigé de dehors en dedans de la partie postérieure de la tête de la clavicule à la partie postérieure de l'extrémité supérieure du sternum ;

3° Un ligament interclaviculaire, inséré à droite et à gauche sur la tête de chaque clavicule, formant ainsi une véritable symphyse entre ces deux os.

Articulation costo-claviculaire.

Il n'y a pas contact entre la clavicule et la première côte ; mais ces deux os sont unis l'un à l'autre au moyen du ligament costo-claviculaire, inséré d'un côté sur une empreinte raboteuse de la face inférieure de la clavicule, un peu en dehors de l'articulation précédente, et de l'autre sur la partie supérieure du premier cartilage costal.

Articulation coraco-claviculaire.

Ici encore il n'y a aucun contact entre les deux os de l'articulation : ils sont maintenus en rapports médiats par le ligament coraco-claviculaire. Volumineux, très-résistant, irrégulier, ce ligament s'attache en bas à la partie postérieure et externe de l'apophyse coracoïde et se divise en deux faisceaux, l'un interne, conoïde, qui vient se fixer à la face inférieure du quart externe de la clavicule, l'autre externe, trapézoïde, qui s'insère à la clavicule en dehors du précédent.

Articulation acromio-claviculaire.

C'est une articulation arthrodiale : des deux facettes articulaires, l'une appartient à l'extrémité externe de la clavicule et l'autre à la partie in-

terne de l'acromion. Elles sont revêtues d'une couche mince de cartilage et tapissées par une synoviale.

Les ligaments qui consolident cette articulation sont, l'un supérieur,
l'autre inférieur.

Le premier s'insère sur la face supérieure de l'extrémité externe de
la clavicule et sur la partie correspondante de l'acromion;

L'autre, moins distinct que le précédent, se fixe en bas sur les bords
des surfaces articulaires, claviculaire et acromiale.

En outre, un ligament inséré aux deux extrémités de l'échancrure
sus-scapulaire convertit cette échancrure en un trou ostéo-fibreux: c'est
le ligament coracoïdien.

Un autre ligament triangulaire, très-résistant, s'attache par son sommet à l'acromion et par sa base au bord externe de l'apophyse coracoïde. Ce ligament coraco-acromial forme avec les deux apophyses entre
lesquelles il est tendu une voûte protectrice pour l'articulation scapulo-
humérale.

Mécanisme des articulations de l'épaule.

1° L'articulation sterno-claviculaire est le centre des mouvements de
totalité de l'épaule; elle permet des mouvements d'élévation, d'abaissement, de prépulsion et de rétropulsion.

Dans le mouvement d'élévation de l'épaule, la facette sternale de la
clavicule glisse de haut en bas sur la facette correspondante du sternum
jusqu'à la rencontre du cartilage de la première côte.

Dans le mouvement d'abaissement, la facette sternale de la clavicule
glisse de bas en haut sur le sternum; ce mouvement est limité par la
pression des deux surfaces articulaires l'une contre l'autre.

Dans le mouvement de prépulsion, la tête de la clavicule presse sur le
ligament postérieur de l'articulation; il y a tendance à la luxation en
arrière.

Dans le mouvement de rétropulsion, les surfaces articulaires glissent
en sens inverse du précédent.

2° Les mouvements de l'articulation costo-claviculaire sont subor-
donnés à ceux de l'articulation sterno-claviculaire.

3° Les articulations coraco-claviculaire et acromio-claviculaire permettent des mouvements de glissement très-prononcés; en outre, l'omoplate exécute sur l'extrémité externe de la clavicule des mouvements de
rotation dont l'axe fictif passe par sa partie moyenne.

Art. IV. ARTICULATIONS DES MEMBRES.

§ Ier. *Articulations des membres thoraciques.*

Articulation scapulo-humérale.

C'est une énarthrose.
Surfaces articulaires. — Les surfaces articulaires sont : du côté du

scapulum, la petite cavité glénoïde, de forme ovalaire, plus étendue de haut en bas que transversalement, ayant le plan de sa surface tourné en dehors et en bas; du côté de l'humérus, une tête ovoïde dont le volume est en disproportion avec la cavité qui le reçoit, mais à qui l'acromion, l'apophyse coracoïde et le ligament qui les réunit forme une voûte protectrice et en quelque sorte une seconde cavité articulaire. Ces surfaces sont encroûtées de cartilage.

Bourrelet glénoïdien.—Le pourtour de la cavité glénoïde est en outre bordé du ligament glénoïdien, espèce de bourrelet fibreux formé en grande partie par le tendon du biceps, qui se bifurque à sa terminaison pour embrasser cette cavité.

Ligaments. — Les ligaments de l'articulation consistent surtout dans une capsule fibreuse, conique, en forme de sac à deux ouvertures, répondant par sa base au col de l'humérus et par son sommet à la cavité glénoïde. Elle se fixe en haut au pourtour de cette cavité, en bas autour du col de l'humérus, où elle se confond avec les tendons des muscles sus–épineux, sous–épineux et sous–scapulaire.

La capsule scapulo-humérale est lâche et permet un grand écartement entre les surfaces articulaires.

Elle est renforcée en dedans par le ligament coraco–huméral, bandelette fibreuse qui va du bord externe de l'apophyse coracoïde sur la grosse tubérosité de l'humérus.

Elle s'entrouvre inférieurement pour laisser entrer dans l'articulation la longue portion du biceps.

Membrane synoviale. — La membrane synoviale de cette articulation tapisse la cavité glénoïde, la capsule articulaire, la tête humérale, se prolonge sur le tendon de la longue portion du biceps et s'avance quelquefois très-loin dans la coulisse bicipitale. Elle forme deux et quelquefois trois culs-de-sacs hors de l'articulation : 1° celui qui accompagne le tendon du biceps; 2° un cul-de-sac au-dessous du tendon du sous-scapulaire, entre ce muscle et la fosse du même nom; 3° un autre sous l'acromion, à travers un écartement des faisceaux fibreux de la capsule. Enfin, accidentellement, les bourses séreuses, des sus et sous–épineux peuvent communiquer avec elle.

Mécanisme. — De toutes les articulations, celle que nous venons de décrire est la plus mobile : les mouvements d'élévation et d'abaissement en avant et en arrière, d'adduction, d'abduction et de circumduction s'exécutent dans cette articulation avec une amplitude qu'ils n'ont dans aucune autre.

L'élévation en avant peut être portée assez loin pour que l'humérus prenne la position verticale.

L'élévation en arrière est limitée par la rencontre de la tête humérale et de l'apophyse coracoïde.

Dans ces deux mouvements et dans l'abaissement, la tête de l'humérus roule sur l'axe de son col.

Au contraire, dans le mouvement de rotation, l'humérus tourne autour d'un axe fictif allant de la tête de l'humérus à l'épitrochlée ; le rayon de ce mouvement est le col huméral.

Articulation huméro-cubitale.

Cette articulation est un ginglyme parfait.

Surfaces articulaires. — Les surfaces articulaires qui entrent dans sa composition sont : du côté du bras, la trochlée humérale, le condyle et la petite rainure qui sépare ces deux parties ; du côté de l'avant-bras, la grande cavité sigmoïde du cubitus et la cavité supérieure ou cupule du radius. Ces surfaces sont revêtues de cartilages qui se continuent avec ceux des surfaces articulaires radio-cubitales.

Ligaments. — Les ligaments qui entourent cette articulation sont au nombre de quatre : un ligament antérieur, un ligament postérieur et deux ligaments latéraux.

A. *Ligament antérieur*. — Mince, aplati d'avant en arrière, s'insérant en haut à l'humérus, au-dessus de la cavité coronoïdienne, et en bas sur l'apophyse coronoïde et le ligament annulaire du radius. Les fibres sont les unes parallèles à l'axe du membre, les autres obliques.

B. *Ligament postérieur*. — S'insérant au-dessus de la cavité olécrânienne de l'humérus et au sommet de l'olécrâne : il est très-mince, à peine apparent.

C. *Ligament latéral interne*. — Il s'insère en haut sur l'épitrochlée, se termine en bas par deux faisceaux qui vont sur le côté interne des apophyses coronoïde et olécrâne. C'est le plus fort, le plus résistant de de tous les liens fibreux du coude.

D. *Le ligament latéral externe* s'insère en haut sur l'épicondyle et se termine en bas sur le ligament annulaire du radius, en formant un cône à base inférieure.

Membrane synoviale. — La membrane synoviale du coude est commune aux deux articulations huméro-cubitale et radio-cubitale supérieure. En dedans, après avoir tapissé les surfaces articulaires de l'humérus, les ligaments et le tissu cellulo-adipeux intermédiaire, elle se réfléchit sur la grande cavité sigmoïde du cubitus ; en dehors non-seulement elle recouvre la cupule du radius, mais encore elle pénètre entre le col de cet os et la petite cavité sigmoïde du cubitus et tapisse les surfaces articulaires radio-cubitales ainsi que la face interne du ligament annulaire.

Mécanisme. — Les deux seuls mouvements qui s'exécutent dans cette articulation sont la flexion et l'extension. Les ligaments latéraux, plus rapprochés du sens de la flexion que de celui de l'extension, borneraient ce dernier mouvement si l'olécrâne lui-même ne lui servait de limite par son contact avec la cavité olécrânienne de l'humérus.

Articulation radio-cubitale supérieure.

C'est une trochoïde.

Les surfaces articulaires sont : d'un côté la circonférence de la tête du radius et de l'autre la petite cavité sigmoïde du cubitus, toutes deux revêtues de cartilages et d'une membrane synoviale continus avec les cartilages et la synoviale de l'articulation huméro-cubitale.

Un seul ligament maintient le contact des surfaces osseuses, c'est le ligament annulaire, faisceau dense, aplati, formé de fibres circulaires, fixé d'une part au bord antérieur de la petite cavité sigmoïde et de l'autre au bord postérieur de cette même cavité.

La tête du radius ainsi enfermée dans un anneau ostéo-fibreux exécute des mouvements de rotation sur son axe : quand elle roule sur la cavité sigmoïde d'avant en arrière, elle porte le radius et la main en avant ou dans la pronation; quand elle opère le mouvement inverse, elle les reporte en arrière et les met en supination.

Articulation radio-cubitale inférieure.

Elle est formée par la tête du cubitus et par la cavité sigmoïde du radius.

Elle est séparée de l'articulation radio-carpienne par le cartilage triangulaire. Mince à sa base et à son centre, épais à son sommet et à sa circonférence, ce cartilage s'attache par son sommet à l'angle rentrant que forme la petite tête du cubitus avec son apophyse styloïde, et par sa base au bord inférieur de la cavité sigmoïde du radius.

Elle n'a pour ligaments que quelques fibres étendues en avant et en arrière d'un os à l'autre et représentant un ligament annulaire très-imparfait.

La membrane synoviale, très-simple, tapisse les surfaces articulaires, le ligament annulaire et la face supérieure du cartilage triangulaire : quelquefois ce cartilage est perforé et laisse la synoviale radio-cubitale se continuer avec la synoviale radio-carpienne.

Cette articulation est, comme la précédente, une trochoïde; mais ici ce n'est pas la tête du cubitus qui roule sur son axe, c'est la cavité sigmoïde du radius qui exécute des mouvements de rotation autour de la tête cubitale. Dans les mouvements de pronation, celle-ci tourne d'arrière en avant, et d'avant en arrière dans les mouvements de supination.

A leur partie moyenne, les os de l'avant-bras sont unis par le ligament interosseux et le ligament rond. Le premier est une membrane fibreuse, mince, allant du bord interne du radius au bord externe du cubitus, laissant en haut et en bas un espace libre pour le passage des vaisseaux et des nerfs. Le second est un cordon fibreux grêle qui va de l'apophyse coronoïde à la tubérosité bicipitale du radius.

Articulation radio-carpienne.

C'est une condylarthrose.

1° Le condyle est formé par la réunion du scaphoïde, du semi-lunaire et du pyramidal; il est oblong transversalement et revêtu de cartilages diarthrodiaux qui se prolongent en arrière un peu plus qu'en avant.

La cavité de réception, oblongue dans le même sens, est surtout formée par l'extrémité inférieure du radius; le cubitus n'y concourt que par l'intermédiaire du cartilage triangulaire. Cette cavité est complétée des deux côtés par les apophyses styloïdes radiale et cubitale.

2° Quatre ligaments servent à maintenir ces surfaces en rapport.

A. Le ligament latéral externe, attaché en haut à l'apophyse styloïde du radius, en bas à la face externe du scaphoïde, où il se continue avec le ligament latéral externe de l'articulation des deux rangées du carpe.

B. Le ligament latéral interne, fixé supérieurement au sommet de l'apophyse styloïde du cubitus et inférieurement sur le côté interne du pyramidal, où il se continue avec le ligament latéral interne de l'articulation des deux rangées.

C. Le ligament antérieur, plus large que les précédents, inséré d'une part au bord antérieur de la cavité articulaire du radius et de l'autre à la partie antérieure de la première rangée du carpe, se continuant comme les deux autres avec le ligament correspondant des deux rangées.

D. Le ligament postérieur, inséré en haut sur le bord postérieur de la cavité articulaire du radius et en bas sur la face postérieure des deux rangées, continu avec le ligament postérieur des deux rangées.

Tous ces faisceaux fibreux sont peu distincts, ils sont jusqu'à un certain point confondus et forment à l'articulation une capsule à fibres parallèles laissant entre elles des intervalles remplis par du tissu cellulo-adipeux.

3° La synoviale recouvre les surfaces articulaires, les ligaments et les espaces celluleux intermédiaires. Quelquefois elle se continue avec la synoviale de l'articulation radio-cubitale inférieure ou avec celle des articulations carpiennes.

4° Cette articulation permet des mouvements de flexion, d'extension, d'adduction, d'abduction et de circumduction. Ces mouvements sont très-étendus; mais dans la flexion, l'extension, l'adduction, etc., de la main sur l'avant-bras, tout le mouvement ne se passe pas dans l'articulation radio-carpienne : il est opéré à un certain degré par l'articulation de la seconde rangée avec les métacarpiens et par celle des deux rangées entre elles. Cette solidarité de toutes les articulations carpiennes explique la rareté de leurs luxations.

Articulations carpiennes.

Elles comprennent les articulations des os de chaque rangée entre eux et les articulations des deux rangées du carpe entre elles.

1° Articulations des os de chaque rangée.

Première rangée. — Les trois premiers os de la première rangée s'articulent entre eux en partie par arthrodie, en partie par amphiarthrose.

Ils se correspondent par des surfaces obliques qui sont par conséquent en partie encroûtées d'un cartilage diathrodial et en partie *continues* au moyen d'un cartilage symphysaire ou interosseux.

Les cartilages interosseux, au nombre de deux, sont interposés : l'un entre le scaphoïde et le semi-lunaire, à la partie supérieure de leurs facettes correspondantes ; l'autre dans le même point, entre le semi-lunaire et le pyramidal.

Les ligaments sont : les uns dorsaux, les autres palmaires.

Les premiers s'étendent transversalement ou obliquement de la partie postérieure de chaque os à la partie correspondante de l'os contigu.

Les seconds, situés en avant, plus épais et plus résistants que les ligaments dorsaux, ont une direction et des insertions analogues.

La membrane synoviale de ces articulations recouvre les surfaces articulaires *contiguës*, les ligaments palmaires et dorsaux et la face inférieure des cartilages interosseux ; en haut ces cartilages sont en rapport avec la synoviale du poignet.

Le pisiforme et le pyramidal s'articulent entre eux par arthrodie. Quelquefois la synoviale de cette articulation forme une petite poche isolée.

Seconde rangée. — Les os de la seconde rangée s'articulent tous par arthrodie ; ils ont, comme ceux de la première, des ligaments dorsaux et des ligaments palmaires disposés comme nous l'avons dit. On trouve aussi entre eux quelques fibres interosseuses; mais celles-ci n'ont rien de commun avec les cartilages interosseux de la première rangée.

2° Articulation des deux rangées.

C'est une énarthrose au milieu et une double arthrodie sur les côtés. L'énarthrose résulte de la réception de la tête du grand os dans la cavité formée par le scaphoïde et le semi-lunaire réunis. Les arthrodies sont formées en dehors par le scaphoïde, le trapèze et le trapézoïde ; en dedans, par le semi-lunaire, le pyramidal et l'os crochu.

Les ligaments de cette articulation sont :

Deux ligaments latéraux dont l'externe va du scaphoïde au trapèze ; et l'interne, du pyramidal à l'os crochu ; un ligament antérieur allant de la face antérieure de la première rangée à la face correspondante des os de la seconde, un ligament postérieur qui a en arrière la même disposition que le ligament antérieur en avant.

3° Membrane synoviale des articulations carpiennes.

Toutes les articulations carpiennes, celle du pyramidal et du pisi-

forme exceptée, ont la même membrane synoviale. Nous avons vu sa
disposition particulière entre les os de la première rangée ; partout ailleurs elle n'a rien de spécial. Il est bon de noter cependant qu'elle communique quelquefois avec la synoviale de l'articulation radio-carpienne
et très-souvent avec celle des articulations carpo-métacarpiennes.

4° Mécanisme.

Des mouvements obscurs de glissement s'opèrent seuls entre les différents os de chaque rangée.

Entre les deux rangées il se passe des mouvements très-étendus de
flexion, d'extension, d'adduction, d'abduction et de circumduction.

Articulations carpo-métacarpiennes.

Les surfaces articulaires sont : du côté du carpe, le trapèze, le trapézoïde, le grand os et l'os crochu ; du côté des métacarpiens, la face supérieure de leurs cinq extrémités carpiennes.

Le premier métacarpien s'articule avec le trapèze ; le métacarpien est
concave d'avant en arrière et le trapèze convexe dans le même sens.
Cette articulation condylienne est assujettie par un ligament capsulaire
à fibres longitudinales qui s'attache autour de la surface articulaire
du trapèze et de l'extrémité supérieure du métacarpien ; elle est pourvue
d'une synoviale le plus souvent indépendante.

Les quatre derniers métacarpiens s'articulent : le second avec le trapézoïde et une partie du grand os, le troisième avec le grand os, le
quatrième avec le grand os et l'os crochu et le cinquième avec l'os crochu.
Les surfaces articulaires sont planes ; l'interligne articulaire est à peu
près transversale ; le trapézoïde seul est sur un plan plus élevé que les
autres et forme le fond d'une mortaise dont le trapèze et le grand os
forment les côtés.

De nombreux ligaments soutiennent ces articulations ; on les divise en
dorsaux et palmaires, venant tous des parties postérieure et antérieure
des os de la première rangée. En général, les métacarpiens reçoivent
d'autant plus de ligaments qu'ils correspondent à un plus grand nombre
de ces os.

La synoviale des articulations carpiennes des quatre derniers os du
métacarpe est une dépendance de la grande synoviale du carpe.

Le premier métacarpien est extrêmement mobile sur le trapèze ; il
exécute des mouvements de flexion, d'extension, d'adduction, d'abduction et d'opposition. En vertu de ce dernier mouvement, qui n'est
qu'une forme de la circumduction, le pouce peut être opposé à tous les
autres doigts.

L'articulation des quatre derniers métacarpiens ne permet que quelques glissements obscurs.

Articulations métacarpiennes.

Elles comprennent les articulations des métacarpiens entre eux à leurs extrémités supérieures et à leurs extrémités inférieures.

1° Articulations métacarpiennes supérieures.

Elles n'existent à proprement parler qu'entre les quatre derniers métacarpiens. Ce sont des arthrodies.

Les surfaces articulaires planes, situées latéralement, revêtues d'une couche mince de cartilage, sont maintenues en rapport par trois ligaments dorsaux et trois ligaments palmaires. En avant ou en arrière, ces ligaments sont tous dirigés transversalement, l'un du second au troisième, l'autre du troisième au quatrième et le dernier du quatrième au cinquième métacarpien.

Quelques fibres interosseuses, irrégulières, concourent encore à consolider ces articulations; ces fibres forment un véritable ligament entre le second et le premier métacarpiens, qui n'en n'ont pas d'autre.

La synoviale de ces articulations est généralement une dépendance de la synoviale carpienne.

2° Articulations métacarpiennes inférieures.

Elles n'existent qu'entre les quatre derniers os du métacarpe. Les surfaces articulaires ne sont pas en contact immédiat ; il y a entre elles un certain espace qui du reste est occupé par une synoviale. Un seul ligament les réunit, c'est le ligament transverse, couché en avant sur les têtes métacarpiennes, s'insérant à ces têtes et au ligament antérieur des articulations métacarpo-phalangiennes, déprimé en gouttières pour former le commencement des coulisses des tendons fléchisseurs.

Ces articulations permettent à peine quelques mouvements obscurs de glissement antéro-postérieur.

Articulations métacarpo-phalangiennes.

Ces articulations sont des condylarthroses.

Les surfaces articulaires sont : du côté des métacarpiens, des têtes aplaties transversalement, oblongues et convexes d'avant en arrière ;du côté des phalanges, des cavités peu profondes, oblongues de dedans en dehors. Il en résulte que les grands diamètres des têtes et des cavités sont perpendiculaires les uns aux autres.

Ces surfaces, revêtues de cartilages, sont maintenues en rapport :

1° Par un ligament antérieur, demi-anneau fibreux, embrassant la partie antérieure de chaque articulation, uni en haut à l'os du métacarpe, fixé solidement en bas à la phalange correspondante, confondu sur les côtés avec les ligaments latéraux, déprimé en avant pour recevoir les tendons des fléchisseurs :

2° Par deux ligaments latéraux placés plus près du sens de la flexion que de celui de l'extension, fixés en haut sur les parties latérales de l'extrémité inférieure de chaque métacarpien, en bas sur les côtés de l'extrémité supérieure de chaque phalange.

Une synoviale très-lâche recouvre tous les éléments de chacune de ces articulations.

Les articulations métacarpo-phalangiennes permettent des mouvements très-étendus de flexion, d'extension, d'adduction, d'abduction et de circumduction. L'extension est bornée par la tension des ligaments latéraux.

Articulations phalangiennes.

Les articulations phalangiennes sont des ginglymes parfaits.

La phalange supérieure concourt à cette articulation par deux petits condyles que sépare une gorge peu profonde et que revêt une couche mince de cartilage. La phalange inférieure correspond à la première par deux petites cavités encroûtées de cartilages et séparées par une crête antéro-postérieure : de cette manière il y a un véritable engrenage des extrémités osseuses.

Trois ligaments maintiennent ces extrémités en rapport.

1° Un ligament antérieur, plus adhérent à la phalange inférieure qu'à la supérieure, aplati du côté de l'articulation, semblable sous beaucoup de rapports au ligament antérieur de l'articulation métacarpo-phalangienne.

2° Deux ligaments latéraux placés plus près du sens de la flexion que de celui de l'extension, attachés sur les côtés de chacune des deux phalanges.

Une synoviale recouvre les surfaces articulaires et les ligaments.

Ces articulations ne permettent que deux mouvements, la flexion et l'extension.

§ II. *Articulations des membres pelviens.*

Articulation coxo-fémorale.

Cette articulation est du genre des énarthroses.

Surfaces articulaires. — Les deux surfaces articulaires sont la cavité cotyloïde et la tête du fémur, une surface sphérique concave et une surface sphérique convexe, ayant toutes deux le même rayon, de manière à ne pas laisser entre elles le moindre intervalle, au moins à l'état frais : alors, en effet, toutes deux sont encroûtées de cartilages, et le rebord inégal de la cavité cotyloïde est régularisé par le ligament cotyloïdien.

Bourrelet cotyloïdien. — Ce ligament est appuyé sur le pourtour de la cavité cotyloïde et y représente un cercle complet. Il est prismatique et triangulaire. De ses trois faces, l'une est adhérente à l'os ; l'autre, lisse, regarde l'articulation et se continue avec le cartilage d'encroûtement; la troisième, externe, libre en grande partie, reçoit quelques insertions de la capsule fibreuse. Un de ses bords forme la marge de la cavité cotyloïde. Il efface complétement les deux échancrures antéro-supérieure et postéro-supérieure ; l'interne est convertie en un trou de transmission. Il est formé de fibres circulaires spiroïdes, qui naissent de tout le pourtour de la cavité et se perdent sur elle après s'être contournées diversement.

Ligament rond.—Cette articulation est surtout remarquable par un ligament qui va de la tête du fémur à la cavité cotyloïde : c'est le ligament rond, fixé en haut sur l'enfoncement du sommet de la tête du fémur en bas, sur les deux bords de l'échancrure interne de la cavité cotyloïde. Arrondi vers le fémur, il est aplati vers l'os coxal et comprimé entre la tête fémorale et la cavité de réception. Ce ligament est formé de fibres albuginées, longitudinales, au milieu desquelles rampent un grand nombre de vaisseaux qui servent à la nutrition de la tête du fémur.

Capsule fibreuse. — Une capsule fibreuse, très-résistante, entoure l'articulation coxo-fémorale ; elle a la forme d'un sac à deux ouvertures, plus large autour de la cavité cotyloïde qu'autour du col du fémur : c'est à l'extérieur de la circonférence cotyloïdienne, au delà du bourrelet fibreux dont nous avons parlé et un peu à ce bourrelet, qu'elle s'attache en haut ; elle se fixe en bas 1° autour de la base du col du fémur, antérieurement, 2° sur le milieu du col en arrière. Beaucoup moins lâche que la capsule fibreuse de l'articulation scapulo-humérale, elle est plus résistante ; assez mince en dedans et en arrière, mais très-épaisse en haut et en dehors, au niveau de l'épine iliaque antéro-inférieure, où elle est fortifiée par le tendon réfléchi du droit antérieur.

Membrane synoviale. — La membrane synoviale de cette articulation se déploie dans la cavité cotyloïde, sur son cartilage diarthrodial et le tissu cellulaire qu'elle contient ; elle se réfléchit sur le ligament rond, sur la tête du fémur et la capsule fibreuse, à laquelle elle adhère intimement.

Mécanisme. — Les mouvements de flexion, d'extension, d'adduction, d'abduction et de circumduction sont moins étendus ici que dans l'articulation scapulo-humérale.

Les deux premiers mouvements s'exécutent sur l'axe du col fémoral.

La rotation a lieu autour d'un axe fictif qui passerait par la tête de l'os et son condyle interne : il a pour rayon la longueur du col ; aussi est-il plus étendu que dans l'articulation scapulo-humérale.

Dans l'extension et dans l'adduction, le ligament rond est tendu. Enfin quand par la perforation de la paroi interne de la cavité cotyloïde, on soumet la tête du fémur à la pression atmosphérique, elle abandonne sa cavité de réception. Ce phénomène, observé et démontré par les frères Weber, établit d'une façon décisive que l'action musculaire est à peu près étrangère au contact des deux surfaces articulaires, et que c'est le

poids de l'atmosphère qui, en agissant de bas en haut sur la tète du fémur, l'applique avec force dans une cavité qui n'est pas soumise à la
pression de l'air.

Articulation fémoro-tibiale.

C'est une articulation ginglymoïdale.

Surfaces articulaires. — Les surfaces articulaires sont : du côté de la
cuisse, les condyles du fémur et la poulie qui les réunit en avant ; du
côté de la jambe, les deux cavités du tibia et la face postérieure de la
rotule.

Les cavités tibiales, séparées par la crête du tibia, reçoivent les deux
condyles, séparés en arrière par une dépression profonde.

La poulie fémorale, déprimée au milieu, relevée sur les côtés, reçoit
la face postérieure de la rotule, saillante au milieu et déprimée sur
les côtés.

Bourrelets semi-lunaires. — Les deux surfaces concaves du tibia sont
superficielles sur le squelette ; à l'état frais, leur profondeur est accrue
par la disposition des bourrelets semi-lunaires à leur pourtour. Au
nombre de deux, ces ligaments sont recourbés en forme de croissant,
aplatis de haut en bas, épais à leur grande circonférence, minces à la
petite. Leur face supérieure est en rapport avec les condyles du fémur,
l'inférieure avec le tibia ; leur bord excentrique adhère aux ligaments
péri-articulaires ; leur bord concentrique est libre ; leurs extrémités sont
fixées en avant et en arrière sur la crête tibiale supérieure et se continuent en partie avec les ligaments croisés.

Ligaments croisés. — Les ligaments croisés sont deux cordons fibreux très-résistants, situés à la partie postérieure de l'articulation, croisés
l'un avec l'autre et fixés d'un côté au fémur, de l'autre au tibia. Le
ligament croisé antérieur s'attache en dedans du condyle externe du
fémur et à l'échancrure antérieure de l'épine du tibia ; le ligament
croisé postérieur s'attache en dehors du condyle interne et à l'enfoncement raboteux situé derrière l'épine du tibia.

Placés plus près du sens de la flexion que de celui de l'extension, ils
servent à borner ce dernier mouvement.

Ligaments péri-articulaires. — Les ligaments péri-articulaires sont
au nombre de quatre.

A. En avant, le ligament rotulien, faisceau fibreux, épais, allongé,
aplati, attaché d'un côté à l'angle inférieur de la rotule et à l'enfoncement saillant qui est derrière cet angle, de l'autre à l'éminence saillante qui termine en haut le bord du tibia. C'est dans l'épaisseur
de ce ligament que se développe primitivement la rotule.

B. En arrière, le ligament postérieur, irrégulier, formé par une division du tendon du demi-membraneux et par quelques fibres propres, et
inséré d'une part à la tubérosité interne du tibia, de l'autre au condyle
externe du fémur.

Ce ligament est traversé par un grand nombre de vaisseaux qui vont dans l'articulation.

C. sur les côtés, le ligament latéral interne et le ligament latéral externe : le premier, étendu de la tubérosité interne du fémur à la partie supérieure du bord et de la face interne du tibia, le second allant de la tubérosité externe du fémur à l'extrémité supérieure du péroné.

Membrane synoviale. — La membrane synoviale de l'articulation fémoro-tibiale recouvre les parties antérieure et inférieure des condyles, la partie antérieure du tendon des jumeaux, le tendon du poplité, les ligaments croisés, la graisse qui est derrière eux, les ligaments semi-lunaires, la surface articulaire du tibia, le ligament rotulien, une grande quantité de tissu cellulaire environnant la face postérieure de la rotule et l'aponévrose du triceps. Quelquefois la membrane synoviale du genou présente des anomalies qu'il est utile de mentionner : on l'a vu se continuer avec la bourse muqueuse qui tapisse la face antérieure du ligament rotulien, avec la synoviale de l'articulation péronéo-tibiale supérieure, avec les bourses séreuses des jumeaux, etc., et par une anomalie toute différente, on a pu constater quelquefois l'indépendance du cul-de-sac qu'elle forme sous le triceps.

Mécanisme. — Cette articulation ne permet, à proprement parler, que les mouvements de flexion et d'extension : le mouvement de flexion n'a pour limite que la rencontre de la jambe et de la cuisse à angle très-aigu; le mouvement d'extension ne va pas au delà du point où les axes des deux premières sections du membre se confondent. Nous avons vu le rôle des ligaments croisés dans ce mouvement. Dans la demi-flexion on peut encore imprimer au genou quelques mouvements de latéralité très-obscurs.

Articulation péronéo-tibiale supérieure.

C'est une arthrodie.

Les surfaces osseuses qui sont en contact appartiennent : l'une à la tubérosité externe du tibia, l'autre à l'extrémité supérieure du péroné; elles sont planes, revêtues de cartilages, obliquement dirigées en bas et en dehors.

Les ligaments de cette articulation sont : l'un antérieur, l'autre postérieur.

Le premier, formé de fibres parallèles, s'attache à la partie antérieure du péroné et au devant de la tubérosité externe du tibia.

L'autre, plus étroit, va de la partie postérieure de la tubérosité externe du fémur à la partie postérieure de la tête du péroné.

Les surfaces articulaires et les ligaments sont tapissés par une membrane synoviale qui communique quelquefois avec celle du genou.

Des glissements obscurs sont les seuls mouvements qu'exécute cette articulation.

Articulation péronéo-tibiale inférieure.

C'est une amphiarthrose.

Les surfaces articulaires sont continues l'une à l'autre au moyen d'un ligament interosseux formé de fibres courtes, serrées, qui se fixent d'un côté sur la face interne du péroné, un peu au-dessus de la malléole, de l'autre sur la face externe du tibia, dans une rainure dont elle est creusée.

Deux ligaments fortifient l'articulation en dehors : un ligament antérieur, triangulaire, fixé au devant de l'extrémité tarsienne du péroné et au devant de la partie voisine du tibia, et un ligament postérieur fixé à la partie postérieure de l'extrémité tarsienne du péroné et à la partie adjacente du tibia.

Les deux os de la jambe ne se touchent pas par leur corps ; ils sont séparés par l'espace interosseux où se voit le ligament interosseux, mince, aplati, inséré sur le bord externe du tibia et sur une crête de la face interne du péroné. En haut, il commence un peu au-dessous de la partie supérieure de l'espace interosseux; en bas, il descend jusqu'à l'articulation péronéo-tibiale et se confond avec le ligament intermédiaire aux deux os.

Articulation tibio-tarsienne.

L'articulation tibio-tarsienne est un ginglyme parfait.

Surfaces articulaires. — Les surfaces articulaires sont : du côté de la jambe, la mortaise tibio-péronière formée au milieu par la surface quadrilatère de l'extrémité inférieure du tibia, et sur les côtés, par la face externe de la malléole interne et la face interne de la malléole externe ; du côté du pied, la poulie astragalienne au milieu, et sur les côtés les deux facettes latérales de l'astragale, triangulaires et accommodées à l'étendue des surfaces malléolaires.

Toutes ces parties sont revêtues d'un cartilage diarthrodial.

Ligaments. — Les ligaments qui maintiennent en rapport les éléments de cette articulation sont trois ligaments tibio-tarsiens et trois ligaments péronéo-tarsiens.

A. *Ligament tibio-tarsien antérieur.* — Large, peu résistant, allant de la partie antérieure du tibia au col de l'astragale, où il se continue avec le ligament supérieur de l'articulation astragalo-scaphoïdienne.

B. *Ligament tibio-tarsien interne.* — Très-résistant, inséré d'un côté sur le sommet de la malléole interne et de l'autre sur la partie interne de l'astragale et du calcanéum ; ses fibres nombreuses forment plusieurs couches superposées.

C. *Ligament tibio-tarsien postérieur.* — Formé de quelques fibres rares, très-faibles, allant de la partie postérieure du tibia à l'astragale.

D. *Ligament péronéo-tarsien antérieur.* — Aplati, quelquefois divisé en deux faisceaux, il s'insère en avant de la malléole externe et se termine sur la partie antérieure de la facette articulaire externe de l'astragale.

E. *Ligament péronéo-tarsien externe.* — Il naît du sommet de la malléole et va se fixer sur un tubercule de la face externe du calcanéum.

F. *Ligament péronéo-tarsien postérieur.* — Conique, s'insérant par son sommet à la partie postérieure de la malléole externe et se terminant par sa base sur les bords de la coulisse postérieure de l'astragale.

Membrane synoviale. — La membrane synoviale du coude-pied tapisse les surfaces osseuses articulaires, les ligaments, et entre les ligaments le tissu cellulaire périphérique ; elle pénètre à une certaine distance entre le tibia et le péroné.

Mécanisme. — L'articulation tibio-tarsienne n'exécute que des mouvements d'extension et de flexion : les mouvements de latéralité y sont normalement impossibles et deviennent un des signes de la **fracture** du péroné ou de la malléole interne lorsqu'on les perçoit.

Articulations tarsiennes.

Ces articulations sont des arthrodies. Une seule nous offre l'exemple d'une tête reçue dans une cavité, c'est l'articulation de l'astragale et du scaphoïde. On peut les classer comme il suit :

ARTICULATIONS

Astragalo- { calcanéenne. / scaphoïdienne.

Calcanéo- { cuboïdienne. / scaphoïdienne.

Scaphoïdo- { cuboïdienne. / cunéenne.

Cunéo- { cunéenne. / cuboïdienne.

1° Articulation astragalo-calcanéenne.

C'est une double arthrodie. Chacun des deux os qui la composent se répondent par deux facettes qu'une rainure profonde sépare l'une de l'autre. Ces facettes sont encroûtées de cartilages et maintenues en rapport :

1° Par un ligament interosseux fixé sur les rainures opposées du calcanéum et de l'astragale, composé d'un épais faisceau de fibres denses et serrées ;

2° Par un ligament externe inséré d'un côté au bas de la facette externe de l'astragale, de l'autre sur une saillie de la face externe du calcanéum ;

3° Par un ligament postérieur inséré à la partie postérieure de chacun des deux os, continu avec la coulisse fibreuse du long fléchisseur propre du gros orteil.

2° Articulation astragalo-scaphoïdienne.

La tête de l'astragale est reçue dans une cavité formée par le scaphoïde; un seul ligament, très-faible, soutient cette articulation, qui n'est solide que par l'union intime de chacun des deux os qui la composent avec le cuboïde. Ce ligament est placé au dos du pied; il est mince, demi–capsulaire, attaché sur le col de l'astragale et dans la demi–circonférence supérieure du scaphoïde.

3° Articulation calcanéo-cuboïdienne.

Elle est sur la même ligne que la précédente. Cette disposition permet de faire l'amputation partielle du pied entre les deux rangées.

Les surfaces articulaires sont : une facette concave de haut en bas du côté du calcanéum et une facette concave transversalement du côté du cuboïde.

Elles sont réunies par trois ligaments :

1° Le ligament calcanéo–cuboïdien supérieur, attaché aux parties supérieures des os contigus ;

2° Le ligament calcanéo–cuboïdien inférieur, superficiel, inséré en arrière sur la face inférieure du calcanéum et en avant sur la tubérosité inférieure du cuboïde et les extrémités postérieures des troisième et quatrième métatarsiens : c'est le plus fort et le plus long de tous les ligaments du pied ;

3° Le ligament calcanéo–cuboïdien inférieur, profond, moins long, mais aussi fort que le précédent, attaché aux faces inférieures des deux os contigus.

4° Articulation calcanéo-scaphoïdienne.

Dans cette articulation, les deux os ne sont pas en contact; ils sont maintenus à distance par deux ligaments très-importants en médecine opératoire :

1° Le ligament calcanéo-scaphoïdien inférieur, faisceau aplati, trèsépais, dirigé obliquement en dedans et en avant de la petite tubérosité du calcanéum, à la demi circonférence inférieure du scaphoïde ;

2° Le ligament calcanéo–scaphoïdien externe, faisceau court, arrondi, étendu de la partie antérieure et interne du calcanéum à la partie externe de la demi-circonférence inférieure du scaphoïde.

5° Articulation scaphoïdo-cuboïdienne.

Souvent le scaphoïde et le cuboïde s'articulent entre eux par des facettes planes, et toujours ils sont unis par trois ligaments : un ligament dorsal, un ligament plantaire et un ligament interosseux, qui sont courts, assez résistants et vont d'un os à l'autre.

6° Articulation scaphoïdo-cunéenne.

Le scaphoïde et les trois cunéiformes concourent à cette articulation, le premier par les trois facettes de sa partie antérieure, les autres par la facette articulaire de leur partie postérieure.

Trois ligaments dorsaux et trois ligaments plantaires maintiennent ces os en contact ; tous sont dirigés d'arrière en avant des faces dorsale et plantaire du scaphoïde aux faces correspondantes de chaque cunéiforme.

7° Articulations cunéennes.

Les cunéiformes s'opposent mutuellement leurs faces latérales et forment ainsi deux articulations qui ont chacune un ligament dorsal et un ligament plantaire. Ces ligaments vont de la face dorsale ou plantaire de chaque os à la face dorsale ou plantaire de l'os contigu. Les cunéiformes sont encore réunis par quelques fibres interosseuses.

8° Articulation cunéo-cuboïdienne.

Cette articulation ressemble en tous points aux articulations cunéennes.

9° Synoviales des articulations tarsiennes.

Toutes les articulations tarsiennes n'ont pas des synoviales indépendantes. D'un autre côté au tarse, on ne rencontre pas, comme au carpe, une synoviale commune envoyant un diverticulum à chaque articulation ; on y voit :

1° Une synoviale particulière pour les facettes postérieures de l'articulation astragalo-calcanéenne ;

2° Une synoviale commune aux deux facettes antérieures de l'articulation astragalo-calcanéenne et à l'articulation astragalo-scaphoïdienne ;

3° Une synoviale particulière pour l'articulation calcanéo-cuboïdienne ;

4° Une synoviale commune aux articulations scaphoïdo-cuboïdienne, scaphoïdo-cunéenne, cunéennes et cunéo-cuboïdienne.

10° Mécanisme.

L'astragale, dans ses articulations avec le calcanéum et le scaphoïde, exécute des mouvements de flexion, d'extension, d'adduction, d'abduction et de circumduction.

Les autres articulations tarsiennes ne permettent que quelques glissements obscurs. Du reste, il n'est pas difficile de reconnaître à leur disposition que le tarse est bien mieux organisé pour résister que pour se mouvoir.

Articulation tarso-métatarsienne.

Cette articulation, qui a acquis une grande importance depuis que Lisfranc a proposé d'y faire une amputation partielle du pied, est constituée par les os de la rangée antérieure du tarse et par l'extrémité postérieure des cinq métatarsiens.

Son interligne articulaire est sinueuse : 1° en dehors, au niveau du cuboïde et des cinquième et quatrième métatarsiens elle est oblique de dehors en dedans et d'arrière en avant: 2° au niveau du troisième cunéiforme et du troisième métatarsien elle est transversale; 3° au niveau du second cunéiforme et du second métatarsien elle est transversale et déprimée en une mortaise dont les côtés sont formés par les premier et troisième cunéiformes; 4° au niveau du premier cunéiforme et du premier métatarsien elle est oblique de dedans en dehors et d'arrière en avant.

Les surfaces articulaires sont encroûtées de cartilages et maintenues en rapport par des ligaments dorsaux, des ligaments plantaires et un ligament interosseux :

A. Le premier métatarsien et le premier cunéiforme sont réunis par un ligament dorsal et un ligament plantaire.

B. Le second métatarsien reçoit de chacun des trois cunéiformes un ligament dorsal et un ligament plantaire et du premier de ces os un ligament interosseux.

C. Le troisième métatarsien et le troisième cunéiforme sont réunis par un ligament dorsal et un ligament plantaire.

D. Enfin les deux derniers métatarsiens reçoivent chacun du cuboïde un ligament dorsal et un ligament plantaire.

Cette articulation est pourvue de trois synoviales distinctes :

A. La première se déploie sur le premier cunéiforme et le premier métatarsien.

B. La seconde est commune aux articulations du second et du troisième métatarsiens avec les cunéiformes correspondants.

C. La troisième est réservée aux deux derniers métatarsiens.

L'articulation tarso-métatarsienne exécute comme le tarse quelques glissements peu étendus.

Articulations métatarsiennes.

Elles comprennent les articulations des métatarsiens entre eux : à leurs extrémités postérieures, à leurs extrémités antérieures.

1° Articulations metatarsiennes posterieures.

Elles n'ont lieu qu'entre les quatre derniers métatarsiens. Chacune de ces articulations est pourvue d'un ligament dorsal, d'un ligament plantaire et d'un ligament interosseux.

Les synoviales de ces articulations sont une dépendance des synoviales tarso-métatarsiennes.

2° Articulations métatarsiennes antérieures.

Elles ont lieu entre tous les métatarsiens, mais sans qu'il y ait contiguïté des faces latérales de ces os : elles sont maintenues en rapport par le ligament transverse, qui ressemble sous tous les rapports à celui des articulations métacarpiennes inférieures.

Les métacarpiens n'exécutent entre eux que des mouvements limités de glissement réciproque.

Articulations métatarso-phalangiennes et phalangiennes.

Elles sont analogues aux articulations métacarpo-phalangiennes et phalangiennes, que nous avons décrites au membre thoracique.

Articulations hyoïdiennes.

1° Les grandes cornes de l'os hyoïde sont articulées par arthrodie avec le corps de l'os.

Les surfaces articulaires planes sont revêtues d'une couche mince de cartilage et tapissées par une petite membrane synoviale.

C'est le périoste qui, en passant de l'une de ces pièces osseuses à l'autre, forme la capsule fibreuse de leur articulation.

2° Les petites cornes s'articulent aussi par arthrodie à la fois avec le corps de l'os et avec les grandes cornes.

Les surfaces articulaires, les cartilages diarthrodiaux et la membrane synoviale sont analogues aux mêmes parties de l'articulation précédente. La capsule fibreuse est ici plus lâche et permet des glissements plus étendus.

3° L'os hyoïde et le crâne sont réunis par le ligament *stylo-hyoïdien*, qui va de l'apophyse styloïde du temporal au sommet de la petite corne hyoïdienne. Ce ligament est remarquable par les ossifications partielles qu'on rencontre assez souvent dans son tissu.

4° Nous parlerons ailleurs des articulations de l'os hyoïde avec le larynx.

SECTION III.

DESCRIPTION DES MUSCLES, OU MYOLOGIE.

Pour nous conformer autant que possible aux divisions que nous avons adoptées dans la description des os et des articulations, nous décrirons successivement :

1° Les muscles de la tête, comprenant :
- les muscles du crâne.
- les muscles de la face.

2° Les muscles du tronc, comprenant :
- les muscles postérieurs du tronc.
- les muscles antérieurs du tronc.
- les muscles inférieurs du tronc.

3° Les muscles des membres supérieurs, comprenant :
- les muscles de l'épaule.
- les mscles du bras.
- les muscles de l'avant-bras.
- les muscles de la main.

4° Les muscles des membres inférieurs, comprenant :
- les muscles de la hanche.
- les muscles de la cuisse.
- les muscles de la jambe.
- les muscles du pied.

Ces divisions sont moins naturelles que celles que nous avons suivies jusqu'à présent. Beaucoup de muscles vont du tronc aux membres, de la poitrine à l'abdomen, au cou, à la tête, etc., et il est impossible d'en faire des catégories assez distinctes pour qu'on oublie qu'ils ont été groupés au gré de l'anatomiste.

En outre elles ne comprennent ni les muscles de la vie organique ni même quelques muscles de la vie animale, comme ceux du larynx, que nous étudierons avec les organes dont ils font partie.

Art. 1er. MUSCLES DE LA TÊTE.

§ Ier. *Muscles du crâne.*

Les muscles du crâne comprennent l'occipito-frontal, les trois auriculaires et les muscles des osselets de l'ouïe, que nous décrirons avec l'oreille interne.

Muscle occipito-frontal.

Situé à la partie supérieure de la tête, large, mince, irrégulièrement quadrilatère, charnu en avant et en arrière, interrompu au milieu par une large aponévrose, ce muscle s'insère : en arrière, à la partie supérieure de la ligne courbe supérieure de l'occipital; en avant : 1° sur la ligne médiane du dos du nez par un petit prolongement connu sous le nom de muscle pyramidal; 2° dans la région du sourcil, où il se confond avec l'orbiculaire des paupières.

Sa face superficielle est unie à la peau au moyen d'une couche dense de tissu cellulaire; sa face profonde est appliquée en avant sur le sourcilier, latéralement sur les auriculaires, dans le reste de son étendue sur le périoste du crâne.

Ce muscle, lorsqu'il se contracte en prenant son point d'appui en arrière, attire les téguments de ce côté; il les attire en avant lorsqu'il prend son point d'appui du côté du front. En raison de ses adhérences avec l'orbiculaire des paupières et les auriculaires, il imprime quelques mouvements aux paupières et au pavillon de l'oreille.

Muscle auriculaire supérieur.

Placé sur la tempe, mince, en forme de triangle à base supérieure, ce muscle s'insère en haut à l'aponévrose épicrânienne et en bas au pavillon de l'oreille. Il est en rapport en avant avec la peau, en arrière avec le muscle temporal.

Il élève le pavillon de l'oreille.

Muscle auriculaire antérieur.

Placé sur la tempe devant l'oreille, mince, triangulaire, ce muscle s'attache par sa base sur l'apophyse zygomatique et par son sommet à la partie antérieure du pavillon de l'oreille.

Il est en rapport en avant avec la peau, en arrière avec des vaisseaux et des nerfs.

Il tire le pavillon de l'oreille en avant.

Muscle auriculaire postérieur.

Placé sur la tempe en arrière de l'oreille, mince et allongé, ce muscle s'attache sur la face externe de la région mastoïdienne du temporal et sur la partie postérieure du pavillon de l'oreille. En avant il est recouvert par la peau ; en arrière il est appliqué sur le muscle temporal.

Il tire en arrière le pavillon de l'oreille.

§ II. *Muscles de la face.*

Parmi les muscles de la face, les uns appartiennent plus spécialement à l'orbite, comme le sourcilier, l'orbiculaire des paupières, l'élévateur de la paupière supérieure, le grand oblique, le petit oblique et les quatre droits de l'œil ; les autres au nez, comme le pyramidal du nez, le triangulaire et le myrtiforme ; les autres à la bouche, comme l'orbiculaire des lèvres, l'élévateur propre de la lèvre supérieure, l'élévateur commun de la lèvre supérieure et de l'aile du nez, le grand zygomatique, le petit zygomatique, le canin, le triangulaire et le carré des lèvres, le muscle de la houppe du menton et le buccinateur ; les autres à la mâchoire inférieure, comme le temporal, le masséter et les deux ptérygoïdiens ; les autres au voile du palais, comme les péristaphylins interne et externe, le palatostaphylin, le pharyngo-staphylin et le glosso-staphylin.

Muscle sourcilier.

Mince, allongé, étendu sur l'arcade sourcilière, ce muscle s'insère en dedans sur la partie externe de la bosse nasale et en dehors sur la peau de la partie externe du sourcil. Il est en rapport en arrière avec l'arcade sourcilière, les vaisseaux et nerfs sus-orbitaires, et en avant avec les muscles occipito-frontal et orbiculaire des paupières. C'est après avoir traversé l'occipito-frontal qu'il vient s'insérer en dehors à la peau du sourcil.

Il attire en dedans et *fronce* le sourcil.

Muscle orbiculaire des paupières.

Large, mince, aplati, ovale transversalement ; fendu dans son grand diamètre, ce muscle est placé sur la base de l'orbite, dans l'épaisseur des paupières.

Ce muscle commence en dedans : 1° au bord antérieur de la gouttière lacrymale par un petit tendon qui croise la direction de cette gouttière à son tiers supérieur et adhère à la membrane fibreuse du sac lacrymal ; 2° à l'apophyse montante de l'os maxillaire supérieur ; 3° à la membrane fibreuse du sac lacrymal. De là ses fibres se portent en dehors et s'entrecroisent en sautoir à l'angle externe de l'œil.

Il est en rapport en avant avec la peau, dont il est séparé par une couche mince de tissu cellulaire fort lâche, et repose sur le muscle sourcilier en haut, sur le temporal en dehors, sur divers muscles de la face en bas, et dans le reste de son étendue sur la base de l'orbite et les parties fibreuses et fibro-cartilagineuses des paupières.

Il attire en dedans l'angle externe des paupières et rapproche l'un de l'autre les bords palpébraux.

La partie de ce muscle qui s'attache au sac lacrymal est décrite séparément sous le nom de muscle de Horner.

Muscle élévateur de la paupière supérieure.

La dure-mère pénètre dans l'orbite par le trou optique et par la fente sphénoïdale; de la fente sphénoïdale elle s'étale sur les os de l'orbite, et forme le périoste de cette cavité; du trou optique elle se porte en se dédoublant d'un côté sur le nerf optique, de l'autre sur le périoste de l'orbite : c'est l'angle de ce dédoublement qui constitue l'aponévrose de Zinn, à laquelle s'attachent plusieurs des muscles dont nous allons parler.

Le muscle élévateur de la paupière supérieure, placé à la partie supérieure de la cavité orbitaire, allongé, aplati, s'attache en arrière à la partie la plus élevée de l'aponévrose de Zinn et s'avance horizontalement jusqu'à la partie antérieure de l'orbite; là il devient vertical et va s'insérer en étalant ses fibres sur le bord supérieur du cartilage tarse de la paupière supérieure.

Il est en rapport par sa face supérieure avec la voûte orbitaire et par sa face inférieure avec le muscle droit supérieur en arrière et la conjonctive en avant.

Il porte en haut la paupière supérieure et l'attire un peu en arrière.

Muscle grand oblique de l'œil.

Placé à la partie interne et supérieure de l'orbite, allongé, horizontal en arrière, recourbé en avant, ce muscle s'attache sur l'aponévrose de Zinn et se dirige vers l'apophyse orbitaire externe; là il est pourvu d'un tendon qui se réfléchit dans un anneau ostéo-fibreux et va de haut en bas et d'avant en arrière se terminer sur la partie externe et postérieure du globe de l'œil.

La partie horizontale est contiguë en bas avec le globe de l'œil et les muscles droit interne et droit supérieur; sa portion réfléchie est recouverte par les muscles droit supérieur et droit externe.

Le grand oblique de l'œil imprime au globe de l'œil un mouvement de rotation par lequel la partie supérieure de cet organe est portée en dedans, sa partie inférieure en dehors et la pupille en bas et en dehors. Il est facile de s'en assurer en enlevant la partie postérieure de l'orbite et en tirant sur ce muscle au moyen d'un fil, comme l'a fait M. Bonnet.

Muscle petit oblique de l'œil.

Situé à la partie antérieure et inférieure de l'orbite, mince, allongé, étroit, ce muscle s'attache sur la partie inférieure de la base de l'orbite à la réunion de l'os malaire et du maxillaire supérieur; il glisse entre le globe de l'œil et le plancher de l'orbite et vient se terminer par une aponévrose mince à la partie externe et postérieure de l'œil, non loin de l'insertion du grand oblique.

Il répond en haut au globe de l'œil et au tendon du droit inférieur.

Le petit oblique imprime au globe de l'œil un mouvement de rotation par lequel la partie supérieure de cet organe est portée en dehors, sa partie inférieure en dedans et la pupille en haut et en dehors.

Lorsque les muscles grand et petit obliques se contractent ensemble, l'œil est tiré en avant et en dedans et la pupille portée un peu en dehors; l'axe antéro-postérieur de l'œil est allongé.

Muscles droits de l'œil.

Au nombre de quatre, séparés par le nerf optique en arrière, par le globe de l'œil en avant, distingués en supérieur, inférieur, externe et interne, ces muscles s'attachent ·

1º Le droit supérieur, à la partie supérieure de l'aponévrose de Zinn et à la partie supérieure de la sclérotique, à quelques lignes en arrière de son union avec la cornée;

2º Le droit inférieur, à la partie inférieure de l'aponévrose de Zinn et à la partie inférieure de la sclérotique, près de la cornée;

3º Le droit externe, sur la partie externe de l'aponévrose de Zinn par deux faisceaux entre lesquels glissent le nerf moteur oculaire externe, une branche du moteur oculaire commun et de l'ophtalmique de Willis, et sur la partie externe de la sclérotique au même niveau que les deux autres;

4º Le droit interne, sur la partie interne de l'aponévrose de Zinn et la partie correspondante de la sclérotique.

Ces quatre muscles font exécuter au globe de l'œil un mouvement de rotation, les droits supérieur et inférieur sur son axe transversal, les droits externe et interne sur son axe vertical. De cette façon ils portent l'œil, le droit supérieur en haut, le droit inférieur en bas, le droit externe en dehors, et le droit interne en dedans. Ensemble ils attirent l'œil en arrière et allongent son axe antéro-postérieur.

Muscle pyramidal du nez.

Situé à la partie antérieure et supérieure du nez, mince, triangulaire, ce muscle se continue en haut par sa base avec l'occipito-frontal et s'insère en bas par son sommet sur la partie moyenne des os propres du nez.

Il est sous-cutané en avant et repose en arrière sur le périoste de la bosse nasale et des os propres du nez.

Il agit concurremment avec l'occipito-frontal.

Muscle triangulaire du nez.

Placé sur les côtés triangulaires du nez, ayant sa base en dedans et son sommet en dehors, ce muscle s'attache par son sommet sur la partie interne de la fosse canine et par sa base sur les parties fibreuses et cartilagineuses de l'aile du nez.

Il tire en dehors l'aile du nez et dilate la narine dans l'inspiration.

Muscle myrtiforme.

Situé au-dessous de l'aile du nez, derrière la lèvre supérieure, aplati, irrégulier, ce muscle s'insère dans la fossette myrtiforme du maxillaire supérieur et se termine sur la partie postérieure de la branche externe du cartilage de l'aile du nez. Il se continue en haut et en dehors avec le muscle triangulaire.

Il tire en bas l'aile du nez, rétrécit la narine et est ainsi l'antagoniste du muscle précédent.

Muscle orbiculaire des lèvres.

Situé dans l'épaisseur des lèvres depuis leurs bords libres jusqu'à leur base, ce muscle décrit deux courbes demi-elliptiques, une dans chaque lèvre.

Il est formé de deux ordres de fibres : les unes sont étendues d'une lèvre à l'autre et forment un circuit complet; les autres se continuent avec les muscles que nous décrivons plus loin.

Ce muscle est en rapport en avant avec la peau, en arrière avec la membrane muqueuse.

Quand il se contracte en entier, il ferme l'ouverture buccale; lorsque ses fibres les plus excentriques agissent seules, il serre les lèvres à leur base et en fait saillir le bord libre, comme dans l'action de siffler, dans la prononciation de certaines consonnes, etc.

Muscle élévateur propre de la lèvre supérieure.

Aplati, quadrilatère, ce muscle s'insère sur la partie inférieure du contour de l'orbite au-dessus du trou sous-orbitaire et va se terminer vers le sillon naso-labial sur la peau et dans le muscle orbiculaire des lèvres.

Ce muscle repose en arrière sur les vaisseaux et les nerfs sous-orbitaires.

Il porte en haut la lèvre supérieure et l'attire un peu en dehors.

Muscle élévateur commun de l'aile du nez et de la lèvre supérieure.

Allongé, mince, triangulaire, situé sur les côtés du nez et de la lèvre supérieure, ce muscle s'attache en haut sur l'apophyse montante de l'os maxillaire supérieur, sur la base de l'orbite et quelquefois sur le sac lacrymal; en bas il s'insère par deux faisceaux sur la partie externe

du cartilage du nez et sur la peau du sillon naso-labial ; là il se continue en partie avec l'orbiculaire des lèvres.

Il élève l'aile du nez et la lèvre supérieure.

Muscle grand zygomatique.

Allongé, mince, étroit, le muscle grand zygomatique s'insère en haut
sur l'angle postérieur de l'os malaire par un tendon aplati très-distinct
et en bas à la commissure des lèvres ; là il se divise en trois faisceaux :
l'un d'eux s'attache à la membrane muqueuse, les deux autres se perdent dans le muscle orbiculaire.

Il porte la commissure des lèvres en haut, en arrière et en dehors.

Muscle petit zygomatique.

Situé en dedans du grand zygomatique, allongé comme lui, mais
beaucoup plus petit, ce muscle s'attache sur la partie moyenne de la
face externe de l'os malaire et se termine sur la peau du sillon naso-
labial et dans l'orbiculaire.

Il élève la lèvre supérieure et la porte en dehors.

Muscle canin.

Aplati, mince, large en haut, un peu rétréci en bas, ce muscle s'attache
en haut dans la fosse canine au-dessous du trou sous-orbitaire et se
confond en bas avec le muscle triangulaire.

Il élève et porte un peu en dedans la commissure des lèvres.

Muscle triangulaire des lèvres.

Triangulaire, aplati, situé au-dessous et un peu en dehors de la lèvre
inférieure, ce muscle s'attache en bas à la ligne oblique externe du
maxillaire inférieur, depuis le point ou s'insère le masséter jusqu'au trou
mentonnier ; en haut il se termine dans la commissure des lèvres, où il
se confond avec le canin.

Ses fibres moyennes sont verticales ; ses fibres antérieures sont obliques en haut et en arrière, et ses fibres postérieures obliques en haut
et en avant.

Il abaisse la lèvre inférieure et la tire un peu en dehors.

Muscle carré des lèvres.

Aplati, quadrilatère, ce muscle s'insère en bas sur la ligne oblique
externe du maxillaire supérieur, un peu au-dessus du triangulaire, et se
termine au-dessous de la lèvre inférieure dans le derme de la peau. Il
forme un raphé médian avec le muscle semblable du côté opposé. Il est
recouvert par le triangulaire et repose sur le muscle de la houppe du
menton, sur l'os maxillaire et la muqueuse buccale.

Il abaisse la lèvre inférieure et la porte un peu en dehors.

Muscle de la houppe du menton.

Triangulaire, inséré par son sommet sur la fossette mentonnière et par sa base à la peau du menton , ce muscle a pour effet , lorsqu'il se contracte, de déprimer la peau du menton vers l'os maxillaire ; il n'a aucune action sur les lèvres.

Muscle buccinateur.

Aplati, mince, quadrilatère, situé dans l'épaisseur des joues, ce muscle s'attache : en arrière, 1° sur le bord alvéolaire du maxillaire supérieur, 2° sur le bord alvéolaire du maxillaire inférieur, depuis leur partie postérieure jusqu'au niveau de la première grosse molaire, 3° sur l'aponévrose buccinato-pharyngienne, tendue entre l'aile interne de l'apophyse ptérygoïde et la ligne myloïdienne du maxillaire inférieur ; en avant, sur la commissure des lèvres , soit à la muqueuse . soit dans le muscle orbiculaire.

Le buccinateur est composé de trois ordres de fibres , les supérieures obliques en bas et d'arrière en avant, les moyennes horizontales, les inférieures obliques en haut et d'arrière en avant. Il est traversé à l'union de ses deux faisceaux supérieurs par le canal parotidien ; il est recouvert par tous les muscles de la face qui occupent la même région. Il est tapissé en dedans par la membrane muqueuse.

Le muscle buccinateur tire en arrière la commissure des lèvres. Il est un agent très-important de l'expiration de la mastication et de la déglutition.

Muscle temporal.

Triangulaire, rayonné, ayant sa base arrondie tournée en haut, ce muscle occupe toute la fosse temporale. Il s'insère en haut sur toute la partie osseuse de la fosse temporale et sur la face interne d'une aponévrose qui le bride en avant ; il se termine en bas par un tendon aplati qui passe sous l'arcade zygomatique et vient s'attacher à l'apophyse coronoïde de l'os maxillaire inférieur

Ses fibres antérieures sont obliques en bas et en arrière ; ses fibres moyennes sont à peu près verticales et ses fibres postérieures obliques en bas et en avant.

Ce muscle élève la mâchoire inférieure et la porte en arrière.

Muscle masséter.

Épais , quadrilatère, situé sur la face externe de la hanche de la mâchoire inférieure, ce muscle s'attache en haut sur la face interne et le bord inférieur de l'arcade zygomatique.

Il est composé de deux couches distinctes. La couche externe, qui procède du bord inférieur de l'arcade zygomatique par des fibres tendineuses, descend vers le bord inférieur du maxillaire, où elle se termine par un tissu fibreux plus ou moins apparent : la couche interne, qui naît de la face interne de l'arcade zygomatique presque sans intermédiaire fibreux, va s'insérer à la face externe de la mâchoire et un peu sur le tendon du muscle temporal.

Le rapport le plus remarquable du masséter est celui qu'il affecte avec le canal de sténon, qui le croise perpendiculairement.

Ce muscle élève directement la mâchoire ; c'est l'agent principal de la mastication.

Muscle ptérygoïdien interne.

Encore appelé masséter interne, ce muscle a la même forme que le précédent et repose sur la face interne de la branche de la mâchoire comme le masséter sur sa face externe. Il s'attache en haut sur toute l'étendue de la fosse ptérygoïdienne, se dirige obliquement en bas et en dehors et vient se terminer sur le bord inférieur de la mâchoire jusqu'à son angle.

Le ptérygoïdien interne forme avec le consctricteur supérieur du pharynx un espace triangulaire où se trouvent l'artère carotide et la veine jugulaire internes, les nerfs pneumo-gastrique, grand sympathique, glosso-pharyngien, spinal et grand hypoglosse. Il est séparé en haut de la branche de la mâchoire par un intervalle où se trouvent le ligament sphéno-maxillaire, l'artère maxillaire interne, les vaisseaux et nerfs dentaires inférieurs, les nerfs buccal, lingual et temporal superficiel.

Il élève la mâchoire comme le masséter et la porte légèrement en dedans.

Muscle ptérygoïdien externe.

Plus petit et plus court que le précédent, situé plus haut que lui, ce muscle naît de la face externe de l'apophyse ptérygoïde et de l'os palatin ; de là il se porte horizontalement en arrière et en dehors, se rétrécit un peu et va s'attacher à la face antérieure du col du condyle de la mâchoire et sur le cartilage interarticulaire de l'articulation temporo-maxillaire.

Il concourt avec le ptérygoïdien interne à former l'espace ptérygo-maxillaire dont nous avons parlé.

Il attire en avant et en dedans le condyle de la mâchoire ; seul il peut imprimer à cet os un mouvement tel que le menton soit porté du côté opposé ; avec son semblable il concourt à l'abaissement de la mâchoire.

Muscle péristaphylin externe.

Placé dans la fosse ptérygoïde et dans le voile du palais, mince, allongé, aplati, ce muscle s'attache en haut dans l'enfoncement scaphoïdien de l'apophyse ptérygoïde et sur la partie voisine de la trompe d'Eustache, et en bas à la crête de la face inférieure de l'os palatin et dans le voile du palais, où il se confond avec le même muscle du côté opposé.

Vertical dans sa portion supérieure, charnue, il devient horizontal dans sa portion inférieure, tendineuse, qui se réfléchit sur le crochet de l'aile interne de l'apophyse ptérygoïde.

Ce muscle tire en dehors le voile du palais, qu'il tend en travers ; il peut aussi dilater la trompe d'Eustache.

Muscle péristaphylin interne.

Grêle, étroit, allongé, ce muscle est placé en arrière du voile du palais ; il s'insère en haut sur la face inférieure du rocher, près du canal carotidien et à la partie voisine de la trompe d'Eustache, et se termine en bas dans le voile du palais, où il forme un raphé médian avec le même muscle du côté opposé.

Il est oblique de haut en bas, d'avant en arrière et de dehors en dedans ; il est charnu partout, excepté à son insertion supérieure.

Il élève le voile du palais.

Muscle palato-staphylin.

Allongé, fusiforme, placé dans le voile du palais de chaque côté de la ligne médiane, ce muscle s'attache en avant sur l'épine nasale postérieure, s'avance dans l'épaisseur de la luette et se termine à la membrane muqueuse de cette appendice.

Il raccourcit et élève la luette et le voile du palais.

Muscle pharyngo-staphylin.

Ce muscle, placé dans l'épaisseur du pilier postérieur du voile du palais, s'attache en bas sur le bord postérieur du cartilage thyroïde et dans l'épaisseur du pharynx ; de là il se porte vers le voile du palais, où il se confond en partie avec le même muscle du côté opposé, en partie avec les péristaphylins.

Il abaisse le voile du palais et élève le pharynx et le larynx.

Muscle glosso-staphylin.

Il est placé dans l'épaisseur du pilier antérieur du voile du palais ; il commence en bas sur les côtés de la base de la langue et se termine sur l'aponévrose du péristaphylin externe.

Le muscle glosso-staphylin, le plus grêle de tous les muscles palatins, abaisse le voile du palais et élève la base de la langue.

Art. II. MUSCLES DU TRONC.

§ Ier. *Muscles postérieurs du tronc.*

Les muscles postérieurs du tronc sont, en procédant de la superficie aux parties profondes : le trapèze, le grand dorsal, le rhomboïde, l'angulaire de l'omoplate, les petits dentelés postérieurs, le splénius, le petit complexus, le grand complexus, les grand et petit droits postérieurs de la tête, les grand et petit obliques de la tête, le sacro-spinal, les transversaires épineux et les interépineux.

Muscle trapèze.

Large, mince, de forme trapézoïde, placé à la partie postérieure du cou et du dos, ce muscle s'attache : 1° en haut, sur la ligne courbe supérieure de l'occipital ; 2° en dedans, sur le ligament surépineux cervical, sur l'apophyse épineuse de la septième vertèbre cervicale et de toutes les vertèbres lombaires.

De là ces fibres se portent en dehors, les supérieures et les inférieures obliquement, les moyennes transversalement, 1° sur le tiers externe du bord postérieur de la clavicule, 2° sur l'acromion et l'épine du scapulum.

Les insertions se font par des fibres tendineuses très-apparentes ; à la hauteur des deuxième et troisième vertèbres dorsales il forme une aponévrose demi-elliptique et à son extrémité inférieure une aponévrose triangulaire.

Quand le trapèze prend son point fixe sur la tête, il tire l'épaule en haut et en arrière.

Quand il prend son point fixe sur l'épaule, il étend la tête et l'incline de son côté s'il se contracte seul et l'étend directement s'il se contracte avec le muscle semblable du côté opposé.

Quand il se contracte en totalité, il rapproche du tronc la tête et l'épaule.

Muscle grand dorsal.

Ce muscle occupe surtout la partie postérieure et inférieure du tronc. Aplati, large en bas, étroit en haut, à peu près triangulaire, il s'attache par une large aponévrose : 1° aux apophyses épineuses des sept vertèbres dorsales inférieures et de toutes les vertèbres lombaires et sacrées ; 2° à la moitié postérieure de la crète iliaque ; 3° aux quatre côtés inférieures, où ses fibres forment des digitations qui alternent avec celles du grand dentelé.

De là ses fibres se dirigent de bas en haut sur un tendon commun à ce muscle et au grand rond et inséré sur la lèvre postérieure de la coulisse bicipitale de l'humérus.

Le grand dorsal, quand il prend son point d'appui sur l'humérus, attire la partie inférieure du tronc vers le bras ; quand il prend son point d'appui sur le tronc, il porte le bras dans la rotation en dedans, le rapproche du tronc et l'entraîne en arrière. Par ses digitations costales, il sert à l'inspiration en élevant les côtes.

Muscle rhomboïde.

Aplati, de forme losangique, ce muscle commence à la partie inférieure du ligament surépineux cervical, aux apophyses épineuses de la septième vertèbre cervicale et des quatre premières dorsales, et se porte de là à la lèvre externe du bord spinal du scapulum.

Le rhomboïde est quelquefois divisé en deux portions : l'une, supérieure ou petit rhomboïde, s'attache au bord spinal de l'omoplate au-dessus de l'épine de cet os; l'autre, inférieure ou grand rhomboïde, s'attache à l'omoplate au-dessous de son épine.

Ce muscle, lorsqu'il prend son point fixe sur la colonne vertébrale, attire le scapulum en arrière et en bas, et rapproche le tronc de l'épaule quand il prend son point fixe sur le scapulum.

Muscle angulaire du scapulum.

Situé à la partie postérieure et latérale du cou, plus large en haut qu'en bas, ce muscle s'insère en bas sur l'angle et un peu sur le bord postérieur du scapulum et va se terminer, par trois ou quatre chefs distincts, sur les apophyses transverses des trois ou quatre premières vertèbres cervicales.

Quand il prend son point fixe sur le scapulum, ce muscle incline le cou latéralement s'il se contracte seul et l'étend directement s'il se contracte avec le même muscle du côté opposé; quand il prend son point fixe sur le cou, il élève le scapulum en déprimant le moignon de l'épaule.

Muscle petit dentelé, postérieur et supérieur.

Situé à la partie supérieure du dos, ce muscle s'insère par une aponévrose mince sur le ligament cervical et sur les apophyses épineuses de la septième vertèbre cervicale et des trois premières vertèbres dorsales; de là il se porte, après s'être divisé en quatre faisceaux, sur le bord supérieur des deuxième, troisième, quatrième et cinquième côtes.

Il élève les côtes et concourt à l'inspiration.

Muscle petit dentelé, postérieur et inférieur.

Situé à la partie inférieure du dos, ce muscle naît des apophyses épineuses des deux dernières vertèbres dorsales et des deux premières lombaires par une aponévrose qui lui est commune avec le grand dorsal. Il se porte ensuite, après s'être divisé en quatre faisceaux, sur le bord inférieur des quatre dernières côtes.

Il abaisse les côtes et concourt à l'expiration.

Muscle splénius.

Situé à la partie postérieure du cou, allongé, aplati, plus large en haut qu'en bas, ce muscle d'un côté s'attache au tiers inférieur du ligament interépineux cervical et aux apophyses épineuses de la septième vertèbre cervicale et des cinq ou six premières dorsales par autant de chefs distincts, de l'autre il se divise en deux faisceaux dont l'un, le faisceau céphalique, va s'insérer sur la ligne courbe supérieure de l'occipital et sur l'apophyse mastoïde; dont l'autre, le faisceau cervical, s'insère sur les apophyses transverses des trois ou quatre premières vertèbres cervicales. Quand le splénius prend son point fixe en bas et qu'il se contracte seul, il tourne de son côté la tête et le cou; s'il se contracte avec le même muscle du côté opposé, il produit l'extension de ces parties.

Quand il prend son point fixe en haut, il imprime au tronc le même mouvement de rotation ou d'extension.

Muscle petit complexus.

Situé à la nuque, au-dessous du splénius, mince, allongé, ce muscle s'insère par sept ou huit faisceaux aux apophyses transverses des deux premières vertèbres dorsales et des cinq ou six dernières vertèbres cervicales; il se porte de là à la partie postérieure de l'apophyse mastoïde.

Il a la même action que le faisceau céphalique du splénius.

Muscle grand complexus.

Plus développé que le précédent, situé à la nuque plus profondément que lui, ce muscle s'insère en bas à la base des apophyses transverses des cinq ou six premières vertèbres dorsales et des apophyses articulaires des six dernières cervicales par de petits tendons, brillants, aplatis, auxquels succèdent les fibres charnues; il se porte ensuite obliquement en haut et en dedans vers la tête et s'attache à la moitié interne de l'espace compris entre les deux lignes courbes de l'occipital.

A sa partie moyenne, le grand complexus est interrompu par une aponévrose, surtout en dedans, où il constitue un véritable muscle digastrique.

Il est extenseur de la tête quand il se contracte avec son semblable du côté opposé; il lui imprime un léger mouvement de rotation quand il se contracte seul.

Muscle grand droit postérieur de la tête.

Aplati, triangulaire, situé à la partie la plus profonde de la nuque, ce muscle s'attache en bas à l'apophyse épineuse de l'axis et en haut à la ligne courbe inférieure de l'occipital.

Il étend la tête sur la colonne vertébrale quand il agit avec son semblable, et lui imprime un mouvement de rotation quand il agit seul.

Muscle petit droit postérieur de la tête.

Placé en dedans et en avant du muscle précédent, le petit droit postérieur de la tête s'attache en bas au tubercule de l'arc postérieur de l'atlas et en haut sur les rugosités situées au-dessous de la ligne courbe occipitale inférieure.

Il étend la tête sur la colonne vertébrale.

Muscle grand oblique de la tête.

Allongé, fusiforme, le grand oblique provient de l'apophyse épineuse de l'axis, se dirige en avant et en dehors et va s'attacher sur la face postérieure de l'apophyse transverse de l'atlas.

Ce muscle imprime à l'atlas un mouvement de rotation qui, se communiquant à la tête, tourne la face de son côté.

Muscle petit oblique de la tête.

Triangulaire, placé au-dessus du précédent, ce muscle naît par un tendon aplati de l'apophyse transverse de l'atlas, se dirige de dehors en dedans vers la tête et s'attache sur les rugosités situées au-dessous de la ligne courbe occipitale inférieure.

Le petit oblique imprime à la tête un mouvement de rotation ou d'extension suivant qu'il se contracte seul ou avec le muscle semblable du côté opposé.

Muscle sacro-spinal.

Ce muscle occupe les gouttières vertébrales : en bas il forme une seule masse indivise ; mais en haut il se sépare en deux faisceaux, l'un externe, l'autre interne.

A. *Portion indivise du sacro-spinal.* — Elle est située dans les gouttières sacrées et lombaires et recouverte par une large aponévrose qui donne insertion à un grand nombre de fibres charnues ; la partie du muscle qui ne procède pas de cette aponévrose s'insère en bas sur la crête iliaque, sur l'extrémité inférieure du sacrum et sur les dernières apophyses épineuses lombaires.

De là les fibres charnues se portent de bas en haut, les unes sur les tubercules articulaires des vertèbres lombaires, les autres au dos ou au cou, où elles constituent les deux faisceaux que nous avons mentionnés.

B. *Faisceau externe du sacro-spinal.* — Ce faisceau est formé de deux ordres de fibres : les unes sont la continuation de la portion indivise et viennent se terminer sur les côtes près leurs angles ; les autres naissent des côtes mêmes à mesure que les premières s'épuisent et continuent le muscle jusqu'aux apophyses transverses des deux ou trois dernières vertèbres cervicales.

C. *Faisceau interne du sacro-spinal.* — Comme le précédent, il est formé de deux ordres de fibres : les unes viennent de la portion indivise et se terminent suivant deux lignes, sur les côtes près de leurs articulations costo-transversaires et sur les apophyses transverses des vertèbres dorsales ; les autres naissent des apophyses transverses des vertèbres dorsales et viennent se terminer sur les mêmes apophyses des dernières vertèbres cervicales.

Les deux faisceaux du sacro-spinal sont séparés par un tissu cellulaire lâche.

Ce muscle est essentiellement extenseur du tronc. On conçoit qu'il puisse abaisser ou élever les côtes, imprimer au cou des mouvements de rotation ; mais il n'agit puissamment que dans l'extension du tronc.

Muscles transversaires épineux.

On désigne sous cette dénomination un certain nombre de faisceaux musculaires qui vont aux apophyses épineuses en procédant, au cou et aux lombes, des apophyses articulaires, et au dos, des apophyses transverses.

Ces faisceaux peuvent être distingués en superficiels et profonds : les premiers vont d'une vertèbre inférieure à la troisième, quatrième, cinquième ou sixième vertèbre qui est au-dessus ; les seconds s'insèrent au contraire à deux vertèbres voisines.

Ils commencent à la partie inférieure de la région sacrée et finissent à l'apophyse épineuse de l'axis ; ils sont plus développés aux lombes et au cou qu'au dos et dans les gouttières sacrées, où ils n'existent qu'à l'état rudimentaire.

Extenseurs et rotateurs des vertèbres quand ils n'agissent que d'un côté, les transversaires-épineux ne produisent que l'extension lorsqu'ils se contractent simultanément.

Muscles interépineux.

Les interépineux dorso-lombaires sont situés sur les côtés des apophyses épineuses du dos et des lombes. Ils sont toujours plus ou moins confondus avec les faisceaux précédents et n'ont qu'une importance médiocre.

Les interépineux cervicaux, aplatis, quadrilatères, sont au nombre de douze, placés de champ les uns à côté des autres, disposés par paires entre les apophyses épineuses cervicales et insérés en haut et en bas sur la bifurcation de ces apophyses.

Les interépineux dorso-lombaires étendent les vertèbres dorsales sur les vertèbres lombaires.

Les interépineux cervicaux étendent les vertèbres cervicales les unes sur les autres, et, quand ils se contractent simultanément, la colonne cervicale sur la colonne dorso-lombaire.

§ II. *Muscles antérieurs du tronc.*

Nous subdivisons les muscles antérieurs du tronc en muscles antérieurs du cou, muscles antérieurs de la poitrine, muscles antérieurs de l'abdomen et muscles antérieurs de la colonne vertébrale.

MUSCLES ANTÉRIEURS DU COU.

Les muscles antérieurs du cou sont situés : les uns à la superficie, comme le peaucier et le sterno-mastoïdien ; les autres au-dessus de l'os hyoïde, comme le digastrique, le mylo-hyoïdien, le stylo-hyoïdien, le génio-hyoïdien, le génio-glosse, le stylo-glosse, l'hyo-glosse, les constricteurs du pharynx et le stylo-pharyngien ; les autres au-dessous de l'os hyoïde, comme le sterno-hyoïdien, le scapulo-hyoïdien, le sterno thyroïdien, le thyro-hyoïdien et les muscles du larynx, qui seront décrits avec cet organe.

Muscle peaucier.

Mince, quadrilatère, placé immédiatement sous la peau, ce muscle s'attache en haut : 1° sur le bord inférieur du maxillaire inférieur, 2° sur la ligne oblique externe du même os, 3° à la commissure des lèvres par un faisceau appelé muscle *risorius de Santorini*, 4° à la peau qui recouvre ces parties ; en bas il s'insère sur la peau qui recouvre l'acromion et les parties externe et antérieure de la poitrine ; il se termine en dehors dans les régions latérales et postérieure du cou ; en dedans il s'unit avec celui du côté opposé au moyen de l'aponévrose cervicale superficielle.

Le peaucier tend et fronce la peau du cou ; il concourt à l'abaissement de la mâchoire et au tiraillement en bas de la commissure des lèvres, ce qui a lieu dans le rire.

Muscle sterno-mastoïdien.

Allongé, aplati, situé en haut sur les côtés et en bas sur la partie antérieure du cou, ce muscle s'attache d'un côté, par deux faisceaux distincts, à l'extrémité du sternum et au tiers interne du bord supérieur de la clavicule ; de l'autre, à la face externe de l'apophyse mastoïde et à la ligne courbe supérieure de l'occipital.

Le sterno-mastoïdien a des rapports importants avec l'artère carotide, dont il est le muscle satellite. En bas, le nerf spinal passe dans l'intervalle de ses deux faisceaux.

Il imprime à la tête un mouvement de rotation dans lequel la face se dirige du côté opposé au muscle contracté ; quand il se contracte avec son semblable, il porte la tête en avant sans abaisser le menton ; si la tête est fixée, il peut élever le sternum et concourir à l'inspiration.

Muscle digastrique.

Situé à la partie supérieure du cou, ce muscle s'attache en haut par un petit tendon sur la rainure digastrique du temporal ; de là il se porte obliquement en bas et en avant, traverse le muscle stylo-hyoïdien et une poulie fibreuse que lui fournit l'os hyoïde, se recourbe de bas en haut et vient s'insérer au bord inférieur de la mâchoire près de la symphyse.

Il est tendineux à ses deux extrémités et à sa partie moyenne. La glande sous-maxillaire se trouve dans la concavité de l'anse qu'il décrit.

Si la tête est fixée, ce muscle élève l'os hyoïde ; il abaisse la mâchoire inférieure quand l'os hyoïde et l'occiput sont fixés, et l'occiput quand c'est la mâchoire et l'os hyoïde qui lui servent de point d'appui.

Muscle mylo-hyoïdien.

Impair, triangulaire, ce muscle s'attache en haut sur toute la longueur de la ligne myloïdienne de la mâchoire inférieure et en bas sur le bord supérieur du corps de l'os hyoïde ; ses fibres sont dirigées en bas et en dedans : celles qui n'atteignent pas l'os hyoïde forment sur la ligne médiane un raphé qui est la limite des deux mylo-hyoïdiens pour les anatomistes, qui regardent ce muscle comme pair.

Le mylo-hyoïdien élève l'os hyoïde quand la mâchoire est fixée, et abaisse la mâchoire quand c'est l'hyoïde qui est le point fixe.

Muscle stylo-hyoïdien.

Grêle, allongé, ce muscle s'attache en haut à la partie inférieure et moyenne de l'apophyse styloïde du temporal, et en bas sur la partie supérieure de l'os hyoïde à l'union du corps et de la grande corne de cet os.

Près de l'hyoïde il est divisé en deux faisceaux, dans l'intervalle desquels passe le muscle digastrique.

Ce muscle élève l'os hyoïde et le porte un peu en dehors ; il élève cet os et le porte en arrière quand il se contracte avec son semblable.

Muscle génio-hyoïdien.

Allongé, mince, plus large en bas qu'en haut, ce muscle s'attache à l'apophyse géni du maxillaire inférieur et au bord supérieur du corps de l'os hyoïde.

Il élève l'os hyoïde ou abaisse la mâchoire comme le muscle précédent.

Muscle génio-glosse.

Aplati transversalement, triangulaire, ce muscle s'attache d'un côté à l'apophyse géni du maxillaire inférieur, de l'autre au derme de la membrane muqueuse de la face supérieure de la langue.

Les fibres supérieures de ce muscle se portent vers la pointe de la langue en décrivant une courbe à concavité antérieure ; les moyennes sont à peu près transversales, et les inférieures très-obliques en bas.

Quand ce muscle prend sont point fixe sur la langue, il abaisse la mâchoire ; mais il est essentiellement moteur de la langue, qu'il peut porter en avant, en arrière ou en bas, en raison des trois directions principales de ses fibres.

Muscle stylo-glosse.

Allongé, aplati, ce muscle s'attache d'un côté à l'apophyse styloïde du temporal et au ligament stylo-maxillaire, de l'autre dans l'épaisseur de la langue, où il se divise en deux faisceaux, l'un qui va à la pointe de cet organe, l'autre qui va à sa base après s'être entrelacé avec l'hyoglosse.

Ce muscle par son premier faisceau recourbe en haut la pointe de la langue, tandis qu'il soulève sa base avec le second.

Muscle hyo-glosse.

Mince, aplati, quadrilatère, ce muscle se fixe en bas sur le corps et sur les grande et petite cornes de l'os hyoïde par trois faisceaux distincts.

Le premier faisceau va du corps de l'os hyoïde sur le bord de la langue jusqu'à la pointe de cet organe, où il se termine sur la membrane muqueuse.

Le second faisceau va de la grande corne de l'os hyoïde au bord et à la face supérieure de la langue ; il se fixe sur la membrane muqueuse un peu en arrière du précédent.

Le troisième faisceau va de la petite corne de l'hyoïde à la face supérieure de la langue et se termine sur la muqueuse correspondante.

Les deux premiers faisceaux de ce muscle attirent la langue de leur côté quand ils se contractent seuls et la portent en arrière quand ils se contractent avec les faisceaux semblables du côté opposé ; le troisième faisceau la porte toujours en arrière, soit qu'il se contracte seul, soit qu'il se contracte avec son semblable.

Muscle constricteur inférieur du pharynx.

Large, mince, quadrilatère, ce muscle s'attache d'un côté sur le premier cerceau de la trachée, sur la face externe du cartilage cricoïde et sur la bande fibreuse appelée ligne oblique externe du cartilage thyroïde, de l'autre à la partie moyenne et inférieure du pharynx, où il se confond avec celui du côté opposé sur un repli fibro-celluleux.

Ses fibres sont obliques de bas en haut et d'avant en arrière.

Muscle constricteur moyen.

Large, mince, triangulaire, ce muscle s'attache d'un côté sur l'angle formé par la réunion de la grande et de la petite corne de l'os hyoïde, de l'autre à la partie moyenne du pharynx sur un raphé médian, fibro-celluleux, où il se confond avec celui du côté opposé.

Ses fibres moyennes sont horizontales ; ses fibres inférieures sont obliques d'avant en arrière et de haut en bas ; ses fibres supérieures sont obliques d'avant en arrière et de bas en haut.

Muscle constricteur supérieur.

Large, mince, quadrilatère, ce muscle commence : 1° sur les parties latérales de la base de la langue, 2° sur l'extrémité postérieure de la ligne myloïdienne de la mâchoire inférieure, 3° sur l'aponévrose buccinato-pharyngienne, 4° sur l'aile interne de l'apophyse ptérygoïde ; il se termine sur la ligne médiane de la partie supérieure du pharynx en se confondant avec le muscle semblable du côté opposé sur l'aponévrose céphalo-pharyngienne.

Ses fibres supérieures sont obliques de bas en haut et décrivent des courbes à concavité supérieure ; les autres sont à peu près horizontales.

Ces trois muscles s'imbriquent de telle manière, qu'à sa partie supérieure le constricteur inférieur recouvre en arrière le constricteur moyen et celui-ci le constricteur supérieur.

Ils resserrent le pharynx et le portent en haut; les constricteurs inférieur et moyen peuvent en outre élever le pharynx et l'os hyoïde.

Muscle stylo-pharyngien.

Ce muscle s'attache en haut à l'apophyse styloïde du temporal comme le stylo-hyoïdien, le stylo-glosse et le ligament stylo-maxillaire, avec lesquels il forme le *bouquet anatomique de Riolan;* de là il se porte en bas, en dedans et en arrière, passe sous le bord supérieur du constricteur moyen, et se termine en partie dans le pharynx et en partie sur le bord postérieur du cartilage thyroïde et sur la grande corne de l'os hyoïde.

Le stylo-pharyngien élève le pharynx, l'os hyoïde et le larynx.

Muscle sterno-hyoïdien.

Mince, allongé, placé près de la ligne médiane dans la région soushyoïdienne, ce muscle s'attache en bas à la face postérieure de l'extrémité supérieure du sternum, à la partie supérieure du cartilage de la première côte, en haut au bord inférieur du corps de l'os hyoïde.

Il abaisse l'os hyoïde ou concourt à l'élévation du sternum quand l'hyoïde est fixé.

Muscle scapulo-hyoïdien.

Allongé, étroit, digastrique, ce muscle s'attache en bas sur le bord supérieur du scapulum, un peu en arrière de l'échancrure sus-scapulaire; de là il se dirige presque horizontalement en dedans, en suivant le bord de la clavicule, se recourbe en haut et vient s'insérer au bord inférieur de l'os hyoïde près de la grande corne.

A sa partie moyenne, ce muscle est interrompu par un tendon. Quand il agit seul, il abaisse l'os hyoïde et l'attire un peu de son côté; avec son semblable, il abaisse l'os hyoïde et le porte en arrière.

Muscle sterno-thyroïdien.

Placé au-dessous des deux muscles précédens, le sterno-thyroïdien s'attache en bas à la face postérieure du cartilage de la première côte et de l'extrémité supérieure du sternum, en haut à la ligne oblique du cartilage thyroïde.

Muscle thyro-hyoïdien.

Très-court, quadrilatère, ce muscle s'attache d'un côté à la ligne oblique du cartilage thyroïde, de l'autre au bord inférieur du corps de l'os hyoïde et à sa grande corne.

Il rapproche l'un de l'autre le cartilage thyroïde et l'os hyoïde.

Nous ne parlerons des muscles intrinsèques du larynx qu'après avoir décrit les cartilages auxquels ils s'insèrent.

MUSCLES ANTÉRIEURS DE LA POITRINE.

Les muscles antérieurs de la poitrine sont situés : les uns au devant du sternum et des côtes, comme le grand pectoral, le petit pectoral, le sous-clavier et le grand dentelé ; les autres entre les côtes, comme les intercostaux ; les autres en arrière du sternum et des côtes, comme le triangulaire du sternum et les sous-costaux.

Muscle grand pectoral.

Large, aplati, triangulaire, situé au devant de la poitrine et de l'aisselle, ce muscle s'insère d'un côté sur toute la longueur de la face antérieure du sternum, sur les cartilages des deuxième, troisième, quatrième, cinquième et sixième côtes et sur le tiers interne du bord antérieur de la clavicule.

Les fibres qui viennent de la clavicule sont obliques en bas et en dehors, celles de la partie antérieure du sternum sont horizontales, et les autres obliques en haut et en dehors ; toutes se terminent sur un tendon aplati qui s'insère sur la lèvre antérieure de la coulisse bicipitale de l'humérus.

Quand le grand pectoral prend son point fixe sur le tronc, il est élévateur et adducteur du bras par son faisceau claviculaire, adducteur et abaisseur du moignon de l'épaule par ses fibres costales ; quand il prend son point fixe sur le bras, il élève les côtes et concourt à l'inspiration.

Muscle petit pectoral.

Situé au-dessous du muscle précédent, plus petit que lui, triangulaire, le petit pectoral s'insère d'un côté sur les troisième, quatrième et cinquième côtes, et de l'autre sur le bord antérieur de l'apophyse coracoïde du scapulum.

Ses fibres sont dirigées obliquement en haut et dehors ; elles convergent les unes vers les autres et se réunissent sur un tendon aplati au moyen duquel se fait l'insertion scapulaire.

Ce muscle élève les côtes ou attire en avant et en bas le moignon de l'épaule, suivant qu'il prend son point fixe sur l'épaule ou sur le thorax.

Muscle sous-clavier.

Allongé, demi-penniforme, situé entre la clavicule et la première côte, ce muscle s'attache en dehors et en haut sur le tiers moyen de la face inférieure de la clavicule, en bas et en dedans sur la première côte au point où elle s'unit à son cartilage : cette dernière insertion se fait au moyen d'un petit tendon qui reçoit les fibres charnues sur une de ses faces, comme les barbes d'une plume.

Ce muscle élève la première côte ou déprime l'extrémité externe de la clavicule, mais dans des limites très-restreintes.

Muscle grand dentelé.

Large, mince, quadrilatère, situé sur les côtés de la poitrine, ce muscle s'attache d'un côté sur les huit premières côtes par autant de digitations et de l'autre sur le bord spinal de l'omoplate et sur son angle inférieur.

Les cinq faisceaux les plus inférieurs de ce muscle s'entrecroisent avec les digitations du grand oblique de l'abdomen; ils viennent s'insérer ensemble sur l'angle du scapulum, tandis que les autres vont au bord postérieur de l'os.

Le grand dentelé élève les côtes quand il prend son point fixe sur le scapulum; au contraire il attire le scapulum en avant et relève le moignon de l'épaule, en imprimant au premier un mouvement de rotation, quand il prend son point fixe sur le thorax.

Muscles intercostaux.

Ces muscles sont au nombre de vingt-deux de chaque côté, situés dans les espaces intercostaux, les uns en dehors, les autres en dedans de ces espaces, et distingués pour cette raison en *intercostaux externes* et *intercostaux internes*.

Les muscles que l'on décrit quelquefois sous le nom de surcostaux sont une dépendance des intercostaux externes.

1° Les intercostaux externes commencent à la partie postérieure des espaces intercostaux et se terminent en avant vers l'union des côtes avec leurs cartilages; ils s'insèrent sur la lèvre externe des deux bords opposés des côtes. Leurs fibres sont obliques de haut en bas et d'arrière en avant.

Ils sont alternativement élévateurs et abaisseurs des côtes, suivant qu'ils prennent leur point fixe sur la côte supérieure ou sur l'inférieure.

2° Les intercostaux internes commencent à la partie antérieure des espaces intercostaux et se terminent en arrière au niveau de l'angle des côtes; ils s'insèrent sur la lèvre interne des deux bords opposés des côtes. Leurs fibres sont obliques de haut en bas et d'avant en arrière.

Ils ont la même action que les intercostaux externes.

Muscle triangulaire du sternum.

Mince, aplati, triangulaire, ce muscle s'insère en dedans sur la partie postérieure du sternum, depuis son extrémité inférieure jusqu'à son articulation avec le cartilage de la quatrième ou de la cinquième côte, et en dehors sur la face postérieure des cartilages des deuxième, troisième, quatrième et cinquième côtes, au niveau de leur union avec ces os.

Ses fibres sont obliques en haut et en dehors et forment autant de digitations qu'il y a de cartilage pour les recevoir.

Le triangulaire du sternum est abaisseur des côtes et concourt par conséquent à l'expiration.

Muscles sous-costaux.

Habituellement au nombre de douze de chaque côté, variables sous le rapport du nombre et de la position, ces muscles sont situés au-dessous des côtes, près de leurs extrémités postérieures. Ils s'insèrent sur le bord interne de l'une d'elles, et se portent soit à la première côte, située au-dessus ou au-dessous d'eux, soit à la deuxième, troisième ou quatrième, etc.

Comme le triangulaire du sternum, ils abaissent les côtes et sont expirateurs.

Muscles antérieurs de l'abdomen.

Les muscles antérieurs de l'abdomen comprennent à la partie moyenne les muscles droit et pyramidal, et sur les côtés, en allant de la superficie aux parties profondes, les muscles grand oblique, petit oblique et transverse.

Muscle droit de l'abdomen.

Long, aplati, situé à la partie antérieure de l'abdomen de chaque côté de la ligne médiane, ce muscle s'attache en haut aux cartilages des cinquième, sixième et septième côtes et à l'appendice xyphoïde du sternum, en bas à la partie supérieure du pubis.

En haut, le droit de l'abdomen entrelace ses fibres avec le grand pectoral; dans son trajet, il est interrompu par des intersections fibreuses. Ces intersections, au nombre de deux, trois ou quatre, sont beaucoup plus apparentes en avant qu'en arrière; elles sont dirigées en zig-zag et rarement complètes; elles adhèrent intimement à la gaîne fibreuse du muscle.

Le muscle droit fléchit le bassin sur la poitrine ou la poitrine sur le bassin; il abaisse les côtes et concourt par conséquent à l'expiration; de concert avec les autres muscles de l'abdomen, il presse sur les viscères de cette cavité et sert à la défécation, à l'expulsion des urines, etc.

Muscle pyramidal.

Peu constant, très-petit, d'une forme pyramidale qui lui a valu son nom, il s'attache par sa base sur le pubis et par son sommet sur la ligne blanche. Il est placé au devant de l'extrémité inférieure du muscle droit, dans l'épaisseur de la gaîne fibreuse de ce muscle; aussi est-il tenseur de cette gaîne et particulièrement de la ligne blanche.

Muscle grand oblique.

Situé sur les parties antérieure et latérales de l'abdomen, large, mince, ce muscle s'attache en haut sur la face externe et le bord inférieur des six ou huit dernières côtes par autant de faisceaux qui alternent avec les digitations du grand dentelé et du grand dorsal. En bas ses fibres se terminent sur la lèvre externe de la crète iliaque et en avant sur le bord concave d'une aponévrose qui prolonge le muscle en dedans et en bas et mérite une attention toute particulière.

Cette aponévrose est irrégulièrement quadrilatère ; son bord externe concave reçoit les fibres charnues du muscle ; son bord supérieur, vaguement terminé sur la base de la poitrine, donne quelquefois insertion au grand pectoral ; son bord interne, entrecroisé avec la même aponévrose du côté opposé, fait partie de la ligne blanche ; son bord inférieur, étendu de l'épine iliaque antérieure et supérieure à la symphyse du pubis, forme dans ce trajet le *ligament de Fallope*, le *ligament de Gimbernat*, les *piliers de l'anneau inguinal*, le *ligament de Cowper*, que nous nous réservons de décrire avec soin en anatomie chirurgicale.

Le bord postérieur du muscle grand oblique, libre d'adhérences, circonscrit avec la crète iliaque et le bord externe du muscle grand dorsal un espace triangulaire, au niveau duquel la paroi abdominale est assez faible pour permettre quelquefois la sortie des viscères.

Ce muscle agit à peu près comme le muscle droit, soit pour fléchir la poitrine sur le bassin ou le bassin sur la poitrine, soit pour abaisser les côtes, soit enfin pour rétrécir la cavité abdominale, presser sur les viscères qu'elle renferme, etc.

Muscle petit oblique.

Situé au-dessous du précédent, large et mince comme lui, le petit oblique s'attache : en haut sur les cartilages des cinq dernières côtes ; en arrière sur les aponévroses des muscles petit dentelé postérieur et inférieur, grand dorsal et transverse, aponévroses qui proviennent des apophyses épineuses, lombaires et sacrées ; en arrière et en bas à la crète iliaque et à la partie externe du ligament de Fallope ; en avant sur le bord externe d'une aponévrose qui a quelque analogie avec celle du grand oblique.

Cette aponévrose, irrégulièrement quadrilatère, a un bord externe qui reçoit les fibres charnues, un bord supérieur fixé sur les cartilages des septième et huitième côtes, un bord inférieur libre descendant très-près de la partie inférieure de la paroi abdominale, un bord interne entrecroisé dans la ligne blanche avec la même aponévrose du côté opposé.

Elle est composée de deux feuillets : l'un, superficiel, s'applique sur l'aponévrose du grand oblique et forme avec elle la paroi antérieure de la gaîne du muscle droit ; l'autre, profond, passe au-dessous du muscle droit et forme la paroi postérieure de sa gaîne, paroi qui ne descend pas au-dessous du tiers moyen de ce muscle.

Le bord inférieur du muscle petit oblique a des rapports très-importants avec le cordon spermatique, auquel il envoie quelques fibres musculaires connues sous le nom de *crémaster*. Nous reviendrons sur ces détails en anatomie chirurgicale.

Ce muscle agit comme le grand oblique.

Muscle transverse.

Placé au-dessous du petit oblique, large et mince comme lui, ce muscle s'attache : en haut à la face interne des cartilages des sept dernières côtes, en alternant avec les digitations du diaphragme ; en bas sur la lèvre interne de la crête iliaque ; en arrière et en avant sur les aponévroses postérieure et antérieure.

L'aponévrose postérieure du muscle transverse, simple en dehors au voisinage des fibres charnues, est séparée au delà en trois lames distinctes : l'une, superficielle, s'unit aux aponévroses des muscles grand dorsal et petit dentelé postérieur et supérieur et se fixe sur les apophyses épineuses des vertèbres lombaires ; l'autre, moyenne, passe entre la masse indivise du sacro-spinal et le carré des lombes pour aller s'insérer au sommet des apophyses transverses lombaires ; la troisième, profonde, glisse au devant du carré des lombes et s'attache à la base des apophyses transverses lombaires.

Son aponévrose antérieure a la même forme que celle du petit oblique. Au niveau du bord externe du muscle droit et à la réunion de son tiers moyen et de son tiers inférieur, elle se divise en deux parties : l'une, supérieure, concourt avec le feuillet profond de l'aponévrose du petit oblique à former la paroi postérieure de la gaîne du muscle droit ; l'autre, inférieure, concourt avec son feuillet superficiel et l'aponévrose du grand oblique à former la paroi antérieure de cette gaîne.

Le bord inférieur du muscle transverse a, comme celui du petit oblique, des rapports importants avec le cordon spermatique, rapports sur lesquels nous reviendrons.

Ce muscle a les mêmes usages que ceux qui précèdent.

Muscles antérieurs de la colonne vertébrale.

Parmi les muscles prévertébraux, les uns occupent la partie supérieure de la colonne vertébrale ; tels sont : le long du cou, les grand et petit droits antérieurs de la tête, les deux scalènes et les intertransversaires cervicaux. Les autres, comme le diaphragme, les deux psoas, l'iliaque et le carré des lombes, sont situés à sa partie inférieure.

Muscle long du cou.

Aplati, allongé, situé de chaque côté de la colonne vertébrale, depuis la troisième vertèbre dorsale jusqu'à la première cervicale, ce muscle est composé de trois faisceaux distincts. Le premier faisceau commence par quatre petits tendons au tubercule antérieur des apophyses transverses des sixième, cinquième, quatrième et troisième vertèbres cervicales, et se termine sur le tubercule de l'arc antérieur de l'atlas. Le second faisceau commence par une aponévrose sur la face antérieure du corps des trois premières vertèbres dorsales et de la première cervicale, sur les disques intervertébraux correspondants, et se termine sur la face antérieure du corps des seconde et troisième vertèbres cervicales.

Le troisième faisceau est une division du précédent qui va se fixer sur le tubercule antérieur des apophyses transverses des quatrième et cinquième vertèbres cervicales.

Le long du cou fléchit le cou directement ou en l'inclinant de son côté, suivant qu'il se contracte avec son semblable ou tout seul. Son premier faisceau, qui se fixe au tubercule de l'atlas, imprime à la tête un mouvement de rotation.

Muscle grand droit antérieur de la tête.

Aplati, triangulaire, situé à la partie supérieure et latérale de la colonne vertébrale, ce muscle s'attache en bas au tubercule antérieur des apophyses transverses des sixième, cinquième, quatrième et troisième vertèbres cervicales, et en haut à la partie inférieure de la surface basilaire de l'occipital.

Ce muscle fléchit la tête, soit directement, soit en l'inclinant de son côté, dans les mêmes conditions que le précédent.

Muscle petit droit antérieur de la tête.

Très-petit, placé derrière le muscle grand droit, ce muscle s'attache en bas sur la face antérieure de l'apophyse transverse de l'atlas et de son arc; et se termine en haut sur la partie inférieure et latérale de la surface basilaire de l'occipital.

Il incline la tête directement en avant ou un peu sur les côtés, suivant qu'il se contracte avec son semblable ou isolément.

Muscle scalène antérieur.

Situé à la partie inférieure de la colonne cervicale, ce muscle procède en haut par des faisceaux distincts des apophyses transverses des troisième, quatrième, cinquième et sixième vertèbres cervicales, et se termine en bas par un tendon unique sur le bord antérieur du sillon de la première côte.

Muscle scalène postérieur.

Plus long et plus volumineux que le précédent, situé au-dessous de lui, ce muscle procède en haut par des faisceaux distincts des apophyses transverses des seconde, troisième, quatrième, cinquième et sixième vertèbres cervicales, et se termine en bas sur le sillon postérieur de la première côte et sur le bord supérieur de la seconde.

Les deux muscles scalènes sont séparés l'un de l'autre par les nerfs du plexus brachial et l'artère axillaire qui passe dans leur intervalle.

Ils inclinent le cou sur la poitrine ou élèvent les premières côtes suivant qu'ils prennent leur point fixe en bas ou en haut.

Muscles intertransversaires cervicaux.

Situés entre les apophyses transverses des vertèbres cervicales depuis l'occipital jusqu'à la première dorsale, quadrilatères, aplatis, placés de champ de manière à regarder en arrière et en avant par leurs faces, ces muscles sont au nombre de treize de chaque côté : il n'y en a qu'un entre l'occipital et l'atlas, entre l'atlas et l'axis, entre la septième cervicale et la première dorsale ; il y en a deux partout ailleurs, et le nerf qui sort par le trou de conjugaison correspondant passe dans leur intervalle.

Ces muscles inclinent latéralement les os sur lesquels ils s'insèrent

Muscle diaphragme.

Situé entre les cavités pectorale et abdominale, impair, à peu près symétrique, convexe du côté de la poitrine et concave du côté de l'abdomen dans le relâchement, ce muscle est pourvu à son centre d'une large aponévrose d'où procèdent toutes les fibres charnues.

Cette aponévrose, fortement échancrée en arrière du côté de la colonne vertébrale, est découpée en avant et sur les côtés comme une feuille de trèfle et présente trois lobes, dont l'un est antérieur et les deux autres latéraux. A la réunion de son lobe antérieur et de son lobe droit, elle est percée d'une large ouverture qui livre passage à la veine cave inférieure et de quelques pertuis traversés par les veines sus-hépatiques.

Les fibres charnues qui naissent du lobe antérieur de l'aponévrose centrale du diaphragme vont s'attacher particulièrement à l'appendice xyphoïde et à la face interne du cartilage de la septième côte par deux faisceaux séparés par un espace triangulaire à travers lequel le tissu cellulaire de la poitrine communique avec celui de la paroi abdominale antérieure.

Les fibres qui naissent des lobes latéraux vont s'insérer sur la face interne et le bord supérieur des fausses côtes et de leurs cartilages en s'entrecroisant avec les digitations du muscle transverse.

Celles qui procèdent de l'échancrure prévertébrale s'insèrent en bas et en arrière sur trois points distincts : 1° sur le feuillet profond de l'aponévrose postérieure du muscle transverse, suivant une ligne étendue du sommet de la dernière côte à la base de l'apophyse transverse de la première vertèbre lombaire ; 2° sur l'aponévrose du muscle psoas, suivant une ligne étendue de l'apophyse transverse de la première vertèbre lombaire au corps de la seconde ; 3° sur le ligament vertébral commun antérieur.

Les fibres musculaires qui se rendent à ce dernier point se rassemblent en deux faisceaux appelés *piliers du diaphragme*. Le pilier droit s'étend jusqu'au corps de la quatrième vertèbre lombaire ; le pilier gauche ne dépasse pas celui de la troisième ; tous deux sont réunis sur la ligne médiane au moyen d'une petite arcade aponévrotique sur laquelle se fixent quelques fibres charnues. Au-dessus de cette arcade, les piliers du diaphragme laisssent entre eux un espace traversé par l'œsophagé et les nerfs pneumo-gastriques ; au-dessous il sont séparés par un nouvel intervalle elliptique taillé en bec de flûte et traversé par l'aorte, la veine azygos et le canal thoracique.

L'aponévrose centrale du diaphragme est en rapport en haut avec la membrane fibreuse du cœur, qui contracte avec elle des adhérences intimes.

Quand le diaphragme se contracte, sa convexité supérieure disparaît, ses fibres se redressent, et la cavité pectorale augmente de capacité en même temps que la cavité abdominale est rétrécie.

Ce muscle agit donc puissamment dans l'inspiration et concourt avec les muscles abdominaux à la défécation, à l'expulsion des urines, etc.

Pendant la contraction du diaphragme, les deux ouvertures de la veine cave et de l'aorte ne subissent aucune modification. Il n'en est pas de même de l'ouverture œsophagienne, qui est nécessairement rétrécie à chaque contraction

Muscle petit psoas.

Long, grêle, inconstant, ce muscle provient du corps de la douzième vertèbre dorsale et de la première lombaire ; il dégénère bientôt en un tendon aplati qui va se fixer en bas à l'éminence iléo-pectinée après s'être confondu en avant avec le fascia iliaca.

Le petit psoas fléchit le bassin sur l'épine ou l'épine sur le bassin, suivant qu'il prend son point fixe en haut ou en bas.

Muscle grand psoas.

Allongé, fusiforme, situé sur les côtés de la colonne lombaire et s'étendant jusqu'à la partie supérieure de la cuisse, ce muscle est fixé en haut au corps et à l'apophyse transverse de la dernière vertèbre du dos et des quatre premières vertèbres des lombes ; de là il descend sur le côté interne de la fosse iliaque interne sous le ligament de Fallope, contourne les parties antérieure et interne de l'articulation coxo-fémorale et se termine sur la partie postérieure du petit trochanter.

Ce muscle renferme dans son épaisseur le plexus lombaire. Il est séparé du bord antérieur de l'os coxal par une bourse muqueuse très importante qui communique quelquefois avec l'articulation coxo-fémorale.

Il porte la cuisse dans la rotation en dehors et dans la flexion, ou bien il fléchit la colonne vertébrale sur le fémur, suivant qu'il prend son point fixe en haut ou en bas.

Muscle iliaque.

Large, triangulaire, placé dans la fosse iliaque interne en dehors du précédent, ce muscle s'insère sur la lèvre interne de la crête iliaque, sur la fosse iliaque interne dans les trois quarts supérieurs de cette fosse, sur le ligament iléo-lombaire et l'apophyse transverse de la dernière vertèbre des lombes : de tous ces points, les fibres vont en convergeant se fixer sur le bord externe du tendon du muscle psoas ; quelques-unes s'insèrent directement sur le petit trochanter.

Ce muscle n'a aucune action sur la colonne vertébrale ; il agit sur la cuisse comme le muscle psoas.

Muscle carré des lombes.

Aplati, quadrilatère, plus large en haut qu'en bas, ce muscle est situé sur les côtés de la colonne lombaire entre la crête iliaque et la dernière côte.

Il s'attache en bas à la crête iliaque et au ligament iléo-lombaire ; de là ses fibres se portent obliquement en haut et en dehors, celles qui viennent de la crête iliaque sur le bord inférieur de la première côte et celles qui viennent du ligament iléo-lombaire sur la partie antérieure des apophyses transverses des dernières vertèbres lombaires.

Le muscle carré des lombes élève le bassin quand il prend son point fixe en haut ; il abaisse la dernière côte et sert à l'expiration quand il prend son point fixe en bas.

§ III. *Muscles inférieurs du tronc.*

Les muscles inférieurs du tronc forment deux couches superposées : l'une pelvienne, qui se compose du releveur de l'anus et de l'ischio-coccygien ; l'autre périnéale, qui comprend le sphincter de l'anus, l'ano-caverneux, l'ischio-caverneux et le transverse du périnée.

Muscle releveur de l'anus.

Large, aplati, convexe en bas du côté du périnée, concave en haut du côté de l'abdomen, ce muscle forme à lui seul presque tout le plancher du bassin.

Il s'attache en haut et en dehors sur la *bandelette ischio-pubienne,* cordon fibreux qui fait partie de l'aponévrose supérieure du périnée et s'étend de l'épine sciatique au corps du pubis.

De là ses fibres se dirigent en convergeant vers la ligne médiane. Celles de la moitié postérieure du muscle arrivent en arrière du rectum dans un raphé fibreux où elles s'entrecroisent avec celles du côté opposé. Celles de sa moitié antérieure ont une disposition plus compliquée :

1° Les unes passent obliquement sur les côtés du rectum, se rendent au repli fibreux situé derrière lui et forment ainsi un véritable *sphinc-*

ter profond de l'anus, placé de champ au pourtour de l'intestin, tandis que le sphincter superficiel est étalé horizontalement ;

2° Les autres restent en avant du rectum, embrassent les parties latérales et inférieure de l'urèthre, se terminent en raphé au-dessous de lui et constituent ce qu'on appelle le *muscle de Wilson*.

Chez la femme, cette dernière portion du releveur de l'anus contracte avec le vagin les rapports qu'elle a chez l'homme avec l'urèthre.

Le muscle releveur de l'anus concourt avec les muscles abdominaux à rétrécir la cavité abdominale et à presser sur les viscères qu'elle contient pour en expulser les matières fécales, l'urine, etc.

En outre il agit spécialement sur le rectum pour le porter à la rencontre du bol fécal, qui doit le franchir, et sur l'urèthre pour comprimer les vésicules séminales et la prostate au moment de l'éjaculation.

Muscle ischio-coccygien.

Aplati, triangulaire, situé à la partie inférieure du bassin, ce muscle naît : 1° des bords et du sommet de l'épine sciatique, 2° de la face antérieure du petit ligament sacro-sciatique. Il va se terminer sur les bords du coccyx et de la partie inférieure du sacrum.

Confondu avec le releveur de l'anus par son bord antérieur, il concourt avec lui à former le plancher du bassin.

Il fléchit et incline latéralement le coccyx.

Muscle sphincter de l'anus.

Elliptique, sous-cutané, situé au pourtour de l'anus, ce muscle s'attache en arrière sur la face postérieure du coccyx ; de là il se porte horizontalement en avant et se divise en deux faisceaux demi-elliptiques qui embrassent l'anus dans leur concavité et se terminent sur le raphé médian du périnée et la partie postérieure du bulbe, ou bien s'entrecroisent et se continuent avec les muscles transverses et ano-caverneux.

Le sphincter de l'anus ferme l'orifice du rectum.

Muscle ano-caverneux.

Simple en arrière, bifurqué en avant, ce muscle reçoit une partie de ses fibres du sphincter de l'anus. Il est désigné sous le nom de *bulbo-caverneux* chez l'homme et de *constricteur du vagin* chez la femme.

1° *Bulbo-caverneux*. Les fibres propres du bulbo-caverneux naissent sur la face supérieure de l'aponévrose superficielle du périnée, sur un raphé médian adhérent au bulbe de l'urèthre et sur les parties postérieure et inférieure du bulbe.

De là il se porte d'arrière en avant et de dedans en dehors sur les racines du corps caverneux.

A son insertion sur le corps caverneux, il envoie au dos de la verge quelques fibres connues sous le nom de *muscle de Houston*.

Ce muscle, lorsqu'il prend son point fixe en arrière, dilate le corps caverneux et y facilite l'abord du sang; lorsqu'il prend son point fixe en avant, il comprime l'urèthre et favorise la sortie de l'urine, du sperme, etc.

2° *Constricteur du vagin.* Ses fibres propres s'insèrent en arrière sur l'aponévrose superficielle du périnée; elles forment deux faisceaux qui embrassent de chaque côté le vagin et vont se terminer sur les racines du clitoris.

Ce muscle agit sur le clitoris comme le bulbo-caverneux sur le corps caverneux; en outre il rétrécit le calibre du vagin.

Muscle ischio-caverneux.

Allongé, aplati, ce muscle s'attache en arrière sur la partie interne de la tubérosité sciatique et de la branche ascendante de l'ischion; de là il se porte d'arrière en avant et de dehors en dedans vers la racine du corps caverneux, où il s'insère au moyen d'une aponévrose très-distincte.

Ce muscle dilate le corps caverneux et concourt à l'érection.

Muscle transverse du périnée.

Ce muscle s'insère en dehors sur la partie interne de l'ischion et vient se terminer en dedans : 1° sur le bulbe de l'urèthre chez l'homme et sur le vagin chez la femme, 2° sur un raphé médian où ses fibres se continuent en partie avec celles du sphincter de l'anus.

Le transverse du périnée tiraille latéralement le bulbe de l'urèthre ou le vagin. Ce muscle, l'ano-canerveux, le sphincter de l'anus et même le releveur de l'anus agissent presque toujours simultanément.

Art. III. MUSCLES DES MEMBRES SUPÉRIEURS.

§ 1er. *Muscles de l'épaule.*

Les muscles de l'épaule sont au nombre de cinq : le sous-scapulaire dans la fosse du même nom; le sus-épineux dans la fosse sus-épineuse; le sous-épineux, le petit rond et le grand rond dans la fosse sous-épineuse.

Muscle sous-scapulaire.

Triangulaire, aplati, situé dans la fosse sous-scapulaire de l'omoplate, ce muscle s'insère sur les trois quarts postérieurs et inférieurs de cette fosse, sur le bord postérieur et l'angle inférieur du scapulum et sur une cloison fibreuse qui le sépare des deux muscles ronds; de là il se porte en dehors en se rétrécissant et se convertit en un tendon qui s'attache à la petite tubérosité de l'humérus.

Au voisinage de son insertion, ce tendon est immédiatement en contact avec la membrane synoviale de l'articulation scapulo-humérale.

Le sous-scapulaire porte le bras dans l'adduction et la rotation en dedans.

Muscle sus-épineux.

Aplati, triangulaire, logé dans la fosse sus-épineuse, ce muscle s'insère sur les trois quarts postérieurs de cette fosse, sur la face supérieure de l'épine du scapulum et sur les bords postérieur et supérieur de cet os ; de là il se porte transversalement sous la voûte coraco-acromienne, sur la capsule fibreuse de l'articulation scapulo-humérale, et s'insère au moyen d'un tendon aplati, très-résistant, à la facette supérieure de la grosse tubérosité de l'humérus.

Au voisinage de son insertion, le tendon du sus-épineux adhère à la capsule fibreuse scapulo-humérale ; plus haut il glisse sur elle à la faveur d'une petite bourse synoviale interposée.

Le muscle sus-épineux porte le bras dans l'élévation.

Muscle sous-épineux.

Aplati, triangulaire, logé dans la fosse sous-épineuse, ce muscle s'insère sur les trois quarts inférieurs de cette fosse, sur la face inférieure de l'épine du scapulum, sur le bord postérieur de cet os et sur une cloison fibreuse qui le sépare des muscles ronds.

De là il se dirige en haut et en dehors, et se change en un tendon qui glisse comme le précédent sur la capsule fibreuse scapulo-humérale, lui adhère ensuite et s'attache à la facette moyenne de la grosse tubérosité de l'humérus.

Le muscle sous-épineux porte le bras dans la rotation en dehors et l'attire ensuite en arrière.

Muscle petit rond.

Situé le long du bord inférieur du précédent, allongé, arrondi, ce muscle s'attache à la partie supérieure de la fosse sous-épineuse près du bord axillaire du scapulum et aux cloisons fibreuses qui le séparent des muscles sus-épineux, sous-scapulaire et grand rond.

Il se porte ensuite en haut et en dehors et s'insère au moyen d'un petit tendon à la facette inférieure de la grosse tubérorité de l'humérus.

Il agit comme le sus-épineux.

Muscle grand rond.

Placé dans la fosse sous-épineuse au-dessous du précédent, épais, allongé, ce muscle s'attache sur la face postérieure de l'angle inférieur du scapulum, sur la fosse sous-épineuse près du bord axillaire du scapulum et jusqu'aux points d'insertion du petit rond, sur des cloisons fibreuses qui le séparent des muscles que nous venons de décrire.

De là il se dirige en dehors et en haut, se transforme en un tendon qui s'unit à celui du grand dorsal et va s'insérer avec lui sur la lèvre postérieure de la coulisse bicipitale de l'humérus.

Deux petites bourses muqueuses sont situées l'une entre le tendon du grand rond et l'humérus, l'autre entre ce tendon et celui du grand dorsal.

Ce muscle, quand il prend son point fixe sur le scapulum, porte le bras dans la rotation en dedans et dans l'abduction ; il porte le scapulum en avant quand il prend son point fixe sur l'humérus.

§ II. *Muscles du bras.*

Les muscles du bras comprennent : le deltoïde, le biceps, le coraco-brachial, le brachial antérieur et le triceps.

Muscle deltoïde.

Épais, triangulaire, situé sur les parties supérieure, externe et postérieure de l'articulation scapulo-humérale, ce muscle s'insère en haut sur la moitié externe de la clavicule, de l'acromion et de l'épine de l'omoplate ; il se termine en bas sur l'empreinte deltoïdienne de l'humérus.

Le deltoïde est formé de faisceaux distincts, triangulaires comme lui et dont les uns regardent en haut par leur base et en bas par leur sommet, les autres en bas par leur sommet et en haut par leur base. Les tendons inférieurs de tous ces petits faisceaux se réunissent en un tendon unique au moyen duquel se fait l'insertion humérale de ce muscle.

La partie moyenne du deltoïde élève le bras directement en haut, sa partie antérieure élève le bras et le porte en dedans, sa partie postérieure l'élève et le porte en arrière.

Muscle biceps.

Allongé, fusiforme, simple en bas, bifurqué en haut, ce muscle s'attache d'un côté par son faisceau externe appelé *longue portion du biceps* à la partie supérieure du rebord de la cavité glénoïde, par son faisceau interne appelé *courte portion du biceps* sur le bec de l'apophyse coracoïde ; de l'autre il s'insère par un tendon unique sur la tubérosité bicipitale du radius et envoie une expansion aponévrotique à la partie antérieure et interne de l'aponévrose anti-brachiale.

L'insertion glénoïdienne se fait par un tendon bifurqué qui se continue, comme nous l'avons déjà vu, avec le bourrelet fibreux de la cavité glénoïde et qui est tapissé par un prolongement de la membrane synoviale de l'articulation.

L'insertion coracoïdienne se fait par un tendon aplati, roulé sur lui-même et recevant les fibres charnues dans une gouttière ouverte en avant.

Le biceps a des rapports très-importants avec l'artère humérale, dont il est le muscle satellite.

Il porte l'avant-bras dans la supination et le fléchit ensuite sur le bras. Quand il se contracte en prenant son point fixe en bas, il fait rouler le scapulum sur la tête de l'humérus de manière à porter en arrière l'angle postérieur de cet os.

Muscle coraco-brachial.

Allongé, aplati, situé à la partie interne et supérieure du bras, ce muscle s'attache à l'apophyse coracoïde du scapulum en partie directement, en partie par l'intermédiaire du tendon de la courte portion du biceps ; de là il se dirige en bas, en arrière et un peu en dehors et se termine sur la partie moyenne de la face interne de l'humérus.

Ce muscle est ordinairement traversé par le nerf musculo-cutané.

Il porte le bras en avant et en dedans, et quand le bras est fixé il écarte du thorax l'angle inférieur de l'omoplate.

Muscle brachial antérieur.

Aplati, situé à la partie antérieure et inférieure du bras, ce muscle s'insère au-dessous du deltoïde sur la partie inférieure de la face antérieure de l'humérus et sur deux cloisons aponévrotiques qui le séparent de chaque côté du triceps brachial. Ses fibres se ramassent sur un tendon aplati qui envoie une expansion à l'aponévrose antibrachiale et se fixe sur la partie la plus élevée de la face antérieure du cubitus.

Le brachial antérieur fléchit l'avant-bras sur le bras ou le bras sur l'avant-bras, suivant qu'il prend son point fixe en haut ou en bas.

Muscle triceps brachial.

Muscle volumineux, occupant toute la face postérieure du bras, allongé, simple en bas, divisé supérieurement en trois faisceaux d'étendue inégale et désignés sous les noms de portions *externe, interne* et *moyenne* du triceps.

La portion moyenne ou longue portion procède du bord antérieur du scapulum immédiatement au-dessous de la cavité glénoïde ; elle passe entre les muscles grand et petit ronds et se réunit aux deux autres vers le milieu du bras.

La portion externe, moyenne pour la longueur et pour le volume, naît de la face externe de l'humérus depuis la grosse tubérosité jusqu'à l'épicondyle.

La portion interne, la plus petite de toutes, naît de la face interne et un peu de la face postérieure de l'humérus depuis la coulisse radiale jusqu'à l'épitrochlée.

Le corps musculaire commun descend le long de l'humérus, reçoit quelques fibres des cloisons aponévrotiques qui le séparent des muscles voisins et se convertit en un tendon qui s'attache à l'olécrane et envoie des deux côtés une expansion fibreuse à l'aponévrose antibrachiale.

Une bourse muqueuse sépare le tendon du triceps brachial de la partie supérieure de l'olécrane et facilite ses glissements.

Quand ce muscle prend son point fixe en haut, il étend l'avant-bras sur le bras; quand il prend son point fixe en bas, il étend le bras sur l'avant-bras et porte le scapulum en dehors au moyen de sa longue portion.

§ III. *Muscles de l'avant-bras.*

On les divise en muscles de la partie antérieure, muscles de la partie externe et muscles de la partie postérieure de l'avant-bras.

MUSCLES DE LA PARTIE ANTÉRIEURE DE L'AVANT-BRAS.

Ils comprennent : à la superficie, le rond pronateur, le grand palmaire, le petit palmaire, le cubital antérieur et le fléchisseur superficiel des doigts; profondément, le fléchisseur profond des doigts, le fléchisseur propre du pouce et le carré pronateur.

Muscle rond pronateur.

Situé obliquement à la partie antérieure de l'extrémité supérieure de l'avant-bras, ce muscle procède : 1° de l'épitrochlée par un tendon qui lui est commun avec les trois muscles suivants, 2° de la partie interne de l'apophyse coronoïde, 3° de la face postérieure de l'aponévrose antibrachiale, 4° de deux cloisons qui le séparent du grand palmaire en dedans et du fléchisseur superficiel des doigts en arrière.

Il descend ensuite de dedans en dehors et se convertit en un tendon qui se roule en spirale autour du radius et s'insère sur son bord externe et sa face postérieure.

Le rond pronateur porte l'avant-bras dans la pronation, et quand cet effet est produit il le fléchit sur le bras.

Muscle grand palmaire.

Placé en dedans du rond pronateur, allongé, fusiforme, ce muscle s'insère en haut : 1° sur l'épitrochlée au moyen du tendon commun; 2° sur la face profonde de l'aponévrose antibrachiale; 3° sur trois cloisons profondes qui le séparent des muscles rond pronateur, palmaire grêle et fléchisseur superficiel.

Il descend le long de l'avant-bras et se convertit vers sa partie moyenne en un tendon qui s'engage au devant des os du carpe dans la coulisse du trapèze et se termine sur la partie antérieure et supérieure du deuxième métacarpien.

Dans la coulisse du trapèze, le tendon du grand palmaire est tapissé par une petite synoviale et bridé par une bandelette fibreuse.

Ce muscle fléchit la main sur l'avant-bras et concourt un peu à la pronation.

Muscle petit palmaire.

Inconstant, fusiforme, situé au côté interne du précédent, ce muscle s'insère : 1° sur l'épitrochlée au moyen du tendon commun ; 2° sur l'aponévrose antibrachiale ; 3° sur trois cloisons fibreuses qui le séparent des muscles grand palmaire, cubital antérieur et fléchisseur superficiel.

Il se convertit bientôt en un tendon long, grêle et aplati, qui se termine dans l'aponévrose palmaire et sur le ligament annulaire antérieur du carpe.

Ce muscle tend l'aponévrose palmaire et fléchit la main sur l'avant-bras.

Muscle cubital antérieur.

Allongé, situé au côté interne de la face antérieure de l'avant-bras, ce muscle s'insère par deux faisceaux : 1° sur l'épitrochlée au moyen du tendon commun, sur l'aponévrose antibrachiale et sur deux cloisons aponévrotiques qui le séparent des muscles petit palmaire et fléchisseur superficiel ; 2° sur la partie interne de l'olécrâne et la partie supérieure du bord interne du cubitus au moyen d'une aponévrose qui se confond avec celle de l'avant-bras.

Les fibres charnues dégénèrent bientôt en un tendon qui glisse sur le pisiforme à la faveur d'une petite bourse synoviale et se fixe à sa partie antérieure et inférieure.

Le cubital antérieur fléchit la main sur l'avant-bras et la porte dans l'adduction.

Muscle fléchisseur superficiel des doigts.

Placé derrière les précédents, simple en haut, divisé en bas en quatre faisceaux, ce muscle s'insère : 1° sur l'épitrochlée, 2° sur l'apophyse coronoïde, 3° sur le bord externe du radius au-dessous de la tubérosité bicipitale, 4° sur une cloison fibreuse qui le sépare des quatre muscles de la couche précédente.

Les fibres charnues qui procèdent de ces divers points se réunissent en un seul corps, qui se divise bientôt en deux faisceaux, lesquels se subdivisent encore en deux faisceaux secondaires.

Quatre tendons succèdent à ces faisceaux et se rendent à la face antérieure et supérieure de la seconde phalange des quatre derniers doigts.

Au poignet, les tendons du fléchisseur superficiel sont situés, avec ceux du fléchisseur profond et du fléchisseur propre du pouce et avec le nerf médian, dans une gaîne aponévrotique commune tapissée par une seule synoviale.

Dans leurs gaînes digitales, ils sont recourbés en gouttières pour recevoir les tendons du fléchisseur profond, et perforés pour leur permettre de se rendre à leurs insertions sur les dernières phalanges.

Le fléchisseur superficiel des doigts fléchit les secondes phalanges des quatre derniers doigts sur les dernières phalanges correspondantes, puis les doigts sur le métacarpe et enfin la main sur l'avant-bras.

Muscle fléchisseur profond des doigts.

Placé derrière le fléchisseur superficiel, plus épais, moins large que lui, ce muscle s'insère : 1° sur les trois quarts supérieurs de la face antérieure du cubitus, 2° quelquefois sur le radius au-dessous de la tubérosité bicipitale, 3° sur l'aponévrose du cubital antérieur et le ligament interosseux.

De tous ces points les fibres charnues descendent le long de l'avant-bras en formant un seul corps, qui se divise bientôt en quatre chefs, comme le fléchisseur superficiel.

Les quatre tendons qui succèdent aux fibres charnues traversent la gaine commune du poignet, se dirigent sur la face antérieure des quatre derniers doigts, où ils sont d'abord recouverts par les tendons du fléchisseur superficiel, où bientôt ils perforent ces tendons, reposent sur eux et vont s'insérer sur la face antérieure et supérieure de la dernière phalange des quatre derniers doigts.

Le fléchisseur profond fléchit les dernières phalanges des quatre derniers doigts sur les secondes, celles-ci sur les premières, les doigts sur le métacarpe et la main sur l'avant-bras.

Muscle fléchisseur propre du pouce.

Placé en dehors du muscle précédent, le fléchisseur propre du pouce s'insère : 1° sur la face antérieure du radius au-dessous de la tubérosité bicipitale, 2° sur l'apophyse coronoïde du cubitus, 3° sur le ligament interosseux.

Les fibres charnues descendent sur le côté externe de l'avant-bras et dégénèrent en un tendon qui entre dans la gaîne commune du poignet, s'engage ensuite dans la gaîne particulière du pouce et se termine à la partie antérieure et supérieure de la dernière phalange de ce doigt.

Ce muscle fléchit la dernière phalange du pouce sur la première, celle-ci sur le métacarpe, la main sur l'avant-bras.

Muscle carré pronateur.

Aplati, quadrilatère, situé à la partie antérieure et inférieure de l'avant-bras, ce muscle s'attache d'un côté sur le bord interne et la face antérieure du cubitus et de l'autre sur la face antérieure et le bord externe du radius.

Ses fibres sont dirigées transversalement d'un os à l'autre.

Il porte le radius et la main dans la pronation.

MUSCLES DE LA PARTIE EXTERNE DE L'AVANT-BRAS.

Ils comprennent : à la superficie, le long et le court supinateur, le premier et le second radial externe ; profondément , le grand abducteur du pouce, le petit extenseur du pouce, le grand extenseur du pouce et l'extenseur propre du doigt indicateur.

Muscle long supinateur.

Situé au côté externe de l'avant-bras , aplati de dehors en dedans, ce muscle s'insère en haut sur le tiers inférieur de la face externe de l'humérus et sur une cloison aponévrotique qui le sépare en dehors du triceps brachial.

De là il se dirige en bas et produit à la partie moyenne de l'avant-bras un tendon qui se rétrécit en descendant et se termine sur la partie inférieure de la face externe du radius au-dessus de son apophyse styloïde.

Ce muscle a des rapports importants avec l'artère radiale qui côtoie son bord interne.

Il porte l'avant-bras et la main dans la supination ; quand cet effet est produit, il fléchit l'avant-bras sur le bras.

Muscle premier radial externe.

Placé au-dessous du long supinateur, de même forme que lui , ce muscle s'insère en haut sur la partie la plus inférieure de l'humérus et sur une cloison aponévrotique qui le sépare du second radial.

De là il se dirige en bas et dégénère à la partie moyenne de l'avant-bras en un tendon qui traverse une gaîne fibreuse et se termine à la face postérieure et à l'extrémité supérieure du second métacarpien.

Ce muscle étend la main sur l'avant-bras et la porte dans l'abduction.

Il peut aussi concourir à la flexion de l'avant-bras sur le bras.

Muscle second radial externe.

Placé au-dessous du muscle précédent, de même forme que lui , le second radial s'insère en haut sur l'épitrochlée, sur l'aponévrose antibrachiale et sur les deux cloisons qui le séparent des muscles extenseur commun des doigts et court supinateur.

De là il se dirige en bas et se transforme en un tendon qui s'attache sur la face postérieure et l'extrémité supérieure du troisième métacarpien.

Ce tendon, avant d'arriver à son insertion, traverse la même coulisse que le précédent, coulisse formée par la face postérieure du radius et le ligament annulaire dorsal du carpe et dans laquelle les deux tendons sont tapissés par une synoviale commune.

Le second radial externe a les mêmes usages que le premier.

Muscle court supinateur.

Profondément situé aux parties supérieure, externe et postérieure de l'avant-bras, ce muscle s'insère en haut et en dehors sur l'épicondyle au moyen d'un tendon qui se confond avec le ligament latéral externe du coude, en haut et en arrière sur la ligne oblique postérieure du cubitus, et d'un autre côté sur des cloisons fibreuses qui le séparent des muscles second radial externe, extenseur commun des doigts, extenseur propre du petit doigt et cubital postérieur.

De là ses fibres se portent obliquement de haut en bas et d'arrière en avant et se terminent sur la face antérieure du radius à son tiers supérieur.

Comme son nom l'indique, il porte le radius de la pronation dans la supination.

MUSCLES DE LA PARTIE POSTÉRIEURE DE L'AVANT-BRAS.

Ils comprennent : à la superficie, l'extenseur commun des doigts, l'extenseur propre du petit doigt, le cubital postérieur et l'anconé ; profondément, le grand abducteur du pouce, le petit extenseur du pouce et l'extenseur propre du doigt indicateur.

Muscle extenseur commun des doigts.

Ce muscle, situé à la partie externe et postérieure de l'avant-bras, s'insère en haut : 1° sur l'épicondyle ; 2° sur la face profonde de l'aponévrose anti-brachiale ; 3° sur trois cloisons fibreuses qui le séparent des muscles second radial externe, extenseur propre du petit doigt et court supinateur.

Il forme un seul faisceau jusqu'à la partie moyenne de l'avant-bras : là il se divise en quatre portions qui deviennent peu à peu tendineuses et tsont destinées aux quatre derniers doigts.

Les tendons de l'extenseur commun passent sous le ligament annulaire du carpe enveloppés dans ce point par une membrane synoviale commune ; avant d'atteindre les articulations métacarpo-phalangiennes, ils sont unis à distance par une petite aponévrose dont les fibres obliques sont ramassées en bandelettes ; parvenus sur les doigts, ils se confondent avec les tendons des lombricaux et des interosseux et forment une membrane fibreuse large, forte et indivise jusqu'à la première articulation phalangienne ; là cette membrane se partage en trois faisceaux, l'un médian passe sur la seconde phalange et se termine à la partie supérieure de sa face dorsale, les deux autres latéraux se réunissent au niveau de la seconde articulation phalangienne et se fixent sur la dernière phalange à la partie supérieure de sa face dorsale.

Le muscle extenseur commun des doigts étend les dernières phalanges sur les secondes, celles-ci sur les premières, les doigts sur le métacarpe et la main sur l'avant-bras.

Muscle extenseur propre du petit doigt.

Mince, étroit, allongé, ce muscle s'attache en haut sur l'épicondyle, sur l'aponévrose anti-brachiale et sur trois cloisons fibreuses qui le séparent des muscles extenseur commun, cubital postérieur et court supinateur.

Là il est confondu avec l'extenseur commun; à la partie moyenne de l'avant-bras, il s'isole de ce muscle et se convertit en un tendon qui, après avoir traversé une coulisse qui lui est propre, se dirige sur le dos du petit doigt, se réunit au tendon de l'extenseur commun et se termine avec lui sur la seconde et sur la dernière phalange.

Il étend séparément la dernière phalange du petit doigt sur la seconde et celle-ci sur le métacarpe.

Muscle cubital postérieur.

Situé au bord interne de la face postérieure de l'avant-bras, ce muscle s'insère en haut sur l'épicondyle, sur le bord postérieur du cubitus, sur l'aponévrose antibrachiale et deux cloisons fibreuses qui le séparent des muscles extenseur propre du petit doigt et court supinateur.

En bas, après avoir traversé une gaîne fibreuse située derrière l'apophyse styloïde du cubitus, son tendon se fixe en arrière et en dedans de l'extrémité supérieure du cinquième métacarpien.

Ce muscle étend la main sur l'avant-bras et l'incline sur le côté cubital de celui-ci.

Muscle anconé.

Court, aplati, triangulaire, ce muscle s'insère d'un côté sur l'épicondyle et de l'autre sur la face postérieure du cubitus au-dessus de la ligne oblique postérieure de cet os.

Ses fibres sont dirigées en diagonale et se confondent en haut avec celles du triceps brachial.

L'anconé étend l'avant-bras sur le bras.

Muscle grand abducteur du pouce.

Placé en dehors de la couche profonde des muscles postérieurs de l'avant-bras, le grand abducteur du pouce commence au-dessous du court supinateur sur la face postérieure du radius, du cubitus et du ligament interosseux; il forme bientôt un tendon qui suit la direction du radius, croise les muscles radiaux externes, traverse une gaîne séro-fibreuse qui lui est commune avec le petit extenseur du pouce et se termine à l'extrémité supérieure du premier métacarpien.

Il porte le premier métacarpien et le pouce dans l'extension et dans l'abduction.

Muscle petit extenseur du pouce.

Ce muscle commence à côté et au-dessous du précédent, sur la face postérieure du radius, du cubitus et du ligament interosseux.

Non loin de son origine, il se convertit en un petit tendon qui accompagne celui du long abducteur du pouce, passe dans la même gaîne que lui, gagne la face dorsale du pouce et se termine à l'extrémité supérieure de la première et quelquefois de la seconde phalange de ce doigt.

Ce muscle étend la première phalange du pouce sur le métacarpe et même la seconde sur la première quand il va jusqu'à elle.

Muscle grand extenseur du pouce.

Placé à côté du petit extenseur, plus long, plus interne et plus oblique que lui, ce muscle commence au tiers supérieur de la face postérieure du cubitus et du ligament interosseux; il se convertit bientôt en un tendon qui marche obliquement en bas et en dehors, traverse une coulisse qui lui est propre, s'unit quelquefois au tendon du petit extenseur et se termine à l'extrémité supérieure de la dernière phalange du pouce.

Il agit à peu près comme le précédent.

Muscle extenseur propre de l'index.

Plus court, plus grêle que le précédent, situé au-dessous de lui, ce muscle commence à la face postérieure du cubitus et du ligament interosseux, se dirige un peu obliquement en bas et en dehors et devient bientôt tendineux.

Son tendon passe sous le ligament dorsal du carpe, où il est revêtu de la même synoviale que l'extenseur commun des doigts, arrive à la face postérieure de l'index et après s'être réuni au tendon de l'extenseur commun qui appartient à ce doigt se termine avec lui sur la seconde phalange.

Ce muscle étend l'index sur la main et celle-ci sur l'avant-bras.

§ IV. *Muscles de la main.*

Parmi les muscles de la main : les uns situés à sa partie externe forment par leur réunion l'éminence thénar, comme le court abducteur du pouce, l'opposant du pouce, le court fléchisseur du pouce et l'abducteur du même doigt; les autres situés à sa partie interne forment l'éminence hypothénar, ce sont le palmaire cutané, l'adducteur, le court fléchisseur et l'opposant du petit doigt; les autres occupent la partie moyenne, ce sont les lombricaux et les interosseux.

Palmaire cutané.

Situé à la partie interne de la main, grêle, formé de trois ou quatre petits faisceaux, ce muscle se fixe en dehors sur la partie externe et antérieure de l'aponévrose palmaire, se dirige transversalement en dedans et vient se terminer au derme de la peau de la partie supérieure du bord interne de la main.

Il ride la peau du bord interne de la main.

Muscle court abducteur du pouce.

Court, aplati, situé sur le bord externe de la main, ce muscle s'insère en haut sur le scaphoïde et le trapèze et sur le ligament annulaire antérieur du carpe; de là il se dirige en bas et en dehors vers la première phalange du pouce, sur l'extrémité supérieure de laquelle il s'attache au moyen d'un petit tendon continu en partie avec celui du petit fléchisseur.

Il porte le pouce dans l'abduction et un peu dans la flexion.

Muscle opposant du pouce.

Court, épais, placé au-dessous du précédent, ce muscle s'insère d'un côté sur le trapèze et le ligament annulaire antérieur du carpe et de l'autre sur toute la longueur du bord externe du premier métacarpien.

Il porte le pouce vers le creux de la main et l'oppose aux autres doigts.

Muscle court fléchisseur du pouce.

Situé sur la face interne de l'opposant, ce muscle est divisé en haut en deux faisceaux, dont l'un antérieur s'insère sur le trapèze et le ligament annulaire et dont l'autre postérieur est fixé à la face antérieure du grand os. Ces deux faisceaux réunis ensemble laissent entre eux une gouttière antérieure qui reçoit le tendon du long fléchisseur du pouce; ils s'insèrent en bas, au moyen d'un tendon unique, sur la première phalange du pouce.

Le muscle court fléchisseur fléchit directement le pouce sur le carpe.

Muscle adducteur du pouce.

Triangulaire; inséré d'un côté sur le trapèze, le trapézoïde et la face antérieure du troisième métacarpien; terminé de l'autre sur l'extrémité supérieure de la première phalange du pouce à son côté interne.

Ce muscle fléchit un peu le pouce et le porte dans l'adduction.

Muscle adducteur du petit doigt.

Situé sur le bord interne de la main, ce muscle s'insère en haut sur le pisiforme et le ligament annulaire du carpe et se termine en bas par un petit tendon au côté interne de l'extrémité supérieure de la première phalange du petit doigt.

Muscle court fléchisseur du petit doigt.

Situé à côté du précédent, ce muscle s'insère en haut sur l'os crochu

et le ligament annulaire du carpe et se termine en bas à la face antérieure de l'extrémité supérieure de la première phalange du petit doigt.

Quelquefois il fait défaut.

Ces deux muscles fléchissent le petit doigt; en outre l'adducteur le
porte en dedans et l'écarte des autres doigts.

Muscle opposant du petit doigt.

Situé au-dessous des deux muscles qui viennent d'être décrits, analogue pour la forme à l'opposant du pouce, ce muscle s'attache d'un côté
à l'os crochu et au ligament annulaire antérieur du carpe et de l'autre
au bord externe du cinquième métacarpien dans toute son étendue.

Il attire en avant et en dehors le cinquième métacarpien et le petit
doigt que cet os supporte.

Muscles lombricaux.

Allongés, vermiformes comme leur nom l'indique, ces muscles, au
nombre de quatre, s'attachent chacun à l'un des tendons du muscle fléchisseur profond; de là ils se portent avec ces tendons aux quatre derniers doigts, s'insèrent à la face externe de leur première phalange et
viennent jusqu'à la face dorsale se réunir aux tendons de l'extenseur
commun.

Les lombricaux fléchissent les quatre derniers doigts et les portent un
peu dans l'abduction.

Muscles interosseux.

On les divise en interosseux dorsaux et interosseux palmaires.

Interosseux dorsaux. — Au nombre de quatre, situés dans les quatre
espaces interosseux du métacarpe, ces muscles s'insèrent d'un côté sur
chacun des deux métacarpiens entre lesquels ils sont placés, à la face interne de l'un et à la face externe de l'autre : leurs fibres s'implantent sur
des tendons moyens, ce qui donne à ces muscles une apparence penniforme. D'un autre côté ils se terminent sur les bords des premières phalanges et un peu sur leur face dorsale, où ils s'unissent aux tendons de
l'extenseur commun des doigts : le premier interosseux dorsal se termine
sur le côté externe de l'index, le second sur le côté externe du médius,
les deux derniers au côté interne du médius et de l'annulaire.

Interosseux palmaires. — Ces muscles sont au nombre de trois; le premier espace interosseux en est dépourvu. D'un côté ils s'insèrent sur
l'un des deux métacarpiens qui forment l'espace interosseux, et de l'autre ils se terminent comme les interosseux dorsaux.

Le premier, placé dans le second espace interosseux, se rend au côté
interne de l'index; les deux autres vont à la partie externe de l'annulaire et du petit doigt.

Les deux premiers interosseux dorsaux et les deux derniers palmaires

sont abducteurs des doigts auxquels ils s'insèrent; les autres sont adducteurs.

Art. IV. MUSCLES DES MEMBRES PELVIENS.

§ Ier. *Muscles de la hanche.*

Les muscles de la hanche sont, en procédant de la superficie aux
parties profondes, le grand fessier, le moyen fessier, le petit fessier, le
carré crural, le pyramidal, les jumeaux et les deux obturateurs.

Muscle grand fessier.

Large, épais, quadrilatère, composé d'un grand nombre de faisceaux
séparés par des interstices celluleux, situé dans la fosse iliaque externe, ce
muscle s'insère : 1° sur la partie la plus reculée de cette fosse au-dessus
de la ligne courbe supérieure, 2° sur la face postérieure du sacrum,
3° sur la face postérieure du grand ligament sacro-sciatique et sur la
partie inférieure de l'aponévrose du sacro-spinal.

De là ses fibres se dirigent en bas et en dehors sur un tendon aplati
qui se fixe à la bifurcation supérieure et externe de la ligne âpre du
fémur.

Le muscle grand fessier glisse sur le grand trochanter à la faveur d'une
bourse séreuse ou d'un tissu cellulaire lamelleux et très-lâche:

Il étend le bassin sur la cuisse ou la cuisse sur le bassin; en outre il
porte la cuisse dans la rotation en dehors et dans l'abduction.

Muscle moyen fessier.

Épais, triangulaire, plus petit que le précédent, placé en partie
au-dessous de lui, ce muscle s'insère sur la face externe de l'os
coxal entre les deux lignes courbes supérieure et inférieure, sur les trois
quarts antérieurs de la crête de cet os et sur la face interne de l'aponévrose fessière.

De là ses fibres convergent vers le grand trochanter et se fixent au
moyen d'un tendon aplati sur le bord supérieur de cette éminence.

Le muscle moyen fessier est surtout abducteur de la cuisse; en outre
il est extenseur par ses fibres postérieures et rotateur en dedans par ses
fibres antérieures.

Muscle petit fessier.

Placé au-dessous du moyen fessier, plus petit que lui, triangulaire, ce
muscle s'insère sur la face externe de l'os coxal depuis la ligne courbe
inférieure jusqu'à la cavité cotyloïde et sur la partie antérieure de la crête
iliaque au-dessous des insertions du moyen fessier.

De là ses fibres convergent vers le grand trochanter et s'insèrent sur
le bord antérieur de cette éminence au moyen d'un tendon ou d'une
aponévrose.

Le petit fessier agit comme le moyen fessier, seulement avec moins d'énergie.

Muscle carré crural.

Aplati d'avant en arrière, quadrilatère, ce muscle s'insère sur la face externe de la tubérosité sciatique, se dirige transversalement en dehors et se termine au bord postérieur du grand trochanter et à la ligne qui va de cette éminence au petit trochanter.

Ce muscle repose par sa face antérieure sur le petit trochanter et en est quelquefois séparé par une bourse synoviale.

Il porte la cuisse dans la rotation en dehors.

Muscle pyramidal.

Triangulaire, situé au-dessous du grand fessier et le long du bord inférieur du moyen, ce muscle s'insère sur la partie latérale de la face antérieure du sacrum et sur la face antérieure du grand ligament sacro-sciatique; de là il se porte en bas, en dehors et en avant, s'engage dans le grand trou sciatique et dégénère en un tendon aplati qui vient se fixer à la partie supérieure de la cavité digitale du grand trochanter.

Les vaisseaux et les nerfs fessiers, les vaisseaux et les nerfs sciatiques et honteux internes sortent du bassin par le grand trou sciatique, les premiers au-dessus du bord supérieur du muscle pyramidal, les seconds au-dessous de son bord inférieur.

Ce muscle porte la cuisse dans la rotation en dehors.

Muscles jumeaux.

Au nombre de deux, situés au-dessous du pyramidal, séparés l'un de l'autre par le tendon de l'obturateur interne, les muscles jumeaux proviennent: le *supérieur* de l'épine sciatique, l'*inférieur* de la tubérosité sciatique; de là ils se dirigent l'un et l'autre horizontalement en dehors vers la cavité digitale du grand trochanter, où ils se terminent habituellement par l'intermédiaire du tendon de l'obturateur interne.

Comme le précédent, ces muscles portent la cuisse dans la rotation en dehors.

Muscle obturateur interne.

Aplati, triangulaire, situé comme le pyramidal en partie dans le bassin et en partie dans la hanche, ce muscle s'attache en haut sur la fosse obturatrice interne et sur la face pelvienne de la membrane obturatrice.

De là ses fibres se portent en convergeant vers la petite échancrure sciatique et dégénèrent en un tendon qui se réfléchit sur cette échancrure, se place dans la gouttière que lui forment les muscles jumeaux par leur réunion et va se fixer avec eux dans la cavité digitale du grand trochanter.

La petite échancrure sciatique est quelquefois encroûtée d'une lame d'apparence fibro—cartilagineuse, et toujours revêtue d'une bourse séreuse qui facilite le glissement du tendon de l'obturateur.

Ce muscle agit comme s'il s'insérait sur l'échancrure sciatique. Il porte la cuisse dans la rotation en dehors.

Muscle obturateur externe.

Aplati, triangulaire comme le précédent, ce muscle s'attache en haut sur la fosse obturatrice externe et sur la face antérieure de la membrane obturatrice ; de là il se dirige en dehors et en arrière sous le col du fémur, qu'il contourne pour aller se fixer sur la partie la plus inférieure de la cavité digitale du grand trochanter.

Comme les muscles précédents, l'obturateur externe porte la cuisse dans la rotation en dehors.

§ II. *Muscles de la cuisse.*

Parmi ces muscles, les uns occupent la partie antéro-externe de la cuisse, comme le muscle du fascia lata, le couturier et le triceps ; les autres sont situés à sa partie interne et postérieure, ce sont le droit interne, le pectiné, les trois adducteurs, le biceps, le demi-tendineux et le demi-membraneux.

Muscle du fascia lata.

Le plus volumineux de tous les tenseurs aponévrotiques, situé à la partie supérieure de la face externe de la cuisse, aplati, quadrilatère, ce muscle s'attache en haut : 1° sur la lèvre externe de la partie antérieure de la crête iliaque, 2° sur la lèvre externe de l'épine iliaque antérieure et supérieure.

De là ses fibres se dirigent en bas, en dehors et en arrière vers le milieu de la cuisse, où elles sont reçues entre deux feuillets séparés de l'aponévrose fascia lata.

Muscle couturier.

Le plus long de tous les muscles du corps ; étroit, rubané, occupant successivement les parties antérieure et interne de la cuisse, ce muscle s'attache en haut à l'épine iliaque antérieure et supérieure, à la moitié supérieure de l'échancrure placée au-dessous de cette épine et à une cloison aponévrotique qui le sépare du fascia lata.

De là il parcourt en diagonale toute l'étendue de la cuisse et dégénère en un tendon qui se place à la partie postérieure et interne du condyle interne du fémur, contourne la partie inférieure de la tubérosité interne du tibia et, après s'être réuni au tendon du droit interne et du demi-membraneux pour former la *patte d'oie,* se termine à la crête du tibia.

Le muscle couturier a des rapports très-importants avec l'artère fémorale, dont il est le muscle satellite.

A sa partie inférieure, il est séparé du tibia et du ligament latéral interne de l'articulation fémoro-tibiale par une bourse synoviale qui manque rarement.

Il fléchit la jambe sur la cuisse et porte le membre ainsi fléchi dans l'adduction et la rotation de manière à le croiser avec celui du côté opposé. Comme on le voit, son nom est significatif.

Muscle triceps crural.

Ce muscle, épais, unique en bas, divisé supérieurement en trois faisceaux distincts, occupe les parties antérieure, interne et externe de la cuisse et repose immédiatement sur le fémur.

Ses trois faisceaux sont : le *droit antérieur*, qui représente la longue portion du triceps brachial ; le *vaste interne* et le *vaste externe*.

Droit antérieur. — Allongé, penniforme, situé à la partie antérieure de la cuisse, il commence en haut par deux tendons, l'un attaché à l'épine iliaque antérieure et supérieure, l'autre à la partie supérieure de la cavité cotyloïde ; le premier de ces tendons descend directement, l'autre est recourbé ; tous deux se réunissent et donnent naissance aux fibres charnues.

Ces fibres se portent obliquement en bas et en arrière et viennent se terminer sur une aponévrose qui d'abord large se rétrécit graduellement et adhère en arrière aux tendons du vaste interne et du vaste externe.

Vaste interne. — Il commence au-dessous du petit trochanter et s'insère : 1° sur toute la longueur de la lèvre interne de la ligne âpre du fémur par l'intermédiaire d'une petite aponévrose ; 2° sur les trois quarts supérieurs des faces antérieure et interne du fémur, presque directement et sans intermédiaire aponévrotique.

De là ses fibres se portent obliquement en bas, en dehors et en avant sur les faces antérieure et postérieure d'une forte aponévrose qui se confond avec celle du droit antérieur et du vaste externe.

Vaste externe. — Il commence en haut vers le grand trochanter et s'insère : 1° sur la face externe de cette éminence ; 2° sur la lèvre externe de la ligne âpre dans toute sa longueur, à sa partie supérieure par l'intermédiaire d'une forte aponévrose, à sa partie inférieure presque directement.

De là ses fibres se portent obliquement en bas, en dedans et en avant sur les faces externe et antérieure d'une aponévrose qui se réunit avec celles du vaste interne et du droit antérieur.

Les aponévroses réunies constituent un tendon commun qui se rétrécit de plus en plus à mesure qu'il s'éloigne des fibres charnues et se termine sur la base de la rotule ou plutôt se continue à travers cet os jusqu'à la tubérosité antérieure du tibia en formant le ligament rotulien.

Le triceps crural est extenseur de la jambe sur la cuisse et par sa longue portion (droit antérieur) fléchisseur de la cuisse sur le bassin.

Muscle droit interne.

Placé au côté interne de la cuisse, aplati de dehors en dedans, long, mince, ce muscle s'attache en haut sur la face antérieure du corps et de la branche descendante du pubis ; de là il descend verticalement vers le condyle interne du fémur et contourne la partie inférieure de la tubérosité correspondante du tibia, où son tendon concourt avec ceux du couturier et du demi-tendineux à former la *patte d'oie*.

Il fléchit la jambe sur la cuisse et porte le membre ainsi fléchi dans l'adduction.

Muscle pectiné.

Court, aplati, situé à la partie supérieure et interne de la cuisse, ce muscle s'insère sur la crète du pubis sur une surface triangulaire comprise entre l'épine du pubis et l'éminence iléo-pectinée et sur le feuillet profond de l'aponévrose fémorale.

Il se dirige en bas, en dehors et en arrière, et se termine sur la ligne qui va du petit trochanter à la ligne âpre du fémur.

Une bourse muqueuse est interposée entre le tendon de ce muscle, celui du psoas iliaque et le petit trochanter.

Le pectiné est adducteur de la cuisse ; il peut en outre la fléchir sur le bassin et la porter dans la rotation en dedans.

Muscle premier adducteur.

Contigu par son bord interne au droit interne et par son bord externe au pectiné, aplati, triangulaire, ce muscle s'insère sur l'épine du pubis et sur le corps de cet os au-dessous de l'épine.

Il se dirige en bas, en dehors et en arrière, étale ses fibres sur une aponévrose qui les reçoit sur deux lames distinctes et va se fixer sur le tiers moyen de l'interstice de la ligne âpre du fémur.

Il agit comme le précédent.

Muscle second adducteur.

Placé derrière les deux muscles pectiné et premier adducteur, plus grand que le premier, plus petit que le second, aplati comme eux, ce muscle commence à la branche descendante du pubis, descend en dehors en s'élargissant et s'insère à la partie supérieure de l'interstice de la ligne âpre du fémur depuis le petit trochanter jusqu'à quatre travers de doigt au-dessous.

Il est souvent perforé par des vaisseaux volumineux.

Il a les mêmes usages que les deux muscles précédents.

Muscle troisième adducteur.

Volumineux, triangulaire, placé à la partie interne et postérieure de la cuisse, ce muscle s'attache en haut sur la face antérieure de la branche ascendante et sur la partie antérieure de la tubérosité de l'ischion. Il se dirige vers le fémur, et parmi ses fibres, celles qui viennent de la partie la plus élevée de la branche de l'ischion se rendent sur la bifurcation supérieure et externe de la ligne âpre du fémur, celles qui viennent de sa partie inférieure se rendent à la ligne âpre elle-même depuis sa bifurcation supérieure jusqu'à l'inférieure, enfin celles qui viennent de l'ischion s'insèrent sur la partie supérieure du condyle interne du fémur et sont séparées des moyennes par un espace qui constitue le *canal du troisième adducteur*.

Ce canal, doublé à l'intérieur d'une couche fibreuse, se continue par son orifice supérieur avec la gaîne des vaisseaux fémoraux. Son orifice inférieur est placé à la partie supérieure du creux poplité. Il est oblique de haut en bas, de dedans en dehors et d'avant en arrière; il livre passage aux vaisseaux fémoraux et au nerf saphène interne.

Le troisième adducteur porte la cuisse dans l'adduction et la rotation en dedans et l'étend sur le bassin au lieu de la fléchir comme les muscles précédents.

Muscle biceps fémoral.

Situé à la partie postérieure de la cuisse, simple en bas, divisé supérieurement en deux faisceaux distincts, ce muscle s'attache : 1° par sa longue portion à la tubérosité de l'ischion au moyen d'un tendon qui lui est commun avec le demi-membraneux, 2° par sa courte portion à la moitié inférieure de la ligne âpre du fémur.

Le long faisceau descend en suivant la partie postérieure de la cuisse jusqu'au tiers inférieur; là il se convertit en un tendon qui reçoit les fibres de la courte portion et va s'insérer à la tête du péroné et un peu à la partie voisine du tibia.

Une bourse muqueuse est interposée entre ce tendon et le ligament latéral interne du genou.

Le biceps forme le bord externe du creux poplité; il fléchit la jambe sur la cuisse et étend la cuisse sur le bassin.

Muscle demi-tendineux.

Allongé, situé à la partie postérieure et interne de la cuisse, plus large en haut qu'en bas, ce muscle s'attache d'un côté avec le tendon du muscle biceps sur la partie postérieure de l'ischion et de l'autre avec les tendons de la patte d'oie sur la partie supérieure et interne de la crête du tibia.

Les fibres charnues de ce muscle sont interrompues au milieu de leur trajet par une intersection fibreuse incomplète; puis elles font place au tendon inférieur, remarquable par sa longueur, par son isolement et sa gracilité.

Le demi-tendineux fléchit la jambe sur la cuisse ou étend le bassin sur le fémur.

Muscle demi-membraneux.

Moins long que le précédent, plus large, plus aplati que lui, ce muscle s'insère en haut sur la tubérosité de l'ischion au moyen d'un tendon aplati, presque aponévrotique, qui donne naissance aux fibres charnues vers le milieu du fémur ; ces fibres, nombreuses, courtes, parallèles, se terminent bientôt sur un nouveau tendon aplati qui contourne le condyle interne du fémur et se divise en trois faisceaux, dont l'un s'insère à la tubériosité interne du tibia, l'autre à la partie supérieure du bord interne de cet os et le troisième sur la partie supérieure du condyle externe du fémur en se confondant avec le ligament de l'articulation fémoro-tibiale.

Deux bourses muqueuses sont situées l'une entre le tendon supérieur de ce muscle et ceux du biceps et du demi-tendineux, l'autre entre son tendon inférieur et le jumeau interne.

Il forme avec le demi-tendineux le bord interne du creux poplité.

Il fléchit la jambe sur la cuisse et étend le bassin sur le fémur comme le muscle précédent.

§ III. *Muscles de la jambe.*

On les divise en muscles de la partie antérieure, muscles de la partie externe et muscles de la partie postérieure de la jambe.

MUSCLES DE LA PARTIE ANTÉRIEURE DE LA JAMBE.

Ils comprennent le jambier antérieur, l'extenseur propre du gros orteil, l'extenseur commun des orteils et le péronier antérieur.

Muscle jambier antérieur.

Situé le long de la face externe du tibia, épais, allongé, ce muscle provient : 1° du condyle externe du tibia, 2° des deux tiers supérieurs de la face externe de cet os, 3° de la face antérieure du ligament interosseux, 4° de la face interne de l'aponévrose jambière et d'une cloison fibreuse qui l'unit en haut à l'extenseur commun des orteils.

Il descend le long du tibia, et vers son tiers inférieur il se transforme en un tendon qui passe dans un anneau fibreux formé par le ligament annulaire dorsal du tarse et tapissé par une synoviale, et vient s'insérer sur le premier cunéiforme et sur l'extrémité postérieure du premier métatarsien.

Ce muscle fléchit le pied sur la jambe en relevant son bord interne et déprimant son bord externe.

Muscle extenseur propre du gros orteil.

Allongé, demi-penniforme, aplati de dehors en dedans, placé en dehors et au-dessous du précédent, ce muscle s'attache sur la partie antéri?ure du péroné et du ligament interosseux au tiers moyen de la jambe.

Ses fibres se ramassent presque toutes sur le côté postérieur d'un tendon qui passe sous une coulisse particulière du ligament annulaire dorsal du tarse et vient se fixer sur l'extrémité postérieure de la dernière phalange du gros orteil.

Il étend la dernière phalange du gros orteil sur la première, le gros orteil sur le pied et fléchit le pied sur la jambe.

Muscle extenseur commun des orteils.

Allongé, demi-penniforme comme le précédent, plus volumineux que lui, ce muscle s'insère en haut sur la partie antérieure de la tête et des deux tiers supérieurs du péroné, sur le ligament interosseux, sur l'aponévrose jambière et deux cloisons fibreuses qui le séparent du jambier antérieur et des péroniers latéraux.

Ses fibres se réunissent sur un tendon unique qui traverse une coulisse particulière du ligament annulaire du tarse et se divise en quatre tendons secondaires pour les quatre derniers orteils.

Ces tendons réunis sur le dos des orteils avec ceux des lombricaux et du pédieux forment des membranes fibreuses qui recouvrent les orteils, se divisent en trois faisceaux et vont se fixer le faisceau moyen sur l'extrémité postérieure de la seconde phalange et les deux autres réunis sur l'extrémité postérieure de la dernière.

Ce muscle étend les orteils sur le pied et fléchit celui-ci sur la jambe.

Muscle péronier antérieur.

Très-petit, demi-penniforme, ce muscle manque souvent.

Lorsqu'il existe, il est en grande partie confondu avec l'extenseur commun qui est à son côté interne et dont il partage les insertions supérieures.

Ses fibres se ramassent sur le bord postérieur d'un petit tendon qui traverse la même coulisse que l'extenseur commun et va se fixer sur l'extrémité postérieure du cinquième métatarsien.

Il fléchit le pied sur la jambe, relève son bord externe et déprime son bord interne.

MUSCLES DE LA PARTIE EXTERNE DE LA JAMBE.

Ils ne comprennent que deux muscles, le long péronier latéral et le court péronier latéral.

Muscle long péronier latéral.

Placé le long du bord externe de la jambe, en dehors du précédent, ce muscle s'insère sur le tiers supérieur de la face externe du péroné et sur deux cloisons fibreuses qui le séparent l'une de l'extenseur commun des orteils et l'autre du muscle soléaire et du long fléchisseur du gros orteil.

Vers la partie inférieure de la jambe, il dégénère en un tendon qui se réfléchit sur la malléole en passant avec celui du court péronier dans une gaîne fibreuse, contourne le bord externe du pied au niveau du cuboïde, s'engage dans la coulisse inférieure de cet os, et après avoir parcouru la plante du pied en diagonale vient se fixer sur l'extrémité postérieure du premier métatarsien.

Dans ce trajet, le tendon du long péronier latéral est tapissé par deux ou trois synoviales, derrière la malléole, dans la coulisse du cuboïde et quelquefois sur la face externe du calcanéum.

Ce muscle étend le pied sur la jambe en abaissant son bord interne et relevant son bord externe.

Muscle court péronier latéral.

Placé au-dessous et en dedans du muscle précédent, de même forme que lui, le court péronier latéral s'attache sur le tiers moyen de la face externe du péroné et sur deux cloisons qui le séparent l'une de l'extenseur commun des orteils et du péronier antérieur et l'autre du long fléchisseur du gros orteil.

Il se dirige comme le long péronier vers la malléole, traverse la même gaîne que lui, longe le bord externe du pied et se termine sur l'extrémité postérieure du cinquième métatarsien.

Ce muscle tourne le pied en dehors et l'étend un peu sur la jambe.

MUSCLES DE LA PARTIE POSTÉRIEURE DE LA JAMBE.

Ces muscles sont, en allant de la superficie aux parties profondes, les jumeaux, le soléaire, le plantaire grêle, le poplité, le long fléchisseur commun des orteils, le long fléchisseur propre du gros orteil et le jambier postérieur.

Muscles jumeaux.

Situés à la partie postérieure de la jambe, épais, volumineux, formant presque la totalité du mollet, ces muscles, séparés en haut, sont réunis en bas sur un même tendon.

Le jumeau externe s'insère en haut et en arrière du condyle externe du fémur, et le jumeau interne au-dessus du condyle interne au moyen d'une aponévrose qui s'étale sur la face postérieure des fibres charnues.

Celles-ci se portent en bas et en arrière, se rassemblent en un seul corps musculaire qui dégénère en un tendon, le *tendon d'Achille,* attaché à la partie postérieure du calcanéum.

Par l'intervalle triangulaire qui les sépare en haut, les deux muscles jumeaux forment les deux côtés inférieurs du losange poplité.

Ces muscles concourent à l'extension du pied sur la jambe; quand ils se contractent en prenant leur point fixe en bas, ils fléchissent la jambe sur la cuisse.

Muscle plantaire grêle.

Allongé, fusiforme, très-petit, ce muscle est placé entre les jumeaux et le soléaire. Il s'attache à la partie supérieure du condyle externe du fémur un peu au-dessus du jumeau externe et sur le ligament postérieur de l'articulation fémoro-tibiale.

Il dégénère bientôt en un tendon grêle, aplati, qui se réunit au tendon d'Achille vers son côté interne et s'attache avec lui au calcanéum.

Il concourt à l'extension du pied sur la jambe quand il prend son point fixe en haut et à la flexion de la jambe sur la cuisse quand il prend son point fixe en bas.

Muscle soléaire.

Large, ovalaire, penniforme, situé derrière les muscles précédents, le soléaire est séparé supérieurement en deux faisceaux par un intervalle où passent les vaisseaux poplités.

Son faisceau externe s'insère sur le tiers supérieur de la face postérieure et du bord interne du péroné, et son faisceau interne sur la ligne oblique postérieure et le bord interne du tibia au moyen de deux tendons qui se réunissent pour former une arcade sous laquelle passent les faisceaux poplités et s'enfoncent entre les fibres charnues.

Celles-ci après un court trajet sont reçues par une aponévrose qui règne sur le muscle en avant et en arrière dans une grande partie de son étendue et se contracte en bas pour s'unir au tendon d'Achille.

Le soléaire a sur le pied la même action que les jumeaux et le plantaire grêle. Ces muscles réunis sont les principaux agents de la marche, et c'est surtout quand le corps est pesamment chargé qu'ils déploient toute leur énergie.

Muscle poplité.

Situé derrière l'articulation fémoro-tibiale, aplati, triangulaire, ce muscle provient de la partie externe du condyle externe du fémur et du ligament postérieur du genou au moyen d'un tendon aplati qui s'épanouit au devant du muscle.

Il se dirige en bas et en dedans et s'insère sur une surface triangulaire de la partie postérieure du tibia.

Ce muscle fléchit la jambe sur la cuisse.

Muscle long fléchisseur commun des orteils.

Situé profondément le long du bord interne de la jambe, épais, allongé, prismatique, ce muscle s'insère sur la face postérieure du tibia depuis la ligne oblique jusqu'au tiers inférieur de cet os.

De là il se porte en bas à peu près verticalement et se transforme en un tendon qui se dirige derrière la malléole interne dans une coulisse qu'il partage avec le tendon du jambier postérieur, puis dans une autre qu'il occupe tout seul.

Il s'avance ensuite horizontalement sous la voûte calcanéenne, reçoit l'insertion de son muscle accessoire et se sépare en quatre tendons secondaires qui donnent naissance aux muscles lombricaux et se rendent aux quatre derniers orteils.

Le long des orteils, les tendons du long fléchisseur sont contenus dans des gaînes analogues à celles des doigts ; ils perforent les tendons du court fléchisseur, situés au-dessus d'eux dans les mêmes gaînes, et vont s'attacher à la partie postérieure des dernières phalanges.

Ce muscle fléchit les dernières phalanges des quatre derniers orteils sur les secondes, celles-ci sur les premières et les orteils sur le métatarse ; il peut encore étendre le pied sur la jambe.

Muscle long fléchisseur propre du gros orteil.

Situé le long du bord externe de la jambe, de même forme que le précédent, à peu près de même volume, ce muscle s'attache en haut sur le tiers moyen et sur une partie du tiers inférieur du péroné, sur le ligament interosseux et sur deux cloisons fibreuses qui le séparent des deux péroniers latéraux et du jambier postérieur.

Peu à peu il se transforme en un tendon et s'engage dans la coulisse de l'astragale et du calcanéum, où il est bridé par une membrane fibreuse et lubréfié par une synoviale. En sortant de cette coulisse, il croise la direction du fléchisseur commun, se dirige vers le bord interne du pied, s'engage dans la coulisse sous-phalangienne du gros orteil, où il est tapissé par une nouvelle synoviale, et se termine sur l'extrémité postérieure de sa dernière phalange.

Ce muscle fléchit la dernière phalange du gros orteil sur la première et celle-ci sur le métatarse ; il peut même, comme le fléchisseur commun, étendre le pied sur la jambe.

Muscle jambier postérieur.

Placé entre les deux muscles précédents et en partie caché par eux, le jambier postérieur s'insère sur le bord postérieur du péroné, sur le ligament interosseux et sur la ligne oblique du tibia.

Il descend en suivant le ligament interosseux. Des fibres albuginées succèdent bientôt à ses fibres charnues ; elles se réunissent en un tendon qui passe derrière la malléole interne, au devant de celui du long fléchisseur commun, partage un moment sa gaîne fibreuse, s'en sépare ensuite et vient s'insérer en suivant le bord interne du pied à la tubérosité interne du scaphoïde et à la base du premier cunéiforme.

Ce muscle étend le pied sur la jambe, le porte dans l'adduction et élève son bord interne.

§ IV. *Muscles du pied.*

Un seul muscle occupe le dos du pied, c'est le pédieux. Les autres sont situés à la plante du pied au côté interne, comme l'adducteur du gros orteil, le court fléchisseur du gros orteil, l'abducteur oblique du gros orteil et son abducteur transverse ; à la partie moyenne, comme le court fléchisseur commun des orteils, l'accessoire du long fléchisseur et les lombricaux ; à la partie externe, comme l'abducteur du petit orteil et son court fléchisseur, ou bien dans les espaces intermétatarsiens, comme les interosseux.

Muscle pédieux.

Situé sur la face dorsale du pied, aplati, simple en arrière, divisé en avant en quatre faisceaux, ce muscle provient de la partie externe et supérieure du calcanéum en dehors de la rainure qui sépare ses deux facettes astragaliennes. Il se dirige d'arrière en avant et de dehors en dedans ; ses quatre tendons croisent la direction de ceux de l'extenseur commun des orteils, concourent avec eux à former les gaînes fibreuses sus-phalangiennes et viennent s'insérer le premier à la première phalange du gros orteil et les trois autres aux dernières phalanges des trois orteils suivants.

Le pédieux, en raison de son action, pourrait être appelé *petit extenseur commun des orteils.*

Muscle adducteur du gros orteil.

Situé superficiellement au côté interne de la plante du pied, ce muscle s'insère en arrière sur la tubérosité inférieure et postérieure du calcanéum, sur le côté interne de cet os, sur la face supérieure de l'aponévrose plantaire et sur une cloison fibreuse qui le sépare du muscle court fléchisseur commun des orteils.

De là il se porte horizontalement en avant et se convertit en un tendon qui va s'implanter sur la partie interne et inférieure de la première phalange du gros orteil.

Ce muscle fléchit le gros orteil et le porte dans l'adduction.

Muscle court fléchisseur du gros orteil.

Situé au-dessus du précédent, au-dessous du premier métatarsien, ce muscle s'insère en arrière sur la partie antérieure de la face inférieure du calcanéum, sur les deux derniers cunéiformes et sur la tête du premier métatarsien.

De tous ces points il se porte en avant et un peu en dedans et se divise en deux faisceaux munis chacun d'un tendon. L'un de ces tendons se réunit à celui de l'adducteur du gros orteil et partage ses insertions ; l'autre se fixe sur le côté externe de l'extrémité postérieure de la première phalange du gros orteil.

Il fléchit directement le gros orteil sur le métatarse.

Muscle abducteur oblique du gros orteil.

Situé en dehors du précédent, au-dessus des lombricaux, des fléchis-seurs communs et de leur accessoire, ce muscle s'attache sur la partie inférieure du cuboïde, sur les troisième et quatrième métatarsiens et sur la gaîne du long péronier latéral.

De ces différents points ses fibres convergent vers un tendon qui se dirige en avant et en dedans et vient s'insérer au côté externe de l'ex-trémité postérieure de la première phalange du gros orteil.

Il fléchit le gros orteil et le porte dans l'abduction.

Muscle abducteur transverse du gros orteil.

Placé comme le précédent au-dessus des lombricaux, des fléchisseurs communs et de leur accessoire, couché au-dessous des têtes des métatar-siens, ce muscle s'insère en dehors aux ligaments inférieurs des quatre dernières articulations métatarso-phalangiennes.

Ses fibres se dirigent transversalement vers le gros orteil et se ter-minent sur le tendon de l'abducteur oblique.

Il est uniquement abducteur du gros orteil.

Muscle court fléchisseur commun des orteils.

Situé superficiellement à la partie moyenne de la plante du pied, ce muscle s'insère en arrière sur la partie inférieure de la tubérosité pos-térieure du calcanéum et sur deux cloisons fibreuses qui le séparent de l'adducteur du gros orteil et de l'abducteur du petit au milieu desquels il est placé.

De tous ces points il se porte en avant et se divise en quatre faisceaux qui se transforment en autant de tendons; ceux-ci pénètrent dans les gaînes plantaires des orteils, recouvrent par leur face supérieure les ten-dons du long fléchisseur, sont perforés par eux et vont se terminer à la partie postérieure de la seconde phalange des quatre derniers orteils.

Ce muscle fléchit les secondes phalanges sur les premières et celles-ci sur le métatarse.

Muscle accessoire du long fléchisseur commun.

Situé au-dessus du muscle précédent, aplati, losangique, ce muscle s'insère en avant de la tubérosité postérieure du calcanéum; ses fibres se portent ensuite directement d'avant en arrière et se terminent les plus internes sur le bord interne et les plus externes sur le bord externe du tendon du long fléchisseur.

C'est grâce à ce muscle que le long fléchisseur porte les orteils dans la flexion directe, malgré sa direction oblique.

Muscles lombricaux.

Au nombre de quatre, placés entre les tendons du long fléchisseur commun, ces muscles ont la même forme au pied qu'à la main. Ils s'insèrent le premier sur le côté interne du tendon fléchisseur qui va au second orteil, les autres sur chacun des deux tendons entre lesquels ils sont situés ; tous se rendent sur les articulations métatarso-phalangiennes et sur les tendons extenseurs comme à la main.

Muscle abducteur du petit orteil.

Placé superficiellement à la plante du pied en dehors du court fléchisseur commun, ce muscle s'insère en arrière sur la tubérosité postérieure du calcanéum, sur l'aponévrose plantaire et sur une cloison fibreuse qui le sépare du court fléchisseur.

Il vient se terminer sur la partie externe de l'extrémité postérieure de la première phalange du petit orteil.

Ce muscle fléchit le petit orteil, le porte en dehors et par conséquent dans l'abduction.

Muscle court fléchisseur du petit orteil.

Placé au-dessus du précédent, ce muscle s'attache en arrière sur l'extrémité postérieure du cinquième métatarsien et sur la gaîne du long péronier latéral. Il se porte directement en avant et vient se fixer sur les parties externe et inférieure de l'extrémité postérieure de la première phalange du petit orteil.

Il fléchit directement le petit orteil sur le métatarse.

Muscles interosseux.

Situés dans les espaces intermétatarsiens, semblables sous beaucoup de rapports aux interosseux de la main, ces muscles sont au nombre de sept, divisés comme ceux de la main en dorsaux et plantaires.

Interosseux dorsaux. — Situés dans chacun des espaces intermétatarsiens, insérés sur les faces opposées des deux os qui forment ces espaces, ces muscles se terminent sur les premières phalanges des orteils, le premier au côté interne du second orteil, les trois autres au côté externe des second, troisième et quatrième orteils.

Interosseux plantaires. — Au nombre de trois, situés dans les trois derniers espaces intermétatarsiens, insérés sur ces os comme les interosseux dorsaux, ils se rendent, celui du second espace, au côté interne du troisième orteil, et ceux des troisième et quatrième espaces, au même côté externe des quatrième et cinquième orteils.

Le premier interosseux dorsal et tous les interosseux plantaires sont adducteurs.

Les trois derniers interosseux dorsaux sont abducteurs.

SECTION III.

DESCRIPTION DES APONÉVROSES, ou APONÉVROLOGIE.

A l'occasion des muscles, nous avons parlé de leurs tendons, de leurs aponévroses d'insertions, des bourses séreuses qui favorisent leurs glissements, etc. De toutes les parties que l'on peut considérer comme les annexes de ces organes, il ne nous reste à décrire que les aponévroses d'enveloppe.

Nous passerons légèrement sur les points qui devront être traités au long en anatomie chirurgicale, comme le canal inguinal, le canal crural, etc. C'est déjà ce que nous avons fait pour les rapports de certains muscles et la disposition de certaines aponévroses d'insertion dont nous reconnaissons toute l'importance.

Les aponévroses d'enveloppe seront décrites dans le même ordre que les muscles.

Art. 1ᵉʳ. APONÉVROSES DE LA TÊTE.

Elles comprennent les aponévroses épicrânienne, orbitaire, temporale, massétérine et génienne.

Aponévrose épicrânienne.

L'aponévrose épicrânienne occupe le sommet de la tête. Elle est étendue de la partie occipitale à la partie frontale du muscle occipito-frontal. On peut la considérer comme l'aponévrose moyenne de ce muscle, qui aurait ainsi une forme *digastrique*, ou bien comme l'aponévrose d'enveloppe de la tête, dont l'occipito-frontal serait le *tenseur*.

Sa face superficielle est séparée de la peau par un tissu cellulaire serré contenant beaucoup de vésicules adipeuses, des brides fibreuses qui vont de l'aponévrose à la peau, des vaisseaux et des nerfs.

Sa face profonde glisse sur le péricrâne, grâce à la laxité du tissu cellulaire interposé.

Son bord antérieur reçoit les fibres de la partie frontale du muscle occipito-frontal et son bord postérieur celles de sa partie occipitale ; en outre elle se dédouble en deux feuillets minces qui recouvrent les deux faces de ce muscle et se résolvent peu à peu en deux couches celluleuses.

Ses bords latéraux se terminent vaguement dans le tissu cellulaire des parties latérales de la tête.

Aponévrose orbitaire.

Cette aponévrose se compose de l'*aponévrose de Ténon*, des *gaines fibreuses* des muscles de l'œil et du *ligament palpébral*.

A. L'aponévrose de l'œil, découverte par Ténon, oubliée jusqu'au mo-

ment où M. Malgaigne publia son traité d'anatomie chirurgicale, a été
décrite de nos jours avec beaucoup de soins par MM. Bonnet et Bau-
dens et par M. Richet, qui en a déposé des préparations au musée de
la Faculté.

Elle commence en arrière au pourtour du nerf optique et se termine
en avant sur le contour de l'orbite ; le globe de l'œil est enveloppé par
elle comme le gland dans sa cupule. Autour du nerf optique elle apparaît comme un cylindre celluleux qui a la même forme que le nerf qu'il
engaine.

Autour du globe de l'œil elle devient plus épaisse ; elle est séparée de
la sclérotique par une couche mince de tissu cellulaire très-fin qui n'est
jamais infiltré de graisse et permet de l'isoler facilement.

En avant, vers le point où la conjonctive oculaire se réfléchit pour
tapisser les paupières, cette aponévrose éprouve une réflexion analogue
et se porte sur le contour de l'orbite, où elle se continue avec le ligament palpébral.

Elle divise la cavité orbitaire en deux parties distinctes, l'une centrale occupée par le globe de l'œil, l'autre comprise entre cette aponévrose et l'orbite et contenant les vaisseaux, les nerfs, les muscles de
l'œil et le tissu adipeux très-abondant qui est interposé à toutes ces
parties.

B. Les gaines fibreuses des muscles de l'œil commencent en arrière
aux insertions de ces muscles sur l'aponévrose de Zinn ou sur l'orbite
et se terminent en avant à leurs insertions scléroticales.

Elles enveloppent les fibres charnues, qui s'implantent en partie sur
elles ; elles traversent l'aponévrose de Ténon et contractent avec elle
des adhérences intimes. Il résulte de ces adhérences que l'action des
muscles de l'œil n'est pas aussi individuelle qu'on pourrait le penser,
et qu'un seul d'entre eux peut, en agissant sur cette aponévrose, communiquer à tous les autres une partie de sa contraction. Cette solidarité
d'action, démontrée par M. Bonnet au moyen d'expériences directes,
rend nécessaire dans les opérations de strabisme la section non–seulement du muscle, mais encore de sa gaine fibreuse.

Les gaines des muscles droit interne et droit externe sont plus fortes
que toutes les autres ; c'est aussi à leur niveau que la portion réfléchie
de l'aponévrose de Ténon a le plus d'épaisseur.

Celle du grand oblique adhère à sa poulie de réflexion ; le tendon de
ce muscle en est séparé par un tissu cellulaire lâche qui lui permet de
glisser librement et de conserver son indépendance d'action.

C. Le ligament palpébral est placé dans le cercle formé par la base
de l'orbite. Par sa grande circonférence il s'insère sur le contour de
cette cavité et peut être regardé comme faisant suite à l'aponévrose de
Ténon, qui est du reste bien moins épaisse que lui.

Il se continue en outre en haut avec les tendons et la gaine du releveur de la paupière supérieure et en dedans avec le tendon de l'orbiculaire.

Il adhère aux deux bords opposés de l'échancrure sus-orbitaire et la transforme en un trou pour le passage des vaisseaux et des nerfs sus-orbitaires.

Sa face antérieure est sous-jacente à l'orbiculaire des paupières, qui la sépare du tissu cellulaire sous-cutané et de la peau.

La face postérieure est recouverte par la conjonctive palpébrale.

La petite circonférence, qui représente plutôt une fente transversale, est en grande partie terminée par les cartilages tarses.

Le ligament palpébral forme avec ces cartilages la charpente des paupières.

Aponévrose temporale.

Elle a la même forme que le muscle temporal, qu'elle bride en avant. Elle s'insère sur toute la circonférence de la fosse temporale, glisse sur la face antérieure du muscle et vient se terminer en bas par deux feuillets sur les lèvres interne et externe de l'arcade zygomatique.

Avec les os de la fosse temporale elle forme au muscle temporal une gaîne ostéo-fibreuse qui sert à le maintenir solidement et à lui fournir ses points d'insertion.

En bas cette aponévrose renferme entre ses deux feuillets quelques pélotons graisseux ainsi que les vaisseaux et les nerfs temporaux profonds.

Aponévrose massétérine.

L'aponévrose massétérine, plus mince et moins importante que la précédente, se continue avec elle en haut, se perd en bas dans l'aponévrose cervicale, envoie en dedans un petit feuillet à l'aponévrose du buccinateur et en dehors un feuillet plus fort qui sépare le muscle masséter de la glande parotide.

Aponévrose génienne.

L'aponévrose du buccinateur, étalée sur la face externe de ce muscle, mince, vaguement terminée en avant, se divise en arrière en deux feuillets dont l'un se fixe à la branche de la mâchoire, tandis que l'autre fixé sur les arcades dentaires se continue avec la membrane externe du canal de Sténon. Entre ces deux feuillets on trouve constamment un péloton adipeux assez considérable.

Art. II. APONÉVROSES DU TRONC.

Elles comprennent les aponévroses de la partie postérieure du tronc, les aponévroses de la partie antérieure du tronc et celles de sa partie inférieure.

§ 1er. *Aponévroses de la partie postérieure du tronc.*

Au nombre de deux, l'aponévrose superficielle ou *fascia superficialis* et l'aponévrose profonde ou aponévrose des petits dentelés.

Fascia superficialis.

Aux lombes, au dos, à la nuque, quelques anatomistes ont décrit un fascia superficialis qui au dos et aux lombes se continuerait sur les côtés avec les fascias superficialis de l'abdomen et du thorax et au cou avec la cloison aponévrotique qui du bord externe du muscle trapèze va s'insérer sur les apophyses transverses cervicales; mais M. Blandin refuse à ce fascia le caractère d'une aponévrose d'enveloppe. Voici comment s'exprime cet anatomiste : « Sans doute on trouve en tous ces points un tissu cellulaire très-dense, comme fibreux, qui rend supérieurement très-difficile la préparation du muscle trapèze; mais on ne voit rien là qui ait la disposition lamellée. Sans doute on peut bien donner à ce tissu et souvent on lui a donné cette disposition à la faveur de certains artifices, de certaines préparations anatomiques; mais tout cela ne le constitue pas en fascia véritable. »

Ajoutons que sur la ligne médiane du cou, ce fascia ou si l'on veut cette lame celluleuse adhère au ligament inter-épineux cervical, qui s'insère, comme on sait, sur les apophyses épineuses des vertèbres de cette région.

Il en résulte que tous les organes de la partie postérieure du cou sont contenus dans deux gaînes formées sur la région médiane par le ligament inter-épineux cervical, sur les côtés par la *cloison latérale*, en avant par les gouttières cervicales et en arrière par le fascia.

Aponévrose des petits dentelés.

Située à la région dorsale au-dessous du trapèze du rhomboïde et du grand dorsal, de forme rectangulaire, cette aponévrose s'insère : 1° par son bord interne à la crête des apophyses épineuses dorsales ; 2° par son bord externe à la partie convexe de l'angle des côtes ; 3° par son bord supérieur au bord inférieur du petit dentelé postérieur et supérieur ; 4° par son bord inférieur au bord supérieur du petit dentelé postérieur et inférieur.

Cette aponévrose forme avec les gouttières vertébrales une gaîne ostéofibreuse à la partie thoracique du sacro-spinal. Elle est continue en bas avec celle que l'aponévrose postérieure du muscle transverse de l'abdomen lui forme à sa portion lombaire ; en haut elle se résout en un tissu cellulaire lamelleux qui sépare les muscles profonds de la nuque des muscles superficiels.

Les muscles petits dentelés peuvent être regardés comme les muscles tenseurs de cette aponévrose dont le tissu serré, les fibres régulièrement étendues en travers et la résistance forment une des toiles fibreuses les mieux organisées de l'économie.

§ II. *Aponévroses de la partie antérieure du tronc.*

Elles comprennent les *aponévroses cervicales, thoraciques, abdominales* et *prévertébrales.*

Aponévroses cervicales.

Pour bien comprendre la disposition des aponévroses du cou et en tirer des enseignements pratiques, il faut les diviser en trois parties : une aponévrose cervicale superficielle, une aponévrose cervicale moyenne et une aponévrose cervicale profonde.

Aponévrose cervicale superficielle. — Elle recouvre toute la partie antérieure du cou ; elle forme sur la ligne médiane une sorte de raphé fibreux qu'il est facile de reconnaître à la difficulté qu'on éprouve à l'isoler de la peau ; elle se continue sur le bord externe du muscle trapèze avec le fascia superficialis de la partie postérieure du tronc.

A ce niveau on voit ces deux aponévroses émettre transversalement une lame fibreuse épaisse qui glisse sur le bord externe du trapèze et des muscles profonds de la nuque, se dérobe pour engaîner les scalènes et va se terminer aux vertèbres cervicales.

Cette *cloison latérale* qui divise le cou en deux sections, l'une antérieure, l'autre postérieure, a, comme on le voit, une grande importance en anatomie. De ces deux feuillets de dédoublement, l'un se termine aux tubercules antérieurs, l'autre aux tubercules postérieurs des apophyses transverses des·vertèbres cervicales.

L'aponévrose cervicale superficielle se résout en tissu cellulaire en haut et en avant ; elle se continue en haut et sur les côtés avec l'aponévrose massétérine, recouvre la parotide et s'insère au pourtour du conduit auditif et à l'apophyse mastoïde ; elle se prolonge en bas sur le thorax, où elle se confond avec l'aponévrose du grand pectoral.

Elle est formée de deux lames cellulo–fibreuses qui contiennent dans leur intervalle le muscle peaucier. Elle ne contracte aucune adhérence avec l'os hyoïde ; seulement elle envoie dans l'aponévrose cervicale moyenne des prolongements, dont les plus importants sont deux cloisons qui contribuent à former la gaîne des sterno-mastoïdiens, une cloison qui sépare la glande sous–maxillaire de la parotide et une autre qui sépare la parotide du masséter et des muscles styliens.

Elle contient dans son épaisseur quelques nerfs sous–cutanés, la veine jugulaire antérieure, et en haut la veine jugulaire externe.

Aponévrose cervicale moyenne.—Située au-dessous du muscle sterno-mastoïdien, recouvrant tous les autres organes du cou, plus épaisse sur la ligne médiane que sur les côtés, cette aponévrose s'attache en haut sur le bord inférieur du maxillaire inférieur ; en bas elle s'insère sur le bord postérieur de la clavicule ; sur les côtés elle se termine par deux feuillets, dont l'un va se confondre avec la *cloison latérale* que forme l'aponévrose précédente, tandis que l'autre se porte sur le corps des vertèbres cervicales et sur les muscles longs du cou.

C'est entre l'écartement de ces deux feuillets que se trouvent compris l'artère carotide primitive, la veine jugulaire interne et le nerf pneumogastrique ; cette gaîne, la plus importante de toutes les gaînes fibreuses du cou, communique avec les médiastins et peut y porter les fusées purulentes de la région cervicale antérieure.

L'aponévrose cervicale moyenne adhère intimement à l'os hyoïde et divise la partie antérieure du cou en deux sections distinctes, l'une sus-hyoïdienne et l'autre sous-hyoïdienne.

Dans la portion sus-hyoïdienne elle remplit l'espace triangulaire qui sépare les ventres antérieurs des digastriques, adhère aux tendons de ces muscles et forme leurs poulies de renvoi ; sur les côtés elle devient moins forte, elle passe au-dessous de la glande sous-maxillaire et de la glande parotide et forme avec l'aponévrose superficielle les gaînes séparées de ces glandes.

Dans sa portion sous-hyoïdienne elle est divisée en trois parties, l'une moyenne et deux autres latérales.

Sa partie moyenne, la plus résistante, remplit l'espace triangulaire qui sépare les muscles omoplat-hyoïdiens et fait suite aux tendons moyens de ces muscles.

Ses parties latérales constituent l'aponévrose sus-claviculaire ou le second feuillet aponévrotique, qu'il faut diviser pour aller à la recherche de l'artère sous-clavière.

Aponévrose cervicale profonde. — Cette aponévrose n'est pas continue dans toute l'étendue du cou. Il y a une aponévrose profonde sus-hyoïdienne et une aponévrose profonde sous-hyoïdienne.

La première, bien décrite par M. Bonnet, s'étend de la mâchoire à l'os hyoïde et tapisse la face inférieure des muscles génio-glosses et hyo-glosses et des glandes sublinguales.

Son insertion maxillaire se fait à l'apophyse géni et sur la face interne de la mâchoire un peu en dehors de cette apophyse.

Son insertion inférieure se fait à l'os hyoïde et à la base de la langue.

Elle envoie à l'aponévrose moyenne plusieurs prolongements qui forment des gaînes fibro-cellulaires peu apparentes aux muscles génio-hyoïdiens et mylo-hyoïdiens.

Elle a une certaine importance dans l'opération du bégaiement.

La seconde est située entre les muscles sterno-thyroïdiens et la trachée.

Elle s'attache en haut à la ligne oblique externe du cartilage thyroïde, tapisse la face antérieure de la trachée, la face postérieure des sterno-thyroïdiens et l'intervalle qu'ils laissent entre eux et vient se fixer en bas sur la face postérieure du sternum. C'est à tort que M. Godmaun la fait continuer avec le péricarde.

Sur les côtés elle se continue avec le feuillet d'écartement le plus interne de l'aponévrose moyenne.

Elle envoie à cette aponévrose diverses lames fibreuses qui forment des gaînes fibreuses aux muscles sterno-thyroïdiens et sterno-hyoïdiens.

L'aponévrose profonde sous-hyoïdienne est la dernière barrière qui s'oppose à la migration des foyers purulents du cou dans la cavité thoracique. C'est au-dessous d'elle que les abcès du médiastin peuvent remonter assez loin dans la région cervicale; c'est elle qui forme la paroi supérieure du médiastin et qui le fermerait complétement en haut s'il n'était largement ouvert le long des gros vaisseaux.

Aponévroses thoraciques.

Les aponévroses thoraciques comprennent l'aponévrose pectorale superficielle ou fascia superficialis du thorax, l'aponévrose pectorale profonde, l'aponévrose sous-axillaire et les aponévroses intercostales.

Aponévrose pectorale superficielle. — Elle s'étend sur toute la face superficielle du grand pectoral. C'est une lame fibro-celluleuse mince qui s'attache aux points d'insertions du muscle qu'elle recouvre, se prolonge en dehors sur le muscle grand dentelé et en bas sur l'abdomen, et n'a une véritable importance qu'au niveau du bord antérieur de l'aisselle, où elle concourt à former l'aponévrose sous-axillaire.

Aponévrose pectorale profonde. — Elle a été décrite en partie par M. Blandin sous le nom d'aponévrose *sous-clavière* et en partie par M. Gerdy sous le nom d'aponévrose *sous-coracoïdienne.*

Elle s'attache en haut sur le bord antérieur et sur la face inférieure de la clavicule depuis son extrémité interne jusqu'à l'apophyse coracoïde et sur le bord antérieur de cette apophyse. Elle forme au muscle sous-clavier une gaîne beaucoup plus marquée en avant qu'en arrière; elle embrasse les deux faces du muscle petit pectoral et vient se terminer par son bord inférieur sur l'aponévrose sous-axillaire.

En dedans elle disparaît vaguement sur le petit pectoral et la paroi thoracique; en dehors elle adhère à la gaîne du coraco-brachial.

C'est elle qui remplit l'espace triangulaire qui sépare le petit pectoral de la clavicule; c'est elle que l'on rencontre au devant de l'artère axillaire quand on en fait la ligature au-dessous de la clavicule parallèlement à cet os; c'est elle encore qui produit la dépression de l'aisselle en vertu de son adhérence avec l'aponévrose sous-axillaire, qu'elle tient pour ainsi dire suspendue à son bord inférieur.

Aponévrose sous-axillaire. — Elle est placée à la partie inférieure de l'aisselle immédiatement au-dessous de la peau. Elle se continue sur le bord axillaire du grand pectoral avec le fascia superficialis du thorax, sur le bord axillaire du grand dorsal et grand rond avec le fascia superficialis dorsal, en dedans avec la partie de ces mêmes fascias qui recouvre le grand dentelé et en dehors avec l'aponévrose des muscles coraco-brachial et biceps.

Elle est formée de plusieurs lamelles cellulo-fibreuses juxtaposées dans l'intervalle desquelles on rencontre quelques pelotons adipeux.

En bas elle est unie solidement à la peau ; en haut elle est en rapport avec le tissu cellulaire lâche du creux de l'aisselle et adhère au bord inférieur de l'aponévrose précédente.

Aponévroses intercostales. — Ces aponévroses commencent dans les espaces intercostaux aux points où les muscles intercostaux s'arrêtent.

L'aponévrose intercostale externe continue en avant le plan des muscles intercostaux externes. Elle s'insère sur les bords opposés des cartilages costaux. Ses fibres sont obliquement dirigées comme celles du muscle intercostal externe.

L'aponévrose intercostale interne continue en arrière le plan des muscles intercostaux internes. Elle a la même disposition et la même structure que la précédente ; seulement elle est plus mince et moins forte.

Art. II. Aponévroses abdominales.

Au nombre de deux, l'une superficielle ou fascia superficialis, l'autre profonde ou fascia transversalis.

Fascia superficialis — Décrit d'abord par Camper, puis par tous les auteurs qui se sont occupés d'anatomie chirurgicale, Thomson, Blandin, Velpeau, etc., le fascia superficialis de l'abdomen se continue en haut et en dehors en s'amincissant avec le fascia du thorax et de la partie postérieure du tronc ; en bas il a une disposition compliquée et fort importante à connaître : vers la partie externe de la cuisse il se divise en deux feuillets dont l'un s'attache à la lèvre externe de la crète iliaque et dont l'autre se continue avec le tissu cellulaire de la hanche et de la cuisse ; entre l'épine iliaque antérieure et l'épine du pubis il se divise également en deux feuillets dont l'un est fixé sur le bord antérieur du ligament de Fallope et dont l'autre se continue avec le tissu cellulaire de la partie antérieure et interne de la cuisse ; enfin au niveau du pubis et des organes génitaux, chez l'homme, il entoure de chaque côté le cordon, le testicule et ses enveloppes profondes et forme les deux dartos adossés sur la ligne médiane ; chez la femme il entoure le ligament rond et se répand sous la peau des grandes lèvres ; il se continue en partie avec le tissu cellulaire sous-cutané du périnée, en partie avec l'aponévrose superficielle de cette région.

Le fascia superficialis repose sur les muscles de l'abdomen ; il contracte avec l'aponévrose d'insertion du grand oblique et la gaîne qu'elle forme aux muscles droits des adhérences nombreuses et qui sont plus intimes sur la ligne blanche que dans tous les autres points.

Il est formé de plusieurs lames cellulo-fibreuses séparées les unes des autres par des vésicules adipeuses, mais qui chez les sujets maigres et bien musclés sont rapprochées de manière à offrir tous les caractères d'une belle aponévrose. Du reste ce fascia n'est pour ainsi dire que rudimentaire chez l'homme ; chez les grands animaux il est beaucoup plus développé et contribue puissamment à soutenir le poids des viscères abdominaux.

Fascia transversalis. — Décrit d'abord par Astley Cooper, puis par MM. J. Cloquet, Blandin, Velpeau, etc., le fascia transversalis est situé au-dessous des muscles abdominaux, entre ces muscles et le péritoine ; il se continue en haut et sur les côtés avec le tissu cellulaire sous–péritonéal, en sorte que ses limites varient dans ces points suivant les sujets et un peu suivant le gré de l'anatomiste.

Il n'existe réellement à l'état d'aponévrose que dans l'espace triangulaire limité en dedans par le bord interne du muscle droit de l'abdomen, en bas par l'arcade crurale, en haut et en dehors par une ligne qui de l'épine iliaque antérieure et supérieure aboutirait à la partie inférieure du muscle droit. Dans cet espace il contribue à fortifier la paroi abdominale antérieure, qui n'est plus soutenue par les muscles petit oblique et transverse, dont le bord inférieur s'arrête, comme on sait, à une certaine distance de l'arcade crurale.

Il s'insère en bas et de dedans en dehors : 1° sur l'épine iliaque antérieure et supérieure ; 2° sur le ligament de Fallope jusqu'à l'angle externe du canal inguinal ; 3° sur les deux piliers de l'anneau inguinal dans l'angle rentrant qu'ils forment avec le pubis à leur insertion ; 4° sur le bord externe du tendon du muscle droit.

Nous insisterons plus tard sur sa disposition dans le canal crural et le canal inguinal. Nous devons dire ici qu'il passe dans l'orifice supérieur du canal crural au-dessus des vaisseaux fémoraux et vient se terminer sur l'aponévrose du pectiné et la partie crurale du fascia iliaca en formant la paroi antérieure de ce canal, paroi connue sous le nom de *fascia cribriformis ;* qu'à deux travers de doigts en dedans de l'épine iliaque antérieure et supérieure et à six lignes au–dessous du ligament de Fallope, il se déprime en infundibulum et descend à travers le canal inguinal vers les parties génitales en enveloppant le testicule et le cordon chez l'homme, le ligament rond chez la femme. Cette dépression allongée constitue l'orifice supérieur du canal inguinal. (Voyez **ANATOMIE CHIRURGICALE**, *région inguinale.*)

Le muscle droit est évidemment tenseur de ce fascia.

Aponévroses prévertébrales.

Au nombre de deux, appelées l'une *fascia prœvertebralis*, l'autre *fascia iliaca*.

Fascia prœvertebralis. — Cette aponévrose, qui s'étend de l'arc antérieur de l'atlas jusqu'au médiastin postérieur, est en rapport : en avant avec l'œsophage, la trachée, les nerfs grand sympathique et récurrent droit ; en arrière avec les muscles prévertébraux. Elle se continue latéralement avec le feuillet le plus interne de l'aponévrose cervicale moyenne, dont elle n'est pour ainsi dire qu'une dépendance.

Fascia iliaca. — Le fascia iliaca a plus d'importance. Étendu sur les muscles psoas et iliaque, appartenant à la fois à l'abdomen et à la cuisse, c'est au-dessous de lui que cheminent le plus souvent les abcès par congestion qui vont des vertèbres lombaires à la partie interne et supérieure du membre abdominal.

Cette aponévrose présente trois parties distinctes autant par leur forme que par leurs rapports, la portion vertébrale, la portion iliaque et la portion fémorale.

La *portion vertébrale* du fascia iliaca se fixe en haut sur l'arcade tendineuse du diaphragme qui embrasse le muscle psoas non loin de son origine, en dedans sur le rachis au delà des insertions du psoas; en dehors elle adhère au feuillet profond de l'aponévrose postérieure du muscle transverse; en bas elle se continue avec la portion iliaque.

La *portion iliaque* du fascia iliaca s'insère : en dedans à la marge du détroit supérieur du bassin, où elle se prolonge jusqu'à la bandelette ischio-pubienne; en dehors sur la lèvre interne de la crête iliaque; en dehors et en haut sur le ligament iléo-lombaire. Elle se continue directement en haut avec la portion vertébrale; en bas elle glisse sous l'arcade crurale pour se continuer avec la portion crurale : là elle adhère à la moitié externe du ligament de Fallope et en est séparée en dedans par un écartement où se trouvent les vaisseaux cruraux.

· La *portion crurale* est triangulaire ; sa base est au ligament de Fallope et son sommet au petit trochanter. Elle se continue en dehors avec l'aponévrose du vaste interne. Elle adhère en dedans à l'aponévrose du pectiné, avec laquelle elle forme une gouttière pour recevoir les vaisseaux cruraux : c'est au devant de cette gouttière que s'étale le fascia cribriformis.

Le fascia iliaca, mince sur le psoas, devient de plus en plus résistant à mesure qu'il s'avance vers la cuisse; aussi la gaîne qu'il forme au psoas iliaque oppose-t-elle une barrière efficace aux suppurations qui l'envahissent si souvent.

Cette gaîne contient, outre le muscle, les nerfs du plexus lombaire et parmi eux le nerf crural, qu'elle sépare des vaisseaux.

§ III. *Aponévroses de la partie inférieure du tronc.*

Elles comprennent les trois aponévroses périnéales, la supérieure, la moyenne et l'inférieure.

Aponévrose périnéale supérieure.

Cette aponévrose occupe le fond et les parties latérales de l'excavation pelvienne. C'est elle qui forme la limite du bassin et du périnée ; elle est concave du côté du premier, convexe du côté du dernier comme le muscle releveur de l'anus, dont elle tapisse la face supérieure.

Elle se fixe en arrière sur le sacrum en dedans des trois derniers trous sacrés antérieurs, latéralement et en avant sur la *bandelette ischio-*

pubienne, dont nous avons parlé en décrivant le releveur de l'anus.

De tous ces points elle descend obliquement, de haut en bas et de dehors en dedans, sur la face supérieure des muscles releveur de l'anus et ischio-coccygiens et vient s'entrelacer sur la ligne médiane avec celle du côté opposé.

En arrière et en avant du rectum elle fait partie du raphé médian, sur lequel s'entrecroisent les fibres du releveur anal; entre le pubis et la vessie elle forme le ligament pubio-vésical, qui concourt à soutenir cet organe. Elle embrasse le pourtour du rectum, le col de la vessie et le vagin chez la femme, qui la traversent pour passer du bassin au périnée; chez l'homme, en embrassant le col vésical, elle glisse sur la face supérieure de la prostrate pour former la paroi supérieure de sa cage aponévrotique et se dédouble pour tapisser ses faces latérales et inférieures et compléter ainsi la gaîne prostatique.

La face supérieure de cette aponévrose est en rapport avec le péritoine, dont elle est séparée par un tissu cellulo-graisseux très-lâche, avec le rectum, la vessie, les vaisseaux hypogastriques, les vésicules séminales et les canaux déférents chez l'homme, l'utérus et le vagin chez la femme.

Sa face inférieure avec les muscles nommés plus haut, les nerfs sacrés, le col de la vessie et le prostate, qu'elle enveloppe dans ses deux feuillets.

Elle est beaucoup plus dense en avant qu'en arrière et s'oppose efficacement à l'invasion du bassin par les abcès périnéaux et par les infiltrations urineuses venant de l'urèthre ou de la partie de la vessie située au-dessous d'elle. C'est parce qu'il ouvrait cette aponévrose dans l'opération de la taille par son premier procédé que le frère Jacques de Beaulieu a eu d'abord tant d'insuccès qu'il n'a évité plus tard qu'en le modifiant.

Aponévrose périnéale moyenne.

Cette aponévrose s'insère comme la première sur la bandelette ischio-pubienne; elle n'a pas d'autre origine en haut. Elle se divise immédiatement en deux feuillets, dont l'un tapisse la face interne de l'obturateur interne et l'autre la face inférieure du releveur de l'anus.

Le premier feuillet a peu d'importance; il s'attache comme l'obturateur interne sur la fosse obturatrice interne et se termine en bas sur la tubérosité de l'ischion.

Le second feuillet, après avoir recouvert inférieurement le releveur de l'anus et contribué sur la ligne médiane à former les deux raphés médians étendus l'un du coccyx à l'anus, l'autre de l'anus au bulbe de l'urèthre, s'étale sur la face supérieure du muscle transverse du périnée, s'attache de chaque côté à la tubérosité de l'ischion, à la branche descendante du pubis et vient se confondre vers le sommet de l'arcade pubienne avec le ligament pubien inférieur.

Cette partie de l'aponévrose moyenne étendue des deux tubérosités sciatiques au sommet de l'arcade pubienne est appelée *ligament de Carcassonne*, du nom de l'anatomiste qui l'a décrite le premier.

L'aponévrose moyenne du périnée présente plusieurs ouvertures médianes : une postérieure pour le rectum , et d'autres antérieures, pratiquées dans le ligament de Carcassonne, pour l'urèthre et les vaisseaux et nerfs dorsaux du pénis chez l'homme, pour le vagin, l'urèthre et les vaisseaux et nerfs dorsaux du clitoris chez la femme.

Sa face supérieure est en rapport avec les muscles obturateur interne, releveur de l'anus, les premières portions de l'urèthre, et chez l'homme en particulier avec la portion membraneuse de l'urèthre, la prostate et sa cage aponévrotique.

Sa face inférieure est en rapport en arrière avec le tissu cellulaire, les vaisseaux et les nerfs de la *fosse ischio-rectale*, en avant avec le muscle transverse du périnée.

Cette aponévrose est très-dense en avant au niveau de l'arcade pubienne ; elle devient de plus en plus mince à mesure qu'elle s'étale en arrière et qu'elle se rapproche de son origine à la bandelette ischio-pubienne.

Aponévrose périnéale inférieure.

Cette aponévrose, qui ne recouvre que la partie antérieure du périnée, commence en arrière aux deux tubérosités sciatiques et se continue avec l'aponévrose moyenne sur le bord postérieur du muscle transverse.

De là elle se porte en avant dans toute l'étendue de l'arcade pubienne, dont elle a la forme triangulaire ; elle s'insère sur les côtés aux branches ascendante de l'ischion et descendante du pubis, en dehors des racines du corps caverneux, et se continue avec le fascia superficialis de l'abdomen.

Sa face superficielle est en rapport avec le tissu cellulaire sous-cutané. Sa face profonde recouvre les muscles transverse du périnée, ano-caverneux et ischio-caverneux, le bulbe de l'urèthre et la racine des corps caverneux. Elle envoie, entre ces diverses parties, des prolongements fibreux qui leur forment autant de gaînes particulières.

En outre elle limite avec le ligament de Carcassonne une gaîne générale pour toutes ces parties.

En outre, avec le ligament de Carcassonne, elle forme à tous ces organes une gaîne générale qui a une grande importance en anatomie chirurgicale. Cette gaîne bien fermée en arrière au niveau du bord postérieur du muscle transverse, où ces deux aponévroses se confondent et latéralement où elles s'insèrent sur l'arcade pubienne, est au contraire ouverte en avant du côté du pubis et de la paroi abdominale antérieure ; c'est là en effet que se dirigent les infiltrations urineuses qui se font dans cette gaîne à la suite des crevasses de la portion spongieuse de l'urèthre.

L'aponévrose inférieure du périnée est d'autant plus dense qu'on se rapproche davantage de sa partie antérieure. Il est toujours facile de la distinguer du tissu cellulaire sous-cutané.

Art. III. APONÉVROSES DES MEMBRES THORACIQUES.

Elles comprennent les aponévroses de l'épaule, l'aponévrose du bras, celle de l'avant-bras et celles de la main.

Aponévroses de l'épaule.

Les aponévroses de l'épaule sont presque aussi nombreuses que les muscles de cette section du membre thoracique. Le sous-scapulaire et le sus-épineux ont chacun leur enveloppe fibreuse distincte; il y en a une autre pour le sous-épineux et le petit rond réunis, et une quatrième pour le grand dorsal et le grand rond.

Aponévrose sous-scapulaire. — L'aponévrose sous-scapulaire occupe toute la fosse du même nom. Elle s'attache sur les bords supérieur, postérieur et antérieur du scapulum; elle recouvre la face axillaire du muscle sous-scapulaire et lui forme avec l'omoplate une gaîne ostéo-fibreuse complète; elle se continue avec lui jusqu'à la petite tubérosité de l'humérus et adhère vers le bord antérieur du scapulum à l'aponévrose des muscles grand dorsal et grand rond.

Mince, demi-transparente, elle est assez dense pour être facilement distinguée au milieu du tissu cellulaire de l'aisselle dont elle sépare le sous-scapulaire.

Aponévrose sus-épineuse. — Cette aponévrose s'insère sur tout le pourtour de la fosse sus-épineuse. Avec cette fosse elle forme au muscle sus-épineux une gaîne ostéo-fibreuse qui reçoit en haut les vaisseaux et le nerf sus-scapulaires par le trou scapulaire, et les transmet en bas au-dessous de l'acromion, à la fosse sous-épineuse. Cette aponévrose passe avec le muscle sus-épineux sous la voûte acromio-claviculaire et va s'attacher avec lui à la grosse tubérosité de l'humérus.

Aponévrose sous-épineuse. — Cette aponévrose s'insère sur le bord postérieur de l'épine du scapulum et sur les bords postérieur et antérieur de la fosse sous-épineuse. Elle forme la paroi postérieure de la gaîne ostéo-fibreuse des muscles sous-épineux et petit rond, qu'elle sépare du grand rond en bas; elle les sépare en haut du muscle deltoïde, au niveau duquel elle se divise en deux feuillets, l'un superficiel qui recouvre le deltoïde et fait partie de l'aponévrose brachiale, l'autre profond qui glisse entre le deltoïde et le sous-scapulaire et va se terminer avec le sous-épineux et le petit rond à la grosse tubérosité de l'humérus.

Aponévrose du grand sdoral et du grand rond. — Elle se continue en bas et en arrière avec le fascia superficialis du dos, qui s'épaissit peu à peu à mesure qu'il se rapproche du scapulum. A partir de l'angle inférieur de cet os, elle enveloppe à la fois le grand dorsal et le grand rond et sépare ces muscles du petit rond en bas et de la longue portion du biceps en haut; elle se continue avec l'aponévrose brachiale et l'aponévrose sous-axillaire.

Aponévrose brachiale.

L'aponévrose brachiale commence en haut à la clavicule, à l'acromion et à l'épine de l'omoplate sur tous les points de ces os qui fournissent des insertions au deltoïde; en dedans du deltoïde elle se continue avec les aponévroses sous-épineuse et dorsale; enfin entre le grand pectoral et le grand dorsal, dans le creux de l'aisselle, elle fait suite à l'aponévrose axillaire. Elle se termine en bas autour de l'articulation huméro-cubitale, où elle trouve des points d'insertion sur les diverses éminences osseuses que présente cette articulation.

Sa face superficielle est sous-cutanée ; un tissu cellulo-graisseux plus lâche en avant et en dedans qu'en arrière et en dehors la sépare de la peau. Ce tissu cellulaire est parcouru par quelques vaisseaux et quelques nerfs dont les uns primitivement sous-cutanés traversent bientôt l'aponévrose pour ramper au-dessous d'elle, et dont les autres situés d'abord au-dessous de l'aponévrose la perforent pour devenir sous-cutanés.

Sa face profonde tapisse les muscles, les vaisseaux et les nerfs du bras; elle envoie entre ces diverses parties des cloisons fibreuses qui se fixent aux os et constituent différentes gaînes qu'il est important de connaître.

Deux de ces cloisons, plus fortes, plus étendues que les autres, sont situées l'une au côté externe, l'autre au côté interne du bras.

La *cloison externe* s'attache au bord externe de l'humérus dans toute son étendue et sépare le triceps du deltoïde en haut, du brachial antérieur au milieu et des muscles long supinateur et premier radial externe en bas

Cette cloison est obliquement traversée par le nerf radial et l'artère humérale profonde au moment où ils quittent la région postérieure pour devenir antérieurs.

La *cloison interne* naît de la lèvre postérieure de la coulisse bicipitale, gagne le bord interne de l'humérus et s'y fixe dans toute son étendue. D'abord étroite, elle s'élargit en s'amincissant et affecte comme la première une forme triangulaire. Elle sépare le triceps du coraco-brachial, du biceps et du brachial antérieur. Le nerf cubital traverse cette cloison de haut en bas et d'avant en arrière.

Ces deux cloisons circonscrivent deux gaînes musculaires, dont l'une *postérieure* bride le triceps et dont l'autre *antérieure* renferme les autres muscles, les vaisseaux et les nerfs principaux du bras, et se trouve subdivisée en plusieurs gaînes secondaires par de nouvelles cloisons. Ainsi : 1° une cloison qui s'attache à la lèvre antérieure de la coulisse bicipitale et vient rejoindre la cloison externe en suivant le bord du deltoïde contribue à former à ce muscle une gaîne particulière; 2° le coraco-brachial est séparé du biceps en bas par une petite lame fibreuse ; 3° une cloison fibreuse sépare le bord interne du brachial antérieur du bord externe du biceps ; une autre sépare son bord externe du muscle long supinateur ; 4° les vaisseaux brachiaux et le nerf médian ont une gaîne particulière qui s'ouvre en haut pour recevoir la basilique, comme nous verrons la gaîne des vaisseaux fémoraux recevoir la saphène interne ; 5° enfin l'aponévrose brachiale forme deux petites gaînes très-minces aux veines basilique et céphalique, et d'autres encore moins marquées à quelques nerfs sous-cutanés.

Cette aponévrose est très-résistante ; elle est formée de fibres entre-croiseés dont les unes lui sont propres et dont les autres sont des expansions des tendons du grand dorsal, du grand rond et du deltoïde.

Aponévrose anti-brachiale.

Bien décrite par MM. Blandin et Gerdy, cette aponévrose s'insère aux éminences osseuses de l'articulation du coude et fait suite à l'aponévrose brachiale ; elle se continue en bas avec les aponévroses de la main.

Sa face superficielle est séparée de la peau par un tissu cellulaire plus lâche en arrière qu'en avant, plus adipeux en avant qu'en arrière et plus serré en haut qu'en bas.

Sa face profonde envoie entre les muscles et jusqu'aux os de l'avant-bras différentes cloisons dont les principales sont au nombre de trois, l'une interne, l'autre externe et antérieure, la troisième interne et postérieure.

La *cloison interne*, très-résistante, adhère au bord interne et postérieur du cubitus, sert aux insertions du cubital postérieur et sépare les muscles de la partie antérieure des muscles postérieurs de l'avant-bras.

La *cloison externe et antérieure*, mince, peu résistante, se fixe sur le bord antérieur du radius entre les muscles de la partie antérieure et ceux de la partie externe de l'avant-bras.

La *cloison externe et postérieure*, moins forte que la première, plus épaisse que la seconde, adhère au bord externe et postérieur du radius et sépare les muscles de la partie postérieure des muscles de la partie externe de l'avant-bras.

Ces cloisons forment aux muscles de l'avant-bras trois grandes gaînes, l'une *antérieure*, l'autre *externe* et la troisième *postérieure*.

Ces trois gaînes principales sont elles-mêmes subdivisées par des cloisons secondaires en plusieurs gaînes accessoires dont la disposition est très-compliquée.

1° A la partie supérieure de l'avant-bras entre les muscles qui s'insèrent aux deux tubérosités interne et externe de l'humérus, ces cloisons sont aussi nombreuses que les espaces intermusculaires ; elles ont une épaisseur remarquable ; elles adhérent intimement aux fibres charnues qui prennent sur elles leurs insertions et qu'elles enferment dans de véritables cornets aponévrotiques.

2° A la partie moyenne et inférieure de l'avant-bras, ces cloisons varient suivant les gaînes où on les étudie.

A. La gaîne antérieure de l'avant-bras est subdivisée par deux cloisons transversales en trois gaînes secondaires, l'une superficielle, l'autre moyenne, la troisième profonde.

La première appartient aux muscles rond pronateur, grand et petit palmaires et cubital antérieur. Chacun de ces muscles est de plus isolé des autres par des cloisons particulières et possède jusqu'à un certain point sa gaîne propre.

La seconde loge les muscles fléchisseurs communs des doigts et fléchisseur propre du pouce, les nerfs cubital et médian, les vaisseaux cubitaux et ceux qui accompagnent le nerf médian. L'artère radiale a sa gaîne particulière.

La troisième est propre au muscle carré pronateur. Sa gaîne moyenne communique avec les parties profondes de la paume de la main au-dessous du ligament annulaire antérieur du carpe. C'est par cette voie que les fusées purulentes vont de l'avant-bras à la main ou de la main à l'avant-bras.

B. La gaîne postérieure de l'avant-bras est divisée en deux gaînes secondaires par une cloison transversale.

La gaîne superficielle appartient aux muscles extenseur commun des doigts, extenseur propre du petit doigt, cubital postérieur et anconé. Des cloisons fibreuses isolent en outre chacun de ces muscles comme à la partie antérieure superficielle de l'avant-bras. La gaîne de l'anconé communique avec la gaîne principale du bras. La gaîne profonde est destinée aux muscles grand abducteur, aux deux extenseurs du pouce et à l'extenseur propre de l'index. Elle communique avec la gaîne moyenne antérieure de l'avant-bras au moyen de l'ouverture supérieure du ligament interosseux et avec la gaîne profonde au moyen de son ouverture inférieure.

C. La gaîne externe de l'avant-bras est destinée aux quatre muscles externes de l'avant-bras et au nerf radial; elle se prolonge au bras sur les muscles premier radial externe et long supinateur.

L'aponévrose anti-brachiale est beaucoup plus forte en arrière qu'en avant et en dedans qu'en dehors.

Comme l'aponévrose brachiale, elle est formée des fibres propres e des fibres sur-ajoutées. Les fibres sur-ajoutées lui viennent des expansions aponévrotiques des muscles biceps, brachial antérieur et triceps. Elles ont une grande importance en anatomie chirurgicale. (Voyez **PLI DU BRAS.**)

Aponévroses de la main.

Les aponévroses de la main se continuent entre elles et avec l'aponévrose anti-brachiale. Pour faciliter leur description, on étudie séparément le ligament annulaire postérieur du carpe, le ligament annulaire antérieur du carpe, l'aponévrose dorsale de la main, l'aponévrose palmaire et les gaînes digitales des fléchisseurs.

Ligament annulaire postérieur du carpe. — Remarquable par sa force et la direction particulière de ses fibres, ce ligament s'attache en dedans à l'os pisiforme et à l'aponévrose palmaire et en dehors au bord externe de la coulisse radiale.

Sa largeur est de six à huit lignes. Ses fibres sont parallèles, dirigées comme lui un peu obliquement de dedans en dehors et de bas en haut.

Sa face postérieure est sous-cutanée. Sa face antérieure est en rapport avec les tendons du dos de la main ; elle envoie sur le radius et sur le cubitus différents prolongements qui convertissent en canaux les gouttières qui sillonnent la partie inférieure et postérieure de ces deux os.

Ainsi elle contribue à former de dehors en dedans :

1° Une coulisse ostéo-fibreuse pour les tendons réunis du long abducteur et du court extenseur du pouce.

2° Une coulisse commune aux tendons des deux muscles radiaux externes.

3° Une coulisse très-oblique pour le grand extenseur du pouce.

4° Une coulisse beaucoup plus large pour les tendons réunis des muscles extenseurs communs des doigts et extenseur propre de l'index.

C'est avec le radius qu'il concourt à former ces quatre premières coulisses.

5° Au niveau de l'articulation radio-cubitale et même assez loin sur le carpe, il en forme une cinquième à lui seul pour l'extenseur propre du petit doigt.

6° Enfin le cubital postérieur a sa coulisse particulière formée par le ligament d'un côté, et le cubitus de l'autre.

Ligament annulaire antérieur du carpe. — Transversalement situé au-devant du carpe et bien différent sous ce rapport du ligament postérieur, qui est jeté sur le radius et le cubitus, le ligament annulaire antérieur s'insère en dehors sur le scaphoïde et le trapèze et en dedans sur le crochet du cunéiforme, sur le pyramidal et quelquefois sur le pisiforme.

Sa face antérieure donne insertion à la plupart des muscles des éminences thénar et hypothénar.

Sa face postérieure est appliquée sur le faisceau des tendons fléchisseurs des doigts.

Il forme avec les os de la première rangée une grande coulisse ostéo-fibreuse où glissent les tendons réunis des deux muscles fléchisseurs communs et du long fléchisseur propre du pouce, le nerf médian et les vaisseaux qui l'accompagnent.

En outre il convertit la gouttière du trapèze en un canal complet qui reçoit le tendon du grand palmaire.

La disposition des synoviales tendineuses qui tapissent ces coulisses a été indiquée ailleurs.

Le ligament antérieur du carpe a une épaisseur et une densité remarquables. M. Blandin fait observer avec raison qu'il sert non-seulement à maintenir en place les tendons qui passent au-dessous de lui, mais encore à soutenir le poignet et à empêcher, à la manière d'une corde d'arc, que sa face concave ne se redresse violemment dans les chutes sur la paume de la main.

Aponévrose dorsale de la main. — Cette aponévrose, qui n'a qu'une médiocre importance, se continue en haut avec le ligament annulaire postérieur et se perd en bas dans le tissu cellulaire de la face dorsale des doigts ; elle est mince, peu résistante.

Sa face postérieure est sous-cutanée ; sa face antérieure est appliquée sur les tendons extenseurs.

Aponévrose palmaire. — Sous-cutanée, beaucoup plus forte à la partie moyenne qu'en dedans et en dehors, cette aponévrose se continue en haut avec le ligament annulaire antérieur du carpe et avec le tendon du grand palmaire et sur les côtés avec l'aponévrose dorsale de la main.

En bas elle se divise en quatre languettes fibreuses qui se dirigent vers les quatre derniers doigts ; le pouce ne reçoit que quelques brides peu nombreuses et beaucoup moins dessinées. Ces languettes fibreuses se continuent en partie avec les gaînes des fléchisseurs, en partie avec le ligament transverse de l'articulation métacarpo-phalangienne.

Cette aponévrose forme une gaîne générale aux parties molles de la paume de la main. Cette gaîne est subdivisée en deux compartiments par une cloison transversale qui passe sur les muscles interosseux et sur l'abducteur du pouce et les sépare des parties superficielles ; cette cloison est connue sous le nom d'*aponévrose palmaire profonde*.

L'aponévrose palmaire forme à ses insertions inférieures sept arcades aponévrotiques dont quatre correspondent à la face antérieure des quatre derniers doigts et forment le commencement des gaînes digitales, tandis que les trois autres, situées dans leurs intervalles, sont traversées par les vaisseaux et les nerfs collatéraux et par les tendons des muscles lombricaux.

Gaînes digitales des fléchisseurs. — Ces gaînes se continuent en haut avec l'aponévrose palmaire et s'étendent jusqu'à la dernière phalange exclusivement. Elles s'insèrent latéralement sur les bords de la gouttière dont la première et la seconde phalanges sont sillonnées à leur face antérieure. Avec les phalanges elles forment un canal ostéo-fibreux où glissent les tendons fléchisseurs des doigts. Elles sont formées de fibres serrées et qui composent une membrane très-résistante dont la face antérieure convexe est sous-cutanée, dont la face postérieure concave est appliquée sur les tendons. Elles sont beaucoup plus fortes sur la première que sur la seconde phalange. Chacune de ces gaînes a sa synoviale : les deux synoviales du petit doigt et du pouce communiquent souvent avec la synoviale générale du carpe, disposition importante à noter.

Art. IV. Aponévroses des membres pelviens.

Elles comprennent l'aponévrose de la hanche, celle du bras, celle de l'avant-bras et celle de la main.

Aponévrose de la hanche.

Placée au devant des muscles fessiers dans la fosse iliaque externe, cette aponévrose s'insère en haut, en arrière, sur la lèvre externe de la crète iliaque, sur l'aponévrose du muscle sacro-spinal, avec laquelle elle se continue, et sur le grand ligament sacro-sciatique ; elle se confond en bas et en avant avec l'aponévrose fémorale.

Sa face externe est en rapport avec la peau et le tissu cellulaire sous-cutané. Sa face interne recouvre le grand fessier en arrière et le moyen fessier en avant ; elle adhère intimement à ce dernier muscle, dont beaucoup de fibres charnues prennent sur elle leurs insertions.

Cette aponévrose forme avec l'os coxal une gaîne ostéo-fibreuse commune à tous les muscles de la hanche. Cette gaîne, fermée de toutes parts, excepté en bas et en arrière, communique dans ce point avec la gaîne fémorale postérieure ; en outre elle est en communication avec le bassin au moyen des trous sciatiques, double disposition qui explique parfaitement la marche de certains abcès intra-pelviens.

Aponévrose fémorale.

La plus forte et la plus remarquable de toutes les toiles fibreuses, l'aponévrose fémorale se continue en dehors et en arrière avec l'aponévrose de la hanche, en avant avec le fascia-iliaca. Partout ailleurs elle s'insère sur des parties osseuses : 1° sur l'épine iliaque antérieure et supérieure, 2° sur la crête du pubis, 3° sur la lèvre externe de l'arcade du pubis, 4° sur la tubérosité de l'ischion.

Elle recouvre tous les muscles de la cuisse, qu'elle maintient dans leurs rapports naturels et dont elle prend la forme.

Elle se termine vers l'articulation fémoro-tibiale sans adhérer aux éminences osseuses de cette région et se continue avec l'aponévrose jambière.

Sa face superficielle est en rapport avec le tissu cellulaire sous-cutané et vers le pli de l'aine avec un prolongement des deux fascias de l'abdomen (*fascia superficialis* et *fascia transversalis*).

Sa face profonde adhère au fémur au moyen de deux cloisons principales, l'une interne, l'autre externe, qui forment à tous les muscles de la cuisse deux grandes gaînes, l'une antérieure l'autre postérieure.

La *cloison interne* recouvre le vaste interne et fournit des insertions à ses fibres charnues. Elle tapisse les adducteurs, adhère à leurs tendons et vient s'insérer au côté interne du fémur : 1° à la ligne qui va du petit au grand trochanter, 2° à la ligne âpre, 3° aux branches internes de ses bifurcations supérieure et inférieure. Elle semble se continuer en bas avec le ligament latéral interne de l'articulation du genou.

Elle est perforée au voisinage de la ligne âpre d'un très-grand nombre de trous vasculaires qui établissent des communications entre la gaîne antérieure et la gaîne postérieure.

La *cloison externe* recouvre le vaste externe, donne insertion à quelques-unes de ses fibres charnues, le sépare de la courte portion du biceps à laquelle elle adhère en bas, des muscles de la cuisse qui s'insèrent à la tubérosité de l'ischion et de la partie inférieure des muscles de la hanche. Elle s'insère : 1° sur le grand trochanter, 2° sur la ligne âpre du fémur, 3° sur les branches externes de ses bifurcations supérieure et inférieure.

Elle est perforée comme la cloison interne par un grand nombre de trous qui donnent passage en haut aux vaisseaux circonflexes, en bas aux vaisseaux articulaires.

La *grande gaîne antérieure de la cuisse* renferme le fascia lata, le couturier, le triceps et les vaisseaux fémoraux. Elle envoie entre toutes ces parties des lames fibreuses qui forment à chacune d'elle des gaînes particulières :

1° La gaîne du fascia lata, placée en haut et en dehors de la cuisse, est oblique comme le muscle auquel elle appartient. Elle est close de toutes parts et sert par sa partie inférieure à l'insertion du fascia lata, qui est le type des muscles tenseurs aponévrotiques.

2° La gaîne des couturiers est oblique comme le muscle couturier. Les parois sont peu épaisses, mais beaucoup plus fortes en haut qu'en bas, où elles se confondent insensiblement avec le tissu cellulaire sous-cutané. Cette gaîne renferme en outre le nerf saphène interne.

3° La gaîne du triceps est la plus grande de toutes. Elle enveloppe ce muscle dans toute son étendue et sépare en outre le droit antérieur à sa partie supérieure du vaste interne et du vaste externe au moyen d'une lame aponévrotique transversale sur laquelle s'insèrent les fibres charnues de ces deux derniers.

4° La gaîne des vaisseaux fémoraux commence au *canal crural*, avec lequel elle se continue en haut, et finit à l'anneau du troisième adducteur qui lui fait suite en bas. Placée près du fémur dans un dédoublement de la gaîne du triceps, elle est subdivisée par une petite lame fibro-celluleuse en deux canaux secondaires, l'un pour l'artère, l'autre pour la veine.

La *grande gaîne postérieure de la cuisse* est subdivisée en deux gaînes secondaires par une lame aponévrotique qui sépare le troisième adducteur des muscles demi-tendineux et demi-membraneux :

1° La gaîne interne, commune à tous les adducteurs et au pectiné.

présente autant de loges qu'elle renferme de muscles. L'enveloppe aponévrotique du pectiné présente seule un grand intérêt. Elle s'insère comme ce muscle à la crête pectinéale, où elle semble se continuer avec le ligament de Gimbernat ; son bord externe se confond avec le bord interne de la portion crurale du fascia iliaca, et le plan de sa face antérieure forme avec le plan de la même face du fascia iliaca une gouttière sur laquelle reposent les vaisseaux fémoraux en quittant l'abdomen : cette gouttière, formée en avant par le fascia cribriformis, prolongement crural du facia transversalis, constitue le canal crural, dont il sera question ailleurs (**ANAT. CHIRURGICALE.**)

2° La gaîne externe est commune aux demi-tendineux, demi-membraneux et biceps fémoral : à la partie supérieure de la cuisse, ces muscles sont réunis dans une même loge ; mais dans le creux poplité cette loge est divisée par deux prolongements fibro-celluleux en trois compartiments qui contiennent l'un le muscle biceps, l'autre les muscles demi-tendineux et demi-membraneux et le troisième les vaisseaux et les nerfs poplités.

L'aponévrose fémorale, beaucoup plus faible en arrière et en dedans que partout ailleurs, a surtout une grande épaisseur au côté externe de la cuisse. Là en effet elle est fortifiée par une expansion du tendon du muscle grand fessier et constitue une bande fibreuse que l'on décrit quelquefois à part sous le nom de fascia lata.

Cette bande large s'étend de l'épine iliaque et du grand trochanter jusqu'à la partie supérieure du tibia. M. Maissiat, qui l'appelle *bandelette iléo-trochantero-tibiale*, lui attribue un rôle important dans le mécanisme de la station.

Aponévrose jambière.

L'aponévrose jambière se continue sans ligne de démarcation avec l'aponévrose fémorale ; elle enveloppe toute la jambe et se termine en bas sur les deux malléoles, où elle se confond avec le périoste.

Sa face superficielle adhère à la peau au moyen d'un tissu cellulaire lâche au milieu duquel rampent un grand nombre de vaisseaux et de nerfs.

Sa face interne envoie au tibia et au péroné trois cloisons fibreuses qui la divisent en trois gaînes principales, l'une antérieure, l'autre externe, la dernière postérieure.

La *gaîne antérieure* est limitée sur les côtés par deux cloisons, l'une antérieure qui se fixe au bord antérieur du tibia et qui n'est représentée que par quelques fibres qui font adhérer la face profonde de l'aponévrose au périoste de cette partie de l'os, l'autre externe qui s'insère sur le bord antérieur du péroné ; en arrière elle n'est séparée de la gaîne postérieure que par le ligament interosseux et communique avec elle à la partie supérieure au moyen du trou dont il est percé. Cette gaîne renferme les muscles jambier antérieur, extenseur propre du gros orteil, extenseur

commun et péronier antérieur, le nerf et les vaisseaux tibiaux antérieurs. Elle n'est subdivisée en plusieurs loges qu'à la partie supérieure
où une lame aponévrotique assez marquée sépare le jambier antérieur
du fléchisseur commun des orteils, puis du fléchisseur propre du gros
orteil.

La *gaîne externe* est limitée en avant par la cloison externe de la
gaîne précédente, en arrière par une lame fibreuse qui se fixe au bord
externe du péroné; elle contient les deux muscles péroniers latéraux
et le nerf musculo-cutané qui la perfore à sa partie inférieure; elle est
traversée en haut par le nerf tibial antérieur.

La *gaîne postérieure*, qui a pour limites la cloison postérieure de la
gaîne précédente et les adhérences de l'aponévrose jambière au bord interne du tibia, est subdivisée en deux gaînes secondaires par une lame
aponévrotique transversale. De ces deux gaînes, l'une superficielle renferme les muscles jumeaux, soléaire et plantaire grêle, les vaisseaux et
les nerfs poplités, et dans une petite loge aponévrotique séparée le nerf
et la veine saphènes externes : elle est fermée de tous les côtés, excepté
en haut où elle communique largement avec le creux poplité ; — l'autre
profonde contient les muscles poplité, fléchisseur commun des orteils,
fléchisseur propre du gros orteil et jambier postérieur, ainsi que les
vaisseaux et les nerfs tibiaux et péroniers postérieurs : le muscle poplité
a sa loge isolée et close de toutes parts; les autres muscles, les vaisseaux
et les nerfs ont une loge commune et abouchée avec la gaîne antérieure
au moyen de l'orifice supérieur du ligament interosseux.

L'aponévrose jambière est beaucoup plus forte en avant et en dehors
qu'en dedans et en arrière. Ses fibres sont circulaires ou obliques de
haut en bas et de dedans en dehors.

Elle reçoit quelques expansions de la *patte d'oie* et des tendons des
muscles biceps, demi-membraneux, etc., qui sont tenseurs de cette aponévrose.

Aponévroses du pied.

Les aponévroses du pied se continuent entre elles et avec l'aponévrose
jambière. De même qu'à la main, on les divise pour faciliter leur description en ligaments annulaires, aponévrose dorsale et aponévrose plantaire.

Ligament annulaire dorsal du tarse. — Placé au-dessus et en avant
de l'articulation tibio-tarsienne, ce ligament se distingue des ligaments
dont il est l'intermédiaire par son épaisseur et sa résistance. Il est obliquement dirigé de dedans en dehors et un peu de haut en bas.

Il s'insère d'un côté sur la malléole interne et de l'autre à la partie
externe et moyenne du calcanéum. Il est formé de deux lames qui s'é-
cartent au niveau des tendons des muscles jambier antérieur, extenseur
propre du gros orteil, extenseur commun des orteils et péronier antérieur pour former trois coulisses.

La première de ces coulisses, en procédant de dedans en dehors, est destinée au jambier antérieur, la seconde à l'extenseur propre du gros orteil et la troisième à l'extenseur commun et au péronier antérieur réunis.

Ligament annulaire interne du tarse. — Placé en dedans du coude-pied, au devant des ligaments latéraux internes de l'articulation tibio-tarsienne, le ligament annulaire interne du tarse s'insère d'un côté sur la partie interne et postérieure de la malléole interne et de l'autre sur la partie interne et inférieure du calcanéum. Sa face superficielle est en rapport avec la peau et le tissu cellulaire sous-cutané. Sa face profonde envoie plusieurs brides fibreuses aux bords opposés des gouttières tracées sur la malléole interne et sur l'astragale et forme de la sorte des coulisses particulières à différents tendons :

1° La plus interne, le plus souvent réservée au jambier postérieur, est quelquefois commune à ce muscle et au fléchisseur commun ;

2° La coulisse du fléchisseur commun d'abord superposée à la précédente s'en écarte bientôt et chacune d'elles accompagne son tendon respectif, celle du jambier jusqu'à son insertion, celle du fléchisseur jusqu'à la plante du pied ;

3° La coulisse du long fléchisseur propre du gros orteil, située derrière l'astragale, se prolonge jusqu'à la petite apophyse du calcanéum ;

4° La gaine des vaisseaux et nerfs tibiaux postérieurs est contenue dans un écartement des deux lames qui composent le ligament annulaire interne.

Ligament annulaire externe du tarse. — Situé en dehors du coude-pied, au devant des ligaments latéraux externes de l'articulation tibio-tarsienne, le ligament annulaire externe du tarse s'insère d'un côté sur le bord postérieur de la malléole externe et de l'autre sur la partie postérieure et externe du calcanéum et de l'astragale.

Avec la malléole externe il forme aux tendons des muscles péroniers latéraux une coulisse extrêmement forte, d'abord simple et qui se bifurque ensuite pour accompagner ces tendons jusqu'à leur insertion.

Aponévrose dorsale du pied. — Étendue sur le dos du pied, confondue en haut avec le ligament annulaire dorsal et en dehors avec le ligament annulaire externe, terminée sur les côtés du pied et à la base des orteils sur l'aponévrose plantaire, cette lame fibreuse est en rapport :

1° En haut avec la peau et le tissu cellulaire sous-cutané ;

2° En bas avec les tendons des muscles jambier antérieur, extenseur propre du gros orteil, extenseur commun des orteils et péronier antérieur.

Elle envoie entre ces tendons et le muscle pédieux une feuille aponévrotique peu marquée qui forme les gaines de ce muscle et de l'artère pédieuse.

Aponévrose plantaire. — Beaucoup plus forte au milieu que sur les bords de la plante du pied, cette aponévrose provient, en arrière, du calcanéum, du ligament annulaire externe ; elle se confond sur les côtés avec l'aponévrose dorsale et se termine en avant par cinq faisceaux de fibres qui se dirigent vers la base de chaque orteil et se confondent en partie avec le ligament métatarsien transverse, en partie avec la gaîne des fléchisseurs.

Sa face inférieure est en rapport avec la peau, dont elle est séparée par un tissu cellulaire très-adipeux et qui vers le talon est formé en partie de petites brides fibreuses qui vont de l'aponévrose à la peau.

Sa face profonde est appliquée sur les muscles adducteur du gros orteil, court fléchisseur commun des orteils et abducteur du petit orteil et leur fournit en arrière quelques points d'insertion.

Elle envoie entre ces muscles deux cloisons verticales qui divisent la gaîne générale de la plante du pied en trois gaînes secondaires :

L'une *plantaire externe* renferme les muscles court abducteur et court fléchisseur du petit orteil.

L'autre *plantaire interne* renferme les muscles court adducteur, court fléchisseur et abducteur du gros orteil, et l'artère et les nerfs plantaires internes.

L'autre *plantaire moyenne* renferme les muscles court fléchisseur commun des orteils, le tendon du long fléchisseur commun, l'accessoire, les lombricaux, le tendon du long fléchisseur propre du pouce, les interosseux, les vaisseaux et les nerfs plantaires externes.

Ces gaînes sont elles-mêmes subdivisées par d'autres cloisons en autant de loges qu'il y a de muscles et de paquets vasculaires.

Gaînes digitales des fléchisseurs. — Elles ont aux orteils à peu près la même disposition qu'aux doigts. Elles sont moins développées; mais leurs formes, leurs usages, etc., sont identiques.

CHAPITRE II.

DE L'APPAREIL DIGESTIF.

L'*appareil digestif* est constitué par un long canal, allant de la bouche à l'anus, appelé *canal digestif, canal alimentaire*, et par des organes de nature ou de forme glanduleuse qui sont placés le long de ce canal et en dehors de lui, à intervalles plus ou moins éloignés.

SECTION 1re.

DU CANAL DIGESTIF EN GÉNÉRAL.

Le canal digestif (*tubus alimentarius*) est un tube replié sur lui-même dans la plus grande partie de son étendue, situé au devant de la colonne vertébrale, d'une longueur de 24 à 30 pieds environ et présntant des alternatives de rétrécissement et de dilatation qui servent à le diviser en plusieurs portions qui ont reçu différents noms.

Les renflements principaux du canal digestif sont la *cavité buccale*, l'*estomac* et le *cœcum*. Des trois grandes divisions ainsi établies naturellement, la première, qui s'étend des lèvres jusqu'à l'estomac, est appelée par Husche *portion ingestive* du canal alimentaire; celle qui lui fait suite et qui de l'estomac va jusqu'au cœcum est désignée par cet] anatomiste sous le nom d'*intestin moyen, stomacal* ou *digestif;* il appelle *intestin anal* ou *éjectif* la portion inférieure du canal digestif, que tous les anatomistes nomment *gros intestin*.

On a remarqué que les dilatations sont séparées des tubes qui leur font suite par des membranes circulaires ou demi-circulaires qu'on appelle *valvules:* la première est le *voile du palais*, la seconde est la *valvule pylorique*, la troisième la *valvule de Bauhin*.

Le canal digestif est situé profondément au devant de la colonne vertébrale, à laquelle il est attaché d'une manière plus ou moins lâche suivant les points qu'on examine : ainsi jusqu'à la fin du duodénum sa mobilité est très-bornée, tandis que le reste de l'intestin grêle est flottant dans la cavité abdominale. Les attaches du gros intestin à la colonne vertébrale deviennent d'autant plus serrées que la portion qu'on étudie est plus rapprochée de l'extrémité inférieure.

La *forme* du canal digestif est cylindroïde. Mais dans quelques points une partie du cylindre manque, tel est le pharynx; dans d'autres la forme cylindrique est marquée par des brides qui empêchent le développement de l'intestin, tel est le colon.

Les *usages* du canal digestif sont de transformer les aliments en une substance qui soit propre à rendre au sang les matériaux que la nutrition lui a enlevés.

Structure du canal alimentaire. — Il y a quelques années, les anatomistes, n'admettant l'épithélium que jusqu'à l'œsophage, ne décrivaient que quatre membranes dans les parois du canal digestif. Aujourd'hui on a démontré l'épithélium dans toute l'étendue de l'intestin, et on décrit en procédant de dehors en dedans : 1° une tunique *séreuse*, 2° une tunique *musculeuse*, 3° une couche *celluleuse*, 4° une membrane *muqueuse*, 5° une couche *épithéliale*.

La tunique séreuse enveloppe plus ou moins complétement la portion abdominale du canal digestif : c'est le feuillet viscéral du *péritoine*.

La tunique musculeuse se compose de deux feuillets superposés dont les fibres ont une direction opposée : l'externe est constitué par des fibres parallèles à l'axe de l'intestin qu'elles concourent à former; l'interne se compose de fibres circulaires dont la direction est perpendiculaire par rapport aux fibres longitudinales. Les fibres transversales forment une couche uniforme; les fibres longitudinales au contraire ont de la tendance à se réunir en faisceaux. Malgré la différence de direction de ces deux couches musculaires, leur contraction peut être simultanée, contrairement à ce qu'on observe pour les muscles antagonistes. La coloration de ces fibres musculaires est beaucoup plus pâle que celle des fibres de la vie animale.

La troisième couche est appelée *fibreuse* par M. Cruveilhier, qui la considère comme la charpente du canal digestif. D'autres anatomistes l'ont appelée *nerveuse*, d'autres *tunique vasculaire*, sans doute parce que c'est dans cette couche que se ramifient les filets nerveux et les petits rameaux vasculaires. Nous préférons la dénomination de tunique *celluleuse*, qui est adoptée par la plupart des anatomistes, parce que c'est le tissu cellulaire et non le tissu fibreux dans lequel se ramifient les nerfs et les vaisseaux. Cette couche est blanchâtre et sert à unir plus ou moins intimement les deux tuniques entre lesquelles elle est placée.

La membrane muqueuse a une grande importance physiologique : elle sécrète un mucus neutre, acide ou alcalin, suivant la portion d'intestin à laquelle elle appartient ; c'est elle qui est le siége du travail de la digestion.

« On considère dans toute membrane muqueuse, dit M. Cruveilhier, 1° un *derme* ou *chorion* ; 2° des *papilles* ou *villosités* qui leur donnent un aspect velouté, d'où le nom de *membrane papillaire, membrane villeuse* ou *veloutée*, sous lequel les membranes muqueuses sont encore désignées. »

Tous les éléments de cette couche devront être étudiés dans chacune des portions du tube intestinal. Nous ne pourrions ici que répéter ce qui a été dit dans l'anatomie générale.

L'épithélium, qui forme la couche la plus interne, est remarquable par sa mollesse. Il forme une lamelle très-mince, puisqu'aux lèvres son épaisseur est d'un sixième de ligne, d'un septième derrière les dents, d'un dixième au palais et enfin d'un centième de ligne dans l'estomac et dans l'intestin : « Cette ténuité, dit Husche, le rend perméable en deux sens, c'est-à-dire pour la sécrétion et pour l'absorption. »

Développement. — C'est le feuillet *muqueux* ou *interne* du blastoderme qui donne naissance au canal digestif. Ce tube, d'abord droit et parallèle à l'axe embryonnaire, est fixé en arrière aux rudiments de la colonne vertébrale par le mésentère, qui résulte de deux lames (lames mésentériques) nées du feuillet vasculaire, intermédiaire aux feuillets muqueux et séreux. On distingue à cette période de la vie embryonnaire trois parties dans le tube alimentaire : l'intestin *supérieur* ou *oral*, l'intestin *inférieur* ou *anal* et l'intestin *moyen*.

La forme tubuleuse n'appartient d'abord qu'aux deux portions *orale* et *anale* ; mais bientôt la portion *médiane* revêt également cette forme en se séparant de la vésicule blastodermique : alors cette partie moyenne s'alonge en formant une anse dont le sommet est dirigé vers l'ombilic abdominal, au delà duquel il se prolonge.

L'*intestin oral* dans les diverses phases de son développement conserve sa direction rectiligne. C'est lui qui produit la cavité buccale, la langue, l'œsophage, l'estomac et le duodénum ; c'est également sur différents points de sa longueur que naissent les glandes salivaires, le foie, le pancréas, les poumons et la trachée.

L'*intestin moyen* est la partie du canal alimentaire qui subit le plus grand développement. Sa portion supérieure donne naissance au jéjunum et à l'iléon; le colon naît de sa portion inférieure.

L'*intestin anal* conserve en se développant sa direction et se termine d'abord, comme l'intestin *oral*, en un cul-de-sac. C'est de cette portion de l'intestin que l'*allantoïde* prend naissance.

SECTION II.

DU CANAL DIGESTIF EN PARTICULIER.

De la bouche.

Les anatomistes n'appellent pas de ce nom seulement l'ouverture des lèvres; mais ils comprennent sous le nom de *bouche* une cavité, existant entre la mâchoire supérieure et la mâchoire inférieure, qui s'étend depuis la partie libre du voile du palais jusqu'à l'orifice labial.

Chez l'homme la direction de la bouche est horizontale, disposition qui semble en rapport avec notre destination à l'attitude bipède.

Les dimensions de cette cavité sont extrêmement variables suivant l'abaissement plus ou moins considérable de la mâchoire inférieure et selon que les joues et les lèvres sont contractées ou distendues par l'air qu'on expire.

Il n'y a pas dans la bouche de l'homme une sensible différence entre ses divers diamètres; on la considère pourtant comme ayant la forme d'un ovale dont la grosse extrémité est en avant.

Elle a une *paroi supérieure* appelée *voûte palatine*, une *paroi inférieure* constituée en grande partie par la langue, des *parois latérales* formées par les joues et la partie correspondante des arcades alvéolaires et dentaires; elle a en outre deux orifices : l'un *antérieur,* c'est l'ouverture de la bouche limitée par l'écartement des lèvres; l'autre *postérieur,* appelé *isthme du gosier.*

Nous allons étudier successivement chacune de ces parties.

Des lèvres.

Les lèvres sont deux voiles placés au devant des arcades dentaires, composés de plusieurs couches, remarquables par leur contractilité et leur extensibilité. Elles forment la paroi antérieure de la bouche, et leur écartement en constitue l'orifice antérieur.

Elles ont une direction presque verticale chez l'homme. L'une est *supérieure* et l'autre *inférieure;* celle-ci a une étendue en hauteur moins considérable que la lèvre supérieure.

Pour les étudier d'une manière méthodique, on doit successivement leur considérer une face antérieure ou cutanée, une face postérieure ou muqueuse, un bord adhérent, un bord libre et deux commissures.

La *face antérieure* de la *lèvre supérieure* est convexe comme les arcades dentaires. Elle présente sur la ligne médiane une gouttière limitée de chaque côté par une crête ou arête allant de la cloison nasale jusqu'au bord muqueux des lèvres : c'est le *sillon sous-nasal*. Ces crêtes correspondent aux divisions que la plupart des anatomistes admettent dans la lèvre supérieure pendant les premiers temps de la vie intra-utérine. Le bec de lièvre provient de ce que ces divisions ont persisté, la cicatrisation indiquée par les limites du sillon sous-nasal ne s'étant point effectuée. Le reste de la lèvre supérieure, convexe transversalement, est recouvert chez l'homme de poils, implantés obliquement, qui constituent la *moustache*.

Le *bord libre* de la lèvre supérieure forme une légère courbure, concave en bas, qui est divisée en deux parties égales par une petite saillie, prolongement du tubercule médian sur lequel est creusé le sillon sousnasal.

Sa *face postérieure* est constituée par la membrane muqueuse buccale, qui en se réfléchissant de la lèvre sur les arcades alvéolaires forme un repli connu sous le nom de *frein* de la lèvre.

Son bord *adhérent* correspond en dedans au point où la membrane muqueuse, se réfléchissant de la lèvre sur la mâchoire, constitue un sillon profond qu'on a considéré comme le vestibule de la bouche ; en dehors, la lèvre supérieure est limitée en haut par le nez et latéralement par le sillon *naso-labial*, qui s'étend de la narine à l'angle de la bouche.

La *lèvre inférieure* est plus renversée en avant que la précédente ; chez beaucoup d'individus elle est aussi plus épaisse. Sa face *antérieure* présente une dépression verticale beaucoup moins prononcée que le sillon sous-nasal et qui n'est même décrit par presque aucun anatomiste. Elle se termine en bas par un sillon très-marqué qui chez quelques personnes a une forme courbe dont la convexité regarde en haut et qui chez d'autres ressemble beaucoup à cette figure calligraphique qu'on appelle accolade. Ce sillon est appelé *mento-labial*. Ce n'est guère qu'à sa partie moyenne, dans le point qui correspond aux sillons dont nous venons de parler, que la lèvre inférieure se couvre de poils.

Sa face *postérieure* ressemble à celle de la lèvre supérieure, avec cette différence pourtant que le frein de celle-ci est moins prononcé.

Son bord *adhérent* correspond également en arrière à ce sillon profond qui résulte de la réflexion de la membrane muqueuse.

Son bord *libre* offre au milieu une dépression sur laquelle se moule exactement la saillie médiane de la lèvre supérieure ; en dehors, de chaque côté, une convexité légère en rapport avec une concavité de la lèvre supérieure.

Les lèvres en se réunissant constituent les *commissures* ou *angles*, qui offrent une résistance très-grande par suite des entrecroisements musculaires signalés dans la **MYOLOGIE**.

Structure des lèvres. — Les lèvres ont un muscle propre qu'on appelle l'*orbiculaire* et auquel viennent se joindre le *buccinateur*, avec lequel il se continue, les élévateurs de l'aile du nez et de la lèvre supérieure, le grand et le petit *zygomatique*, le *canin* et le myrtiforme, les muscles *carré* et *triangulaire* de la lèvre inférieure, ainsi que le *risorius* de Santorini, quand il existe. Cette couche musculaire est séparée de la membrane muqueuse par du tissu cellulaire lamelleux, qui n'existe point entre les muscles et la peau.

En dehors de la couche musculaire se trouve la peau, qui est assez épaisse et assez dense pour que M. Cruveilhier ait cru devoir la considérer comme constituant la charpente des lèvres. Elle contient des follicules pileux qui souvent dépassent sa face interne. Elle est intimement adhérente aux muscles qui s'y implantent et qui pour cela sont regardés comme des muscles peaussiers. On y trouve aussi des follicules sébacés, remarquables surtout au niveau du sillon mento-labial.

Entre la couche musculaire et la membrane muqueuse il existe un grand nombre de glandes mucipares (glandes labiales).

En dedans de la couche musculaire se trouve une membrane muqueuse qui se continue sur le bord libre et est séparée de la couche précédente par une arête très-prononcée. Cette membrane a une sensibilité spéciale qui rappelle un peu celle des organes érectiles.

La membrane muqueuse est recouverte en dedans par son épithélium, dont l'épaisseur est ici d'un sixième de ligne.

Les lèvres sont extrêmement *vasculaires*. Leurs artères principales sont les *coronaires*, branches de la faciale; mais l'artère maxillaire interne leur fournit un grand nombre de rameaux. Les veines accompagnent les artères et portent le même nom qu'elles. Les vaisseaux lymphatiques vont se rendre aux ganglions du cou. Cette communication est suffisamment démontrée par l'engorgement de ces ganglions qui accompagnent si souvent le cancer des lèvres. Les nerfs viennent de la cinquième paire (nerfs du sentiment) et de la septième paire (nerfs du mouvement).

Développement. — Depuis Blumnebach, un grand nombre d'anatomistes ont admis que la lèvre supérieure se développe par trois points, un médian et deux latéraux. De nos jours, M. Blandin soutient cette manière de voir, tandis que MM. Cruveilhier et Velpeau prétendent que cette opinion est purement hypothétique.

Usages. — Les lèvres servent à la préhension des liquides, à l'articulation de certains sons, à l'action de siffler, à la succion. Elles servent encore, l'inférieure surtout, à empêcher l'écoulement de la salive.

Des joues.

Les joues, qui forment les parois latérales de la bouche, sont limitées du côté de la cavité buccale par la réflexion de la membrane muqueuse sur les os maxillaires. — L'anatomie *chirurgicale* ou *topographique* s'occupera des diverses couches qui constituent les joues. Leur face interne seule doit ici nous occuper. Elle est constituée par une membrane muqueuse qui se continue avec celle des lèvres et qui comme elle présente un grand nombre de glandules mucipares. Il est deux de ces petites glandes qui sont placées entre le buccinateur et le masséter et qui à cause de leur volume ont reçu un nom particulier : on les appelle *glandes molaires*, parce qu'elles versent le produit de leur sécrétion au niveau de la dernière dent molaire. Cette face interne des joues présente encore entre la première et la seconde grosse molaire de la mâchoire supérieure l'ouverture du canal de Sténon.

Les joues reçoivent leurs artères de la faciale, de la transverse de la face et de la maxillaire interne.

Les vaisseaux lymphatiques vont se rendre aux ganglions parotidiens et cervicaux.

Les nerfs des joues viennent de la cinquième et de la septième paires.

Usages. — Parois latérales de la cavité buccale, les joues servent à la mastication, à la succion, à l'expression des passions et à la production des sons.

Palais.

Le palais est une espèce de voûte qui constitue la paroi supérieure de la bouche et que les arcades alvéolo-dentaires limitent en avant et sur les côtés.

On y distingue une partie molle (voile du palais) et une partie dure (palais proprement dit).

La *partie dure* est formée par les os palatins en arrière, et en avant par la portion horizontale des os maxillaires supérieurs, qui forment une voûte soutenue au milieu par le vomer et la lame perpendiculaire de l'ethmoïde. Sur cette charpente du palais on observe des sillons qui servent à y fixer plus solidement la membrane muqueuse et dans lesquels se logent aussi des glandes mucipares.

La membrane muqueuse palatine est remarquable par sa densité et par son épaisseur, par sa coloration blanche, par son adhérence aux os et par l'épaisseur de son épithélium. On remarque sur la ligne médiane un raphé correspondant à la réunion des maxillaires et des os palatins. A l'extrémité antérieure de ce raphé existe un tubercule qui répond à l'orifice inférieur du canal palatin antérieur. Il est d'autant plus prononcé qu'on l'observe chez des individus avancés en âge. De chaque côté de la ligne médiane existent des rugosités transversales. Suivant Krause, les papilles de cette membrane ont depuis un jusqu'à trois sixièmes de ligne de longueur, l'épithélium un sixième de ligne, le derme une demi-ligne d'épaisseur en avant et deux lignes en arrière.

La membrane muqueuse du palais est séparée des os, de chaque côté du raphé médian, par des glandules nombreuses qu'on appelle glandes *salivaires palatines* et qui s'ouvrent par une foule d'orifices visibles à l'œil nu.

Les artères de la voûte palatine proviennent de la maxillaire interne et de la faciale. Les nerfs sont fournis par la cinquième paire.

Développement. — La voûte palatine se développe par deux points latéraux qui se réunissent sur la ligne médiane. La division du palais connue sous le nom de *gueule de loup* est considérée comme un arrêt de développement. Quelques auteurs, M. Cruveilhier entre autres, ne veulent pourtant voir dans cette division qu'une anomalie, car, disent-ils, en aucun temps de son développement le fœtus bien conformé ne présente une pareille séparation. Mais M. Blandin a répondu à cette objection en disant : « 1° que le passage de la lèvre supérieure de l'état muqueux qu'elle revêt d'abord à un état d'organisation plus élevé se fait par plusieurs points distincts ; 2° que ces points marchent à la rencontre les uns des autres au milieu de l'espèce de gangue organique dans laquelle ils se sont formés ; 3° que la matière muqueuse primitive de la lèvre est résorbée à mesure que les points en question s'étendent ; 4° que cette matière muqueuse qui servait de moyen d'union entre les parties de l'organisation nouvelle ne disparaît qu'après la fusion intime de celle-ci ; 5° enfin que les scissions anormales de la lèvre supérieure sont bien en réalité le produit d'un arrêt de développement dont la cause a empêché la fusion des points de l'organisation définitive de cette lèvre sans s'opposer à la résorption de la matière muqueuse originelle, matière dont l'existence est bornée aux premiers moments de la vie intra-utérine. »

Cette hypothèse ingénieuse de M. Blandin nous semble rendre compte de tous les phénomènes observés.

Gencives.

Les gencives ne sont autre chose que la membrane muqueuse buccale ayant subi quelques modifications. Elles ont une densité et une épaisseur plus grande encore que la muqueuse palatine ; leur épithélium est le même. Comme cette membrane, elles sont peu sensibles quand on les divise avec un instrument tranchant.

La muqueuse buccale revêt ces caractères en dehors à une ligne environ au-dessus de la base de l'alvéole ; à une ligne au-dessous elle se réfléchit sur elle-même et constitue une série de dentelures dont les points de réunion correspondent aux intervalles des dents, entre lesquelles la partie antérieure des gencives communique avec la partie postérieure. La gencive en se réfléchissant et en s'enfonçant dans l'alvéole constitue la *membrane* ou le *périoste alvéolo-dentaire*, qui sert puissamment à unir la racine de la dent à son alvéole.

Les gencives sont pourvues de granulations réunies que M. Serres a découvertes chez le fœtus et qu'il regarde comme étant destinées à la sécrétion du tartre. Henle pense que ce sont des glandes muqueuses de l'espèce la plus simple. Raschkow les a décrites comme des vésicules closes.

Usages. — Les gencives servent à fixer les dents dans leurs alvéoles.

Voile du palais.

Le *voile du palais* (*partie molle* du palais, *septum staphylin* de Chaussier) est une valvule qui continue en arrière la voûte palatine. Il a une direction oblique d'avant en arrière, mais variable, à cause de la mobilité, suivant le moment où on l'examine. Sa face inférieure est concave et remarquable par un raphé blanchâtre qui n'est que la continuation du raphé de la voûte palatine. Sa face supérieure, convexe, présente une saillie médiane qui est due à la présence des muscles de la luette. Son bord supérieur se continue avec les éléments de la voûte palatine. Son bord inférieur, beaucoup plus mince que le précédent, circonscrit en haut l'*isthme du gosier*; il offre une concavité qui est interrompue au milieu par un prolongement appelé *luette*.

La *luette* est un appendice conique, rouge, d'une grande mobilité, qui est constitué par un grand nombre de glandes mucipares et par un muscle élévateur recouverts par la membrane muqueuse.

Les bords latéraux du voile du palais sont indiqués par un rebord saillant étendu de l'extrémité postérieure du bord alvéolaire supérieur à l'extrémité postérieure du bord alvéolaire inférieur. Cette ligne saillante correspond au bord antérieur du muscle ptérygoïdien interne et est constituée par des glandules nombreuses.

En bas et sur les côtés, le voile du palais présente deux prolongements qui partent de la luette et qu'on appelle *piliers*. Le pilier antérieur naît de la base de la luette et vient se terminer sur le côté de la langue. Le pilier postérieur, né du sommet de la luette, descend jusqu'au bord postérieur du cartilage thyroïde. Ils sont séparés l'un de l'autre par un enfoncement large en bas, étroit en haut, dans lequel est logée l'*amygdale*.

L'*isthme du gosier* est l'orifice postérieur de la bouche, qui est limité en haut et sur les côtés par le voile du palais et par ses piliers, en bas par la langue.

Structure du voile du palais. — La charpente du voile du palais est constituée par une aponévrose principale qui se continue avec le tendon du péristaphylin externe, avec la portion fibreuse de la trompe d'Eustache et qui s'attache aux bords de l'orifice postérieur des fosses nasales. Il existe aussi sous la muqueuse de la face inférieure du voile une aponévrose plus mince que la précédente. C'est entre ces deux feuillets qu'existe la couche glanduleuse.

Les muscles du voile du palais sont *extrinsèques* ou *intrinsèques*.

Les seuls muscles *intrinsèques* sont les *palato-staphylins* (azygos uvulæ.)

Les muscles *extrinsèques* sont : les deux péristaphylins internes, les deux péristaphylins externes, le palato-staphylin, le pharyngo-staphylin et le glosso-staphylin. (Voyez **MYOLOGIE**, p. 228, 229.)

Une membrane *muqueuse* enveloppe tous les autres éléments du voile du palais.

Le feuillet inférieur de cette membrane diffère de celle du palais par l'absence des rugosités que nous avons signalées sur celle-ci. On y observe un raphé médian qui indique l'endroit où les deux parties du voile se sont réunies. Le feuillet supérieur ressemble beaucoup à la muqueuse nasale. L'un et l'autre sont remarquables par le grand nombre de glandules mucipares qu'ils contiennent et qui s'accumulent d'une manière particulière pour concourir à la formation de ce prolongement médian que nous avons appelé la *luette*.

Les vaisseaux sanguins *du palais* sont les artères palatines descendantes, rameaux de la branche ptérygo-palatine ; les artères palatines ascendantes, rameaux des pharyngiennes supérieure et inférieure.

Les vaisseaux lymphatiques se rendent aux ganglions qui sont placés sur les gros vaisseaux du cou.

Les nerfs sont les palatins, le naso-palatin, des filets du glosso-pharyngien. M. Richet a vu aussi un filet du fascia qui venait se rendre dans un pilier du voile.

Glandes de la cavité buccale.

Les glandes de la cavité buccale sont de trois espèces, simples, acineuses et agminées. Les glandes *mucipares* appartiennent à la première classe, les glandes *salivaires* à la seconde, les *amygdales* à la troisième.

Glandes mucipares.

Les glandes mucipares de la bouche sont des follicules ronds existant en très-grand nombre dans tous les points de la cavité buccale, où elles prennent le nom de la région qu'elles occupent. Ainsi on décrit : 1º les glandes *labiales*, dont le volume est celui d'un grain de chènevis, d'une rougeur claire et dont le siége est entre le muscle orbiculaire et la muqueuse buccale. Chacune des glandes labiales s'ouvre par un conduit particulier. Les glandes *buccales* ne diffèrent des précédentes que par leur volume, qui est un peu moins considérable.

2º Les glandes *molaires*, peu nombreuses, rouges, composées de plusieurs tubes et placées entre les muscles masséter et buccinateur.

3º Les glandes *palatines*, plus nombreuses peut-être mais moins volumineuses que les précédentes, occupant les dépressions de la voûte palatine et la face supérieure du voile du palais, où elles ne sont recouvertes que par la membrane molle qui continue la muqueuse nasale.

Glandes salivaires.

Les glandes *salivaires* sont des glandes conglomérées qui sont placées le long de la mâchoire inférieure et dont les usages sont de sécréter la salive qu'elles versent sur la membrane muqueuse de la bouche. Ce qui les caractérise et les distingue des autres glandes, c'est le volume considérable de leurs *acini* ou grains glanduleux.

Il y a trois glandes salivaires de chaque côté: ce sont la *parotide*, la *sous-maxillaire* et la *sublinguale*. Les six glandes réunies forment une espèce de demi-collier ou de fer à cheval.

Glande parotide. — C'est la plus volumineuse des trois ; sa forme est très-régulière. Elle est placée entre le conduit auditif, la branche de la mâchoire inférieure et l'apophyse mastoïde. En bas elle s'étend jusqu'au voisinage de l'angle de la mâchoire. En dedans elle répond à la carotide externe, qu'elle embrasse en partie ; à l'apophyse styloïde et au *bouquet de Riolan ;* mais elle envoie un prolongement entre les muscles styliens et le ptérygoïdien interne. En avant elle se replie sur le bord postérieur du maxillaire inférieur et recouvre une partie du masséter. C'est de ce dernier point qu'on voit émerger le conduit parotidien (canal de Sténon). Ce canal, résultant de la réunion successive des conduits excréteurs des granulations , se dirige horizontalement d'arrière en avant à un centimètre au-dessous de l'arcade zygomatique, et parvenu au bord antérieur du masséter, il se recourbe d'avant en arrière, traverse le buccinateur et vient s'ouvrir obliquement entre la première et la deuxième grosses molaires après être resté dans l'étendue d'un demi-centimètre entre le buccinateur et la membrane muqueuse. Le conduit de Sténon est souvent accompagné par une petite glande surnuméraire qui est placée au-dessus de lui. Il est encore accompagné par une branche considérable du nerf facial et l'artère transversale de la face , qui a la même direction et n'en est pas éloignée.

En arrière la glande parotide s'étend jusque sur le bord antérieur du sterno-mastoïdien, ce qu'il importe de se rappeler quand on fait la ligature des carotides externe ou interne.

La parotide est traversée par les ramifications du nerf facial, qu'on coupe presque nécessairement dans les extirpations, mêmes partielles, de cette glande.

Les vaisseaux sanguins sont des ramifications des artères et des veines temporales et transverses, de l'artère carotide externe elle-même.

Les lymphatiques se rendent aux ganglions cervicaux.

Les nerfs viennent du facial, du trijumeau et du plexus carotidien.

Glande sous-maxillaire.

Beaucoup moins volumineuse que la précédente, elle a la forme d'un ovale un peu aplati. Limitée par le bord inférieur du maxillaire qui la recouvre et par le muscle digastrique qu'elle recouvre un peu, elle est en partie coupée par le muscle mylo-hyoïdien. De sa face interne émerge son canal excréteur (*conduit de Warthon*), qui, traversant le bord inférieur du muscle mylo-hyoïdien, se dirige d'arrière en avant et de bas en haut, croise la direction du nerf lingual et s'ouvre au niveau du bord postérieur du génio-glosse en passant au-dessous de la glande sublinguale. L'orifice du conduit de Warthon est indiqué par une petite papille conique qu'on voit de chaque côté du frein de la langue derrière les dents incisives. Ce conduit est remarquable par son calibre, qui est supérieur à celui de Sténon, et par sa mollesse qui lui donne l'apparence d'une veine.

La glande sous-maxillaire reçoit ses vaisseaux des artères et veines faciales et linguales. Ses vaisseaux lymphatiques vont se rendre aux ganglions cervicaux. Ses nerfs proviennent du lingual et du rameau myloïdien. M. Blandin a décrit un ganglion nerveux qui existerait au voisinage de cette glande; mais il aura pris sans doute un grain glanduleux rougeâtre pour du tissu ganglionnaire.

Glande sublinguale.

Située au-dessous de la partie libre de la langue, elle n'est recouverte que par la membrane muqueuse buccale. Son bord externe est en rapport avec la fossette sublinguale; son bord interne correspond au muscle génio-glosse; par sa face inférieure, elle repose sur la face supérieure du muscle mylo-hyoïdien. Cette glande, qui est la plus petite et la plus pâle des trois glandes salivaires, s'ouvre dans la bouche par six ou huit conduits isolés dont les orifices s'aperçoivent auprès du frein de la langue. Ces conduits portent le nom de *conduits de Rivinus*. Bartholin a décrit en outre un canal (*conduit de Bartholin*) qui, tantôt né de la glande sublinguale seule et tantôt provenant tout à la fois du conduit de Warthon et de la glande sublinguale, s'ouvre isolément dans la bouche. Il y a encore d'autres conduits qui s'ouvrent dans le canal de Warthon.

Les vaisseaux sanguins de cette glande sont des rameaux de la linguale et de la sous-mentale.

Les vaisseaux lymphatiques aboutissent aux ganglions cervicaux profonds.

Les usages des glandes salivaires sont de sécréter un liquide qui sert à lubréfier la bouche, à délayer les aliments et à se combiner avec eux pour l'acte de la chymification. Un caractère qui est commun à toutes ces glandes, c'est le rapport qu'elles affectent avec des artères volumineuses et le grand nombre de rameaux vasculaires et nerveux dont elles sont pénétrées.

Amygdales.

Les *amygdales* ou *tonsilles* sont des glandes agminées. Au nombre de deux, une de chaque côté, elles sont logées dans l'enfoncement qui existe entre le pilier antérieur et le pilier postérieur du voile du palais ; elles ont la forme et à peu près le volume d'une amande. Leur face externe est en rapport avec l'artère carotide interne et le muscle constricteur supérieur du pharynx, dont elle est séparée par l'aponévrose pétropharyngienne. Leur face interne, recouverte par la membrane muqueuse, laisse voir une douzaine d'ouvertures dans lesquelles s'ouvrent les acini, dont l'ensemble constitue les amygdales.

Leurs vaisseaux sanguins proviennent de la pharyngienne inférieure, de la linguale et des palatines supérieure et inférieure. Les veines forment une espèce de plexus en dehors de l'amygdale. Les vaisseaux lymphatiques vont se rendre aux ganglions qui sont logés derrière l'angle du maxillaire inférieur. Les amygdales reçoivent des nerfs du plexus pharyngien.

DE LA LANGUE.

Bien que la langue soit l'organe du goût, nous ne la décrirons pas avec les organes des sens, parce que si elle appartient au système nerveux par l'une de ses fonctions, elle n'appartient pas moins à la digestion, puisqu'elle sert à la mastication et à la déglutition.

C'est un organe qui représente un ovale dont la grosse extrémité serait en arrière. Sa direction est horizontale dans sa partie antérieure et courbe dans sa partie postérieure, où elle descend pour s'insérer à l'os hyoïde.

Sa *face supérieure* est libre dans toute son étendue; elle est séparée en deux moitiés par un sillon médian.

Sa *face inférieure* n'est libre que dans son tiers antérieur. La partie libre présente un sillon médian plus prononcé que celui de la face supérieure. C'est à ce sillon que vient aboutir un repli de la membrane muqueuse connu sous le nom de *frein* ou de *filet*. Les veines ranines font de chaque côté du frein une saillie sous la membrane muqueuse.

Ses *bords*, épais en arrière, s'amincissent en avant.

Son *sommet* est comme bifide dans certaines contractions.

Sa *base* se fixe à l'os hyoïde. On y voit trois replis de la muqueuse, qu'on appelle *glosso-épiglottiques*.

Structure. — C'est un organe éminemment musculeux. Il a en outre une charpente constituée par l'os hyoïde et par une membrane fibreuse (membrane *hyoglossienne*) qui s'insère sur l'os hyoïde et donne insertion aux fibres musculaires. C'est un prolongement de cette membrane qui s'enfonce au milieu de la langue, à la manière du cartilage lingual du chien et du loup, pour donner insertion par ses deux faces aux fibres musculaires.

Muscles intrinsèques de la langue. — Nous ne nous occuperons que de ces muscles, les muscles extrinsèques ayant été décrits dans la **MYOLOGIE**.

Muscle lingual superficiel. — Il est constitué par une lame de fibres musculaires qu'on voit au-dessous de la membrane muqueuse et qui sont plus prononcées en avant qu'en arrière.

Muscle lingual de Douglas. — C'est un faisceau musculaire étendu de la base à la pointe de la langue, entre le génio-glosse et l'hyo-glosse.

Muscle lingual des auteurs. — C'est un petit faisceau qui va également de la base à la pointe de la langue. Il est placé entre le stylo-glosse et le génio-glosse.

Des coupes transversales de la langue ont encore fait voir des fibres musculaires s'étendant transversalement d'un bord à l'autre.

Les *muscles extrinsèques* sont l'hyo-glosse, le génio-glosse et le stylo-glosse.

Membrane muqueuse. — Cette membrane enveloppe les muscles de la langue, sur lesquels elle se moule exactement. Remarquable par l'épaisseur et la densité de son derme à la face supérieure, elle est très-mince à la face inférieure. Des glandes et des papilles y existent en très-grande quantité.

Glandes linguales — Les glandes linguales sont des follicules mucipares situés en grand nombre, surtout à la base de la langue ; elles sont formées par une petite poche ayant une ouverture centrale. Le trou borgne a été considéré comme un cul-de-sac où viendraient aboutir plusieurs petites glandes.

E. Weber a décrit en outre des petites glandes conglomérées existant dans la masse charnue, ayant un conduit excréteur de trois à six lignes et se terminant par des vésicules serrées les unes contre les autres. Weber les regarde comme des glandules mucipares.

Papilles. — Elles sont de deux espèces :

Papilles à calice. — Remarquables par leur volume, qui dépasse de beaucoup celui des autres papilles, elles sont, dit M. Cruveilhier, au nombre de seize à vingt, affectant par leur réunion la forme d'un V ouvert en avant. Elles représentent un cône tronqué adhérent par son sommet qui est entouré d'une espèce de rigole ou calice.

Petites papilles. — Celles qui existent à la pointe et à la partie antérieure de la face supérieure de la langue sont *coniques.* Les autres, répandues à la partie postérieure et sur les bords, sont terminées en arondes (arondinées) ou *fungiformes.*

En outre des papilles, on voit encore sur la membrane muqueuse de la langue des *sillons* ou *plis* obliques qui sont dirigés de la ligne médiane vers les bords.

Artères de la langue. — La langue reçoit le sang de l'artère linguale, branche de la carotide externe. L'artère linguale fournit une branche *sublinguale* qui se distribue à la glande du même nom et aux muscles sus-hyoïdiens, tandis que les autres ramifications vont se distribuer à la langue elle-même.

Veines. — Les artères ont des veines satellites ; mais indépendamment de ces veines, il y en a de superficielles comme pour les membres.

Vaisseaux lymphatiques. — Ils vont se rendre aux ganglions de la région sous-hyoïdienne.

Nerfs. — Ce sont : 1° le nerf grand hypoglosse ; 2° le lingual, branche du nerf maxillaire inférieur ; 3° le nerf glosso-pharyngien.

Développement. — Chez l'embryon de six semaines, d'après Froriep, la langue est encore séparée en deux moitiés par une fente. Après la naissance elle ressemble à celle d'un adulte.

Usages. — La langue est un organe de *sensibilité gustative*, de *phonation*, de *mastication* et de *déglutition*.

Pharynx.

Le pharynx (φάρυγξ, arrière-bouche) est un tube infundibuliforme situé sur la ligne médiane, s'étendant depuis l'apophyse basilaire de l'occipital jusqu'à la quatrième ou la cinquième vertèbre cervicale. Suivant quelques auteurs, sa longueur est de cinq pouces ; suivant d'autres elle n'est que de quatre à quatre et demi. Cette différence d'appréciation provient sans doute de ce que le pharynx, par suite du raccourcissement et de l'alongement qu'il peut subir, est susceptible de présenter dans sa longueur une différence de plusieurs pouces. Sa largeur, dans les différents points de son étendue, est mesurée : 1° par l'intervalle qui sépare les ailerons des apophyses ptérygoïdes ; 2° par l'intervalle qui sépare les extrémités postérieures des arcades alvéolaires ; 3° par l'espace qui existe entre le sommet de la grande corne de l'os hyoïde d'un côté et celui du côté opposé ; 4° par l'intervalle qui sépare l'une de l'autre les cornes supérieures du cartilage thyroïde ; 5° enfin par l'intervalle qui sépare l'une de l'autre les cornes inférieures de ce même cartilage.

Son diamètre antéro-postérieur est le même que celui de l'apophyse basilaire de l'occipital.

Il est aplati d'avant en arrière. Sa paroi postérieure descend au devant des vertèbres cervicales recouvertes par le grand droit antérieur de la tête et le long du cou. Sa paroi antérieure présente une série d'ouvertures qui sont, en procédant de haut en bas : les ouvertures postérieures des fosses nasales ; au-dessous du voile du palais, l'isthme du gosier ; au-dessous de la langue, l'entrée du larynx.

Sur les côtés, le pharynx est éloigné du muscle ptérygoïdien interne par un espace triangulaire dans lequel se trouve la carotide interne, la veine jugulaire interne, les nerfs pneumo-gastrique, glosso-pharyngien, grand hypoglosse et accessoire de Willis.

La portion supérieure du pharynx devant livrer passage à l'air pendant la respiration, ses parois sont maintenues écartées, tandis qu'en bas elles se touchent habituellement et ne s'écartent que pendant la déglutition.

La surface intérieure du pharynx présente en arrière quelques glandules qui soulèvent la membrane muqueuse, sur les côtés l'orifice des trompes d'Eustache, que l'on voit précisément en arrière du cornet inférieur.

La voûte du pharynx est formée par l'apophyse basilaire, recouverte par la membrane muqueuse.

Nous avons déjà indiqué la série d'ouvertures qui constitue la paroi antérieure du pharynx.

Sa limite inférieure est indiquée par un rétrécissement et par le changement de direction des fibres charnues.

Structure. — La charpente du pharynx est constituée par *deux aponévroses*. La première, appelée *aponévrose céphalo-pharyngienne*, née de l'apophyse basilaire, de la trompe d'Eustache et du sommet du rocher, descend verticalement et se perd après un trajet de deux pouces environ ; c'est elle qui soutient les muscles constricteurs. La seconde, *aponévrose latérale* du pharynx, *aponévrose pétro-pharyngienne*, née de l'apophyse pétrée en dedans du canal carotidien, se continue à angle droit avec l'aponévrose céphalo-pharyngienne, puis descend sur les côtés du pharynx, va s'insérer dans la fosse ptérygoïde entre le ptérygoïdien interne et le péristaphylin externe et envoie à l'extrémité postérieure du bord alvéolo-dentaire un prolongement sur lequel s'implantent les fibres du muscle buccinateur.

En dehors des aponévroses se trouvent la couche musculaire, qui comprend des muscles intrinsèques et des muscles extrinsèques.

Muscles intrinsèques. — Depuis Albinus, les anatomistes les désignent sous les noms de *constricteurs supérieur*, *moyen* et *inférieur*. (Voyez **MYOLOGIE**, pages 237, 238.)

La couche *cellulaire* qui sépare la couche musculeuse de la membrane muqueuse a une densité plus grande que celle de l'intestin ; elle se continue en haut avec les aponévroses pharyngiennes.

La membrane muqueuse qui tapisse le pharynx est intimement unie au périoste de l'apophyse basilaire, au niveau de laquelle elle est remarquable par son épaisseur ; dans les autres points de son étendue elle est en rapport avec les muscles constricteurs, dont elle est séparée par le tissu cellulaire dont nous venons de parler. Elle est soulevée par un grand nombre de glandes mucipares qui autour de la trompe d'Eustache constituent deux petites glandes agglomérées.

Les vaisseaux sanguins du pharynx viennent de l'artère pharyngienne ascendante, branche de la carotide externe, de la vidienne, rameau de la maxillaire interne et de la sous-clavière. Les veines accompagnent les artères ; mais en outre il y a une foule de petits rameaux veineux qui forment une espèce de plexus.

Les vaisseaux lymphatiques vont se rendre dans les ganglions cervicaux profonds, qui sont placés sur la veine jugulaire interne.

Les nerfs constituent le plexus pharyngien, à la formation duquel concourent le *nerf pharyngien* du nerf vague avec les branches du glosso-pharyngien et celles du ganglion cervical supérieur.

Usages. — Le pharynx est un organe de déglutition, de respiration et de phonation.

ŒEsophage.

L'Œsophage est un tube musculo-membraneux situé entre le pharynx et l'estomac. Il occupe la partie inférieure du cou, la région thoracique tout entière, et vient s'ouvrir dans l'estomac à travers le diaphragme.

L'Œsophage est la partie la plus étroite du tube digestif. Sa longueur est d'environ 9 pouces et s'étend de la cinquième vertèbre cervicale à la neuvième vertèbre dorsale. Dans ce trajet il n'est pas toujours précisément sur la ligne médiane; ainsi au cou il s'incline un peu à gauche.

Il est en rapport en haut et en arrière avec la face antérieure des vertèbres, sur laquelle il peut glisser au moyen d'un tissu cellulaire lâche qui l'en sépare.

Dans sa portion thoracique, il est séparé de la colone vertébrale par la veine azygos, par le canal thoracique et par des ganglions lymphatiques nombreux. En avant il répond à la portion membraneuse de la trachée, qu'il déborde à gauche dans la région cervicale ; en bas il est en rapport avec la bifurcation de la trachée et avec le péricarde.

Sur les côtés il est en rapport avec les cornes du corps thyroïde, avec les artères carotides primitives, les veines jugulaires internes, le nerf récurrent, la lame correspondante du médiastin qui le sépare du poumon. Il est aussi longé par le nerf pneumo-gastrique ; il répond en outre à gauche à l'aorte thoracique, un peu en avant de laquelle il se trouve placé.

Structure. — L'œsophage est formé de plusieurs membranes superposées. La première, en procédant de dehors en dedans, est la *tunique musculeuse*, composée : 1° de fibres *longitudinales*, qui, naissant du constricteur inférieur par deux faisceaux latéraux et de l'arête postérieure du cartilage cricoïde par un faisceau médian, viennent constituer une couche extrêmement épaisse : Schwann prétend que ces fibres n'appartiennent à la vie organique qu'à partir du tiers moyen, tandis que Valentin a vu les fibres *striées* s'étendre jusqu'à l'orifice inférieur de l'œsophage ; 2° de fibres *circulaires*, dont les moyennes sont disposées en spirale, tandis que les supérieures et les inférieures sont transversales.

La seconde tunique de l'œsophage est constituée par du tissu cellulaire dense que quelques auteurs décrivent comme une membrane fibreuse. Cette couche est intimement adhérente à la tunique musculeuse.

La membrane muqueuse est la troisième tunique de l'œsophage. Elle est rouge en haut et pâle à son extrémité inférieure. Elle offre à la vue des *plis longitudinaux* qui résultent de son plissement transversal et de rides analogues à celles de la peau. Cette membrane est très-extensible. Elle est si lâchement unie à la couche précédente qu'elle reste pendante au delà de la couche musculeuse quand on coupe l'œsophage en travers. Les glandes mucipares y existent en grand nombre, et Bischoff y a même décrit des glandes ramifiées.

On voit à la loupe des espèces d'aréoles formées par des lignes saillantes qui s'entrecroisent et qui constituent des espèces de *papilles* ou de *villosités*.

Les artères de l'œsophage viennent de la thyroïdienne inférieure, de l'aorte, des artères bronchiques, des intercostales, de l'artère coronaire stomachique et de la diaphragmatique inférieure.

Les veines portent les mêmes noms.

Les vaisseaux lymphatiques se rendent aux ganglions cervicaux profonds, inférieurs et à ceux du médiastin postérieur.

Les nerfs proviennent du plexus œsophagien, constitué par des filets du nerf pneumogastrique et du grand sympathique.

Usages. — L'œsophage sert à conduire les aliments du pharynx dans l'estomac.

Estomac.

L'*estomac* est une poche ayant la forme d'une cornemuse ou d'un cône recourbé. Situé à peu près transversalement au-dessous du diaphragme, il est intermédiaire à l'œsophage et au duodénum.

On lui distingue deux faces. L'une *antérieure* regarde en avant dans l'état de vacuité et en haut dans l'état de plénitude ; elle est en rapport avec le diaphragme, qui la sépare du cœur et des six dernières côtes ; avec le lobe gauche du foie, qui la recouvre dans une grande étendue ; avec cette partie des parois abdominales qui est située entre l'ombilic et l'appendice xyphoïde. Ce dernier rapport est d'autant plus étendu que l'estomac est plus distendu. La face *postérieure* concourt à former la paroi antérieure de l'arrière-cavité des épiploons ; elle est en rapport avec le pancréas, la troisième portion du duodénum, l'aorte et les piliers du diaphragme ; elle repose encore sur le mésocolon transverse, qui établit ainsi une séparation entre l'estomac et les circonvolutions intestinales.

Deux bords séparent les deux faces. Le bord *inférieur* est encore appelé *grande courbure* ; convexe, dirigé en avant ou en bas suivant l'état de plénitude de l'estomac, longé par le colon transverse, en rapport avec les parois abdominales, il est limité en avant et en arrière par les deux feuillets du grand épiploon. *Le bord supérieur*, appelé aussi *petite courbure*, concave, limité en avant et en arrière par les deux feuillets de l'épiploon gastro-hépatique, allant du cardia au pylore, est en rapport avec le lobule de Spigel, l'aorte et les piliers du diaphragme qui la séparent de la colonne vertébrale.

Grosse tubérosité de l'estomac. — On désigne ainsi un renflement hémisphérique qui forme la base arrondie du cône renversé que forme l'estomac. La grosse tubérosité, grand cul-de-sac de l'estomac, est en rapport avec la rate, à laquelle elle est attachée par les vaisseaux.

Il existe aussi un *petit cul-de-sac* qui n'est autre chose que le résultat d'un coude formé par la grande courbure au voisinage de l'extrémité droite de l'estomac.

L'estomac a deux extrémités ou ouvertures qui ont cela de commun qu'elles sont toutes les deux dirigées en haut. L'*ouverture droite* est appelée *pylore;* elle est en rapport avec la face inférieure du foie et assez souvent avec la vésicule biliaire , qui la colore par transsudation de la matière colorante de la bile.

L'*ouverture gauche* ou *œsophagienne,* appelée aussi *cardia,* est embrassée par un cercle vasculaire et nerveux; elle est aussi en rapport en avant avec le bord postérieur du lobe gauche du foie.

La *capacité de l'estomac* est, suivant Sœmmering, assez grande pour contenir jusqu'à onze livres d'eau.

Structure. — Les parois de l'estomac sont formées par plusieurs tuniques qui vont toutes en s'épaississant de gauche à droite.

Ces tuniques sont séreuse, musculeuse, celluleuse ou fibreuse, muqueuse, épithéliale.

La tunique *séreuse* recouvre l'estomac dans toute son étendue, excepté aux bords, où les deux feuillets de cette membrane forment par leur écartement un espace prismatique triangulaire dans lequel sont logés les vaisseaux qui se distribuent à ce viscère.

La tunique *musculeuse,* intimement unie à la précédente, est blanchâtre, épaisse d'une demi-ligne et composée de trois espèces de fibres superposées : les plus externes, *fibres longitudinales,* sont la continuation des fibres longitudinales de l'œsophage; elles s'écartent en rayonnant dans tous les sens, en avant, en arrière, sur le grand cul-de-sac de l'estomac, mais sont surtout nombreuses au niveau de la petite courbure, où elles forment une bande qui est connue sous le nom de *cravate de Suisse.* Toutes les fibres longitudinales se rapprochent vers le pylore et forment une couche si serrée qu'elles réduisent les fibres musculaires sous-jacentes à former un pli circulaire appelé *valvule pylorique ,* qui disparaît lorsqu'on coupe les fibres longitudinales, qu'à cause de cela les anciens appelaient *ligament du pylore.*

Une seconde couche musculaire, plus épaisse que la précédente, est formée de *fibres circulaires* qui sont perpendiculaires à la direction de l'estomac. Ce sont elles qui par leur plissement constituent la valvule pylorique.

Le troisième ordre de fibres est composé de *fibres obliques ou à anses;* il est le plus interne des trois. Ces fibres, par leur partie moyenne, enveloppent le grand cul-de-sac de l'estomac, les supérieures se rendant à la petite courbure, les inférieures allant à la grande et les moyennes occupant l'espace intermédiaire.

Membrane celluleuse, aussi appelée *membrane fibreuse, membrane nerveuse.* Elle est remarquable par sa densité et par son adhérence à la couche musculeuse.

Membrane muqueuse. D'une coloration rosée chez les nouveau-nés, blanche chez les enfants, blanche-grisâtre chez l'adulte; elle prend une teinte légèrement rouge pendant la digestion; dans la vieillesse elle devient grisâtre; après la mort elle est brune et fortement colorée par le sang des veines.

La *surface adhérente* de cette membrane est lâchement unie à la membrane cellulo-fibreuse. La *surface libre* présente des plis longitudinaux qui servent à l'ampliation du viscère. On y voit aussi des plis circulaires qui ont généralement la même destination que les précédents; il en est un qui se distingue des autres, c'est celui qui avec la seconde et la troisième couches de fibres musculaires constitue la *valvule pylorique.*

Examinée au microscope, cette membrane apparaît couverte de glandules tubuleuses simples, appliquées les unes contre les autres dans toute son étendue. Ces petites glandes, longues d'un quart de ligne, d'une demi-ligne ou même d'une ligne, ont des orifices dont Berres évalue la largeur à un vingt-troisième de ligne. Husche pense que chaque glandule, quoique simple en apparence, est pourvue de poches latérales et affecte la forme des glandes en grappe. Bischoff dit que ces glandules sont enlacées de petits vaisseaux qui donnent à cette membrane l'aspect d'une mosaïque. Ce sont probablement les petites glandes qui servent à la sécrétion du suc gastrique.

On observe en outre, surtout au voisinage de la grande courbure, des grains glanduleux qui sont disséminés et ressemblent aux glandules salivaires.

A l'œil nu on voit à la surface interne de la membrane muqueuse des papilles ou villosités qui lui ont valu le nom de membrane *villeuse* ou *veloutée.* Ces papilles, qui ont un dix-septième de ligne de longueur sur un soixante-quatrième d'épaisseur, sont pénétrées chacune par une anse vasculaire. Elles forment des espèces de cloisons aux glandules; mais il ne faut pas croire, comme l'ont pensé quelques anatomistes, que cette disposition soit générale; elle n'existe qu'au voisinage du cardia et du pylore, où elle est sans doute en rapport avec une sensibilité plus vive que dans les autres points.

L'épithélium de l'estomac est composé de petites cellules squammeuses ayant un noyau. L'épithélium de la grande courbure revêt la forme cylindrique.

Les artères de l'estomac sont : la *coronaire stomachique,* branche du tronc cœliaque et la gastro-épiploïque droite, branche de l'hépatique pour la petite courbure; la gastro-épiploïque gauche, branche de la splénique, et la pylorique, branche de l'hépatique pour la grande courbure. Ajoutez à cela les vaisseaux courts (*vasa breviora*) qui vont de la rate au grand cul-de-sac de l'estomac.

Les veines qui portent le même nom vont concourir à la formation de la veine porte.

Les vaisseaux lymphatiques vont se rendre aux ganglions des deux courbures.

Les nerfs viennent du plexus solaire et du pneumo-gastrique.

Développement. — L'estomac apparaît d'abord sous la forme d'une dilatation verticale de l'extrémité inférieure de l'intestin oral. Sa valvule pylorique existe à peine chez le nouveau-né.

Usages. — C'est l'organe de la *chymification.*

Intestins en général.

Les intestins proprement dits commencent à l'estomac et se terminent à l'anus. Ils ont été divisés en intestin grêle et en gros intestin.

Intestin grêle.

L'intestin grêle fait suite à l'orifice pylorique de l'estomac et se termine à cette extrémité renflée du gros intestin qu'on appelle *cœcum.* Il a été divisé en trois portions appelées *duodénum, jéjunum* et *iléum.*

Duodénum.

Le duodénum, situé entre le pylore et le jéjunum, est la partie la plus courte et la plus large de l'intestin grêle. Sa forme est celle d'un fer à cheval dont les deux branches seraient brisées, à angle droit, sur le corps, dont la convexité est tournée à droite et dont la concavité est dirigée à gauche.

Il se termine inférieurement à la hauteur de la première ou de la deuxième vertèbre lombaire, où il est limité par son entrecroisement avec les vaisseaux mésentériques supérieurs.

Sa tunique muqueuse est plus forte que celle des autres intestins, dont elle se distingue par la présence des glandes de Brunner. Le péritoine, passant en avant de lui dans la plus grande partie de son étendue, ne lui forme point de mésentère.

On lui distingue trois portions. — La *première* est en rapport *en haut* avec le foie et la vésicule biliaire, dont le contenu la colore par transsudation, en bas avec le bord supérieur du pancréas, en avant avec l'épiploon gastro-colique et les parois abdominales, en arrière avec les vaisseaux hépatiques et l'épiploon gastro-hépatique.

La *seconde portion* offre les rapports suivants : en avant avec l'extrémité droite du colon transverse, en arrière avec le bord concave du rein droit, avec la veine cave abdominale et le canal cholédoque : c'est à la partie postérieure de cette portion du duodénum que viennent s'ouvrir ce dernier canal et le conduit pancréatique ; à droite avec le colon ascendant ; à gauche avec le pancréas, qui lui adhère.

La *troisième portion* du duodénum, embrassée par les deux feuillets du mésocolon transverse, est en rapport en haut avec le bord inférieur du pancréas, en avant avec l'estomac, en arrière avec l'aorte, la veine cave inférieure, la colonne vertébrale et les piliers inférieurs du diaphragme.

Les artères du duodénum viennent de l'hépatique et de la mésentérique supérieure. Les lymphatiques se rendent aux ganglions lombaires droits; les nerfs viennent du plexus solaire.

Jéjunum et iléum (intestin grêle proprement dit).

L'analogie qui existe entre ces deux portions de l'intestin grêle a décidé la plupart des anatomistes modernes à les décrire ensemble. Ce qui caractérise cet intestin, c'est son extrême mobilité résultant de la longueur du mésentère, qui l'attache à la colonne vertébrale. Les nombreuses flexuosités qu'il présente ont été appelées circonvolutions intestinales. Chacune de ces circonvolutions forme les trois quarts d'un cercle. Leur ensemble constitue l'intestin grêle proprement dit, dont la direction générale est indiquée par une ligne partant du côté gauche de la seconde vertèbre et allant à la fosse iliaque droite. Au-dessous du colon transverse, cet intestin répond à toutes les régions de l'abdomen.

Les artères du jéjunum et de l'iléum proviennent de la mésentérique supérieure. Les veines viennent se rendre dans la grande veine mésentérique. Les lymphatiques aboutissent aux ganglions mésentériques. Les nerfs viennent du plexus mésentérique supérieur.

Structure de l'intestin grêle.

L'intestin grêle est composé de cinq tuniques.

La *tunique séreuse* forme au jéjunum et à l'iléum une gaîne complète; mais au niveau du bord mésentérique de l'intestin, les deux feuillets de la membrane séreuse sont un peu écartés pour laisser passage aux vaisseaux et aux nerfs. Les seconde et troisième portions du duodénum n'ont de tunique séreuse qu'à leur face antérieure.

La *tunique musculeuse* est sous-jacente à la tunique précédente, à laquelle elle adhère intimement. Plus épaisse à la partie supérieure qu'à la partie inférieure, elle est formée de fibres longitudinales et de fibres circulaires. Les premières sont disséminées et n'existent guère au bord mésentérique; les secondes, situées en dedans des premières, forment une couche plus épaisse, plus rouge et plus uniformément répandue.

La *tunique celluleuse* est constituée par du tissu cellulaire unissant la tunique musculeuse à la membrane muqueuse: « Elle est, dit Husche, la plus épaisse de toutes les enveloppes de l'intestin; le tissu cellulaire qui la forme est lâche et ne contient jamais de graisse. »

La *membrane muqueuse*, placée en dedans de la tunique précédente, à laquelle elle adhère lâchement, est remarquable par les plis qu'elle présente, par ses glnades et par ses papilles.

A. *Valvules conniventes.*—Les valvules *conniventes* ou de *Kerkringius* sont des replis de la membrane muqueuse dans l'épaisseur desquels on trouve du tissu cellulaire, des vaisseaux et des nerfs. Disposées perpendiculairement à l'axe de l'intestin, elles ne décrivent jamais un cercle complet. Elles commencent à deux pouces du pylore environ, vont en augmentant jusqu'à l'iléum , à la fin duquel elles disparaissent dans une étendue variable. — Quand on insuffle l'intestin, elles se redressent et divisent très-incomplétement alors le tube intestinal en petits compartiments dans lesquels elles tendent à retenir la pâte alimentaire. Elles ont aussi pour usage d'enfoncer dans la matière chyleuse les extrémités des vaisseaux absorbants dont elles sont couvertes.

Villosités ou papilles.

Les villosités ne sont dans aucun point du tube digestif aussi nombreuses que dans l'intestin grêle , dont elles recouvrent la membrane muqueuse dans toute son étendue. Leur forme est généralement lamelleuse ; leur longueur est d'un cinquième de ligne à une demi-ligne , leur largeur d'un huitième à un sixième et leur épaisseur d'un vingt-quatrième à un vingtième de ligne (Husche). Leur nombre et leurs dimensions vont en diminuant du duodénum à l'extrémité inférieure de l'iléum. — Pendant la digestion, leurs vaisseaux en se remplissant leur donnent une forme cylindrique ou arrondie et un volume beaucoup plus considérable.

Les *villosités* sont constituées par des fibres extrêmement fines auxquelles vient se joindre un réseau vasculaire d'une finesse non moins grande. Ce réseau entoure les vaisseaux lymphatiques existant au centre de la villosité. Suivant Husche, les lymphatiques des papilles forment une ampoule d'où part tantôt un seul, tantôt deux vaisseaux. Lieberkuhn, Leuret et Lassaigne ont professé que les ampoules villeuses étaient percées de pertuis pour pomper le chyle ; mais depuis Rudolphi, la plupart des micrographes, Berres, Weber, Valentin, ont rejeté l'existence de ces ouvertures : « Quand on examine l'intestin grêle pendant la digestion, dit Husche, ces ampoules lymphatiques donnent une teinte blanche aux villosités entières , de sorte qu'une portion d'intestin dans laquelle s'accomplit ce phénomène semble avoir sa membrane villeuse couverte de farine. »

Glandules de l'intestin grêle.

La membrane muqueuse de l'intestin grêle est couverte d'une foule de petites glandes qu'on peut diviser en trois classes :

1° Glandes de Lieberkuhn.

Ce sont des utricules cylindriques d'un vingtième de long dans l'intestin grêle, où elles sont recouvertes par les villosités. Suivant Lieberkuhn, elles sont extrêmement vasculaires. Leur contenu est un liquide transparent dans lequel nagent des granulations. Bœhm a soutenu que lorsque leur orifice apparaît comme un point blanc, cela indique une sécrétion morbide.

Je suis porté à croire que ce sont les orifices de ces glandes de Lieberkuhn qui donnent à l'intestin l'apparence d'une *barbe nouvellement ra-*

sée qu'on rencontre sur l'intestin des individus qui ont succombé à la fièvre typhoïde. Dans les points, en effet, où s'observe cette apparence, il est de toute évidence que les villosités ont été détruites.

Ce sont des glandes qui très-probablement sécrètent un suc intestinal, comme les glandes de l'estomac sécrètent le suc gastrique.

2° Glandes solitaires.

Les glandes solitaires sont de petits sacs vésiculeux, arrondis, de la grosseur d'un grain de millet, d'une couleur blanchâtre. Percées à leur centre d'un pertuis extrêmement fin, elles ont des parois épaisses, et lorsqu'elles sont distendues elles soulèvent la membrane muqueuse de manière à devenir sensibles au toucher.

On les voit surtout au pylore et à l'iléum et au gros intestin. Elles existent dans tous les points de la portion sous-diaphragmatique du tube digestif.

Elles sont toujours isolées. Leur contenu est plus épais que celui des glandes de Lieberkuhn.

Elles ont depuis un quart jusqu'à cinq quarts de ligne de diamètre. Dans l'intestin grêle elles sont recouvertes par les villosités.

Ce sont les glandules solitaires du duodénum, qui sont connues sous le nom de glandes de *Brunner*, du nom de l'anatomiste qui, après avoir appelé l'attention sur elles, nomma leur ensemble *second pancréas*.

M. Natalis Guillot regarde ces glandules comme n'existant pas dans l'état normal. Ce qui a pu faire croire à leur existence, c'est l'agglutination morbide de plusieurs villosités qui prend la forme d'un petit corps arrondi.

Malgré l'estime toute particulière que nous avons pour les travaux consciencieux et habiles de M. Guillot, il nous est impossible de rejeter l'existence des glandes de Brunner, car, comme la plupart des anatomistes, nous avons vu ces petits corps dans des cas où il n'était pas possible d'admettre un état *pathologique*.

3° Glandes de Peyer.

Les glandes de Peyer (follicules agminés) ne se trouvent que dans l'intestin grêle proprement dit ; on les voit surtout à la fin de l'iléum. Elles constituent par leur ensemble ce qu'on appelle les *plaques gaufrées*, plaques criblées de trous ou de dépressions qui leur donnent leur aspect particulier. Ces agglomérations de glandules existent particulièrement vers le bord libre de l'intestin, jamais au bord mésentérique. Leur grand diamètre est dans le sens de l'axe du tube intestinal.

Peyer admettait quinze de ces plaques. Meckel en a porté le nombre jusqu'à trente.

Elles peuvent avoir jusqu'à neuf pouces de long sur six pouces de large.

Leur forme est elliptique ou ovalaire.

Les glandes de Peyer sont entourées et non recouvertes par des villosités que M. Guillot a toujours vues plus déliées dans ce point que partout ailleurs, différant des glandes solitaires non-seulement par leur agrégation, mais encore parce que celles-ci sont recouvertes de papilles et parce qu'elles s'observent sur les valvules conniventes, ce qui est le contraire de la disposition des glandes de Peyer.

Indépendamment des glandes dont nous venons de nous occuper, M. Natalis Guillot a décrit, dans toute la portion sous-diaphragmatique du tube digestif, une *surface aréolaire* de la membrane muqueuse : « Elle représente, dit M. Guillot, une surface parsemée d'un nombre infini de petites cavités placées les unes à côté des autres et séparées par des reliefs de la membrane muqueuse qui constituent entre elles une foule de cloisons. Ces cloisons sont parcourues par une multitude de petits vaisseaux nés du réseau sous-muqueux et anastomosés les uns avec les autres d'une manière si large, qu'elles forment de petits godets dont les parois semblent entièrement vasculaires. »

Suivant M. Guillot, ce qui a empêché les anatomistes de découvrir cette couche aréolaire, c'est qu'elle est couverte dans l'état normal par les villosités qui s'implantent non-seulement sur les cloisons, mais encore au fond des aréoles.

Ces idées quelque intéressantes qu'elles soient n'ont pas généralement été admises. Il pourrait bien se faire en effet que cette surface aréolaire ne fût autre chose que le résultat de la présence dans le tube intestinal d'un grand nombre des glandules que nous avons précédemment décrites.

Épithélium du tube digestif.

La membrane muqueuse de tout le tube digestif depuis la bouche jusqu'à l'anus est recouverte d'une couche d'épithélium à cylindres.

Usages de l'intestin grêle. — L'intestin grêle est le viscère dans lequel le chyme se convertit en chyle et dans lequel le chyle, séparé des matières excrémentitielles, est absorbé par les vaisseaux chylifères.

Gros intestin.

Le gros intestin décrit les deux tiers d'un cercle qui circonscrit l'ensemble des circonvolutions de l'intestin grêle.

Sa longueur est de cinq pieds environ. Ses dimensions transversales l'emportent de beaucoup sur celles du petit intestin.

La forme n'est pas régulièrement cylindrique, mais bosselée depuis le cœcum jusqu'à l'iliaque.

Le gros intestin a été divisé en plusiéurs portions, qui sont, en procédant de leur origine vers sa terminaison anale : le cœcum, le colon divisé en colon ascendant, colon transverse, colon descendant, l'iliaque du colon et le rectum.

Cœcum.

Il doit son nom au cul-de-sac qu'il représente. Situé dans la fosse iliaque droite, il se dirige obliquement de bas en haut et de gauche à droite pour se continuer avec le colon ascendant immédiatement au-dessus de l'insertion de l'intestin grêle, limite tout-à-fait arbitraire. Son volume l'emporte sur celui de toutes les autres portions de l'intestin, ce qui établit une démarcation bien tranchée entre lui et l'intestin grêle.

C'est sur le cœcum que l'on voit le commencement de trois brides longitudinales que nous retrouverons sur le colon.

On y observe aussi des dépressions parallèles résultant du froncement de cet intestin par les brides longitudinales.

Surface externe. — Il répond en avant à la paroi abdominale antérieure, en arrière au muscle iliaque ; en dedans il s'abouche avec l'intestin grêle ; en bas il est continué par un prolongement vermiculaire appelé *appendice vermiforme.*

Surface interne. — En outre de la disposition qui lui est commune avec le reste du gros intestin, le cœcum présente à étudier la valvule de Bauhin.

Valvule de Bauhin (valvule iléo-cœcale).

Du côté du cœcum elle a la forme d'un bourrelet membraneux et mobile fendu d'avant en arrière et présentant ainsi deux lèvres appliquées l'une contre l'autre, excepté au moment où les aliments traversent la valvule. Aux deux extrémités antérieure et postérieure de cette valvule se voient deux prolongements qui vont se perdre sur la paroi opposée et que Morgagni a désignés sous le nom de *freins* de la valvule.

Du côté de l'iléum, la valvule représente une espèce d'infundibulum dirigé de gauche à droite.

Cette valvule est formée : 1° par les fibres musculeuses circulaires de l'intestin grêle, 2° par la membrane celluleuse, 3° par la membrane muqueuse. Celle-ci présente sur chacune de ses faces les caractères propres à l'intestin dont elle fait partie.

Le cœcum se prolonge en bas par un petit tube contourné et semblable à un ver qu'on appelle l'*appendice vermiforme.*

Cet appendice est embrassé par le péritoine, qui lui forme un mésentère, tandis que cette membrane séreuse ne tapisse que la face antérieure du cœcum, qu'elle applique contre la fosse iliaque.

Sa largeur est d'une ligne et demie environ ; sa longueur, un peu variable, peut être de six à sept pouces.

Il ne contient ordinairement que du mucus. Ce n'est que dans des cas pathologiques qu'on a pu y trouver des matières excrémentitielles ; mais chez le nouveau-né l'appendice contient du méconium.

Colon.

Le colon, étendu du cœcum au rectum, constitue la plus grande partie du gros intestin.

Il présente extérieurement dans toute son étendue un aspect bosselé ou godronné résultant de renflements et de rétrécissements alternatifs qui sont produits par trois brides longitudinales qui, n'ayant pas autant de longueur que l'intestin dont elles font partie, l'obligent à se replier sur lui-même.

Le colon, ascendant d'abord, puis transversal, puis descendant et enfin présentant la forme d'une *S*, a été divisé en autant de portions qu'il affecte de directions.

Nous allons décrire successivement : 1° le colon ascendant, 2° le colon transverse, 3° le colon descendant, 4° enfin l'*S* iliaque du colon.

Colon ascendant.

Le *colon ascendant* s'étend à peu près verticalement du cœcum jusqu'au lobe droit du foie.

Recouverte par le péritoine, qui l'applique contre la paroi postérieure de l'abdomen, la *face antérieure* du colon ascendant est en rapport avec les parois abdominales, dont elle est séparée par les circonvolutions de l'intestin grêle.

Sa *face postérieure*, dépourvue de péritoine, répond directement au rein droit et au muscle carré des lombes.

Sa *face externe* répond aux parois abdominales, dont elle est séparée par quelques anses intestinales.

Sa *face interne* est aussi en rapport avec les circonvolutions de l'intestin grêle ; mais elle répond en outre au muscle psoas et à la seconde portion du duodénum.

Colon transverse (arc du colon).

Le *colon transverse* commence au niveau d'une facette du côté droit du foie où le colon ascendant s'infléchit de droite à gauche ; à partir de ce point, le colon transverse se porte horizontalement jusque dans l'hypochondre gauche au-dessous de la rate ; il décrit une courbe dont la convexité est en avant, d'où le nom d'*arc du colon*.

Il est fixé en arrière par un repli du péritoine appelé *mésocolon transverse*, dans l'intérieur duquel se trouve la troisième portion du duodénum. Le mésocolon transverse forme une cloison entre l'intestin grêle, qui est au-dessous, et l'estomac, la rate et le foie, qui sont au-dessus.

Rapports. — L'arc du colon répond en haut à la facette du foie, au niveau de laquelle il se sépare du colon ascendant ; à la vésicule du fiel ; à l'estomac et à l'extrémité inférieure de la rate.

En bas l'arc du colon recouvre les circonvolutions de l'intestin grêle.

En avant il répond à la paroi abdominale antérieure.

En arrière il répond à la troisième portion du duodénum qui est contenue entre deux feuillets du mésocolon transverse.

Colon descendant.

Le colon descendant, aussi appelé *colon lombaire gauche*, ressemble au colon ascendant. Il est appliqué en arrière contre le carré des lombes sous l'intermédiaire du péritoine.

S iliaque du colon.

L'*S* iliaque du colon commence dans le point où le colon *descendant* quitte la direction verticale pour se porter à droite, et il se termine au niveau de la symphyse sacro-iliaque gauche. Cette partie du colon se distingue des autres portions par un mésentère qui la rend flottante à la manière de l'intestin grêle.

Les flexuosités de l'*S* iliaque représentent assez bien une *S* ou deux cercles incomplets tournés en sens opposés.

Cette portion du colon répond en avant à la paroi abdominale antérieure ; en arrière elle est en rapport avec la fosse iliaque gauche, à laquelle elle est attachée par son mésentère ; dans le reste de son étendue elle est en rapport avec l'intestin grêle.

Les matières fécales en s'accumulant dans l'*S* iliaque du colon apportent à son volume des différences très-grandes. Sa dilatation est rendue plus facile par l'absence des brides longitudinales qu'on peut souvent constater sur cette partie de l'intestin.

Structure du colon.

Nous avons déjà vu que le *péritoine* ne forme qu'une tunique incomplète aux colons ascendant, transverse et descendant. Nous avons également signalé la disposition de cette membrane séreuse sur le cœcum et l'*S* iliaque ; nous n'y reviendrons point.

Tunique musculeuse.

Elle est constituée par deux ordres de fibres, les unes longitudinales, les autres circulaires.

Les *fibres circulaires* ressemblent à celles de l'intestin grêle.

Les *fibres longitudinales* sont remarquables par les trois faisceaux ou bandes qu'elles forment au dehors des fibres circulaires. Ces bandes n'ayant pas la même longueur que l'intestin auquel elles appartiennent y déterminent un plissement qui lui donne une apparence bosselée.

La *tunique celluleuse* ressemble à celle de l'intestin grêle.

La *tunique muqueuse* n'a ni villosités ni valvules conniventes. Les plis et les cellules qu'on y observe ne proviennent que de la disposition signalée des bandes musculaires.

Les glandes du gros intentin sont les glandes solitaires et les glandes de Lieberkuhn.

L'*épithélium* du colon est un *épithélium cylindrique*, comme pour toute la portion sous-diaphragmatique du tube intestinal.

Rectum.

Le rectum commence au niveau de la symphyse sacro-iliaque et se termine en bas par un orifice rétréci connu sous le nom d'*anus*.

Il se porte d'abord de gauche à droite ; mais arrivé sur la ligne médiane du sacrum, il se dirige de haut en bas en suivant la direction de cet os pour se terminer à un pouce environ au devant du coccyx.

Il résulte de là que cette portion du gros intestin présente une courbure dont la convexité est en arrière et la concavité en avant.

En se portant de la symphyse sacro-iliaque sur la face antérieure du sacrum, il décrit une autre courbure dont la concavité regarde à gauche.

Sa forme est cylindrique et non godronnée comme celle du colon. Au-dessus de l'anus il présente pourtant un renflement considérable.

Rapports.

Les rapports du rectum doivent être étudiés en arrière, en avant et sur les côtés.

En arrière le rectum est en rapport avec la symphyse sacro-iliaque gauche, à laquelle il est uni par un repli du péritoine connu sous le nom de *mésorectum ;* avec la courbure du sacrum et du coccyx, dont il est séparé par le muscle pyramidal et le plexus sacré ; au delà du coccyx, le rectum répond en arrière aux muscles releveurs de l'anus, qui viennent l'embrasser près de son extrémité inférieure en entrecroisant leurs fibres sur la ligne médiane.

En avant le rectum présente une concavité résultant des inflexions qu'il décrit. Ses rapports varient suivant qu'on les étudie chez l'homme ou chez la femme.

Chez l'homme, la partie supérieure de cette face est libre et recouverte par le péritoine, qui descend jusqu'au bord postérieur du bas-fond de la vessie lorsque ce dernier viscère est distendu par un liquide, et jusqu'au bord postérieur de la prostate lorsqu'il est affaissé sur lui-même.

Le cul-de-sac formé par la réflexion de ce feuillet du péritoine sur la vessie contient une masse de circonvolutions intestinales proportionnée à l'état de plénitude de la vessie.

La partie inférieure de cette face est adhérente et répond sur la ligne médiane au bas-fond de la vessie directement ou par l'intermédiaire du péritoine, prolongé jusque là suivant l'état de plénitude ou de vacuité de la vessie ; en dehors de la ligne médiane, la vessie et le rectum sont séparés de chaque côté par la vésicule séminale et le canal déférent. — Au devant du bas-fond de la vessie, le rectum répond encore à la prostate, dont le développement se traduit toujours par une saillie dans la cavité de l'intestin. Il résulte de ce rapport que l'exploration de la prostate peut se faire facilement avec le doigt introduit dans le rectum.

Ce rapport est d'autant plus éloigné qu'on l'étudie plus près du bord antérieur de la prostate, où le rectum en s'infléchissant en arrière forme avec le canal de l'urèthre un angle dont le sinus est tourné en avant et par lequel les chirurgiens ont toujours cherché à atteindre le bas-fond de la vessie.

Chez la femme, la partie supérieure ou libre de sa face antérieure est en rapport avec le ligament large du côté gauche, avec l'utérus et le vagin. Des circonvolutions intestinales, en remplissant un cul-de-sac péritonéal analogue à celui que nous avons signalé entre le rectum et la vessie chez l'homme, rendent le rapport d'autant plus éloigné que la vessie est moins distendue par l'urine.

La partie inférieure ou adhérente de la face inférieure du rectum répond au vagin, dont il n'est séparé que par du tissu cellulaire très-serré, ce qui explique l'extension du cancer de l'un de ces organes à l'autre. Plus bas, le vagin et le rectum sont séparés par un espace anguleux dont le sommet est dirigé en arrière.

Sur les côtés. — Appliqué contre la concavité du sacrum par le péritoine, qui tapisse sa face antérieure, le rectum a besoin d'être distendu pour que ses faces latérales deviennent apparentes. On peut reconnaître alors que des anses intestinales s'appliquent sur elles dans leur portion libre. Quant à leur partie adhérente, elle est plongée dans une masse de tissu cellulo-graisseux qui venant à disparaître par la suppuration rend si difficile la guérison des abcès de cette région, dont une conséquence presque constante est la formation d'une fistule à l'anus.

La surface interne du rectum, ordinairement lisse dans sa partie supérieure, présente inférieurement des plis longitudinaux et parallèles formés par la membrane muqueuse et le tissu cellulaire sous-jacent. Ces plis, connus sous le nom de *colonnes du rectum*, s'effacent par la distension. Ils sont coupés par d'autres qui sont obliques ou transverses et qui forment avec eux des espèces de lacunes.

A quatre pouces environ au-dessus de l'anus on observe un rétrécissement produit par un faisceau de fibres circulaires bien décrit pour la première fois par M. Nélaton.

Entre ce faisceau et le sphincter interne on observe une dilatation normale qui peut acquérir des dimensions considérables par l'accumulation de matières fécales qui s'y fait dans certains états pathologiques.

Structure.

Le rectum présente les mêmes éléments que les autres parties du tube digestif.

La *tunique séreuse* tantôt ne couvre que sa paroi antérieure, tantôt au contraire elle forme à la portion supérieure du rectum une enveloppe complète en lui faisant un mésentère (mésorectum).

Dans tous les cas, la partie inférieure de cette partie du gros intestin est dépourvue de tunique séreuse , celle-ci se réfléchissant de la paroi antérieure du rectum sur la face postérieure de la vessie.

Au-dessous de cette réflexion , le rectum, dans l'étendue d'un pouce à un pouce et demi, est plongé dans une masse de graisse qui l'enveloppe dans toute sa circonférence.

Tunique musculeuse.

Les *fibres circulaires* forment ici une couche beaucoup plus épaisse que dans le reste de l'intestin, et cette couche va en s'épaississant de haut en bas jusqu'auprès de l'anus, où ces fibres acquièrent un tel développement qu'on leur a donné le nom de *sphincter interne*. M. Nélaton a en outre décrit un anneau charnu placé à quatre pouces au-dessus de l'anus qu'il a proposé d'appeler *sphincter supérieur*. Cet anneau a une hauteur de six lignes en avant, d'un pouce en arrière ; il est formé par des fibres circulaires qui se sont épaissies et rapprochées dans ce point.

Nous reviendrons plus tard sur les conséquences physiologiques ou pathologiques de cet anneau musculaire.

Les *fibres longitudinales* ne sont plus réunies en trois bandes ; mais elles forment une couche épaisse très-régulière qui rappelle beaucoup la disposition musculeuse de l'œsophage.

La *tunique celluleuse* est épaisse et se continue en bas avec le derme.

La *membrane muqueuse* présente à sa partie inférieure les plis longitudinaux dont nous avons parlé à l'occasion de la face interne du rectum ; elle est pourvue, comme le colon, de glandules solitaires et de glandes de Lieberkuhn. Elle est lâchement unie à la membrane celluleuse.

Le rectum se termine en bas par un orifice appelé *anus*.

De l'anus.

L'anus est situé sur la ligne médiane à un pouce au devant du coccyx et au milieu de l'espace qui sépare l'une de l'autre les deux tubérosités de l'ischion.

Cet orifice est revêtu en dedans par la membrane muqueuse, qui se continue en dehors avec la peau. Dans ce point la muqueuse se distingue par des follicules muqueux dont l'orifice est dirigé en haut, de sorte que des corps étrangers ont pu s'y introduire. En dehors l'orifice anal est entouré par un grand nombre de follicules sébacés, et chez l'homme (non chez la femme) on observe des poils implantés au pourtour de l'anus.

La continuité de la membrane muqueuse est remarquable par une ligne située à un centimètre de l'orifice, qui offre une série de festons à concavité supérieure, d'où partent des replis muqueux qui s'écartent les uns des autres en s'irradiant de dedans en dehors.

C'est au niveau de ces festons ou arcades qu'on observe des follicules dont l'orifice est assez large pour recevoir la pointe d'une épingle ou de tout autre corps analogue.

Structure de l'anus.

L'anus a pour partie fondamentale un muscle particulier qu'on appelle le *sphincter externe de l'anus*. Fixé en arrière à la pointe du coccyx, le sphincter externe est formé de deux faisceaux semi-elliptiques qui viennent s'entrecroiser en avant et se continuer chez l'homme avec le bulbo-caverneux, chez la femme avec le sphincter du vagin.

Il est séparé du sphincter interne par un espace d'un pouce dans lequel le doigt reconnaît une espèce d'enfoncement en anneau.

Le sphincter est un muscle constricteur qui s'oppose à l'expulsion involontaire des matières fécales.

Le muscle releveur de l'anus ayant été décrit ailleurs, nous n'en parlerons plus.

Vaisseaux et nerfs du gros intestin.

L'artère mésentérique supérieure fournit au cœcum, à l'appendice vermiculaire, au colon ascendant et à la moitié droite de l'arc du colon. Le reste du colon et le rectum reçoivent le sang de l'artère mésentérique inférieure. Le rectum reçoit en outre sous le nom d'*hémorrhoïdale moyenne* une branche de l'hypogastrique et sous celui d'*hémorrhoïdale inférieure* une branche de l'artère honteuse interne. Ces artères appartiennent à des portions différentes de l'intestin, communiquent entre elles par une série d'anastomoses successives.

Les veines accompagnent les artères et viennent concourir à la formation de la veine porte. Un assez grand nombre de ramifications veineuses forment à la partie inférieure du rectum, entre la membrane muqueuse et la couche musculeuse, un plexus nommé *plexus hémorrhoïdal* dont une partie, placée en dedans du sphincter interne, envoie des branches qui l'embrassent en dehors, de sorte que chez les individus qui ont des hémorrhoïdes ce muscle a l'aspect du tissu érectile, ce qui doit contribuer au resserrement de la filière que présente dans ces cas l'orifice anal.

Le rectum est remarquable par son extrême vascularité. On y voit souvent des dilatations veineuses auxquelles on a donné le nom d'*hémorrhoïdes*.

Les vaisseaux lymphatiques vont se rendre aux ganglions du bord mésentérique de l'intestin.

On admet aussi des vaisseaux lactés; mais ils y sont peu nombreux et peu évidents.

Les nerfs du plexus solaire, en se continuant sur les artères grande et petite mésentérique, sur lesquelles ils forment des plexus, viennent se distribuer aux tuniques du gros intestin. Mais le rectum reçoit en outre des nerfs du grand sympathique, des branches du plexus sacré et du plexus hypogastrique.

Développement. — Jusqu'au cinquième mois de la vie intra-utérine les bosselures n'existent pas dans le gros intestin.

Usages du gros intestin. — C'est dans le gros intestin que se forment les matières fécales. Le suc intestinal y redevient acide. Le rectum est particulièrement l'organe de la défécation, fonction à laquelle contribuent aussi les muscles de l'abdomen.

DU FOIE.

Le foie est l'organe sécréteur de la bile. — Situé dans l'hypochondre droit, il s'avance transversalement jusque dans l'hypochondre gauche.

C'est le plus volumineux et le plus lourd des viscères. Son diamètre transversal est d'environ 12 pouces; son diamètre d'avant en arrière est de 6 ou 7 pouces. Quant à son diamètre vertical, il va en diminuant de droite à gauche.

Glisson a comparé sa forme à celle d'un segment d'ovoïde coupé obliquement dans sa longueur, épais à droite et se terminant par une languette à gauche.

Le foie présente à considérer deux surfaces, deux bords et deux extrémités.

La *face supérieure* convexe répond à la concavité du diaphragme; elle est divisée par un repli du péritoine appelé *ligament suspenseur du foie*, ligament falciforme qui établit une ligne de démarcation entre deux parties du foie qu'on appelle *lobe droit* et *lobe gauche*. Cette face est en rapport avec le diaphragme, qui la sépare du cœur, de la base du poumon droit et des sept ou huit dernières côtes, qu'elle déborde; au-dessous des côtes, le foie est en rapport dans l'étendue d'un pouce avec la paroi abdominale.

La *face inférieure* est parcourue d'avant en arrière par un sillon allant du bord antérieur au bord postérieur (sillon longitudinal), qui est coupé à angle droit par un autre sillon (sillon transverse), d'où résulte une division en deux parties.

La partie antérieure loge la veine ombilicale; la moitié postérieure est destinée au canal veineux. Cette moitié postérieure du sillon antéro-postérieur s'incline à gauche du lobule du foie pour communiquer en arrière avec le sillon de la veine cave inférieure.

Ce sillon antéro-postérieur divise aussi le foie en deux lobes, l'un droit, l'autre gauche, celui-ci étant beaucoup moins considérable que le premier.

Le *sillon transverse,* dont nous avons déjà parlé, a été encore appelé *sillon de la veine porte, hile du foie.* Long de 15 à 18 lignes, un peu plus près du bord postérieur que de l'antérieur, il se termine à gauche au point où il rencontre le sillon longitudinal.

Dans ce sillon on trouve : la veine porte hépatique (sinus de la veine porte), l'artère hépatique, le conduit hépatique, des vaisseaux lymphatiques et des nerfs, le tout enveloppé par beaucoup de tissu cellulaire.

A gauche du sillon longitudinal on voit la face inférieure du lobe gauche, concave en avant pour s'appliquer sur la face supérieure de l'estomac.

A droite de ce sillon et au devant du sillon transverse on trouve la face inférieure du lobe droit, sur laquelle se voient : 1° la *vésicule biliaire;* 2° *l'éminence porte antérieure,* limitée par la vésicule biliaire à droite, par le sillon longitudinal à gauche.

Derrière le sillon transverse on aperçoit : 1° *l'éminence porte postérieure* (lobe de Spigel, petit lobe du foie), lobule situé entre le sillon transverse et le bord postérieur du foie, entre le sillon de la veine cave inférieure qui est à droite et celui du canal veineux qui est à gauche; 2° une excavation qui correspond au rein (*empreinte rénale*); 3° au devant de celle-ci on en voit une autre qui correspond à l'angle du colon ascendant et du colon transverse (*empreinte colique*).

Circonférence du foie.—La circonférence du foie en avant est constituée par un bord très-mince présentant une échancrure pour la veine ombilicale, et un peu à droite de celle-ci une autre moins profonde, mais plus large, répondant au fond de la vésicule biliaire. En arrière le bord droit présente une épaisseur qui va en diminuant sans cesse jusqu'à l'extrémité gauche. Creusé d'une échancrure qui reçoit la veine cave inférieure, le bord postérieur répond au diaphragme sans l'intermédiaire du péritoine, qui en se réfléchissant du diaphragme sur les deux faces du foie constitue le ligament coronaire. — A droite le foie présente une grosse extrémité en rapport avec les cinq ou six dernières côtes droites, dont elle est séparée par le diaphragme, auquel elle est fixée par un repli du péritoine (*ligament triangulaire droit*); à gauche c'est une languette qui termine le foie : cette languette est creusée en arrière par une échancrure qui est en rapport avec l'œsophage; elle est à gauche souvent en rapport avec le bord supérieur de la rate; elle est fixée au diaphragme par le ligament triangulaire gauche.

Le foie a une couleur rouge brun, dans laquelle on distingue deux espèces de grains, l'un jaunâtre, l'autre brun foncé.

Le foie, extrêmement lourd, a une fragilité qu'aucun autre organe ne présente.

Structure du foie.

Le foie est enveloppé par deux membranes : l'une *séreuse,* c'est une dépendance du péritoine; l'autre *fibreuse,* c'est la membrane de Glisson.

Tunique séreuse.

Cette membrane se réfléchit de la face inférieure du diaphragme sur la face supérieure du foie, qu'elle embrasse exactement. Un peu à gauche de la ligne moyenne de ce viscère, elle se réfléchit de nouveau verticalement pour recevoir la veine ombilicale dans le bord du repli qu'elle forme, repli connu sous le nom de *ligament suspenseur.* Arrivée au bord antérieur, elle le tapisse, ainsi que la face inférieure du foie, dont les sillons seulement ne sont pas tapissés par le péritoine, celui-ci se réfléchissant sur les vaisseaux qui pénètrent le foie par ces points. Le péritoine arrive jusqu'au voisinage du bord postérieur, où il se réfléchit sur le diaphragme en constituant ces replis que nous avons appelé *ligaments coronaire, triangulaire droit* et *gauche*.

Membrane fibreuse (capsule de Glisson).

Placée au-dessous de la précédente, elle se moule exactement sur tous les points du foie ; elle tapisse le sillon transverse, où elle enveloppe les vaisseaux hépatiques et les conduits biliaires, qu'elle accompagne jusqu'à leurs dernières ramifications. Elle ne forme point des gaînes semblables aux divisions des veines hépatiques, qui adhèrent directement à la substance du foie, ce qui explique pourquoi ces vaisseaux restent béants sur la surface d'un segment détaché du foie. Les gaînes fournies à l'artère hépatique, à la veine porte et aux conduits biliaires sont intimement adhérentes au tissu du viscère, tandis qu'elles sont lâchement unies aux ramifications qu'elles enveloppent.

Parenchyme du foie.

Le parenchyme du foie est constitué par l'agglomération d'une infinité de granulations dans lesquelles viennent se distribuer tous les éléments organiques.

Pour décrire convenablement la texture de ces granulations, il convient de faire connaître en particulier chacun des éléments.

Artère hépatique. — Branche du tronc cœliaque, elle accompagne la veine porte et les canaux biliaires dans toutes leurs divisions. M. Kiernan a parfaitement démontré que l'injection la plus heureuse de ce vaisseau ne pénètre jamais les granulations elles-mêmes et que ses ramifications se terminent sur les parois de la veine porte et des conduits biliaires, ce qui ne permet pas de douter que l'artère hépatique ne soit autre chose qu'un vaisseau servant à la nutrition du foie et non à la sécrétion de la bile.

La *veine porte*, arrivée à la scissure transverse du foie, se divise en un grand nombre de rameaux qui, se divisant et se subdivisant, vont se distribuer à toutes les parties du foie. Ce vaisseau est remarquable par la direction transversale qu'il affecte constamment jusqu'à ses subdivisions en ramuscules capillaires qui pénètrent entre les lobules pour se terminer sur la capsule de chaque lobule ou granulation.

Les *veines hépatiques* prennent naissance dans l'intérieur des lobules et convergent vers le sillon de la veine cave inférieure, avec laquelle elles s'abouchent avant que celle-ci ait traversé le diaphragme.

Les *conduits biliaires* commencent pour quelques anatomistes dans l'intérieur des lobules ; pour d'autres, seulement par des ramifications répandues dans la capsule, après quoi elles s'abouchent en accompagnant les divisions de la veine porte et de l'artère hépatique et se réunissent en dernier lieu en un seul conduit (canal hépatique).

Les *vaisseaux lymphatiques* du foie sont superficiels et profonds. Les premiers forment des réseaux d'une ténuité et d'une richesse excessives. L'adhérence de la membrane séreuse au foie en rend l'injection très-facile. Les vaisseaux profonds se rendent, par la scissure transverse, les uns directement au canal thoracique, le plus grand nombre aux ganglions placés sur le trajet de l'artère hépatique.

La distribution de ces vaisseaux étant bien connue, il est bien facile de comprendre la structure du foie. Chaque lobule renferme dans son milieu une veine hépatique que Kiernan appelle *veine intralobulaire*, et sa circonference est limitée par la capsule de Glisson, sur laquelle se ramifient des divisions extrêmement ténues de la veine porte, de l'artère hépatique et des conduits biliaires : « La matière des lobules, dit M. Kiernan, est disposée autour des petites veines hépatiques comme le parenchyme d'une feuille l'est autour de la nervure principale. »

Chaque veine intra-lobulaire s'abouche avec une plus grande, appelée par Kiernan *veine sublobulaire*, qui ressemble, dit-il, à la branche d'un arbre dont le lobule serait la feuille.

Tous les lobules sont séparés les uns des autres par des fissures qui, aux angles arrondis des lobules, deviennent de petits espaces triangulaires (*espaces* et *fissures interlobulaires* de Kiernan) qui renferment les branches interlobulaires de la veine porte, de l'artère hépatique et des conduits biliaires.

L'ensemble de ces lobules constitue le parenchyme du foie.

M. Cruveilhier compare la structure du foie, comme celle de toutes les glandes, à la texture de la moelle de jonc, et suivant lui le conduit biliaire serait au centre de chaque lobule, ce que toutes les recherches modernes ont démontré être une erreur.

Conduit hépatique.

La bile, sécrétée par le foie, est excrétée par un conduit qu'on appelle *conduit hépatique*. Ce conduit, résultant de deux ramifications qu'on voit au milieu du sillon transverse du foie, se dirige de haut en bas et de gauche à droite entre les deux feuillets de l'épiploon gastro-hépatique. Après un trajet de 15 lignes environ, il s'abouche avec un conduit venant de la vésicule biliaire et donne naissance au canal cholédoque.

Sa surface interne est remarquable par l'absence de valvules.

Vésicule biliaire.

La vésicule biliaire est une petite vessie pyriforme située sur le côté droit du foie, en rapport avec une dépression qui limite à droite l'éminence porte antérieure. Son *fond* dépasse le bord du foie dès qu'elle est un peu distendue. Son *col* est constitué par une partie de son extrémité

postérieure, qui, étranglée et repliée sur elle-même en forme d'*S*, diminue peu à peu pour se continuer avec le conduit cystique. Sa partie supérieure est unie au foie par du tissu cellulaire serré dans lequel il est
impossible de rencontrer les vaisseaux *hépato-cystiques* qui auraient servi
à faire passer la bile directement du foie dans la vésicule biliaire, mais
dans lequel rampent des ramifications de l'artère cystique. Cette partie
de la vésicule est le plus ordinairement dépourvue de péritoine. Sa face
inférieure, recouverte par cette membrane, est en rapport avec la première portion du duodénum et quelquefois avec le pylore.

La surface interne de la vésicule biliaire est réticulée par suite de
l'existence de plis disposés en polygones.

On y voit aussi des papilles très-développées et de petits points déprimés qu'on a regardés comme n'étant autre chose que des orifices folliculaires. Cette surface interne présente, au niveau des deux courbures
de l'*S* du col, une valvule très-prononcée qui ne paraît pas pouvoir empêcher l'entrée ou la sortie de la bile dans la vésicule. M. Amussat avait
même pensé que ces deux valvules, comme celles du conduit cystique,
pouvaient faciliter l'ascension de la bile, à la manière de la vis d'Archimède.

La vésicule est constituée : 1° par un *feuillet péritonéal* qui ne couvre
que sa face inférieure et son fond, d'où il se réfléchit sur la partie voisine du foie ; 2° par une *membrane celluleuse* qui a un aspect aréolaire ;
3° par une *membrane muqueuse* que nous avons décrite en parlant de la
surface interne de la vésicule. — L'artère cystique, branche de l'hépatique, s'y distribue. La veine cystique se jette dans la veine porte. Les
vaisseaux lymphatiques se rendent aux ganglions placés sur le trajet de
l'artère hépatique. Les nerfs proviennent du plexus hépatique.

Conduit cystique.

Long de 15 lignes environ, il se porte d'avant en arrière et de dehors
en dedans pour se joindre au canal hépatique.

Il présente à sa face interne une douzaine de petites valvules dont le
bord libre est tourné vers la cavité de la vésicule. Formées par les membranes muqueuse et celluleuse, ces valvules transversales sont alternes, et souvent les supérieures sont unies aux inférieures par une autre
qui est oblique. Pour admettre l'usage qui leur a été assigné par
M. Amussat, il faudrait qu'on pût démontrer que pour cette vis d'Archimède le mouvement circulaire n'est pas indispensable.

Conduit cholédoque.

Ce conduit, résultant de la réunion à angle aigu des conduits hépatique et cystique, a une largeur un peu plus grande que celle de ces
deux conduits réunis. Il descend derrière l'extrémité droite du pancréas
et la deuxième portion du duodénum pour s'accoler au canal pancréatique et pénétrer obliquement les parois de l'intestin, dans lequel il s'ouvre

par un orifice étroit vers la fin de la seconde portion du duodénum.

Le canal cholédoque, comme le conduit hépatique, se distingue du conduit cystique par l'absence de valvules.

Développement du foie.

D'après Rolando, Baër, Muller, Rathke, etc., le foie ne serait dans l'origine qu'une bosselure creuse de l'intestin. Mais Reichert soutient n'avoir jamais pu parvenir à découvrir cette cavité qui ferait communiquer le tube intestinal avec les rudiments du foie.

Bischoff professe que le foie se développe par deux bourgeons qui croissent sur les parois intestinales. Pendant la vie intra-utérine, le foie a une prédominance marquée sur les autres viscères, ce qui s'explique par les fonctions d'hématose dont il est particulièrement chargé à cette époque.

Usages. — Il sert après la naissance à sécréter la bile. Pendant la vie intra-utérine il élabore le sang qui le pénètre et qui lui est apporté directement du placenta par la veine ombilicale.

PANCRÉAS.

Le pancréas est un corps embrassé par les trois portions du duodénum et placé en arrière de l'estomac.

Sa forme a été comparée à celle d'un marteau. Aplati d'avant en arrière, couché transversalement de droite à gauche, il s'étend depuis la seconde portion du duodénum jusqu'à la rate.

Son *extrémité droite* (*tête de pancréas*) est renflée et recourbée en bas pour s'adapter aux courbures du duodénum. La tête du pancréas envoie même sur la troisième portion de cet intestin un prolongement qui a été appelé *petit pancréas*.

L'*extrémité gauche* de ce corps (*extrémité splénique*), beaucoup moins volumineuse que la précédente, est en rapport avec la face interne de la rate, sur laquelle elle s'aplatit.

Sa *face antérieure*, convexe et recouverte par le péritoine, est placée derrière l'estomac; elle répond encore en avant au colon transverse ou à l'angle qu'il forme avec le colon ascendant.

Sa *face postérieure*, plane ou légèrement convexe, est en rapport avec la première vertèbre lombaire, dont elle est séparée par la veine splénique, la veine mésentérique supérieure, le commencement de la veine porte, l'aorte, la veine cave inférieure, les piliers du diaphragme et par un grand nombre de ganglions lymphatiques.

Son *bord supérieur* est creusé d'un sillon dans lequel est logée l'artère splénique et répond au tronc cœliaque, au lobule de Spigel et à la première portion du duodénum.

Son *bord inférieur*, moins épais que le supérieur, est longé par la troisième portion du duodénum.

Le premier a de six à huit pouces transversalement; son diamètre vertical de deux pouces et demi à la tête n'est plus que d'un à l'extrémité splénique.

Sa consistance est peu considérable. Il est souple et n'est point friable comme le foie.

Sa couleur lui donne l'apparence des glandes salivaires.

Structure. — Ce n'est pas seulement la couleur qui lui donne de l'analogie avec les glandes salivaires ; mais il est granuleux et divisé en petits lobules à la manière de ces glandes.

Placé en dehors du péritoine, il n'a de membrane séreuse qu'à sa face antérieure.

Une membrane celluleuse l'enveloppe complétement en envoyant des prolongements dans les dépressions qu'il présente.

Son parenchyme résulte de l'agglomération de petits sacs ou utricules (acini), du volume de ceux de la parotide, dont les conduits excréteurs en se réunissant viennent se rendre dans un canal principal qu'on appelle *canal de Wirsung.*

Canal de Wirsung. — Occupant toute la longueur du pancréas, au centre duquel il est situé, il va en s'élargissant de gauche à droite par suite des nombreuses ramifications qu'il reçoit. La plus grosse des branches du canal de Wirsung est celle qui descend verticalement dans sa portion terminale droite.

Le conduit pancréatique, grossi en raison de toutes ces ramifications, a un diamètre de plus d'une ligne. Il se dirige alors de gauche à droite et d'avant en arrière pour percer obliquement les parois de la seconde portion du duodénum, au tiers inférieur de laquelle il s'ouvre auprès du canal cholédoque, dont il n'est séparé que par un petit éperon valvulaire.

Les artères du pancréas sont : 1° la *pancréatico-duodénale supérieure,* branche de l'hépatique qui descend le long de la seconde portion du duodénum vers la tête de cet organe ; 2° la *pancréatico-duodénale inférieure,* branche de la mésentérique supérieure ; 3° des rameaux moyens fournis par l'artère splénique.

Les veines viennent se rendre à la splénique et à la mésentérique supérieure.

Les lymphatiques vont aux ganglions lombaires.

Les nerfs viennent du plexus solaire.

Développement. — Le pancréas est proportionnellement plus considérable chez le fœtus que chez l'adulte.

Usages. — Organe sécréteur du fluide pancréatique, il fonctionne sans doute plus activement pendant la digestion, comme le font les glandes salivaires pendant la mastication.

DE LA RATE.

La rate est un organe impair, spongieux et vasculaire. Située dans l'hypochondre gauche, elle est appliquée sur le grand cul-de-sac de l'estomac.

La rate a été comparée pour la forme à un segment d'ellipsoïde coupé suivant sa longueur (Haller).

Pour l'étudier d'une manière complète, il faut lui considérer une face interne, une face externe, deux bords et deux extrémités.

Face externe. — La face externe de la rate est convexe et séparée des neuvième, dixième et onzième côtes gauches par la partie correspondante du diaphragme.

Face interne. — Concave dans tous les sens, dirigée en dedans et en avant, elle présente dans le sens de sa longueur un sillon appelé *scissure de la rate*, *hile* de la rate, et par lequel pénètrent tous les éléments de cet organe.

Cette scissure divise l'organe en deux parties inégales : l'une antérieure, plus excavée et plus large, est en rapport avec le grand cul-de-sac de l'estomac; l'autre, postérieure, est en rapport avec le pancréas, avec la portion lombaire gauche du diaphragme et avec le rein, qui la séparent de la colonne vertébrale.

Bord antérieur. — Le bord antérieur est plus mince que le postérieur; il présente de-petites fentes peu profondes qui lui ont valu le nom de *bord crénelé;* il est libre ou bien appliqué sur l'estomac.

Bord postérieur. — Son épaisseur lui a fait donner le nom de *bord obtus.* Il n'a point les incisures du bord antérieur. Il est en rapport avec le rein gauche et le pilier gauche du diaphragme, qui le sépare de la colonne vertébrale.

Extrémité supérieure. — Épaisse et obtuse, elle est placée au niveau de la partie postérieure de la huitième côte, dont elle est séparée par le diaphragme.

Extrémité inférieure. — Cette extrémité, plus mince que la précédente, s'appuie sur l'angle de réunion du colon transverse et du colon descendant.

Aucun organe n'a des *dimensions* aussi variables que la rate. Pendant le travail de la chylification, elle est dit-on plus volumineuse, tandis que son volume diminuerait pendant que l'estomac est rempli. L'usage du sulfate de quinine la rend plus petite et plus dure, et ce qu'il y a de plus curieux, c'est qu'un sel de quinine injecté dans les veines d'un chien produit ce phénomène instantanément. (Expériences de Piedagnel et Piorry.)

On sait encore que la rate peut acquérir des dimensions prodigieuses, occuper plus de la moitié de l'abdomen par exemple, sous l'influence d'une fièvre intermittente de quelque durée.

La rate est un des viscères les plus mous et les plus spongieux. Quand on la presse elle se déchire en faisant entendre une crépitation qu'on a comparée au *cri de l'étain.*

La rate a une couleur vineuse dont les nuances varient suivant une foule de circonstances. Sœmmering a comparé cette couleur à celle d'une vessie fraîche pleine de sang.

STRUCTURE.

Cet organe est enveloppé par deux membranes dont la plus externe est une dépendance du péritoine.

Membrane séreuse.

Voici comment la rate est enveloppée par le péritoine. Cette membrane, arrivée sur la face antérieure de la grosse tubérosité de l'estomac, se porte de droite à gauche au devant des vaisseaux qui attachent ces deux viscères l'un à l'autre et arrive ainsi au devant du hile de la rate, tapisse la portion antérieure de sa face interne, son bord frangé, sa face convexe, son bord postérieur et enfin la moitié postérieure de la face interne ; après quoi elle se réfléchit sur la face postérieure des *vasa breviora* pour aller se continuer sur l'estomac en formant avec le feuillet qui les tapisse en avant ce que l'on a appelé l'*épiploon gastro-splénique*.

Membrane fibreuse.

Cette membrane forme à la rate une enveloppe semblable à la membrane fibreuse du foie. Comme celle-ci, elle se moule exactement sur ce viscère, auquel elle appartient, et parvenue au hile, elle fait des gaînes aux vaisseaux qu'elle accompagne jusqu'à leurs dernières ramifications. Si on enlève cette membrane avec précaution, on s'aperçoit qu'elle envoie dans l'intérieur de la rate une infinité de prolongements qui pénètrent jusqu'aux ramifications, avec les gaînes desquelles ils se continuent en formant ainsi des cellules dont les parois forment avec l'enveloppe extérieure la charpente de la rate.

Chacune des gaînes constituées par la réflexion de la capsule fibreuse au niveau du hile renferme une artère, une veine, des nerfs et des lymphatiques.

Artère splénique.

D'un volume extrêmement considérable relativement à l'organe auquel elle est destinée, — elle pénètre la rate par son hile en se divisant en quatre ou cinq branches qui se divisent elles-mêmes et se subdivisent à l'intérieur de l'organe, mais sans qu'une *branche* s'anastomose avec sa voisine, puisque l'injection d'une division de l'artère splénique ne pénètre que la partie de la rate à laquelle se distribue la branche injectée.

Indépendamment de cette artère, des rameaux provenant des artères lombaire et spermatique pénètrent la rate par des points divers.

Veine splénique.

La veine splénique, l'une des deux branches principales de la veine porte, est quatre ou cinq fois plus volumineuse que l'artère ; elle est le confluent d'une foule de divisions qu'il est très-intéressant d'étudier.

Ces branches de la veine splénique, dépourvues de valvules, sont remarquables par la ténuité et l'extensibilité de leurs parois. Elles sont percées d'un grand nombre d'orifices qui établissent une communication directe entre elles et les *cellules*. — Ces communications vont en grandissant à mesure qu'on les examine plus loin du tronc principal, de telle sorte que les cellules ne paraissent plus être que des culs-de-sac formés par la terminaison des veines.

Vaisseaux lymphatiques.

Indépendamment des vésicules ou corpuscules de Malpighi, M. Bourgery est parvenu à injecter des petits corps qu'il a bien voulu me faire voir. Il pense qu'à eux seuls ils forment plus de la moitié de la rate. Suivant lui, ce sont de petites glandes lymphatiques qui reçoivent des vaisseaux afférents et efférents.

En outre de ces vaisseaux lymphatiques profonds, il y en a de superficiels qui forment, sur la tunique propre, des réseaux extrêmement riches qui, comme les vaisseaux lymphatiques profonds, viennent aboutir à des ganglions volumineux qui existent au niveau de la scissure de la rate.

Nerfs. — Les nerfs proviennent du plexus solaire et constituent sur les vaisseaux, au niveau du hile, un plexus très-compliqué qu'on appelle *plexus splénique.* Ces nerfs suivent les artères, les veines et les lymphatiques dans la profondeur de l'organe et se distribuent, comme les vaisseaux, sur les cellules qui forment la charpente de la rate.

Parenchyme de la rate. — Si on fait une coupe sur une rate fraîche, on aperçoit deux substances dont l'une molle, rougeâtre, semblable à du sang coagulé, remplit les cellules, et dont l'autre est constituée par de petits corps arrondis et d'une couleur blanchâtre.

La *substance rouge* constitue ce que l'on a encore appelé la *boue splénique.* Elles est composée de granulations microscopiques entre lesquelles pénètrent des *houppes artérielles.* Des injections d'eau, faites assez longtemps par la veine splénique, dissolvent cette masse rouge et l'entraînent au dehors, après quoi il est facile de reconnaître que la boue splénique était renfermée dans les cellules.

La rate est donc semblable au tissu érectile, dont elle ne diffère que par la largeur des espaces dans lesquels le sang se répand. Les houppes artérielles représentent les artères *hélicines* des corps caverneux.

L'autre substance est constituée par les *corpuscules de Malpighi.*

Ces corpuscules sont de petites granulations molles et faciles à déchirer. D'une coloration rougeâtre quand la rate n'a pas été débarrassée u sang qu'elle contient, ils deviennent blancs quand ils ne sont plus colorés par le liquide.

usage de ces granulations ou corpuscules est complétement inconnu.

Développement de la rate.

Ce viscère se montre vers la septième ou huitième semaine de la vie embryonnaire.

Il n'apparaît qu'après l'estomac et le duodénum.

Il naît de l'extrémité gauche et supérieure, d'une masse commune pour la rate et le pancréas, suivant Arnold; tandis que Bischoff pense que le blastème du pancréas naît du duodénum, et celui de la rate de la grosse tubérosité de l'estomac.

A la naissance, la rate a les proportions qu'elle doit avoir plus tard.

Dans la vieillesse, elle subit un raccornissement tel qu'elle ne pèse plus que quelques grammes.

Usages de la rate. — Tour à tour considérée comme un diverticulum du sang abdominal, comme une glande servant à la sécrétion du suc gastrique (Oken), comme le siége du rire ou de l'instinct génital, comme un amas de glandes lymphatiques, etc., elle paraît avoir des fonctions relatives à la circulation veineuse, mais qu'il serait bien difficile de qualifier.

CHAPITRE III.

APPAREIL VOCO-RESPIRATOIRE.

Cet appareil est formé par un conduit d'une structure compliquée, ouvert en haut dans le pharynx et terminé en bas dans le thorax par d'innombrables ramifications. On le subdivise en plusieurs parties distinctes soit par leur forme, soit par leurs fonctions : le *larynx*, la *trachée*, les *bronches* et le *poumon*.

SECTION PREMIÈRE.

LE LARYNX.

Le larynx est un conduit cartilagineux formé de plusieurs pièces mobiles les unes sur les autres; il sert au passage de l'air dans la respiration et à moduler les sons dans la phonation.

Il est situé à la partie antérieure du cou dans l'intervalle des deux muscles sterno-mastoïdiens, au-dessus de la trachée-artère, dont il est l'extrémité renflée (*caput asperæ arteriæ*) au-dessous de l'os hyoïde, qui s'articule avec lui et lui communique les mouvements de la langue.

Il est dirigé perpendiculairement et représente un cône tronqué à base supérieure, à sommet inférieur.

Pour le dessiner avec méthode, il faut procéder analytiquement et n'exposer sa conformation générale qu'après avoir fait connaître les différents éléments dont il est composé.

Cartilages du larynx.

Les cartilages du larynx forment la charpente de cet organe, son squelette particulier. Ils sont au nombre de neuf : les cartilages thyroïde et cricoïde, l'épiglotte, les deux cartilages arythénoïdes, les deux cartilages de Santorini et les deux petits noyaux cartilagineux décrits par Wrisberg.

Cartilage thyroïde. — Son nom lui vient de sa forme, que l'on a comparée à celle d'un bouclier (θυρεὸς). Il occupe la partie antérieure et supérieure du larynx.

Il semble formé de deux lames réunies à angle en avant et imitant deux plans inclinés sur les côtés.

Sa face antérieure présente au milieu l'angle de réunion des deux lames, saillant sous la peau, où il est connu sous le nom de *pomme d'Adam*, et sur les côtés deux surfaces planes qui servent à l'insertion de quelques muscles que nous avons décrits ailleurs. (Voyez *Muscles antérieurs du cou.*) Cette insertion a lieu suivant une ligne oblique de bas en haut et d'avant en arrière représentée sur le cartilage thyroïde par deux tubercules entre lesquels est tendu un ligament. C'est la *ligne oblique externe* de ce cartilage.

Sa face postérieure présente au milieu un angle rentrant où viennent se fixer les cordes vocales et sur les côtés deux surfaces qui débordent le cartilage cricoïde et sont en rapport avec la muqueuse pharyngienne et quelques muscles qui seront décrits plus loin.

Son bord supérieur est échancré sur la ligne médiane et présente sur les côtés de petits prolongements connus sous le nom de *cornes supérieures* du cartilage tyroïde. Il sert dans toute son étendue à des insertions.

Son bord inférieur est légèrement échancré au milieu, puis sur les côtés. Les échancrures latérales sont limitées en arrière par les *cornes inférieures*, plus petites que les supérieures.

Son bord postérieur, arrondi, libre d'insertion, est recouvert par le muscle constructeur inférieur du pharynx.

Cartilage cricoïde. — Il est annulaire et présente assez bien la forme d'une bague *chevalière* dont le chaton serait en arrière.

Il est placé à la partie inférieure du larynx. Étroit en avant, où il diffère peu d'un cerceau cartilagineux de la trachée, il offre en arrière une hauteur trois ou quatre fois plus considérable et constitue à lui seul la partie postérieure du larynx.

La surface extérieure de ce cartilage est convexe, sous-cutanée en avant ; elle est marquée sur les côtés d'une petite facette qui s'articule avec le cartilage thyroïde.

Elle présente en arrière une saillie médiane et deux enfoncements latéraux destinés à des insertions.

Sa surface intérieure est lisse, revêtue par la muqueuse laryngée.

Sa circonférence supérieure est très-obliquement dirigée de haut en bas et d'arrière en avant.

En arrière et de chaque côté de la ligne médiane, elle présente une surface lisse qui s'articule avec la base des cartilages arythénoïdes. En avant et de chaque côté elle sert à plusieurs insertions.

Sa circonférence inférieure est légérement sinueuse; elle s'articule avec le premier cerceau de la trachée et lui est quelquefois continue.

Cartilages arythénoïdes. — Au nombre de deux, placés à la partie postérieure et supérieure du larynx, verticalement dirigés, ces cartilages ont la forme d'une pyramide triangulaire à base inférieure.

Ils présentent :

Une face postérieure, triangulaire, large, concave et recevant le muscle arythénoïdien.

Une face externe convexe, étroite, rugueuse, répondant à la série des glandes arythénoïdes et à la corde vocale supérieure.

Une face interne tapissée par la muqueuse laryngée.

Un sommet en partie recouvert par le repli muqueux arythéno-épiglottique, en partie surmonté par les cartilages de Santorini.

Une base remarquable par sa surface articulaire et ses deux apophyses.

La surface articulaire, concave d'avant en arrière et placée transversalement, est en rapport avec la facette qui surmonte en arrière le cartilage cricoïde. Des deux apophyses, l'une *postéro-externe* donne attache aux muscles crico-arythénoïdiens postérieur et latéral ; l'autre *antérieure*, pyramidale, donne attache par son sommet à la corde vocale inférieure.

Cartilages de Santorini et de Wrisberg. — Les cartilages de Santorini sont au nombre de deux, triangulaires, placés au sommet des cartilages arythénoïdes, enveloppés par les replis arythéno-épiglottiques, auxquels ils fournissent quelques insertions.

On décrit encore sous le nom de *cartilages de Wrisberg* deux autres noyaux cartilagineux plus petits que les précédents et contenus dans les mêmes replis muqueux.

Cartilage épiglottique où *épiglotte.* — Situé derrière la base de la langue au devant de l'ouverture supérieure du larynx, l'épiglotte représente une soupape mobile située verticalement au-dessus de cette ouverture en temps de repos et abaissée sur elle pendant la déglutition.

Elle a la forme d'un triangle à base arrondie et une étendue en rapport avec l'ouverture qu'elle sert à recouvrir et qu'elle déborde généralement.

Sa face antérieure ou linguale est en partie libre, en partie adhérente.

La portion libre surmonte la base de la langue. Elle est concave en haut et en bas, convexe au milieu dans le sens vertical, convexe dans toute son étendue dans le sens transversal.

La portion adhérente répond à la base de la langue ; elle reçoit les attaches du ligament *glosso-épiglottique*, bandelette jaune élastique, allant de l'épiglotte à la base de la langue, servant au redressement de cette lame cartilagineuse et représentée chez quelques animaux par un muscle spécial. Elle fournit aussi des insertions à la membrane myo-épiglottique et forme avec elle et la membrane thyro-hyoïdienne un espace triangulaire important à connaître.

La face postérieure ou laryngienne de l'épiglotte est libre dans toute son étendue. Elle est convexe et concave en sens inverse de la face antérieure; elle est recouverte par la muqueuse laryngée.

La base et les bords latéraux de l'épiglotte se continuent en formant une courbe dont la partie supérieure est libre et dont les parties latérales et inférieure sont enveloppées dans deux replis de la muqueuse.

Son sommet va s'effilant de plus en plus jusqu'à l'angle rentrant du cartilage thyroïde, où il se fixe un peu au-dessus des cordes vocales.

Articulations du larynx.

Les cartilages du larynx s'articulent soit avec des os ou des cartilages voisins, soit entre eux. De là deux divisions de ces articulations, dont l'une comprend les articulations extrinsèques, l'autre les articulations intrinsèques.

ARTICULATIONS :

Extrinsèques {	trachéo-cricoïdienne. hyo-thyroïdienne. hyo-épiglottique.	**Intrinsèques** {	épiglotti-thyroïdienne. thyro-cricoïdienne. crico-arythénoïdienne.

Articulations extrinsèques.

Articulation trachéo-cricoïdienne. — Le premier cerceau de la trachée est uni au bord inférieur du cartilage cricoïde par une membrane de même nature que celle qui sépare les uns des autres les différents anneaux de ce conduit; un petit faisceau vertical lui est sur-ajouté en avant.

Cette articulation permet des mouvements assez étendus entre le cartilage cricoïde et le premier cerceau de la trachée, mouvements dans lesquels les parties latérales de ce cerceau s'enfoncent derrière le cartilage cricoïde.

Articulation hyo-thyroïdienne. — Le cartilage thyroïde est uni à l'os hyoïde au moyen d'une membrane fibreuse fixée d'un côté sur la face postérieure du corps de l'os hyoïde et sur le bord inférieur de sa grande corne, et de l'autre sur toute l'étendue du bord supérieur du cartilage thyroïde.

En arrière et de chaque côté, cette membrane est percée d'un trou qui livre passage aux vaisseaux et au nerf laryngés supérieurs.

Sa face antérieure est en rapport avec les muscles sous-hyoïdiens et sa face postérieure avec l'épiglotte au milieu et la muqueuse laryngée latéralement.

Son bord postérieur, arrondi, épais, est quelquefois parsemé de corpuscules cartilagineux qui s'ossifient par le progrès de l'âge.

Articulation hyo-épiglottique. — Une membrane appelée *hyo-épiglottique* sert à réunir l'épiglotte à l'os hyoïde. Elle s'attache d'un côté sur la partie postérieure et supérieure du corps de l'os hyoïde, et de l'autre sur la face linguale de l'épiglotte vers sa portion adhérente.

La face inférieure de cette membrane forme avec l'épiglotte et la membrane thyro–hyoïdienne l'espace triangulaire dont nous avons parlé et où l'on rencontre un peloton adipeux et des glandes agglomérées.

Articulations intrinsèques.

Articulation épiglotti-thyroïdienne. — Il suffit de la mentionner. Elle est formée par le sommet de l'épiglotte et la partie moyenne du bord supérieur du cartilage thyroïde ; quelques fibres ligamenteuses et élastiques établissent l'union de ces deux cartilages.

Articulation thyro–cricoïdienne. — Cette articulation est formée par les cornes et le bord postérieur du cartilage thyroïde et par les facettes et le bord supérieur du cartilage cricoïde.

L'articulation des cornes thyroïdiennes avec les facettes latérales du cartilage cricoïde est une arthrodie. Une membrane synoviale très-apparente est interposée entre les sur facesarticulaires, qui sont maintenues en contact par deux ligaments, l'un *antérieur*, l'autre *postérieur*.

Le premier se porte obliquement de la partie antérieure et inférieure de la corne thyroïdienne au cartilage cricoïde ; le second va obliquement de la partie postérieure de la corne thyroïdienne à la face correspondante du cartilage cricoïde.

Les bords opposés du cartilage thyroïde et du cricoïde sont réunis par membrane fibreuse thyro–cricoïdienne.

Cette membrane plus large en bas qu'en haut est percée de plusieurs ouvertures pour le passage de quelques vaisseaux laryngiens. Elle se continue en haut avec une lame aponévrotique que M. Blandin décrit sous le nom de *fascia laryngé* et qui va se perdre sur les cordes vocales après avoir servi à doubler la muqueuse de la partie inférieure du larynx.

Articulation crico-arythénoïdienne. — Suivant M. Magendie, c'est un ginglyme parfait.

Les surfaces articulaires sont du côté du cartilage cricoïde, une facette elliptique obliquement dirigée en avant et en bas et concave dans le même sens ; du côté des cartilages arythénoïdes, une facette oblongue qui 'emboîte exactement dans la facette cricoïdienne.

Ces surfaces sont revêtues par une membrane synoviale très-distincte et dont l'humidité favorise leurs glissements.

Parmi les ligaments de cette articulation, l'un va des cartilages arythénoïdes au cartilage cricoïde, c'est le ligament postérieur ; les autres vont des cartilages arythénoïdes à l'épiglotte, le *ligament arythéno-épiglottique*, ou au cartilage thyroïde, les *cordes vocales*.

A. *Ligament postérieur.* — Il naît du cartilage cricoïde et va s'insérer en rayonnant à la partie interne et postérieure de la base de l'arythénoïde et à la partie interne de son apophyse antérieure en arrière de la corde vocale inférieure ; il est très-résistant, mais assez lâche pour permettre des mouvements très-étendus.

B. *Ligament arythéno-épiglottique.* — Il est formé par quelques fibres réunies en faisceau qui vont en rayonnant de la face antérieure du cartilage arythénoïde aux bords de l'épiglotte. Il est contenu dans les replis muqueux du même nom, qui forment les côtés de l'ouverture supérieure du larynx.

C. *Ligaments arythéno-thyroïdiens* ou *cordes vocales.* — Les cordes vocales sont étendues des cartilages arythénoïdes à l'angle rentrant du cartilage thyroïde. Elles sont au nombre de deux de chaque côté, l'une supérieure, l'autre inférieure. L'espace qui sépare les deux cordes vocales du même côté est appelé *ventricule du larynx*, et celui qui sépare les deux cordes vocales d'un côté de celles du côté opposé est connu sous le nom de *glotte*. Nous reviendrons sur ces détails, qui ont une très-grande importance au point de vue de la physiologie de la voix et de la respiration.

La corde vocale supérieure s'étend de la partie moyenne de la face antérieure du cartilage arythénoïde à la partie moyenne de l'angle rentrant du cartilage thyroïde. Elle est formée de fibres élastiques ramassées en un faisceau qui se continue en partie avec le ligament arythéno-épiglottique.

La corde vocale inférieure, plus développée que la précédente, est fixée d'un côté sur l'apophyse antérieure du cartilage arythénoïde, où elle se continue en partie avec le ligament postérieur, et de l'autre sur l'angle rentrant du cartilage thyroïde non loin de la corde vocale supérieure. Elle est formée de fibres à peu près parallèles qui forment ensemble un faisceau considérable et beaucoup plus saillant que celui de la corde supérieure.

Muscles du larynx

Les muscles extrinsèques du larynx ont été décrits ailleurs. (Voyez *Muscles antérieurs du cou.*)

Les muscles intrinsèques sont au nombre de neuf : ce sont les deux crico-thyroïdiens, les deux crico-arythénoïdiens postérieurs, les deux crico-arythénoïdiens latéraux, les deux thyro-arythénoïdiens et l'arythénoïdien.

Muscle crico-thyroïdien. — Il est placé à la partie antérieure et inférieure du larynx dans l'espace crico-thyroïdien. Aplati, triangulaire, il s'insère en bas sur le bord supérieur et sur la face antérieure du cartilage cricoïde. De là il se porte en rayonnant sur l'échancrure latérale du bord inférieur du cartilage thyroïde et sur ses deux petites cornes non loin de leur articulation avec le cartilage cricoïde.

Il est en rapport en avant avec le muscle sterno-thyroïdien et en arrière avec la muqueuse laryngée.

Ce muscle peut produire deux effets, ou bien fléchir le cartilage thyroïde sur le cricoïde en prenant son point fixe en bas, ou bien faire basculer le cartilage cricoïde sur le thyroïde en prenant son point fixe en haut.

Dans les deux cas, il tend les cordes vocales soit en les tirant en avant (flexion du cartilage thyroïde), soit en les tirant en arrière (flexion du cartilage cricoïde).

Muscle crico-arythénoïdien postérieur. — Aplati, triangulaire, situé sur la face postérieure du cartilage cricoïde, il s'attache en bas sur la ligne verticale et l'enfoncement latéral de ce cartilage et se porte en haut sur l'apophyse postérieure du cartilage arythénoïde.

Il est en rapport en avant avec les cartilages cricoïde et arythénoïde et leur articulation, en arrière avec la membrane muqueuse du pharynx.

Il tire en arrière le cartilage arythénoïde; mais comme ce cartilage ne peut exécuter que des mouvements latéraux en raison de la disposition de ses surfaces articulaires, il le porte en dehors et dilate la glotte.

Muscle crico-arythénoïdien latéral. — Triangulaire, plus petit que le précédent, ce muscle se fixe en bas sur le côté de la circonférence supérieure du cartilage cricoïde et en haut sur les parties externe et antérieure de la base du cartilage arythénoïde.

Il est en rapport en dedans avec la muqueuse du larynx et le muscle thyro-arythénoïdien, en dehors avec le cartilage thyroïde et le muscle crico-thyroïdien.

Il porte en dehors la base du cartilage arythénoïde et agit sur la glotte comme le précédent. Il est dilatateur de cette ouverture.

Muscle thyro-arythénoïdien. — Quadrilatère, courbé sur lui-même, ce muscle est placé dans l'intérieur même du larynx au-dessous de la corde vocale inférieure, où quelques-unes de ses fibres vont se perdre.

Il s'insère en avant sur la partie inférieure de l'angle rentrant du cartilage thyroïde et en arrière à la partie antérieure de la base du cartilage arythénoïde.

Sa face supérieure, concave, est sous-jacente à la muqueuse laryngée; sa face inférieure, convexe, est contiguë au cartilage thyroïde et à la membrane thyro-cricoïdienne.

Il sollicite en avant le cartilage arythénoïde; mais comme ce cartilage n'est pas mobile dans ce sens, l'action du thyro-arythénoïdien se passe tout entière dans les lèvres de la glotte, où il vibre comme les cordes vocales et avec une intensité qui est en rapport avec sa contraction.

Muscle arythénoïdien. — Impair, symétrique, placé entre les deux cartilages arythénoïdes, ce muscle s'insère sur la face postérieure concave de chacun d'eux.

Sa face postérieure est recouverte par la muqueuse du pharynx; sa face antérieure répond à la muqueuse laryngée.

Son action est des plus simples : il rapproche l'un de l'autre les deux cartilages arythénoïdes, ferme la glotte et principalement la partie postérieure de cet orifice.

Membrane muqueuse du larynx.

La membrane muqueuse du larynx est la continuation de la muqueuse buccale et pharyngienne. Cette membrane forme dans le larynx plusieurs replis, plusieurs culs-de-sac qui donnent à son étude un intérêt tout particulier.

En la supposant partir de la base de la langue, on la voit se réfléchir sur l'épiglotte et former trois replis muqueux glosso-épiglottiques qui sont l'un médian et les deux autres latéraux.

Elle revêt les deux faces antérieure et postérieure de l'épiglotte, leur adhère intimement et passe sur les ligaments arythéno-épiglottiques, auxquels elle forme deux replis du même nom.

De tous ces points elle se continue d'un côté avec la muqueuse pharyngienne et plonge de l'autre dans le larynx.

Dans le larynx elle recouvre la corde vocale supérieure, s'enfonce dans le ventricule et envoie un prolongement dans son arrière-cavité. Du ventricule elle se réfléchit sur la corde vocale inférieure, sur le muscle thyro-arythénoïdien, les cartilages thyroïde, cricoïde, etc.

Cette membrane est remarquable par sa ténuité, surtout au niveau des cordes vocales : celle qui forme les replis arythéno-épiglottiques est doublée d'un tissu cellulaire lâche qui s'infiltre quelquefois de sérosité et constitue alors une affection appelée à tort *œdème de la glotte*.

Elle contient dans son épaisseur au-dessous d'elle une foule de glandes : presque partout, si l'on excepte les bords des cordes vocales, on voit leurs orifices excréteurs, qui ressemblent à des piqûres d'épingle. La face laryngée de l'épiglotte est surtout couverte de ces orifices, qui répondent à autant de glandes situées sur la face linguale de l'épiglotte et dont les conduits excréteurs traversent ce cartilage.

Un amas plus petit de glandules mucipares existe à la face antérieure des cartilages arythénoïdes et s'ouvre le long des cordes vocales supérieures.

Les premières sont connues sous le nom de *glandes épiglottiques*, les secondes sous celui de *glandes arythénoïdes*.

Vaisseaux et nerfs du larynx.

Les artères du larynx lui viennent de la thyroïdienne supérieure, branche de la carotide externe et de la thyroïdienne inférieure, branche de la sous-clavière.

Les veines vont se rendre dans les troncs veineux correspondant aux troncs artériels que nous venons de nommer.

Les vaisseaux lymphatiques vont en grande partie dans les ganglions lymphatiques sus-hyoïdiens.

Enfin les nerfs lui sont fournis par le pneumo-gastrique : ce sont le laryngé supérieur, qui se distribue à la membrane muqueuse et ne fournit qu'un rameau musculaire au crico-thyroïdien, et le laryngé inférieur ou récurrent, qui anime tous les autres muscles.

Conformation générale du larynx.

On considère au larynx une surface extérieure, une surface intérieure et deux circonférences, l'une supérieure, l'autre inférieure.

Surface extérieure du larynx. — A la partie antérieure du larynx on voit :

1° Sur la ligne médiane, une saillie verticale formée par l'angle du cartilage thyroïde ; au-dessus de cette saillie la membrane thyro-hyoïdienne ; au-dessous de cette saillie la membrane crico-thyroïdienne.

2° De chaque côté, la surface thyroïdienne avec la ligne oblique, les muscles qui viennent s'y insérer, les cornes thyroïdiennes, etc.

A la partie postérieure on voit :

1° Sur la ligne médiane et en haut, les deux cartilages arythénoïdes réunis et recouverts en partie par le muscle arythénoïdien ; le chaton du cartilage cricoïde et les muscles crico-arythénoïdiens latéral et postérieur.

Toutes ces parties sont recouvertes par la muqueuse pharyngienne.

2° De chaque côté, le bord postérieur du cartilage thyroïde et une partie de sa face postérieure, qui débordent les cartilages que nous venons de nommer et forment avec eux une gouttière où, dit-on, passent les liquides pendant la déglutition.

Surface intérieure du larynx. — Cette surface est occupée tout entière par la *glotte*.

La glotte est une ouverture triangulaire dont la base est en arrière vers les cartilages arythénoïdes et dont le sommet est en avant vers l'angle rentrant du cartilage thyroïde. Les deux côtés du triangle sont représentés par les cordes vocales.

Cette ouverture est elle-même subdivisée par quelques anatomistes en deux ouvertures secondaires : l'une, appelée *glotte vocale*, est comprise entre les cordes vocales et l'angle thyroïdien ; l'autre, appelée *glotte respiratoire*, beaucoup plus étroite chez l'enfant que chez l'adulte, est comprise entre le sommet des apophyses antérieures des cartilages arythénoïdes et la face antérieure de ces cartilages. Cette distinction a une grande importance physiologique.

La glotte est l'organe spécial de la voix. C'est à la vibration des cordes vocales qu'est due la phonation. Or celles-ci vibrent différemment suivant leur degré de tension et suivant l'étendue de l'espace qu'elles interceptent entre elles ; aussi c'est à ce point de vue que nous avons étudié l'action des muscles du larynx.

Entre la corde vocale supérieure et la corde vocale inférieure il règne une cavité tapissée par la membrane muqueuse et connue sous le nom de *ventricule* du larynx.

L'orifice de ces ventricules est elliptique, plus étroit que leur fond. Celui-ci se prolonge quelquefois assez loin.et forme une arrière-cavité figurée par Morgagni et que M. Cruveilhier compare à un bonnet phrygien.

Sévar attachait une grande importance au ventricule du larynx et à l'étroitesse de leur orifice. On sait en effet qu'il comparaît le mécanisme de la voix humaine à celui d'un appeau.

Circonférence supérieure du larynx. — Cette circonférence, triangulaire, évasée en entonnoir, est formée :

1° En arrière par le sommet des cartilages arythénoïdes, par les cartilages de Santorini et de Wrisberg et le muscle arythénoïdien.

2° Sur les côtés par les deux replis arythénoïdo-épiglottiques et sur un plan plus éloigné par le bord supérieur du cartilage thyroïde.

3° En avant elle présente l'épiglotte avec ses replis glosso-épiglottiques et la conformation que nous lui connaissons.

Circonférence inférieure du larynx. — Elle est parfaitement circulaire, comme le cartilage cricoïde, qui la délimite et se continue avec le calibre de la trachée.

La circonférence inférieure du larynx n'est pas un point mathématique : c'est tout l'espace compris entre la glotte et la trachée.

Développement du larynx.

Chez le fœtus et l'enfant, le larynx est très-petit et très-mou; il conserve ces caractères jusqu'à la puberté, ou pour mieux dire il se développe plus lentement que les autres organes.

A la puberté il croît d'une manière rapide, et de là résulte le phénomène connu chez l'homme sous le nom de *mue de la voix.*

Le développement du larynx est lié à celui des organes génitaux, non-seulement parce qu'ils prennent à la même époque un accroissement égal, mais encore parce qu'il suffit que l'un de ces organes soit entravé dans son développement pour que l'autre éprouve des modifications notables. Ainsi chez les eunuques, le larynx a de petites dimensions, ce qui entraîne une faiblesse proportionnée de la voix.

Chez la femme, le larynx est moins développé que chez l'homme, et les cartilages qui le composent s'ossifient plus tard.

Chez l'homme, l'ossification des cartilages laryngés commence dès le milieu de la vie. Elle débute dans le cartilage thyroïde à son bord postérieur ; elle apparaît ensuite dans les cornes au bord inférieur, puis au bord supérieur. Le cartilage cricoïde s'ossifie plus tard; viennent ensuite les arythénoïdes. Les autres sont à l'abri de l'ossification.

SECTION II.

LA TRACHÉE-ARTÈRE.

La trachée-artère commence au larynx et se termine à la hauteur de la troisième vertèbre dorsale en se bifurquant pour former les bronches.

Sa *direction* est verticale. Elle occupe la ligne médiane en haut et s'infléchit un peu à droite en bas.

Sa *longueur* est de quatre ou cinq pouces, mesurée par l'intervalle qui sépare la cinquième vertèbre cervicale de la troisième dorsale.

Son *calibre* a de neuf à dix lignes de diamètre. Elle est naturellement béante, et la compression ne l'affaisse que momentanément.

Surface externe de la trachée. — La face antérieure de la trachée, convexe, est en rapport : 1° au cou avec le corps thyroïde, les veines thyroïdiennes inférieures, le feuillet profond de l'aponévrose cervicale et plus superficiellement avec les muscles sterno-thyroïdiens, les feuillets moyen et superficiel de l'aponévrose cervicale, etc. ; 2° à l'entrée du médiastin avec le tronc brachio-céphalique et la veine sous-clavière gauche, qui croisent sa direction ; 3° dans le médiastin avec le thymus, la crosse de l'aorte et la fin de l'artère pulmonaire.

Sa face postérieure, aplatie, molle, flexible, est appliquée sur l'œsophage à gauche et sur la partie antérieure de la colonne vertébrale à droite. Elle est séparée des vertèbres par le nerf récurrent droit en haut, par le canal thoracique en bas et par les muscles longs du cou dans toute son étendue.

Ses faces latérales, convexes, élastiques comme la face antérieure, sont embrassées en haut par le corps thyroïde, et contiguës : 1° avec l'artère carotide primitive, 2° la veine jugulaire interne, 3° les nerfs pneumo-gastrique et grand sympathique.

Dans le *médiastin*, la trachée répond à droite à la plèvre, au nerf pneumo-gastrique et à la fin de l'azygos ; à gauche à la plèvre, au pneumo-gastrique, à la carotide et à la crosse de l'aorte.

Surface intérieure de la trachée. — A l'intérieur la trachée a une couleur rosée et est parcourue par des reliefs qui affectent deux directions : les uns sont circulaires, beaucoup plus marqués que les autres, qui sont longitudinaux.

Structure de la trachée.

La trachée est composée d'éléments divers, de cartilages, d'une membrane fibreuse, de fibres élastiques, musculaires, etc.

Cartilages de la trachée. — Ce sont eux qui forment le squelette de cet organe et s'opposent à son affaissement pendant la respiration.

Ils entourent la trachée comme des anneaux incomplets en arrière dans une petite partie de leur circonférence.

Leur nombre est de seize à vingt. Ils forment chez certains sujets les deux tiers, chez d'autres les trois quarts ou les quatre cinquièmes d'un cercle et sont enveloppés par une membrane fibreuse qui les réunit tous et complète l'anneau que forme chacun d'eux.

Le premier anneau de la trachée a plus de hauteur que tous les autres, surtout à sa partie moyenne, et se continue souvent avec le cartilage cricoïde.

Le dernier est remarquable par la disposition en vertu de laquelle il concourt à former les deux bronches. Il est divisé en bas en deux demi-cerceaux destinés à chaque bronche ; ces cerceaux sont séparés par une lame cartilagineuse infléchie de manière à former un angle rentrant à l'extérieur et un éperon saillant à l'intérieur de la trachée.

Membrane fibreuse de la trachée. — Voici comment M. Cruveilhier décrit cette membrane fibreuse : « Un cylindre fibreux naît de la circonférence inférieure du cartilage cricoïde. Dans l'épaisseur de ce cylindre sont contenus les cerceaux de la trachée tellement disposés que la couche la plus épaisse de ce tissu se trouve occuper leur face antérieure, en sorte qu'il semble au premier abord que leur face postérieure soit en rapport immédiat avec la membrane muqueuse. »

En arrière où les cerceaux sont incomplets et dans leurs intervalles, ce tissu fibreux constitue à lui seul la charpente de la trachée.

Fibres musculaires de la trachée. — On trouve en arrière dans la portion membraneuse de la trachée, au-dessous de la membrane fibreuse qui vient d'être décrite, une couche non interrompue de fibres transversales rouges dont la nature musculaires est incontestable. Ces fibres s'attachent aux deux extrémités postérieures de chaque cerceau cartilagineux et se prolongent quelquefois assez loin sur le périchondre de leur face interne.

Ces fibres ont pour effet évident, lorsqu'elles se contractent, de rétrécir le calibre de la trachée et de hâter l'expiration.

Fibres élastiques de la trachée. — Elles sont situées encore plus profondément que les précédentes entre elles et la membrane muqueuse.

Elles forment une couche complète autour de la membrane muqueuse, qu'elles enveloppent à la manière d'une gaîne. Leurs faisceaux n'ont aucune direction déterminée ; ils s'entrelacent et forment un vaste réseau très-serré dont l'effet physiologique est probablement de servir à l'expiration comme les fibres musculaires.

Membrane muqueuse de la trachée. — La muqueuse de la trachée fait suite à celle du larynx. Elle se fait remarquer par sa ténuité, son adhérence aux parties sous-jacentes, son aspect rosé, etc. Elle est criblée d'une foule d'ouvertures qui répondent à autant de petites glandules situées soit dans son épaisseur soit au-dessous d'elle. Ces glandules ont une couleur rouge ; elles sont arrondies, et leur volume égale ou même dépasse celui d'un grain de millet.

En arrière entre la membrane fibreuse et les fibres musculaires, elles sont rassemblées en couche cohérente et envoient leurs conduits excré-

teurs dans la trachée à travers les fibres musculaires et les fibres élastiques. Dans les autres points elles sont disséminées dans la muqueuse
ou au-dessous d'elle.

Vaisseaux et nerfs de la trachée. — Les artères de la trachée viennent
des thyroïdiennes supérieures et inférieures. Les veines vont se rendre
à des troncs veineux situés le long de la trachée à la manière des veines
azygos.

Les vaisseaux lymphatiques vont aux nombreux ganglions qui avoisinent la trachée.

Les nerfs sont fournis par le pneumo-gastrique et principalement par
son rameau récurrent.

SECTION III.

LES BRONCHES.

Les bronches sont les deux branches de la bifurcation de la trachée,
dont l'une est destinée au poumon droit, l'autre au poumon gauche.
Toutes deux s'écartent l'une de l'autre en faisant un angle droit ou obtus
et sont maintenues à distance par une lame aponévrotique.

La *direction* des bronches est oblique, celle de la bronche gauche de
haut en bas et de droite à gauche, celle de la bronche droite de haut en
bas et de gauche à droite.

Leur *longueur* est différente : celle de la bronche gauche est de deux
pouces, celle de la bronche droite d'un pouce seulement.

Leur *calibre* diffère aussi : celui de la bronche droite est beaucoup
plus considérable que celui de la bronche gauche.

Surface antérieure des bronches. — Les bronches ont exactement la
même forme que la trachée. Elles sont convexes à leur face antérieure,
aplaties, flexibles vers le quart postérieur de leur circonférence.

Toutes deux sont en rapport avec l'artère et les veines pulmonaires.
Chaque artère pulmonaire est d'abord située au devant de la bronche
correspondante ; elle se porte ensuite au-dessous d'elle et passe enfin en
arrière. Les deux veines pulmonaires, situées sur le même plan que l'artère, se dirigent de bas en haut entre celle-ci et la bronche. La bronche
droite est embrassée par la veine azygos, qui forme une anse au-dessus
d'elle pour se jeter dans la veine cave supérieure.

La bronche gauche répond en arrière à l'œsophage, qu'elle coupe
obliquement, et se trouve embrassée par la crosse de l'aorte, dont elle
porte l'extrémité inférieurement.

La surface intérieure des bronches a le même aspect que celle de la
trachée.

Ramifications bronchiques. — Arrivées à la racine du poumon, les
deux branches se bifurquent chacune de leur côté. Ces nouvelles bifurcations se divisent à leur tour, et après dix ou quinze divisions dichoto-

miques, on arrive aux lobules pulmonaires. Nous reviendrons sur ces détails. Qu'il nous suffise de dire qu'à l'intérieur, ces ramifications bronchiques sont en rapport avec les éléments propres du poumon, tissu cellulaire, vaisseaux, nerfs, lobules, et qu'à l'intérieur un éperon saillant existe toujours au niveau de chaque bifurcation.

Structure des bronches. — La structure des deux grosses bronches est la même que celle de la trachée. La bronche gauche contient dix ou douze cerceaux, la bronche droite cinq à six.

Les ramifications bronchiques diffèrent à certains égards. Ainsi elles sont munies de cerceaux cartilagineux dont la circonférence est complète. Ces cerceaux sont oblongs, curvilignes, disposés de manière à pouvoir chevaucher les uns sur les autres; mais ils diminuent à mesure qu'on se rapproche des dernières ramifications. Ils ne sont plus représentés à la fin que par quelques petits noyaux cartilagineux, et même la dernière ramification bronchique est réduite à sa partie membraneuse.

La membrane fibreuse trachéale se prolonge sur les bronches. Il en est de même des fibres musculaires, des fibres élastiques, de la membrane muqueuse. Seulement toutes ces membranes deviennent de plus en plus délicates à mesure qu'on se rapproche des vésicules pulmonaires.

Les bronches reçoivent le sang des artères bronchiques; leurs filets nerveux viennent du pneumo-gastrique et du grand sympathique et principalement de leur plexus pulmonaire.

SECTION IV.

DES POUMONS.

Les poumons terminent dans le thorax l'apareil voco-respiratoire. Par leur structure et par leurs fonctions ils en forment la partie la plus importante, celle qui demande à être étudiée avec le plus de soin.

Situation. — Les poumons sont au nombre de deux, situés l'un à droite, l'autre à gauche; séparés par le médiastin et par les organes qu'il contient, mais recevant l'air par le même conduit, la trachée, et le sang par le même vaisseau, l'artère pulmonaire. Ils occupent tous deux la cavité thoracique, qu'ils remplissent en grande partie, dont ils prennent la forme et par laquelle ils sont protégés contre l'action des agents extérieurs.

Volume. — Leur volume n'est pas le même des deux côtés. Le poumon droit l'emporte sur le poumon gauche, est moins étendu en hauteur, refoulé qu'il est par le foie; mais en revanche il a plus de largeur et plus d'épaisseur.

Tous deux augmentent de volume dans l'inspiration et diminuent dans l'expiration. Dans l'une et l'autre de ces circonstances ils sont appliqués contre les parois thoraciques, qui les suivent dans leur accroissement ou dans leur retrait.

La *couleur* des poumons est sujette à une foule de variétés suivant les individus et suivant les âges.

Chez l'enfant, avant la respiration elle est d'un rouge brun ; après la respiration elle est d'un blanc rosé.

Chez l'adulte elle est grisâtre, azurée et presque toujours parsemée de stries noirâtres qui circonscrivent des espaces losangiques, quadrilatères, etc.

Chez le vieillard les taches noires sont beaucoup plus marquées , plus nombreuses et abondent surtout au sommet des poumons.

Les parties déclives sur les cadavres sont toujours plus foncées que le reste de l'organe en raison de la stase sanguine qui s'y produit par l'influence toute physique de la pesanteur.

Le *poids absolu* des poumons varie aussi suivant l'âge. Chez les enfants qui ont respiré, le rapport du poids du corps au poids des poumons est :: 30 : 1, et chez les enfants qui ont respiré :: 60 : 1. Ainsi l'air introduit dans les cellules pulmonaires par la respiration double le poids de cet organe.

Leur *poids spécifique* varie dans des proportions différentes. Chez l'enfant qui a respiré et chez l'adulte il est moindre que celui de l'eau, et le poumon surnage lorsqu'on le plonge dans ce liquide. Mais avant la respiration, quand les cellules pulmonaires ne sont pas encore distendues par l'air, qui tout en augmentant leur poids absolu diminue leur densité, le poumon est plus lourd que l'eau et va au fond du vase. Il en est de même dans quelques maladies du poumon où, soit le sang, soit des produits morbides ont pris la place de l'air dans les canaux qui le contiennent normalement, pneumonie, tubercules , etc.

La *cohésion* du poumon, son *extensibilité*, son *élasticité* sont appropriées à la nature de ses fonctions. Nous en parlerons plus au long en analysant les phénomènes mécaniques de la respiration.

Lorsqu'on le presse entre ses doigts, son tissu laisse entendre ou pour mieux dire laisse percevoir un bruit particulier dû au déplacement de l'air qu'il contient et peut-être à la rupture des vésicules qui emprisonnent ce fluide : ce bruit est connu sous le nom de *crépitation* pulmonaire.

Configuration des poumons.

Les poumons ont la forme d'un cône irrégulier, encavé en dedans, et que l'on peut diviser pour le décrire dans tous ses détails en deux faces, l'une externe, l'autre interne ; deux bords, l'un antérieur, l'autre postérieur, une base et un sommet.

Face externe. — Cette face est convexe, peu régulière, semblable à la concavité des parois thoraciques, sur laquelle elle se moule.

Elle présente une *scissure* profonde qui commence près du sommet de l'organe et se porte de haut en bas et d'arrière en avant jusqu'à la partie antérieure de sa base ; cette scissure, qui traverse toute l'épaisseur du poumon jusqu'à sa racine, divise le poumon gauche en deux *lobes*, l'un *supérieur*, l'autre *inférieur* : au poumon droit, avant d'atteindre la base de l'organe, elle envoie en haut et en avant une branche de bifurcation qui divise le lobe supérieur en deux lobes secondaires et lui forme ainsi un *lobe moyen* plus petit que les deux autres ; quelquefois même le poumon gauche est divisé en trois lobes, tandis que le poumon droit en a quatre, etc.

Face interne. — La face interne du poumon répond au médiastin. C'est sur cette face que se trouve la racine des poumons, c'est-à-dire la partie de ces organes qui les met en communication avec les bronches, les artères, les veines, les nerfs, en un mot tous les éléments qui les constituent.

Cette racine, qui est circonscrite dans un espace d'un pouce en hauteur sur un demi-pouce en largeur, est située à la réunion des deux tiers antérieurs avec le tiers postérieur de la face interne.

En arrière de la racine, la face interne du poumon limite le médiastin postérieur. Elle est en rapport avec la colonne vertébrale des deux côtés, avec l'aorte descendante et le canal thoracique du côté gauche, avec la veine azygos, l'œsophage et la partie inférieure du canal thoracique du côté droit.

En avant de la racine du poumon, la face interne limite le médiastin antérieur, qui contient le cœur, la crosse de l'aorte, la veine cave supérieure et le nerf diaphragmatique : aussi est-elle échancrée pour faire place à ces organes, celle du poumon gauche beaucoup plus que celle du poumon droit en raison des rapports de celui-ci avec le cœur et la crosse de l'aorte. Chez le fœtus, cette portion de la face interne des poumons est en outre en contact avec le thymus.

Le *bord antérieur* des poumons est mince, tranchant, en rapport avec les cartilages costaux.

Le *bord postérieur* est épais, mousse et reçu dans la gouttière formée par la courbure postérieure des côtes.

La *base* est large, concave, exactement moulée sur la convexité du diaphragme ; elle est limitée par un bord tranchant qui est reçu dans le sinus costo-diaphragmatique.

Le *sommet* est arrondi et dépasse en haut la première côte, qui laisse souvent sur lui son empreinte.

Structure des poumons.

Les *poumons* se composent de plusieurs éléments que nous décrirons successivement : les canaux aériens, les artères et les veines, les vaisseaux lymphatiques, les nerfs, le tissu cellulaire, la plèvre.

Canaux aériens. — Nous avons suivi les bronches jusqu'à leurs dernières ramifications. Comment se terminent-elles dans le parenchyme pulmonaire ?

Cette question, la plus importante qui se rattache à la structure du poumon, n'avait pas été abordée par les anatomistes avant Malpighi. Ils regardaient le poumon comme un organe spongieux, mou, charnu, *pa-renchymateux* comme le foie, la rate, etc.

Malpighi le premier écrivit que le tissu pulmonaire était composé pour la plus grande partie de vésicules orbiculaires diversement agrégées et formées par les terminaisons des canaux bronchiques. Suivant lui, ces vésicules communiquent ensemble, et un certain nombre d'entre elles sont séparées des autres par un tissu cellulaire délié qui divise tous le poumon en lobes, lobules, etc.

Helvétius, plus tard, exposa d'autres vues sur la structure du poumon. Il exposa, contrairement à Malpighi, qu'il y a dans l'intérieur du poumon des espaces limités par la plèvre et la gaîne des vaisseaux dans lesquels l'air se répand comme le sang arrive dans les cellules de la rate.

Ainsi d'un côté les bronches se terminent en vésicules (Malpighi); de l'autre elles viennent s'aboucher dans des espaces cellulaires (Helvétius): deux opinions essentiellement différentes auxquelles tous les anatomistes se sont ralliés, prenant parti soit pour l'une soit pour l'autre.

1° a. Reissessen, dans un mémoire présenté à l'académie de Berlin, établit que les bronches à leurs extrémités se dépouillent de leurs cartilages et sont réduites à une membrane extrêmement mince qui se continue sans interruption avec les vésicules terminales, et que toutes ces vésicules sont constituées par l'extrémité arrondie et terminée en cul-de-sac de chaque ramuscule bronchique.

Son opinion, comme on voit, diffère peu de celle de Malpighi. Il regarde les vésicules comme formées par un cul-de-sac terminal des bronches sans renflement, sans dilatation. Au contraire Malpighi admet que les bronches sont renflées, dilatées à leurs extrémités, et qu'elles se terminent *in sinus ampullosos*. C'est bien plutôt une nuance de la même opinion qu'une opinion nouvelle.

b. Les idées de Malpighi et de Reissessen ont été confirmées en France par les travaux de plusieurs anatomistes fort habiles et dont les pièces ont porté la conviction dans bien des esprits. MM. Hourmann et Dechambre (1835), M. Bazin (1836), M. Lereboulle (1838) et plus tard enfin M. Giraldès, opérant comme Reissessen avec des injections mercurielles, sont parvenus aux mêmes résultats sans cependant avoir décidé bien péremptoirement si les bronches sont renflées à leur terminaison ou si les vésicules n'ont que le diamètre des tuyaux qui les supportent.

2° a. Sœmmering, dans un mémoire présenté à l'académie de Berlin concurremment avec celui de Reissessen, se rallie au contraire à l'opinion d'Helvétius.

Il admet que les bronches à leur terminaison se changent en tissu cellulaire et s'ouvrent dans des cellules limitées par l'entrelacement des vaisseaux sanguins, *solo vasorum sangui ferorum reticulo.*

Ces cellules, dont il a mesuré le diamètre, communiquent entre elles dans un même lobule, mais sont indépendantes des cellules d'un lobule voisin.

b. M. Magendie adopte complétement l'opinion de Sœmmering.

c. Enfin M. Cruveilhier, tout en admettant, avec Helvétius, Sœmmering, Magendie, que le ramuscule bronchique se termine à l'entrée du lobule et que celui-ci est formé par des espaces cellulaires, diffère de ces anatomistes en ce qu'il regarde les parois de ces cellules comme formées par un tissu distinct des vaisseaux, par une membrane cellulaire ou peut-être par une membrane de tissu élastique.

3° M. Bourgery seul professe sur ce point d'anatomie des idées qui s'éloignent sensiblement des deux opinions précédentes.

Suivant lui, les dernières ramifications bronchiques ne se perdent pas dans des cellules, ne se terminent pas en culs-de-sac : leur face interne est percée de plusieurs orifices où viennent s'aboucher plusieurs petits canaux diversement entrecroisés et qu'il appelle *canaux labyrinthiques*.

Vaisseaux sanguins. — Les vaisseaux sanguins du poumon sont de deux ordres : les uns appartiennent à la circulation générale, ce sont les artères et les veines bronchiques ; les autres forment ensemble le cercle de la petite circulation, ce sont les artères et les veines pulmonaires.

Nous avons vu les *artères bronchiques* se rendre à la racine des poumons, suivre les ramifications des bronches et se distribuer à ces organes, principalement à leur membrane muqueuse. Quelques-unes de leurs divisions s'anastomosent avec des branches de l'artère pulmonaire.

Les *veines bronchiques* sont moins connues. Ruysch est même allé jusqu'à mettre en doute leur existence. Elles reçoivent le sang des artères bronchiques et vont se rendre les unes dans les veines pulmonaires, les autres dans l'azygos.

L'*artère pulmonaire*, à la racine des poumons, se divise en deux troncs, un pour le poumon droit, l'autre pour le poumon gauche ; ces troncs forment plusieurs ramifications qui s'accolent aux bronches, vont former autour des lobules et des vésicules pulmonaires le réseau vasculaire où se fait l'hématose.

Les *veines pulmonaires* naissent de ce réseau, se ramassent en ramuscules, en rameaux, en bronches, et viennent s'aboucher par quatre troncs, deux pour chaque poumon, à l'oreillette gauche du cœur.

Vaisseaux lymphatiques. — Les vaisseaux lymphatiques du poumon sont superficiels ou profonds. Les lymphatiques superficiels rampent sous la plèvre, où ils forment des mailles que l'air remplit souvent et et rend visibles sans préparation ; ils vont se rendre soit dans les lymphatiques profonds, soit dans les ganglions qui occupent les scissures interlobaires. Les lymphatiques profonds naissent de la surface interne des vésicules pulmonaire, de la muqueuse bronchique, du tissu cellulaire nterlobulaire, etc., vont se rendre aux ganglions qui avoisinent les bronches, se réunissent en trois ou quatre troncs et s'abouchent dans le canal thoracique.

Nerfs du poumon. — Il existe pour chaque poumon deux plexus nerveux formés par les anastomoses du pneumo-gastrique et du grand sympathique. Les filets qui en émanent accompagnent généralement les vaisseaux et se distribuent dans le tissu cellulaire, dans la muqueuse bronchique, etc. Nous reviendrons sur ce sujet quand nous décrirons les nerfs.

Tissu cellulaire du poumon. — Tous les éléments que nous venons de passer en revue sont réunis par du tissu cellulaire. Celui-ci est d'autant plus lâche qu'on l'examine plus près de la racine des poumons. Il accompagne les artères, les veines, les nerfs, les bronches, réunit les vésicules en lobules, ceux-ci en lobes, et forme à la surface du poumon une couche dense qui double la plèvre et sert de support aux vaisseaux de cette membrane.

C'est dans ce tissu cellulaire que se dépose la matière noire qui colore certaines parties du poumon chez l'adulte et chez le vieillard et qui n'est probablement qu'un amas de molécules de carbone entrainées dans l'organe respiratoire par l'air qui y pénètre ou bien déposées dans son tissu par un phénomène chimique de la respiration.

Plèvres. — Les plèvres sont deux membranes séreuses qui entourent les poumons et se réfléchissent sur les parois thoraciques. Il y en a une pour le poumon droit et une autre pour le poumon gauche. Leur disposition est des plus simples; elle est la même des deux côtés.

En suivant l'une des plèvres que nous supposerons commencer à la face postérieure du sternum, on la voit se porter en haut vers le cou, en bas vers le diaphragme et en dehors sur la face interne des cartilages costaux, des côtes et des muscles intercostaux, et arriver jusqu'à la colonne vertébrale, où elle se réfléchit sur la racine du poumon.

Après sa réflexion elle tapisse le tiers postérieur de la face interne du poumon, son bord postérieur, sa face externe, la scissure interlobaire, sa base, son sommet, son bord antérieur et les deux tiers antérieurs de sa face interne; elle arrive à la racine du poumon et se réfléchit de bas en haut pour venir gagner la face postérieure du sternum, d'où nous l'avons fait partir.

Les deux plèvres s'adossent sur la ligne médiane et comprennent dans leurs feuillets opposés la racine des poumons, et en arrière de cette racine l'aorte, la veine azygos, le canal thoracique, etc.; en avant, le cœur, la crosse de l'aorte, la veine cave supérieure, etc. C'est à cet espace qu'on donne le nom de *médiastin*. (Voyez ANATOMIE CHIRURGICALE.)

La plèvre a la structure de toutes les membranes séreuses. (Voyez ANATOMIE GÉNÉRALE.)

Développement du poumon.

On ne commence à apercevoir les poumons d'une manière distincte qu'à la fin du second mois.

D'abord retirés vers le dos, ils se portent peu à peu en avant vers le cœur et ne deviennent tout-à-fait antérieurs qu'après la naissance, quand ils ont été dilatés par l'air de la respiration.

Chez l'embryon le poumon est plein et ne présente pas de vésicules. Chez le fœtus à terme, avant la respiration, les vésicules du poumon sont tassées, leurs cavités sont effacées, et cette disposition donne à l'organe une couleur et une densité caractéristiques.

Après la naissance les vésicules pulmonaires ont un grand développement et s'accroissent peu jusqu'à la puberté; mais à cette époque elles suivent le mouvement de croissance que nous avons vu s'opérer dans le larynx.

Enfin à partir de l'âge adulte jusqu'à la fin de la vie elles éprouvent une ampliation qui va sans cesse en augmentant; aussi a-t-on comparé les poumons de certains vieillards à ceux des batraciens.

SECTION V.

ANNEXES DE L'APPAREIL VOCO-RESPIRATOIRE.

On décrit généralement avec les organes de la voix et de la respiration le corps thyroïde et le thymus, qui n'ont probablement avec eux que des rapports de voisinage.

Corps thyroïde.

Le corps thyroïde est situé au devant de la partie antérieure et inférieure du larynx et des premiers cerceaux de la trachée.

Il a une forme bilobée. Les deux lobes qui le composent sont aplatis d'avant en arrière et allongés de haut en bas, tantôt réunis sur la ligne médiane dans une grande partie de leur étendue, tantôt séparés, tantôt enfin continus par un véritable pédicule.

Il est recouvert en avant par les muscles sterno-thyroïdiens, sterno-hyoïdiens, peauciers et omoplat-hyoïdiens.

En arrière il répond au larynx, aux premiers cerceaux de la trachée, aux ligaments, aux articulations et aux muscles de la partie correspondante de ces organes.

Sur les côtés il répond aux carotides primitives, aux veines jugulaires internes, au pneumogastrique et au grand sympathique.

Le corps thyroïde est entouré d'une membrane cellulo-fibreuse qui envoie des prolongements dans l'intérieur de son tissu. Celui-ci est granuleux, très-riche en ramifications vasculaires; mais on ne sait rien de précis sur sa structure.

Le corps thyroïde reçoit quatre artères volumineuses, les *thyroïdiennes*, que nous étudierons plus tard, et en raison de sa vascularité, Muller le range dans la classe des glandes vasculaires avec la rate et le thymus.

Thymus.

Le thymus est un organe oblong, bilobé, placé derrière le sternum à la partie antérieure et supérieure du médiastin.

Il est convexe en avant, marqué d'une rainure médiane et en rapport avec la partie inférieure des muscles sterno-hyoïdiens et sterno-thyroïdiens et avec la partie postérieure du sternum.

Il est aplati en arrière et répond à la trachée, aux veines thyroïdiennes inférieures, à la sous-clavière gauche, au tronc brachio-céphalique, à la veine cave supérieure, à la crosse de l'aorte et au péricarde.

Sur les côtés il est revêtu par les plèvres.

Le thymus est enveloppé par une membrane cellulo-fibreuse très-mince. Son tissu est granuleux, rosé, très-riche en vaisseaux.

Les artères qui s'y distribuent viennent de l'aorte, des thyroïdiennes inférieures, des mammaires internes et des bronchiques, et en raison de leur nombre, on attribue à cet organe le même rôle qu'à la rate et au corps thyroïde.

Le thymus n'existe que dans le jeune âge ; à douze ans on ne le rencontre plus. A l'époque de son plus grand développement il s'étend presque du corps thyroïde au diaphragme.

Nous ne nous étendrons pas davantage sur des organes qui n'ont presque aucune importance soit physiologique, soit médicale.

CHAPITRE IV.

APPAREIL GÉNITO-URINAIRE.

Il existe entre les organes urinaires et les organes de la génération un antagonisme physiologique sur lequel on pourrait s'appuyer pour les séparer l'un de l'autre. Les organes de la génération sont en effet des appareils plastiques, tandis que les organes urinaires sont seulement excréteurs. Leurs connexions anatomiques nous obligent au moins à les rapprocher.

SECTION Iʳᵉ.

ORGANES URINAIRES.

Les organes urinaires se composent : 1º des reins, organes de sécrétion de l'urine ; 2º d'un conduit excréteur pour chaque glande, l'uretère ;

3° d'un réservoir, la vessie ; 4° d'un second conduit excréteur, l'urèthre ; 5° de deux annexes des reins, capsules surrénales.

DES REINS.

Les reins, au nombre de deux, l'un à droite, l'autre à gauche, sont de grosses glandes composées, destinées à la sécrétion de l'urine.

Placés de chaque côté de la colonne vertébrale à la région lombaire, les reins sont situés en dehors du péritoine, le droit étant généralement plus bas que le gauche. La forme des reins est exactement celle d'un haricot. Leur couleur est d'un rouge brun. Leur consistance est si grande, qu'il n'y a pas de glande un peu volumineuse qui en ait une pareille. Leurs dimensions sont de trois pouces et demi à quatre pouces de long sur deux en largeur et un en épaisseur.

Le poids d'un rein est de trois à cinq onces. Dans les maladies, la maladie de Bright par exemple, ce poids peut dépasser une livre.

On considère aux reins une face antérieure, une face postérieure et une circonférence.

La *face antérieure*, convexe, est tournée en dehors et en avant. Quelquefois recouverte par le péritoine, elle est le plus souvent en rapport avec le colon lombaire correspondant ; à droite elle répond en outre à une facette déprimée du lobe droit du foie (fosse du rein) et aussi à la seconde portion du duodénum ; à gauche cette face antérieure du rein est recouverte par la rate et par le grand cul-de-sac de l'estomac.

La *face postérieure* est presque plane ; elle regarde en arrière et un peu en dedans. Elle est en rapport en haut avec le diaphragme, qui sépare sa partie supérieure des dernières côtes ; en bas avec le muscle carré des lombes ; en dedans avec la colonne vertébrale, dont elle est séparée par le muscle psoas.

La *circonférence* des reins présente à considérer un bord externe, un bord interne et deux extrémités.

Le bord externe, convexe, est dirigé en arrière.

Le bord interne, concave et plus court que le précédent, est dirigé en dedans et un peu en bas. On y voit la scissure (*hile du rein*) par laquelle les vaisseaux, le conduit excréteur et les nerfs entrent dans l'intérieur de l'organe. Cette scissure a une longueur d'environ dix-huit lignes.

Des deux bords de cette fente, le postérieur est un peu plus saillant que l'antérieur. En les écartant on aperçoit, au fond de la scissure, en avant la veine rénale, en arrière le bassinet, au milieu l'artère rénale, le tout enveloppé d'une masse considérable de tissu adipeux.

Des deux extrémités, la supérieure regarde en dedans et est recouverte par la capsule surrénale, l'inférieure regarde en bas, ce qui est en rapport avec la direction oblique des reins.

Structure. — Chaque rein est enveloppé d'une atmosphère de tissu graisseux qui est surtout abondante aux deux bords de la glande. Cette couche est recouverte en avant par le péritoine, en dehors duquel le rein est situé.

Au-dessous de cette espèce de pannicule graisseux se trouve une membrane propre.

Membrane propre. — Membrane cellulo-fibreuse, aussi mince que résistante, elle enveloppe complétement le rein, auquel elle adhère par une infinité de prolongements qu'elle envoie dans son intérieur, et arrivée au niveau de sa scissure, elle se réfléchit sur les autres éléments qui le pénètrent par ce point en formant des gaines à chacun d'eux.

Parenchyme du rein. — Quand on a enlevé la membrane fibreuse, la substance du rein apparaît avec une couleur d'un rouge brun.

Si l'on fait une profonde incision dans ce tissu, on reconnaît qu'il est composé de deux substances, l'une extérieure (substance corticale ou glanduleuse), l'autre interne (substance médullaire, fibreuse ou tubuleuse).

Substance corticale. — La substance corticale forme une couche d'un rouge jaunâtre, d'une consistance assez molle, placée en dehors de la base des cônes formés par la substance médullaire et dans l'intervalle de ces cônes.

La substance corticale est composée : 1° de tubes flexueux (tubes de Ferrein) qui se continuent avec les tubes rectilignes de la substance médullaire ; 2° de granulations sphériques (acini de Malpighi), appendues aux tubes de Ferrein, qu'on a regardées comme de petites glandes et que quelques anatomistes ont dit être formées par une espèce d'enroulement des dernières ramifications artérielles.

Ces corpuscules de Malpighi, dont le diamètre est d'un dixième de ligne environ, sont attachés aux ramuscules artériels comme un grain de raisin sur sa grappe et sont presque libres dans des capsules dont Muller et Huschke sont parvenus à les faire sortir avec la pointe d'une aiguille.

Malpighi, qui le premier les a décrits, dit que ce sont des grains glanduleux chargés de sécréter l'urine. Ruysch au contraire a soutenu qu'ils n'étaient autre chose que des touffes de vaisseaux. Huschke, s'appuyant sur ce que l'injection ne les pénètre que par l'artère, adopte l'opinion de Ruysch ; mais il nous semble que cette raison n'est pas suffisante.

Substance médullaire.

Aussi appelée *substance tubuleuse*, la substance médullaire a une coloration rouge et une densité plus grande que la substance corticale, dont on la distingue facilement par une couleur plus ou moins foncée et par son aspect tubulé ou strié.

Les stries ou fibres qui constituent cette substance se rassemblent en faisceaux qui prennent la forme de cônes ou pyramides (pyramides de Malpighi). Ces pyramides ont leur sommet tourné vers le hile du rein ; leur base répond à la substance corticale. Elles sont en nombre un peu variable : tantôt on en trouve une dizaine seulement, tandis que dans quelques cas on en peut compter jusqu'à vingt.

Bellini ayant démontré que ces pyramides de Malpighi sont constituées par de petits tubes, et Ferrein ayant examiné ceux-ci au microscope et reconnu que chacun d'eux était composé d'une centaine d'autres tubes, la structure de la substance médullaire est regardée aujourd'hui par tout le monde comme essentiellement tubuleuse.

Les tubes décrits par Bellini portent indifféremment le nom de *tubes de Bellini* ou celui de *pyramides de Ferrein.*

Ils communiquent largement entre eux dans un même cône et viennent s'ouvrir isolément dans un petit réservoir appelé *calice*, qui embrasse le sommet de la pyramide de Malpighi, appelé *papille.*

Cette papille laisse suinter l'urine dans le calice par de petites ouvertures dont le nombre est égal à celui des *tubes de Bellini.*

Les papilles sont ordinairement aussi nombreuses que les pyramides de Malpighi ; cependant on voit assez souvent deux de ces dernières se réunir pour s'ouvrir dans un même calice.

Chacune d'elles est recouverte par un prolongement de la membrane muqueuse de l'uretère. Indépendamment d'une foule de petits orifices isolés qu'elle présente, on aperçoit encore au centre une petite dépression (*foceola papillæ*) dans laquelle se voient un grand nombre d'ouvertures dont le diamètre est d'un cinquième de millimètre environ.

Arrivés à la base du cône, les tubes de Bellini deviennent flexueux en entrant dans la substance corticale, où il sont connus sous le nom de *tubes de Ferrein*, et il ne faut pas croire qu'ils se terminent en cul-de-sac à la périphérie du rein, car ils se replient sur eux-mêmes pour se replonger dans la substance médullaire.

Henle a démontré que la face interne de ces tubes est recouverte d'une membrane muqueuse dont l'épithélium est composé de cellules à noyau, serrées les unes contre les autres. Il regarde cet épithélium comme intermédiaire à l'épithélium pavimenteux et à l'épithélium à cylindres. C'est, suivant son expression; un épithélium de *transition.*

Vaisseaux. — Il est peu d'organes qui reçoivent un aussi grand nombre de vaisseaux.

Artères. — Les artères rénales naissent de l'aorte à angle droit, la droite un peu plus bas que la gauche. Il n'y a pas de glande qui ait une artère aussi considérable par rapport à son volume. Au niveau du hile, placées en avant de l'uretère et en arrière des veines, elles se divisent en deux branches, l'une supérieure, l'autre inférieure, qui se subdivisent elles-mêmes en branches antérieures et postérieures. Les subdivisions se placent dans l'intervalle des pyramides et arrivent ainsi, sans fournir aucune branche, à la base de ces corps, où elles forment des réseaux entre la substance médullaire et la substance corticale. De ces réseaux partent des ramuscules qui pénètrent ces deux substances. Les ramuscules de la couche corticale viennent s'épanouir à la surface du rein, où elles représentent des espèces d'étoiles et sont en bien plus grand nombre que celles de la couche médullaire.

Veines. — Les veines forment des réseaux autour de la base des pyramides de Malpighi comme les artères qu'elles accompagnent. Ces réseaux reçoivent le sang veineux de l'organe par une foule de petits ramuscules qui y viennent aboutir.

Contrairement à ce que nous avons vu pour les artères, les veines forment, dans les interstices des pyramides, des mailles qui sont connues sous le nom d'*étoiles de Verheyen*.

Le tronc veineux qui résulte de la réunion des diverses branches du rein est placé en avant de l'artère, au niveau du hile.

Vaisseaux lymphatiques. — Les vaisseaux lymphatiques sont superficiels et profonds. Ceux-ci accompagnent les vaisseaux et les veines ; les superficiels forment à la surface du rein un réseau presque aussi riche que ceux de la rate et du foie.

Nerfs. — Ils proviennent du plexus rénal, émanation du grand sympathique, d'où partent les rameaux qui vont former le plexus spermatique.

Développement. — Les reins ont été considérés par quelques anatomistes comme provenant des corps de Wolff ; mais la plupart des anatomistes modernes pensent qu'ils naissent derrière ces corps d'une manière indépendante.

Ils sont visibles chez l'homme vers la septième semaine de la vie embryonnaire.

A cette époque ils ont une forme ovale, et leur surface extérieure est lisse ; mais à mesure qu'ils se développent, ils deviennent lobuleux par suite des sillons qui apparaissent à leur périphérie.

Ces lobules de la vie embryonnaire sont formés par la substance médullaire recouverte par la couche corticale. Ils disparaissent à mesure que l'embryon grandit, et dans le plus grand nombre des cas, au bout de la première ou de la seconde année on n'en trouve plus de traces.

Usages. — Les reins sont les organes sécréteurs de l'urine. Ce liquide paraît prendre naissance dans la substance corticale et n'être que filtré par la substance médullaire.

Calices, bassinet, uretère.

Uretères. — Conduits excréteurs des reins, les uretères sont au nombre de deux, l'un à droite, l'autre à gauche. Étendus obliquement des reins au bas-fond de la vessie, ils ont une longueur de 11 à 12 pouces. Ils sont cylindriques, et leur diamètre est d'environ 2 lignes.

Les rapports des uretères sont les suivants. Recouverts par le péritoine, ils longent d'abord la face antérieure du muscle psoas, qu'ils croisent ensuite. Au niveau du détroit supérieur du bassin, ils croisent également la direction des artères et veines iliaques primitives et plus bas celle des vaisseaux hypogastriques. En outre l'uretère droit est placé en dehors de la veine cave inférieure, sur laquelle il s'appuie un peu. Enfin

les uretères croisent la direction de l'artère ombilicale et du **canal défé-**
rent; après quoi ils s'ouvrent au bas-fond de la vessie à un pouce et
demi l'un de l'autre. Les uretères ne s'ouvrent sur la membrane muqueuse qu'après un trajet oblique assez long entre les couches des **parois**
de la vessie, ce qui explique comment ils sont comprimés par la **disten-**
sion du réservoir de l'urine et comment ils n'ont point besoin de **val-**
vules pour que ce liquide ne remonte pas vers les reins.

Bassinet. — Le bassinet est la partie supérieure de l'uretère, **évasée**
en forme d'entonnoir.

Allongé de haut en bas, il est situé au niveau du hile où **l'artère et la**
veine sont placés au devant de lui.

Sa longueur de haut en bas est d'un demi-pouce environ.

Calices. — Le bassinet en traversant la scissure du rein se **divise en**
deux branches cylindriques, l'une supérieure, l'autre inférieure (*calyces
majores*), qui se subdivisent chacun en deux autres (*calyces minores*) et
ceux-ci quelquefois en deux autres encore.

Les calices sont de petits tubes membraneux. Au nombre de **six à**
douze, ils embrassent la base des papilles, qui y font une saillie **sembla-**
ble à celle du cul d'une bouteille.

Surface interne. — La surface interne des calices, du bassinet **et de**
l'uretère est blanche et présente des plis longitudinaux qui **s'effacent**
par la distension.

Structure. — Au-dessous du péritoine, qui tapisse la paroi antérieure
de l'uretère, on trouve : 1° une membrane résistante d'une couleur blanchâtre que la plupart des anatomistes regardent comme étant de nature
fibreuse, que M. Cruveilhier dit être *analogue au dartos*, que d'autres
enfin ont cru être *musculeuse :* cette membrane se continue évidemment
avec l'enveloppe fibreuse du rein ; 2° une *membrane muqueuse :* continuation de la membrane muqueuse vésicale, lisse et très-mince, elle ressemble au premier coup d'œil à une membrane séreuse. Arrivée à la
base des papilles, la membrane précédente disparaît, et celle-ci se continue seule dans l'intérieur des tubes. La membrane muqueuse est recouverte par un épithélium, formé de cellules allongées, qui appartient à
l'épithélium de transition (Henle).

Les *artères* de ces conduits proviennent : 1° de l'artère rénale pour les
calices et le bassin, et 2° des artères spermatique et hypogastrique **pour**
l'uretère.

Les veines accompagnent les artères.

Les lymphatiques n'ont point été étudiés.

Les nerfs sont de petits filets des plexus mésentérique inférieur et
spermatique.

Capsules surrénales.

Les *capsules surrénales* (*reins succenturiés* de Cassérius, *capsules
atrabilaires* de Bartholin), au nombre de deux, l'une à droite, l'autre

à gauche, sont situées au-dessus des reins, sur lesquels elles sont couchées, mais qu'elles ne suivent pas dans leurs déplacements. Ainsi lorsque les reins sont placés plus haut qu'à l'ordinaire, les capsules surrénales sont situées en dedans d'eux au voisinage de leur scissure.

La forme des capsules surrénales est prismatique triangulaire. Elle a été comparée par Boyer à un casque; on l'a encore comparée à un bonnet phrygien coiffant l'extrémité supérieure du rein correspondant.

Leur couleur varie du brun jaunâtre au jaune sale pour l'extérieur; à l'intérieur, les capsules surrénales ont une couleur plus foncée.

Leurs dimensions sont à peu près en moyenne de 16 lignes en hauteur, de 2 en épaisseur et de 13 en largeur. Mais ce volume varie beaucoup suivant les individus, et M. Cruveilhier dit qu'elles sont parfois si peu considérables qu'on les distingue à peine du tissu adipeux au milieu duquel elles sont cachées.

Les deux capsules ont rarement un volume égal. Eustachi a même prétendu que la droite est toujours plus volumineuse que la gauche. Huschke dit au contraire que la capsule gauche est plus longue que la droite, mais que celle-ci l'emporte sur l'autre par la largeur.

Les dissidences des anatomistes à ce sujet me semblent prouver seulement qu'il n'y a rien de constant dans le rapport des dimensions des capsules surrénales droite et gauche.

Meckel évalue leur poids à un gros; Krause à 80-120 grains. — Le poids est sans doute variable comme le volume.

On leur distingue :

Une *face antérieure*. — Cette face est en rapport à gauche avec le pancréas, qui la recouvre immédiatement; elle est encore placée derrière la rate et la grosse extrémité de l'estomac : à droite, la face antérieure répond au lobe droit du foie, auquel elle adhère dans ce point qui est connu sous le nom de *fossette rénale du foie*.

Une *face postérieure*. — Répondant à la dixième vertèbre dorsale, dont elle est séparée par les piliers du diaphragme.

Un *bord externe*. — Épais, concave et présentant assez constamment une gouttière profonde.

Un *bord interne*. — Convexe et mince. Celui de la capsule gauche s'applique sur l'aorte, celui de la droite sur la veine cave inférieure.

Un *sommet*. — Il est tourné en haut, en dedans et en avant.

Une *base*. — S'adaptant à l'extrémité supérieure du rein, auquel elle adhère par un tissu cellulaire lâche, elle présente une concavité en rapport avec la convexité de l'organe qu'elle coiffe.

Structure. — Les capsules surrénales sont enveloppées par une membrane fibreuse qui se comporte avec elles de la même manière que la membrane de Glisson avec le foie.

La substance propre des capsules est formée d'une couche *corticale* et d'une couche *interne*.

Substance corticale. — D'un brun jaunâtre, d'une consistance analogue à celle du cuir, dont elle a la flexibilité, elle offre à la vue une infinité de stries parallèles entre elles et allant perpendiculairement de la substance interne à la surface, où elles forment des anses par leur réflexion. Suivant J. Muller, ces stries ne sont autre chose que des ramuscules artériels.

La substance corticale est formée de tissu cellulaire, de nerfs et d'un très-grand nombre de vaisseaux.

Berres a en outre décrit, à la surface interne de cette couche, des corpuscules arrondis ou follicules clos d'un tiers à un quart de ligne, autour desquels les artères font des réseaux dont les capillaires ont une ténuité excessive.

Substance médullaire. — Cette substance forme une couche molle d'un brun foncé et d'une épaisseur qui varie d'un tiers à une demi-ligne.

Elle est principalement composée de veines, ce qui explique sa mollesse et sa couleur foncée. C'est dans son milieu que commence le tronc de la veine capsulaire, formé par de nombreux rameaux qui y aboutissent sous des angles très-aigus.

Les capsules surrénales ont-elles une cavité ?

Les anatomistes modernes sont à peu près unanimes pour rejeter l'existence de cette cavité. Il est probable en effet que lorsqu'on a cru que les capsules étaient creuses, on les avait étudiées chez des sujets déjà morts depuis quelque temps. Or on sait que la substance interne est très-molle, qu'elle se ramollit encore par la décomposition cadavérique, au point qu'elle a pu en imposer pour un épanchement sanguin.

Jamais on n'a pu retrouver l'apparence d'une cavité quand on l'a cherchée sur un sujet mort récemment.

Bergmann a décrit une troisième substance, pâle, ayant l'apparence de la corne de bœuf et située au milieu de la couche médullaire ; mais comme il ne l'a pas trouvée constamment, il est probable que cette troisième substance est le résultat d'un état pathologique.

Artères. — Les artères capsulaires sont volumineuses et proviennent de trois sources ; les capsulaires supérieures viennent de la diaphragmatique inférieure. Les artères capsulaires moyennes, souvent multiples, sont les plus volumineuses ; elles viennent directement de l'aorte, au-dessus de la rénale correspondante. Les capsulaires inférieures sont des branches de la rénale.

Veines. — Les veines nées surtout de la substance médullaire correspondent aux artères. Elles se rendent les unes à la veine cave inférieure, les autres dans les veines rénales. Toutes ces veines sont dépourvues de valvules.

Lymphatiques. — Les vaisseaux lymphatiques sont distingués en superficiels et en profonds. Ils vont se jeter dans le canal thoracique.

Nerfs. — Les nerfs sont très-nombreux. Ils proviennent : 1° des plexus rénaux, 2° des ganglions semi-lunaires et du plexus solaire.

Henle a trouvé, sur le trajet des nerfs des capsules surrénales, des globules qui ressemblaient aux globules ganglionnaires.

Développement. — Les capsules surrénales sont proportionnellement bien plus développées chez le fœtus que chez l'adulte, ce qui fait supposer que leurs fonctions sont particulièrement relatives à la vie embryonnaire. Meckel et J. Muller ont même prouvé que leur volume l'emporte alors sur celui des reins. Arnold dit qu'elles naissent des corps de Wolff. Valentin pense qu'elles prennent naissance isolément sous la forme d'une masse qui se sépare du sang au-dessus et au devant du rein et se divise en deux moitiés symétriques.

A la naissance, le volume des capsules surrénales n'est plus que le tiers de celui des reins, et il diminue encore pendant quelque temps.

Usages. — Bartholin les regardait comme les organes sécréteurs de l'atrabile ; Sénac disait que le méconium provenait d'elles ; Valsalva leur attribuait la sécrétion du véhicule de l'agent actif du sperme ; Duvernoy, Deidier, etc., veulent qu'elles sécrètent un liquide analogue à l'urine ; Kulmus dit qu'elles versent le produit de leur sécrétion dans le canal thoracique ; Bergmann compare les deux substances des capsules à des plaques galvaniques qui accroissent l'activité du système ganglionnaire.

Ce que l'on peut dire plus sûrement, c'est que leurs usages sont complétement inconnus.

DE LA VESSIE.

La vessie, réservoir de l'urine, est un organe musculo-membraneux situé sur la ligne médiane derrière le pubis. Elle déborde l'excavation du bassin quand elle est distendue par l'urine.

Elle est maintenue en place par le péritoine, qui la recouvre dans une certaine partie de son étendue, par l'ouraque et surtout par des bandelettes fibreuses qui l'attachent aux côtés de la symphyse du pubis et qu'on appelle *ligament antérieur de la vessie.*

La direction de la vessie est oblique de haut en bas et d'avant en arrière, et lorsque cet organe est distendu par l'urine, son axe est représenté par une ligne qui partant de l'ombilic irait tomber sur le milieu de la courbure du sacrum. Il résulte de cette direction que le col de la vessie est sa partie la plus déclive, surtout lorsque le corps est penché en avant.

Après l'estomac et la matrice distendue par le produit de la conception, c'est le sac le plus ample du corps, et il n'est aucun réservoir de sécrétion dont la capacité puisse approcher de la sienne.

De ses diamètres le vertical est le plus grand, et l'antéro-postérieur est le plus petit.

Sa capacité ordinaire est de 10 à 20 pouces cubes. Elle peut contenir plusieurs livres d'urine ; mais sa distension devient en général incommode quand elle en contient plus d'une livre.

La capacité de la vessie varie d'ailleurs suivant les habitudes , suivant le sexe, suivant l'âge et suivant les maladies. Si la vessie de la femme a une capacité supérieure à celle de l'homme , cela provient sans doute de l'habitude qu'ont les femmes de résister au besoin d'excrétion auquel la pudeur les empêche de céder dans une foule de circonstances.

La vessie paraît être proportionnellement plus grande avant qu'après la naissance.

Dans certaines maladies, telles que la pierre , la vessie est quelquefois tellement racornie qu'elle ne dépasse jamais le bord supérieur de la symphyse du pubis; tandis que dans d'autres affections, telles que la fièvre typhoïde par exemple, si on n'y prend garde, la vessie peut acquérir un développement extraordinaire ; dans quelques cas on l'a vue contenir cinq ou six livres d'urine.

La figure de la vessie est celle d'un ovoïde dont la grosse extrémité reposerait sur le rectum et dont le sommet serait dirigé vers l'ouverture. Sa partie la plus élevée a été appelée le *fond* ou le *sommet* de la vessie ; le *bas-fond* est la partie la plus large et la plus inférieure ; enfin le *corps* est la partie intermédiaire au fond et au bas-fond.

Rapports. — Sa surface extérieure présente une *région antérieure*. Dans l'état de vacuité, elle répond à la symphyse du pubis et aux muscles obturateurs internes.

Chez la femme cette face antérieure déborde la symphyse du pubis en bas, ce qui a été utilisé pour l'opération de la taille sous-pubienne; lorsque la vessie est distendue , sa face antérieure répond en outre aux parois abdominales dans une étendue proportionnelle à sa destination.

La partie inférieure de cette région est fixée par deux faisceaux de fibres du *fascia pelvis* (*ligaments antérieurs de la vessie*) qui s'insèrent d'une part au bas de la paroi antérieure de ce viscère et de l'autre sur les côtés de la symphyse pubienne.

Cette paroi tout entière est dépourvue de péritoine, ce qui permet aux instruments de parvenir dans la cavité vésicale sans que le péritoine soit lésé. C'est cette disposition qu'on utilise dans l'opération de la taille sus-pubienne.

Région postérieure. — La région postérieure, plus convexe que la précédente, recouverte par le péritoine dans toute son étendue, est en rapport avec le rectum chez l'homme et chez la femme avec la matrice. Mais le rapport n'est immédiat qu'autant que la vessie est distendue par l'urine , les circonvolutions intestinales venant dans le cas contraire s'interposer à la vessie d'une part, au rectum ou à la matrice d'autre part.

Régions latérales. — Constituées par des surfaces beaucoup plus larges que les surfaces antérieure et postérieure, les faces latérales de la vessie sont recouvertes par le péritoine et cotoyées par les artères ombilicales. Chez l'homme elles sont encore en rapport avec les canaux déférents.

Base de la vessie. — Les rapports de cette région doivent être étudiés séparément chez l'homme et chez la femme.

1° *Chez l'homme*, la base de la vessie est en rapport direct avec le rectum sur la ligne médiane, tandis que sur les côt.s elle en est séparée par les vésicules séminales et les canaux déférents.

En dehors du rectum, la base de la vessie est embrassée par le *fascia pelvis* et les muscles releveurs de l'anus, qui s'y insèrent.

Nous avons dit que le rapport entre le rectum et le bas-fond de la vessie était direct sur la ligne médiane; mais cela n'est vrai que pour l'état de plénitude de la vessie, car quand elle est revenue sur elle-même, le péritoine les sépare en se prolongeant jusqu'au bord postérieur de la prostate.

Sur les côtés du cul-de-sac péritonéal, formé par la réflexion du péritoine de la face antérieure du rectum sur la vessie, se voient deux replis de cette membrane qui sont improprement appelés *ligaments postérieurs de la vessie.*

2° *Chez la femme*, la base de la vessie répond à la face antérieure du vagin, à laquelle elle adhère par un tissu très-serré dans toute la partie de cette face, qui n'est point en rapport avec l'urèthre. La base de la vessie est encore en rapport avec la moitié inférieure du col de l'utérus, auquel elle adhère d'une manière très-lâche.

Au devant du bas-fond et au-dessous de la paroi antérieure se trouve une partie resserrée qu'on appelle le *col* de la vessie. Libre chez la femme, le col est entouré chez l'homme par la prostate.

Sommet. — Dirigé en haut et en avant, le sommet de la vessie est arrondi. On en voit partir un ligament qui réunit la vessie à l'ombilic, qu'on appelle l'*ouraque* et qui est le vestige du canal allantoïdien. Le péritoine ne recouvre que la face postérieure du sommet de la vessie; mais il se réfléchit autour de l'ouraque, en avant duquel il fait une espèce de cul-de-sac.

Le sommet de la vessie peut dépasser de plusieurs pouces le bord supérieur du pubis; mais il ne le dépasse pas dans l'état de vacuité.

Surface interne de la vessie.

La surface interne de la vessie est remarquable : 1° par des plis ou rides qui provenant de l'affaissement de la vessie sur elle-même disparaissent par la distension; 2° par des saillies entrecroisées de manière à former des figures polygonales; 3° par trois ouvertures : deux, postérieures, occupent les angles d'un triangle à surface *lisse* et d'une couleur plus blanche que le reste de la face interne; l'antérieure répond au sommet de ce triangle, qui est connu sous les noms de *trigone vésical, trigone de Lieutaud.*

L'orifice antérieur est l'ouverture du canal de l'urèthre; on l'appelle aussi *col de la vessie.*

Ordinairement fermé par une espèce de froncement de la membrane interne, ce n'est qu'anormalement qu'il est en partie oblitéré par la *luette vésicale*, qu'on considère généralement comme résultant de l'hypertrophie du lobe médian de la prostate.

Structure de la vessie.

La vessie est constituée par deux membranes propres séparées par une couche celluleuse; elle est en outre recouverte incomplétement par une membrane séreuse.

Membrane séreuse. — La face antérieure en est complétement dépourvue, ainsi que la partie de sa base qui est antérieure au bas-fond. Si on ajoute encore à ces parties celles qui sont recouvertes par les vésicules séminales, il n'y aura plus de tunique séreuse que sur la face postérieure de la vessie et sur une très-petite étendue de sa base.

Membrane musculeuse. — La membrane musculeuse est composée de faisceaux qui s'entrecroisent dans plusieurs directions, et comme ces faisceaux ne font pas partout une couche continue, il paraît au premier abord bien difficile de classer les fibres musculaires qui entrent dans la composition de la vessie.

Mais si on étudie cette membrane sur une vessie hypertrophiée, on ne tarde pas à reconnaître que la couche la plus extérieure est constituée par des fibres longitudinales qui, nées du col de la vessie, montent sur la face antérieure de la prostate et du corps de la vessie, arrivent sur la face postérieure en embrassant le sommet et descendent en arrière jusque sur la prostate, dans laquelle elles se perdent.

Ce sont celles de ces fibres qui occupent la ligne médiane qu'on a décrit comme un muscle particulier sous le nom de *detrusor urinæ*.

C'est à cette couche que viennent se rendre les *ligaments antérieurs de la vessie*.

La seconde couche est formée de fibres circulaires plus ou moins obliquement entrecroisées sur la ligne médiane. Il y en a pourtant qui sont juxtaposées d'une manière très-régulière : c'est à ce dernier ordre qu'appartiennent les fibres qui constituent le trigone vésical, dont la base résulte du soulevement de la membrane muqueuse par un faisceau transversal étendu de l'embouchure de l'uretère du côté droit à celle de l'uretère du côté gauche.

On a décrit sous le nom de *sphincter de la vessie* les fibres circulaires du corps qui se continuent sur le col; mais on ne trouve point au col de la vessie des fibres assez prononcées pour mériter le nom de *sphincter*.

Les fibres longitudinales et circulaires qui constituent la membrane musculeuse de la vessie ne sont pas striées; mais elles sont plus rouges et plus prononcées que celles de l'estomac et que celles de l'intestin qui lui fait suite.

Une particularité qui les distingue des fibres musculeuses des autres organes, c'est qu'elles laissent entre elles des espaces plus ou moins considérables qui deviennent très-marqués lorsque les fibres musculeuses en s'hypertrophiant font saillie sous la membrane muqueuse.

Ces fibres prennent alors le nom de *colonnes*, et les espaces qui les séparent sont appelés *cellules de la vessie*. C'est avec la couche musculeuse que se continue le cordon de l'ouraque.

Tunique celluleuse. — Assez épaisse, elle n'offre que les caractères ordinaires de cette couche, si ce n'est qu'elle unit assez lâchement la membrane muqueuse à la couche musculeuse.

Membrane muqueuse. — Elle est mince, lisse et blanchâtre, si ce n'est au col de la vessie, où des vaisseaux sanguins la colorent habituellement.

M. Cruveilhier dit qu'elle présente des papilles peu développées; Huschke prétend qu'il n'y en a pas de traces.

Elle présente dans l'état de vacuité une foule de plis qui disparaissent dans l'état de plénitude.

Nous avons déjà dit, à l'occasion de la couche musculeuse, que la membrane muqueuse se moule exactement sur la couche sous-jacente, et que les fibres de celle-ci venant à s'hypertrophier, la membrane muqueuse s'enfonce dans les dépressions intermédiaires et concourt à la formation des *cellules*.

Les vessies qui offrent cette disposition portent le nom de *vessies à cellules*.

M. Mercier a décrit une saillie demi-circulaire qui s'élève sur la paroi postérieure du col de la vessie et qu'il croit formée par du tissu musculaire doublé par la membrane muqueuse.

Si on a nié l'existence des follicules dans cette membrane, si d'autres ont dit qu'elle était extrêmement difficile à démontrer, il ne faut pas en conclure que ces follicules n'existent point. Un examen attentif fait voir en effet que si les follicules de la membrane muqueuse vésicale sont petits, il n'est pas d'autre muqueuse qui en ait un plus grand nombre.

On n'a plus besoin de tant de soins pour les apercevoir chez les individus qui avaient un catarrhe vésical. Dans ces cas en effet ils peuvent acquérir un développement considérable.

Les plus volumineux se trouvent au voisinage du col de la vessie et sur le trigone.

L'épithélium de cette membrane est composé, suivant Henle, de cellules allongées, intermédiaires aux cellules de l'épithélium pavimenteux et à celles de l'épithélium à cylindres (Henle).

Les orifices des uretères s'ouvrent obliquement sur cette membrane, comme nous l'avons déjà dit ailleurs; ils sont distants l'un de l'autre d'un pouce et demi environ. Leur diamètre est assez considérable pour qu'on puisse y introduire un stylet. Ils sont indiqués d'ailleurs par une saillie que fait l'uretère sous la muqueuse avant de s'y ouvrir.

Des deux points de la membrane muqueuse, soulevée par la fin des uretères, partent deux autres plis de cette membrane qui viennent obliquement converger vers l'orifice du col de la vessie. C'est le triangle, circonscrit par ces replis, qui porte le nom de *trigone vésical*.

En arrière du faisceau transversal du trigone, la vessie offre ordinairement une dépression dans laquelle les calculs viennent souvent se loger.

Chez l'embryon, la cavité de l'ouraque communique avec celle de la vessie, et la membrane muqueuse va de l'une à l'autre.

Artères. — Les artères vésicales viennent de la honteuse interne, de l'hémorrhoïdale moyenne, de l'obturatrice, de l'ombilicale chez l'embryon et de l'utérine chez la femme.

Veines. — Les veines forment un plexus très-riche autour du col et sur le bas-fond de la vessie. Ce plexus est surtout remarquable chez la femme, et ses anastomoses avec le plexus vaginal donnent une explication suffisante du ténesme vésical qu'on observe quelquefois chez elle à l'approche des règles.

Les veines viennent verser le sang dans la veine hypogastrique.

Vaisseaux lymphatiques. — Ils viennent se rendre aux ganglions hypogastriques.

Nerfs. — Les nerfs sont de deux sortes : les uns appartiennent à la vie animale et proviennent du plexus sacré; les autres appartiennent à la vie organique et proviennent du plexus hypogastrique.

Cette double origine des nerfs de la vessie est en rapport avec ses fonctions, puisque c'est un organe qui, comme le rectum, est en partie soustrait et en partie soumis à l'influence de la volonté.

Développement. — La vessie n'est que l'allantoïde modifiée. Cette modification consiste en ce que la partie de cette vésicule qui dépasse l'ombilic disparaît quand celui-ci se ferme; puis la partie intra-abdominale de l'allantoïde, adhérente supérieurement à l'anneau ombilical, revient sur elle-même au point que dans une assez grande étendue elle se transforme en un cordon qui est l'*ouraque*. La partie inférieure est la vessie.

L'allantoïde naissant de l'extrémité inférieure de l'intestin, on peut dire que le rectum et la vessie forment un cloaque dans les premiers temps de la vie. Cette communication de la vessie et du rectum n'est pas de longue durée chez l'embryon humain; mais il n'y a que des hypothèses pour expliquer le mécanisme de cette séparation.

Dans la première enfance, le diamètre vertical de la vessie l'emporte sur les autres, ce qui peut être utilisé dans la pratique chirurgicale.

Usages. — L'urine arrive incessamment dans la vessie, où elle s'accumule jusqu'au moment où la distension de ses parois produit une sensation qui excite la contraction de ses fibres musculaires et par suite l'expulsion de l'urine.

C'est donc tout à la fois un organe de dépôt et d'excrétion.

DE L'URÈTHRE.

Conduit excréteur de l'urine dans les deux sexes, il sert à l'excrétion du sperme chez l'homme. Les différences qu'il présente chez l'homme et chez la femme nous obligent à le décrire séparément chez l'un et chez l'autre.

Urèthre de l'homme.

L'urèthre de l'homme commence au col de la vessie; puis se dirigeant d'arrière en avant et de haut en bas, il arrive sous la symphyse du pubis; de là il se porte en haut et en avant en décrivant une courbe à concavité supérieure. Après s'être relevé au devant du pubis, l'urèthre de l'homme s'adosse aux corps caverneux de la verge, à la direction variable desquels il s'adapte.

Il résulte de cette description que, hors le temps de l'érection, la verge pendant au devant du pubis et décrivant une courbure dont la concavité est en bas, le canal de l'urèthre représente assez bien une *S* italique, c'est-à-dire une figure formée par deux courbures en sens opposé, la convexité de l'une étant en haut et celle de l'autre étant tournée en bas.

Lorsque la verge est ramenée vers le ventre, le canal de l'urèthre n'a plus qu'une courbure à concavité supérieure dans cette partie de son trajet qui va de la vessie au ligament suspenseur de la verge.

Cette disposition anatomique est constante, et ce n'est qu'avec des idées préconçues qu'on a pu avancer que le canal de l'urèthre est rectiligne. La possibilité du cathétérisme avec une sonde droite ne prouve en effet qu'une chose, c'est qu'on peut effacer la courbure d'un conduit extensible.

Longueur. — La longueur du canal de l'urèthre étant nécessairement en rapport avec celle de la verge et celle-ci variant à un point tel que sur plusieurs cadavres pris au hasard on n'en trouve pas deux qui aient le pénis de même longueur, il ne faut pas s'étonner des dissidences des anatomistes quand ils ont voulu déterminer d'une manière précise les dimensions du canal de l'urèthre.

Sabatier dit que la longueur du canal varie de dix à douze pouces; Lisfranc de neuf à douze ; Amussat de sept à huit ; enfin M. Malgaigne ne l'a jamais vu dépasser plus de six pouces.

Nous n'avons rien à dire de ces chiffres, si ce n'est que M. Malgaigne nous semble avoir pris l'exiguité normale du pénis de quelques individus exceptionnels pour type de l'organe dont il voulait apprécier la longueur. Il explique d'ailleurs les différences qui existent entre les évaluations des divers auteurs par la position dans laquelle se trouvait le pénis lors de la mensuration : « Ainsi, dit-il, il suffit de relever la verge pour la porter à sept pouces et demi; en la tirant vers le haut elle va jusqu'à huit pouces dix lignes; en la tirant en bas elle est de sept à sept pouces et demi..... En enlevant la prostate et les corps caverneux, elle devenait de quatorze pouces. »

Largeur. — Les variations de la largeur sont aussi nombreuses, et Home n'a pas pu faire ses recherches sur un grand nombre d'individus en assignant quatre lignes de diamètre à ce canal.

Nous croyons que la largeur varie presque autant qu'il y a d'individus.

Si nous n'étions pas convaincu de cette extrême variété, ce n'est point certes en insufflant le canal, préalablement séparé des parties qui l'enveloppent, que nous prétendrions arriver à la solution de la question (Amussat). Il est clair en effet qu'ainsi dénudé, le canal de l'urèthre peut céder avec facilité à la distension dans le point même où, étant recouvert par d'autres parties, il eût avant cette préparation offert la plus grande résistance à l'introduction d'une sonde un peu volumineuse.

Divisions du canal de l'urèthre. — Pour mieux étudier le canal de l'urèthre, on l'a divisé en trois portions qui sont, en procédant d'arrière en avant, la *portion prostatique*, la *portion membraneuse*, la *portion spongieuse*.

Avant de décrire la portion prostatique du canal de l'urèthre, nous pensons qu'il est indispensable de donner la description du corps qui lui donne son nom.

Prostate.

La prostate est une glande agrégée, de la grosseur d'un gros marron, embrassant la portion de l'urèthre qui avoisine la vessie.

Cet organe n'existe que chez l'homme. C'est par une bizarrerie unique qu'on a trouvé chez une femme un corps semblable à la prostate placé entre la vessie et le vagin. (*Archives gén. de médecine.*)

Placée derrière la symphyse du pubis et sur un plan inférieur, la prostate est située en avant du rectum, sur lequel elle repose. Elle est limitée en arrière par le col de la vessie, en avant par le commencement de la portion membraneuse du canal de l'urèthre, de chaque côté par les muscles releveurs de l'anus.

La densité de la prostate est très-grande, ce qui n'empêche pas que cet organe ne soit très-facile à déchirer lorsque la coque fibreuse qui l'entoure a été entamée.

Sa forme est celle d'un cône dont le sommet tronqué répondrait en avant, tandis que la base seroit dirigée en arrière. On a encore comparé la forme de la prostate à celle d'un marron ou d'une noix.

Sa direction est oblique de haut en bas et d'arrière en avant.

Le volume de la prostate varie beaucoup suivant les individus. Huschke dit que son bord postérieur a une longueur qui varie de dix-huit lignes à vingt et vingt-quatre.

Dupuytren pensait que les dimensions de la prostate étaient de vingt à vingt-quatre lignes pour la largeur et de dix à douze pour l'épaisseur.

Suivant M. Cruveilhier, la hauteur de la prostate est de douze lignes (sans doute à la partie moyenne de son diamètre antéro-postérieur), sa largeur de dix-huit lignes, son diamètre antéro-postérieur de quinze lignes.

M. Velpeau dit que son diamètre vertical varie de neuf à quinze lignes, suivant qu'on l'examine en avant ou en arrière. Cherchant à établir des mesures essentiellement pratiques, ce chirurgien a tiré divers rayons de l'urèthre aux points principaux du pourtour de la glande, et il a vu que le *rayon inférieur* varie de trois à six lignes, que le *rayon transversal* en a de cinq à huit, que le *rayon oblique* en bas et en dehors a de huit à dix lignes. C'est sans aucun doute le mode de mensuration qui peut rendre le plus de services pour les opérations qu'on est appelé à pratiquer sur la prostate.

Rapports de la prostate. — Il faut étudier les rapports de la prostate avec les corps qui l'entourent et avec ceux qu'elle renferme.

Rapports extérieurs de la prostate. — Par sa face supérieure elle est recouverte par l'aponévrose moyenne du périnée ; elle est séparée par une étendue de six à huit lignes de la symphyse du pubis, à laquelle elle adhère par une dépendance du fascia pelvis appelée *ligaments pubio-prostatiques.*

La face inférieure de la prostate, parcourue d'avant en arrière par un sillon médian, est en rapport avec la face antérieure du rectum, dont elle n'est séparée que par un tissu cellulaire très-serré, disposition qui permet facilement au doigt introduit dans le rectum d'explorer la face postérieure de la prostate.

Les bords latéraux, d'autant plus épais qu'on les examine plus en arrière, convexes de haut en bas, concaves d'avant en arrière, sont embrassés par la partie correspondante du muscle releveur de l'anus.

La base de la prostate est légèrement concave. Elle embrasse le col de la vessie et reçoit aussi dans son intérieur le canal déférent et le col des vésicules séminales.

Rapports intérieurs de la prostate. — La prostate offre des rapports avec les parties qu'elle embrasse : 1° avec le canal de l'urèthre, 2° avec les canaux éjaculateurs.

Les rapports du canal de l'urèthre avec la prostate sont assez variables. Nous nous en occuperons en parlant de la portion prostatique de ce canal.

Les conduits éjaculateurs sont reçus dans une espèce de canal arcoïde creusé dans l'épaisseur de la prostate, dont ils sont séparés par un tissu cellulaire lâche ; ils viennent s'ouvrir sur cette partie de la prostate qu'on appelle *veru-montanum.*

Structure de la prostate. — La prostate résulte d'une agglomération de granulations nombreuses pressées les unes contre les autres et qui se réunissent pour former des lobules. Krause dit que ces granulations ne sont autre chose que des follicules d'un quart à un cinquième de ligne de long sur un dixième de large. Les lobules ont une demi ou trois quarts de ligne sur un tiers d'épaisseur.

Entre les granulations s'aperçoivent des fibres musculaires qui sont la continuation des fibres de la vessie dont nous avons appelé l'ensemble *detrusor urinæ.*

Des granulations glanduleuses partent de petits conduits dont les uns se réunissent avant de se terminer, dont les autres s'ouvrent isolément dans le canal de l'urèthre. Les orifices de ces *conduits prostatiques* sont extrêmement nombreux. Il est facile de s'en apercevoir en pressant la prostate, dont on fait ainsi suinter le fluide sur la membrane muqueuse uréthrale. Ils sont placés en demi-cercle de chaque côté d'une saillie dépendant de la prostate appelée *veru-montanum* ou *crète uréthrale.*

Le veru montanum (crète uréthrale) est une saillie arrondie, mais dont le diamètre antéro-postérieur l'emporte beaucoup sur le diamètre transversal. Située sur la paroi inférieure de la portion prostatique du canal de l'urèthre, cette crète se termine en avant et en arrière en s'aplatissant; elle se continue en avant avec deux petits freins qui paraissent provenir d'un repli de la membrane muqueuse, en arrière avec ce qu'on a appelé la *luette vésicale.* La partie moyenne du veru-montanum est le point le plus saillant. Elle est remarquable par une ouverture impaire, large d'un tiers à une demi-ligne, qui aboutit en arrière à une cavité ayant trois, quatre ou six lignes de long sur deux de largeur. Cette cavité est appelée *vésicule prostatique.* Guthrie l'appelle *sinus pocularis.* Elle commence par une partie rétrécie qui continue jusqu'au milieu de sa longueur, ce qui lui donne assez exactement la forme d'une bouteille.

Elle renferme de chaque côté un conduit éjaculateur. Ces deux conduits viennent s'ouvrir non dans l'utricule prostatique, mais sur ses côtés, chacun par un orifice isolé. Morgagni dit aussi avoir vu sortir le sperme par l'orifice de la vésicule prostatique.

C'est dans cet orifice que s'engage si souvent l'extrémité des sondes introduites dans l'urèthre.

Le sillon antéro-postérieur qu'on voit à la surface antérieure de la prostate est quelquefois assez profond pour justifier la division de la prostate en deux lobes. Quant au lobe médian, appelé aussi *luette vésicale,* on ne le rencontre que dans les cas de phlegmasie chronique de cet organe.

C'est une production morbide et non un état normal.

Membrane fibreuse de la prostate.

La prostate est exactement enveloppée par une membrane fibreuse qui envoie des prolongements dans son intérieur et qui se continue en dehors avec les aponévroses qui viennent s'insérer sur cette glande. C'est entre cette membrane et la prostate qu'existe le plexus prostatique, formé par les anastomoses des veines de la prostate et par celles du col de la vessie avec les veines dorsales de la verge.

Aponévroses latérales de la prostate. — Placées de chaque côté de la prostate, elles s'insèrent sur ses bords d'une part, et de l'autre elles se continuent en dehors avec l'aponévrose moyenne du périnée, en haut avec le fascia pelvis. Les ligaments pubio-prostatiques, dont nous avons déjà parlé, sont une dépendance des aponévroses latérales de la prostate.

Aponévrose péritonéo-prostatique. — Aussi appelée *aponévrose postérieure de la prostate*, elle a été bien décrite pour la première fois par M. Denonvilliers. Elle s'insère sur la base de la prostrate, et de là se dirigeant en haut, elle vient s'insérer à un pouce de distance au cul-de-sac péritonéal, qu'elle paraît destinée à maintenir.

Vaisseaux. — Les artères de la prostate proviennent des vésicales, des hémorrhoïdales et directement de la honteuse interne. Des veines correspondantes les accompagnent. Nous avons déjà dit qu'autour de la prostate, les veines forment un plexus résultant de leurs anastomoses avec les branches dorsales de la verge.

Les nerfs de la prostrate proviennent du plexus hypogastrique (grand sympathique).

Usages. — La prostate sécrète un liquide hyalin et filant qui se mêle au sperme au moment de l'éjaculation.

Portion prostatique du canal de l'urèthre.

La portion prostatique du canal de l'urèthre est la partie de ce canal qui est logée dans l'intérieur de la glande que nous venons de décrire. Sa longueur est donc aussi variable que celle de la prostate ; elle paraît varier dans l'état normal entre huit et douze lignes. Son diamètre vertical est sensiblement diminué par la présence sur la ligne médiane de la saillie que nous avons décrite sous le nom de *veru-montanum*. De chaque côté du veru-montanum il existe une gouttière sur laquelle la sonde peut glisser pour pénétrer dans la vessie.

Les parois de la prostate paraissent rendre cette portion prostatique plus résistante que le reste du canal de l'urèthre. On peut en effet la dilater assez largement pour que le doigt s'y introduise.

A l'intérieur elle est tapissée par la continuation de la muqueuse vésicale au delà du col de la vessie, où, repliée sur elle-même, elle offre de petits plis radiés.

Sur la partie inférieure de la surface interne, on aperçoit : 1° le vérumontanum, 2° l'utricule prostatique, 3° les deux orifices des conduits éjaculateurs, 4° les nombreux orifices des conduits prostatiques.

On voit en outre des replis longitudinaux de cette membrane qui disparaissent par la destruction.

Nous ne reviendrons pas sur la luette vésicale, puisque nous avons déjà dit, avec la plupart des anatomistes, que ce n'est autre chose qu'un produit de l'inflammation de la portion prostatique de l'urèthre.

Les rapports du canal de l'urèthre avec la prostate sont extrêmement variables : tantôt ce conduit est entouré complétement par elle, tantôt dans ses trois quarts inférieurs ; dans l'immense majorité des cas, la portion de prostate située au-dessous de l'urèthre est beaucoup plus considérable que la portion placée au-dessus. Le contraire a pourtant été observé. MM. Denonvilliers et Tanchou ont même dit à M. Velpeau avoir vu chacun un cas dans lequel la glande était tout entière au-dessus de l'urèthre.

D'après les recherches de M. Senn, la portion de prostate située au-dessous du canal a sept ou huit lignes d'épaisseur sur la partie moyenne et dix ou douze lignes dans une direction oblique en bas et en dehors.

Nous avons déjà parlé des résultats un peu différents obtenus par M. Velpeau, suivant qui le diamètre vertical serait de trois à six lignes, le diamètre transverse de cinq à huit et le diamètre oblique en bas de huit à dix lignes.

Portion membraneuse. — Étendue depuis la partie antérieure de la prostate jusqu'au bulbe, elle a une direction oblique de bas en haut et d'arrière en avant.

Située au-dessous de l'arcade pubienne, sa face supérieure légèrement concave en est séparée par un intervalle d'un demi-pouce qui est rempli par du tissu cellulaire et par les vaisseaux dorsaux de la verge. Sa face inférieure légèrement convexe a des rapports éloignés avec le rectum, dont elle est séparée par un espace triangulaire, ayant sa base en bas et en avant, qui mesure l'étendue antéro-postérieure du périnée proprement dit. La face inférieure du canal de l'urèthre est embrassée, comme ses côtés, par les petits faisceaux appelés *muscles de Wilson.*

L'étendue antéro-postérieure de la portion membraneuse n'est pas la même en haut et en bas. Mesurée supérieurement, elle est de dix lignes environ ; inférieurement, sa longueur ne dépasse pas six lignes.

Sa largeur est de deux à trois lignes. La portion membraneuse est regardée comme le point le plus étroit du canal de l'urèthre.

On voit sur la paroi inférieure de sa face interne les deux prolongements membraneux de la crète uréthrale qui arrivent jusqu'au niveau du bulbe.

Portion spongieuse. — La portion spongieuse du canal de l'urèthre commence en arrière par un renflement appelé *bulbe de l'urèthre* et se termine en avant par un autre renflement qui est connu sous le nom de *gland.*

Bulbe. — Partie renflée du canal de l'urèthre, le bulbe est placé entre les deux racines du corps caverneux et au-dessous de l'arcade du pubis. Sa direction est oblique de bas en haut et d'arrière en avant. Son volume est extrêmement variable suivant les individus et suivant l'état de flaccidité ou d'ĕrection de la verge.

La saillie que fait le bulbe en bas pourrait faire croire à une courbure du canal de l'urèthre plus grande qu'elle ne l'est réellement.

Il est recouvert à sa face inférieure par les muscles bulbo-caverneux, qui s'insèrent sur lui et s'entrecroisent à son extrémité postérieure avec le muscle sphincter externe de l'anus.

C'est souvent entre le bulbe et les muscles qui le recouvrent que se trouvent les *glandes de Cowper*.

Le bulbe, très-renflé en arrière, diminue graduellement d'arrière en avant et se confond avec le reste de la portion spongieuse.

Gland. — Cette partie antérieure du canal de l'urèthre doit son nom à sa forme, qui est celle du fruit du chêne. Il se termine en arrière par un sillon assez profond qu'il surmonte par un rebord saillant appelé *couronne du gland*. Le sillon de la base du gland est remarquable par le grand nombre de follicules sébacés qui existent dans ce point. La couronne du gland est couverte de papilles qui ont chez quelques personnes un développement considérable. La couronne étant oblique de haut en bas et d'arrière en avant, il résulte de cela que la face supérieure du gland est beaucoup plus étendue que sa face inférieure. On voit sur celui-ci un sillon antéro-postérieur dans lequel vient s'insérer tout près de l'orifice antérieur de l'urèthre un petit repli triangulaire qui de ce point va se continuer avec le prépuce : c'est le *frein* ou *filet*.

Le gland se termine en avant par une fente antéro-postérieure, appelée *méat urinaire*, dont la longueur varie de deux et demie à quatre lignes. Le méat urinaire est, avec la portion membraneuse de l'urèthre, la partie la plus étroite du canal et surtout celle qui se prête le moins à la distension.

Surface interne du canal de l'urèthre.

La surface interne du canal de l'urèthre ne peut être soumise que conventionnellement aux divisions établies pour la face externe.

Sa couleur est rosée, excepté, au niveau de la prostate, où elle présente une coloration blanchâtre.

Elle présente de nombreux plis longitudinaux qui disparaissent pendant l'érection ou lorsqu'on distend le canal d'une manière quelconque.

Le canal de l'urèthre, examiné intérieurement, apparaît dilaté au niveau de la prostate, rétréci dans sa portion membraneuse et dilaté de nouveau dans sa portion glandaire, où la dilatation porte le nom de *fosse naviculaire*.

M. Amussat nie cette dilatation ; mais il suffit pour réfuter son opinion de dire que c'est en dépouillant le canal de l'urèthre de toutes les parties qui l'enveloppent qu'il est arrivé à ce résultat.

La membrane muqueuse qui tapisse la face interne de l'urèthre est remarquable par un grand nombre de follicules dont les orifices dirigés en avant deviennent, dans les inflammations anciennes de cette membrane, assez larges pour que l'extrémité d'une sonde arc-boute contre eux. Ce sont les *sinus* de Morgagni, nom impropre puisque dans l'état normal la muqueuse ne présente que des orifices beaucoup trop étroits pour mériter le nom de *sinus*, qui donne l'idée d'une dilatation qui est un résultat pathologique.

Sur la partie inférieure de cette membrane, on aperçoit d'arrière en avant : le *veru-montanum*, l'*utricule de la prostate*, les orifices des *conduits prostatiques* et *éjaculateurs* pour la portion prostatique ; les orifices des glandes de Cowper dans la portion bulbeuse, ceux des *glandes de Littre* dans toute l'étendue de la portion spongieuse.

La membrane muqueuse de l'urèthre est recouverte d'un épithélium qui y forme une couche épaisse et qui appartient à cet ordre qu'on a appelé *épithélium à cylindres.*

Elle se continue en arrière avec la membrane muqueuse de la vessie ; en avant elle se continue avec la membrane muqueuse qui recouvre le gland et dans laquelle l'épiderme domine les autres éléments des membranes muqueuses.

En dehors de la membrane muqueuse se trouvent des éléments qui varient suivant le point du canal que l'on veut étudier.

Dans la portion prostatique, la membrane muqueuse est séparée de la prostate par une couche de fibres musculaires qui ne sont que la continuation de quelques fibres musculaires de la vessie.

Dans la portion membraneuse, la membrane muqueuse est recouverte par des fibres musculeuses longitudinales venant de la vessie et par des fibres circulaires provenant des muscles de Wilson.

Dans la portion spongieuse, en dehors de la membrane muqueuse, se trouve un tissu érectile qui est surtout prononcé en avant et en arrière, où il constitue le gland et le bulbe. A ce tissu érectile viennent s'ajouter quelques fibres musculeuses dont la direction est circulaire ou longitudinale. Enveloppé par une membrane fibreuse résistante, le tissu érectile ne communique point avec les corps caverneux, ce qui explique comment sa turgescence dans l'érection n'est jamais aussi grande que celle de la partie de la verge dont l'existence est relative à l'acte de la copulation.

Vaisseaux. — Les artères de l'urèthre proviennent des artères prostatiques, de l'artère caverneuse, et, pour la fosse naviculaire, de l'artère dorsale de la verge.

Les veines accompagnent les artères et viennent concourir à la formation du plexus honteux.

Les lymphatiques vont se rendre dans les ganglions inguinaux pour la partie antérieure, dans les ganglions hypogastriques pour la partie postérieure.

Les nerfs viennent du plexus hypogastrique et de la branche honteuse.

Usages. — L'urèthre de l'homme sert à l'excrétion de l'urine et à l'excrétion du sperme, auquel se mêlent les produits de sécrétion de la prostate et des glandes de Cowper.

Urèthre de la femme.

L'urèthre de la femme diffère de celui de l'homme par cette particularité fondamentale qu'il ne sert qu'à l'excrétion de l'urine.

De ce but physiologique unique découle l'absence des portions prostatique et bulbeuse du canal de l'homme, qui sont liées : l'une à la sécrétion d'un liquide, espèce de véhicule du sperme ; l'autre à la copulation chez plusieurs animaux.

L'urèthre de la femme n'est donc constitué que par la portion membraneuse du canal que nous connaissons.

Sa longueur varie d'un à deux pouces.

Sa largeur est encore plus variable que celle de l'urèthre de l'homme : « Elle a, dit Huschke, jusqu'à six lignes en avant, tandis qu'en arrière elle n'est guère que de trois lignes, ce qui explique pourquoi l'urine sort par un jet si large chez la femme.» La direction de ce conduit est oblique de haut en bas et d'arrière en avant. La concavité qu'elle forme et qui est tournée vers le pubis n'est pas assez prononcée pour gêner en aucune manière l'introduction d'une sonde droite dans la vessie.

L'urèthre correspond derrière la symphyse au tissu cellulaire de l'excavation du bassin, et un peu en avant au point de réunion des deux racines du clitoris. Il est encore en rapport avec des prolongements du fascia pelvis, appelés chez la femme *ligaments pubio-vésicaux*, dont il est séparé par un plexus veineux.

En arrière et en bas l'urèthre est intimement uni à la paroi antérieure du vagin.

Surface interne. — Elle est remarquable par trois replis de la membrane muqueuse qui ne s'effacent pas complétement par la distension. De ces trois replis, l'un, médian, est le plus prononcé ; les deux autres sont situés sur les parois latérales. Ils ont leur bord libre tourné vers l'axe du canal.

Entre ces plis on voit des glandules nombreuses qui, par leur accumulation au niveau du col de la vessie, donnent à cette partie une apparence particulière. Leur orifice est dirigé en avant, comme celui des cryptes muqueux que nous avons signalés chez l'homme (glandes de Littre).

L'orifice externe de l'urèthre est situé au-dessous du clitoris et au-dessus de l'orifice du vagin. Il est à peu près à égale distance de l'un et de l'autre.

Le méat urinaire de la femme n'est pas allongé comme celui de l'homme, mais irrégulièrement circulaire. Il est entouré d'un bourrelet qui est surtout saillant en bas, de sorte qu'on peut facilement se guider sur cette saillie, quand on est appelé à pratiquer le cathétérisme, sans s'aider du regard.

Structure. — L'urèthre de la femme est constitué, comme la portion spongieuse de l'urèthre de l'homme, par la membrane muqueuse que nous venons de décrire, par une membrane fibreuse et par du tissu érectile auquel viennent se joindre des fibres musculaires qui paraissent la continuation de celles de la vessie.

Vaisseaux. — Les artères de ce conduit viennent des artères vésicales inférieures, utérine, vaginale et clitoridienne.

Les veines, satellites des artères, viennent se jeter dans le plexus vésical.

Les lymphatiques du canal de l'urèthre se rendent aux ganglions hypogastriques ; ceux du méat vont aux ganglions inguinaux.

Les nerfs proviennent du nerf honteux et du plexus hypogastrique.

SECTION II.

DES ORGANES GÉNITAUX.

La répartition de ces organes, en deux classes, chez les individus d'une même espèce constitue les sexes.

Le sexe mâle est caractérisé principalement par les *testicules*, organes sécréteurs du sperme. Le sexe femelle a pour caractère l'existence d'*ovaires*, organes producteurs d'ovules.

Sauf les mamelles, qu'on rattache à l'étude des organes de la génération, dont elles sont véritablement un annexe, les organes génitaux sont tous placés à l'extrémité inférieure du tronc au voisinage de la fin de l'intestin et adjacents aux organes urinaires.

On a divisé ces organes en externes et en internes. On les a encore distingués en organes de la génération proprement dits et en organes de la copulation. Chez l'homme, les organes de la copulation sont le pénis et l'uréthre ; ceux de la génération sont les testicules, les conduits déférents, les vésicules séminales, la prostate et les glandes de Cowper. Chez la femme, les organes de la copulation sont le clitoris, la vulve et le vagin ; les organes de la génération sont les ovaires, les trompes de Fallope et la matrice. On y ajoute les mamelles, organes de nutrition pour le fœtus détaché de la matrice.

Art. Ier. ORGANES GÉNITAUX DE L'HOMME.

Testicules.

Les testicules sont deux organes glanduleux destinés à la sécrétion du sperme. Mais comme ils sont placés au dehors de l'abdomen, la nature les a pourvus d'enveloppes multiples qui par la mobilité qu'elles leur donnent peuvent soustraire ces organes aux lésions auxquelles ils sont sans cesse exposés.

Nous allons d'abord nous occuper des enveloppes des testicules.

Enveloppes des testicules.

Les enveloppes des testicules forment plusieurs couches qui sont, en procédant de dehors en dedans : 1° le scrotum, 2° le dartos, 3° la